全国中医药行业高等教育“十三五”规划教材

全国高等中医药院校规划教材（第十版）

骨伤科影像学

（供中医学、针灸推拿学、康复治疗学等专业用）

主　编

尹志伟（黑龙江中医药大学）　　侯　键（成都中医药大学）

副主编

张东友（湖北中医药大学）　　王芳军（广州中医药大学）

方继良（中国中医科学院）　　王　嵩（上海中医药大学）

编　委（以姓氏笔画为序）

丁承宗（山东中医药大学）　　于代友（河北中医学院）

车艳玲（黑龙江中医药大学）　　许宇飞（黑龙江中医药大学）

许茂盛（浙江中医药大学）　　孙前谱（江西中医药大学）

李　平（湖南中医药大学）　　李传富（安徽中医药大学）

李华灿（福建中医药大学）　　钟　晖（陕西中医药大学）

栾　丽（新疆医科大学）　　黄德健（南京中医药大学）

康　鹏（辽宁中医药大学）　　谢筱晞（广西中医药大学）

学术秘书

许宇飞（黑龙江中医药大学）

中国中医药出版社

·北　京·

图书在版编目（CIP）数据

骨伤科影像学 / 尹志伟，侯键主编 .—北京：中国中医药出版社，2016.7（2021. 4重印）

全国中医药行业高等教育“十三五”规划教材

ISBN 978 – 7 –5132 –2182 –5

Ⅰ . ①骨…　Ⅱ . ①尹…　②侯…　Ⅲ . ①骨损伤—影像诊断—高等学校—教材　Ⅳ . ① R683.04

中国版本图书馆 CIP 数据核字（2014）第 290924 号

中国中医药出版社出版

北京经济技术开发区科创十三街31号院二区 8号楼

邮政编码　100176

传真　010 64405721

河北省武强县画业有限责任公司印刷

各地新华书店经销

开本 850 × 1168　1/16　印张 16　字数 390 千字

2016 年 7 月第 1 版　2021 年 4 月第 4 次印刷

书号　ISBN 978 – 7 –5132 –2182 –5

定价　49.00 元

网址　www.cptcm.com

如有印装质量问题请与本社出版部调换（010 64405510）

社长热线　010 64405720

购书热线　010 64065415　010 64065413

微信服务号　zgzyycbs

书店网址　csln.net/qksd/

官方微博　http：//e.weibo.com/cptcm

淘宝天猫网址　http：//zgzyycbs.tmall.com

全国中医药行业高等教育“十三五”规划教材

全国高等中医药院校规划教材（第十版）

专家指导委员会

全国中医药行业高等教育“十三五”规划教材

编审专家组

组　长

王国强（国家卫生计生委副主任　国家中医药管理局局长）

副组长

张伯礼（中国工程院院士　天津中医药大学教授）
王志勇（国家中医药管理局副局长）

组　员

卢国慧（国家中医药管理局人事教育司司长）
严世芸（上海中医药大学教授）
吴勉华（南京中医药大学教授）
王之虹（长春中医药大学教授）
匡海学（黑龙江中医药大学教授）
刘红宁（江西中医药大学教授）
翟双庆（北京中医药大学教授）
胡鸿毅（上海中医药大学教授）
余曙光（成都中医药大学教授）
周桂桐（天津中医药大学教授）
石　岩（辽宁中医药大学教授）
黄必胜（湖北中医药大学教授）

全国中医药行业高等教育“十二五”规划教材

前 言

为落实《国家中长期教育改革和发展规划纲要（2010–2020年）》《关于医教协同深化临床医学人才培养改革的意见》，适应新形势下我国中医药行业高等教育教学改革和中医药人才培养的需要，国家中医药管理局教材建设工作委员会办公室（以下简称“教材办”）、中国中医药出版社在国家中医药管理局领导下，在全国中医药行业高等教育规划教材专家指导委员会指导下，总结全国中医药行业历版教材特别是新世纪以来全国高等中医药院校规划教材建设的经验，制定了“‘十三五’中医药教材改革工作方案”和“‘十三五’中医药行业本科规划教材建设工作总体方案”，全面组织和规划了全国中医药行业高等教育“十三五”规划教材。鉴于由全国中医药行业主管部门主持编写的全国高等中医药院校规划教材目前已出版九版，为体现其系统性和传承性，本套教材在中国中医药教育史上称为第十版。

本套教材规划过程中，教材办认真听取了教育部中医学、中药学等专业教学指导委员会相关专家的意见，结合中医药教育教学一线教师的反馈意见，加强顶层设计和组织管理，在新世纪以来三版优秀教材的基础上，进一步明确了“正本清源，突出中医药特色，弘扬中医药优势，优化知识结构，做好基础课程和专业核心课程衔接”的建设目标，旨在适应新时期中医药教育事业发展和教学手段变革的需要，彰显现代中医药教育理念，在继承中创新，在发展中提高，打造符合中医药教育教学规律的经典教材。

本套教材建设过程中，教材办还聘请中医学、中药学、针灸推拿学三个专业德高望重的专家组成编审专家组，请他们参与主编确定，列席编写会议和定稿会议，对编写过程中遇到的问题提出指导性意见，参加教材间内容统筹、审读稿件等。

本套教材具有以下特点：

1. 加强顶层设计，强化中医经典地位

针对中医药人才成长的规律，正本清源，突出中医思维方式，体现中医药学科的人文特色和“读经典，做临床”的实践特点，突出中医理论在中医药教育教学和实践工作中的核心地位，与执业中医（药）师资格考试、中医住院医师规范化培训等工作对接，更具有针对性和实践性。

2. 精选编写队伍，汇集权威专家智慧

主编遴选严格按照程序进行，经过院校推荐、国家中医药管理局教材建设专家指导委员会专家评审、编审专家组认可后确定，确保公开、公平、公正。编委优先吸纳教学名师、学科带头人和一线优秀教师，集中了全国范围内各高等中医药院校的权威专家，确保了编写队伍的水平，体现了中医药行业规划教材的整体优势。

3. 突出精品意识，完善学科知识体系

结合教学实践环节的反馈意见，精心组织编写队伍进行编写大纲和样稿的讨论，要求每门教材立足专业需求，在保持内容稳定性、先进性、适用性的基础上，根据其在整个中医知识体系中的地位、学生知识结构和课程开设时间，突出本学科的教学重点，努力处理好继承与创新、理论与实践、基础与临床的关系。

4. 尝试形式创新，注重实践技能培养

为提升对学生实践技能的培养，配合高等中医药院校数字化教学的发展，更好地服务于中医药教学改革，本套教材在传承历版教材基本知识、基本理论、基本技能主体框架的基础上，将数字化作为重点建设目标，在中医药行业教育云平台的总体构架下，借助网络信息技术，为广大师生提供了丰富的教学资源和广阔的互动空间。

本套教材的建设，得到国家中医药管理局领导的指导与大力支持，凝聚了全国中医药行业高等教育工作者的集体智慧，体现了全国中医药行业齐心协力、求真务实的工作作风，代表了全国中医药行业为“十三五”期间中医药事业发展和人才培养所做的共同努力，谨向有关单位和个人致以衷心的感谢！希望本套教材的出版，能够对全国中医药行业高等教育教学的发展和中医药人才的培养产生积极的推动作用。

需要说明的是，尽管所有组织者与编写者竭尽心智，精益求精，本套教材仍有一定的提升空间，敬请各高等中医药院校广大师生提出宝贵意见和建议，以便今后修订和提高。

国家中医药管理局教材建设工作委员会办公室

中国中医药出版社

2016 年 6 月

编写说明

全国中医药行业高等教育“十三五”规划教材《骨伤科影像学》是在国家中医药管理局教材建设工作委员会宏观指导下，由来自全国18所高等中医药院校的专家共同编写完成，供中医学、针灸推拿学、康复治疗学等专业教学使用。近年来，随着科技的进步，医学影像技术的不断创新，骨伤科影像学也进入一个崭新的发展阶段，并在疾病诊疗中发挥着重要的作用。《骨伤科影像学》是讲授如何运用现代影像学检查手段和方法诊断骨伤科疾病的必修课程，起到从医学基础向临床过渡的桥梁作用。学生在本科阶段学习过《医学影像学》，具备了一定的影像学基础知识和技能，通过本书的学习能够更好地掌握骨伤科影像学的基础理论、基础知识和基本技能，为临床医疗工作奠定坚实的基础，对以后的临床诊断、治疗和科学研究具有重大的意义。

随着骨伤科重点、难点、热点病种在不断变化与增加，诊断手段及治疗方法逐渐更新，各类新型的影像学检查手段如CT、MRI、超声波等已被广泛应用于临床。为适应中医骨伤学科发展的需要，本教材在编写中，坚持以学生为中心，严格遵守“三基”“五性”的原则。针对中医院校西医基础课时少，解剖、生理、病理知识较薄弱等特点，突出实用性，在各章节中简介相关的基础知识，其中影像学表现中配有大量典型的病例图片。在全面介绍骨关节与肌肉系统影像学知识的基础上，使学生掌握中医骨伤临床常见病、多发病的影像学诊断；熟悉和了解少见病、疑难病及全身性骨病的影像学诊断；并介绍影像学诊断的新技术、新方法，如骨伤科疾病的介入治疗、影像学中西医结合研究及其在骨伤科的应用等，更加突出专业性，力求成为具有中医、中西医结合特色的教材。

本教材共分十六个章节，第一章绪论较为详细地介绍了骨伤科影像学检查方法及最新进展，介绍与影像学相关的骨的结构与发育基础知识，介绍正常骨关节、基本病变影像学表现、医学影像技术的合理应用、影像学中西医结合研究及其在骨伤科的应用；第二至十四章介绍骨骼肌肉系统疾病的概念、临床表现与病理改变、X线表现、CT表现、MRI表现、诊断与鉴别诊断；第十五章介绍了骨伤科疾病的介入治疗；第十六章介绍骨骼肌肉系统及四肢大血管疾病的超声诊断。每一节内设有典型的影像图片及线条图，附有详细的图标和图注，力争做到图文并茂；每章设有复习思考题，以便学生课后复习，理解所学的内容，注重启发学生的创新思维。教材力争做到简明易懂、重点突出、注重实践，使教师易教、学生易学、临床实用，确保教材的思想性、科学性、先进性、启发性和适用性。

本教材第一章第一节由尹志伟执笔，第二节由侯键执笔，第三节由方继良执笔，第四节由王嵩执笔，第五、六节由张东友执笔；第二章第一、二节由王嵩执笔，第三节由栾丽执笔；第三章第一节由侯键、黄德健执笔，第二节由于代友执笔，第三节由谢筱晞执笔；第四章由张东友、李平执笔；第五章第一、二节由康鹏执笔，第三、四节由李传富执笔；第六章第一、二节由孙前谱执笔，第三、四节由李平执笔；第七章第一、二、三节由丁承宗执笔，第四节由孙前谱执笔，第五节由许茂盛执笔；第八章第一、三节由钟晖执笔，第二节由王芳军执笔；第九章第一、四节由于代友执笔，第二、三节由方继良执笔；第十章第一、二节由栾丽执笔，第三节由许宇飞执笔；第十一章第一、二、三节由许宇飞执笔，第四、五节由李传富执笔；第十二章由李华灿执笔；第十三章由钟晖执笔；第十四章由谢筱晞执笔；第十五章由王芳军执笔；第十六章由车艳玲执笔。

在教材编写工作中，得到中国中医药出版社及参编院校各级领导和专家教授的大力支持，在此表示衷心感谢！希冀各院校广大师生和读者在使用中，提出宝贵的意见或建议，以便进一步修订和提高。

《骨伤科影像学》编委会

2016 年 5 月

目 录

第一章 绪 论

骨关节与肌肉系统（简称骨肌系统）包括骨、关节及其周围软组织。骨是人体内最致密坚硬的组织，全身骨骼通过关节和肌肉相互连接构成了人体的支架，具有保护内部脏器，完成人体运动的作用；骨还能储备钙离子，接受相关激素调节，保持机体电解质平衡。骨肌系统疾病种类繁多复杂，主要有创伤、骨关节退行性变、炎症、结核、肿瘤等疾病，还有骨发育畸形、骨软骨发育障碍、遗传性疾患等。此外，营养、内分泌、代谢疾病及医源性疾病也可以累及全身骨骼。医学影像技术能够不同程度地反映这些疾病的病理变化，显示病变的范围、程度及发展过程，并为临床诊断提供重要依据，已被广泛应用于临床。

第一节 影像学检查方法

骨关节与肌肉系统影像学检查方法主要有X线、CT、MRI及超声成像等。X线平片对骨关节整体结构的显示具有优势，是骨关节疾病首选的影像学检查方法；CT检查能够清晰显示病变内部结构，对骨内细小病变和软组织观察较X线清晰，特别是多层螺旋CT的后处理重建技术，如重组的骨三维成像，可以清楚显示和确定病变的部位、形态、范围及性质；MRI对肌肉、肌腱、韧带、骨髓、软骨及关节周围等部位病变的显示比X线和CT都具有优势；超声对关节周围的病变有独特的诊断价值；核医学成像及骨密度测定等检查在诊断疾病中也各有特点。由于疾病解剖部位及病理变化的不同，以及临床诊断需要的不同，优化选择不同的影像学检查方法十分必要。

一、X线成像

（一）透视

透视在骨肌系统已很少应用。某些骨折的复位需要在透视下进行，四肢关节的金属异物可在透视下寻找和定位。

（二）X线摄片

X线摄片是临床最常用的首选影像学检查方法，骨关节各个部位均可摄片，X线平片不仅能显示病变的范围和程度，而且对于一些病变可作出定性诊断。常用的设备有计算机X线摄影（computed radiography，CR）、数字X线成像（digital radiography，DR），成像清晰，具有多种影像后处理的功能，如图像的放大、测量等，还可进行图像资料存档和网络传输。数字成像曝光辐射剂量远低于传统的模拟成像，已被广泛应用。

NOTE

X 线摄片应注意以下几点：

1. 四肢长骨、关节、脊柱 这些部位常规拍摄正位、侧位两个位置，有时根据不同的位置和临床需要还可加摄斜位、切线位及轴位片。

2. 摄片范围 应包括骨关节及周围软组织，四肢长骨应至少包括邻近关节，以便确定解剖位置，观察相互关系（图 1–1）。

3. 两侧对称的骨关节 当一侧轻微病变，难以确诊或疑为正常解剖变异时，应拍摄对侧相应位置，以利于对比观察，尤其是儿童。

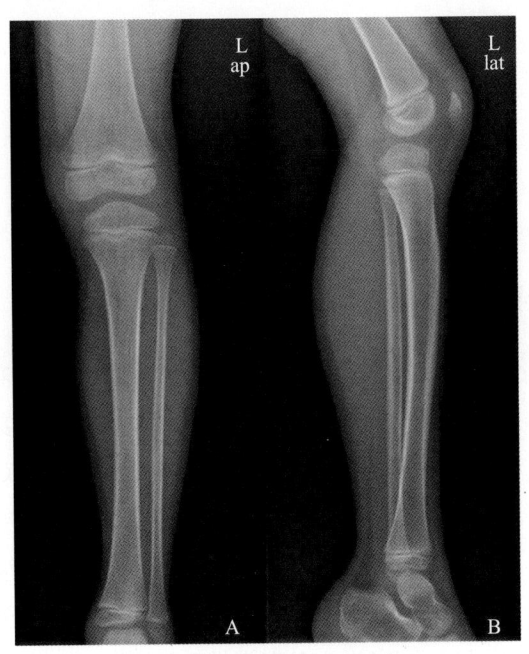

图 1–1 胫腓骨正侧位 X 线表现

图 A 胫腓骨正位；图 B 胫腓骨侧位

（三）软 X 线摄影

用钼靶、低电压产生软 X 射线进行摄影。常用钼靶乳腺 X 线机，由于其 X 射线波长较长，对软组织分辨率高，在骨肌系统中常用于四肢手足软组织中非金属异物的检查，如观察由于外伤进入软组织中的玻璃、鱼刺及塑料等异物。

（四）X 线造影检查

目前，骨肌系统造影检查主要用于血管性病变，采用数字减影血管造影（DSA），常规 DSA 摄影体位为正位，为避免血管的重叠，可加照不同角度的斜位像。常进行四肢动脉、静脉造影。

四肢动脉造影用于：①观察骨与软组织肿瘤的血管形态及血运改变；②观察闭塞性动脉疾患；③确定动脉瘤、动静脉瘘、血管畸形等；④进行术后疗效的观察，如血管重建术后；⑤寻找骨缺血坏死的病因等。

四肢静脉造影用于：①寻找静脉阻塞的原因和部位；②了解静脉曲张的范围及贯通的情况，选择手术的方法。

因为 DSA 是有创性检查，在显示四肢血管病变及肌肉骨骼肿瘤的血供等方面，将逐渐被 CTA 和 MRA 检查所取代。DSA 主要用于骨关节系统疑难病例的诊断、为手术方案的制定提供参考、某些疾病的介入治疗（见十五章）。

二、CT 成像

CT 成像在骨肌系统疾病的诊断中应用较为广泛，其密度分辨率高，无影像重叠，显示骨和软组织改变明显优于 X 线平片，提高了病变的检出率和诊断的准确性。CT 易于发现微细骨质破坏；对影像重叠的区域或解剖结构复杂的部位（如脊柱、髋关节、腕关节等），可显示其解剖关系及其异常；对病变内部的死骨、钙化、瘤骨、骨质增生、软组织病变等结构的观察明显优于常规 X 线平片；此外，CT 尚能进行定量测定，如 CT 值的测定对于识别病变内的脂肪组织、气体和钙化或骨化有重要的价值。目前的螺旋 CT 在硬件、软件方面有了较大发展，多层螺旋 CT（multislice spiral）探测器数目可高达 320 排，覆盖范围广、扫描速度快，并能动态显示骨关节的运动状态，具有强大的图像后处理功能，使三维图像的质量越来越好，已被广泛地应用于骨肌系统疾病的诊断。

（一）CT 检查技术

1. CT 平扫 是骨关节系统最常用的检查方法之一。扫描范围及位置一般依据病变部位或范围而确定，一般应包括邻近关节，两侧对称的骨关节，需两侧同时扫描以利于对照观察。骨关节病变一般只需应用平扫，扫描厚度应尽量采取薄层以利于重建。MSCT 多采用轴位扫描，根据需要可重组冠状、矢状及各种斜位、曲面图像，可以清楚地显示解剖结构和病变以及空间位置关系。

2. CT 增强扫描 是指应用高压注射器经外周静脉注入含碘对比剂后，分别进行动脉期、静脉期或延迟扫描。CT 常规增强扫描主要用于判断病变的内部情况、血供情况，确定病变范围及其与周围组织的关系等，对于定性诊断有一定的价值，常用于肿瘤性病变的诊断。

3. CT 血管造影（CTA） 是指静脉注射对比剂后进行扫描，应用图像后处理技术，去除骨骼和软组织后取得血管图像，主要观察骨关节病变的血供情况以及血管性病变。

4. CT 引导下穿刺活检 主要用于定性诊断。

（二）图像后处理技术

1. 多平面重组（maximum intensity projection，MIP） 是在横断扫描的基础上对全部或某一扫描范围进行冠状面、矢状面、任意斜面和任意曲面的图像重建，能够对病变有全面的认识，是骨关节系统疾病的三维重建中常用的方法之一，为首选的重建方法。通过骨窗和软组织窗清晰地显示骨质病变与周围软组织改变，常用于诊断脊柱病变（图 1–2）。

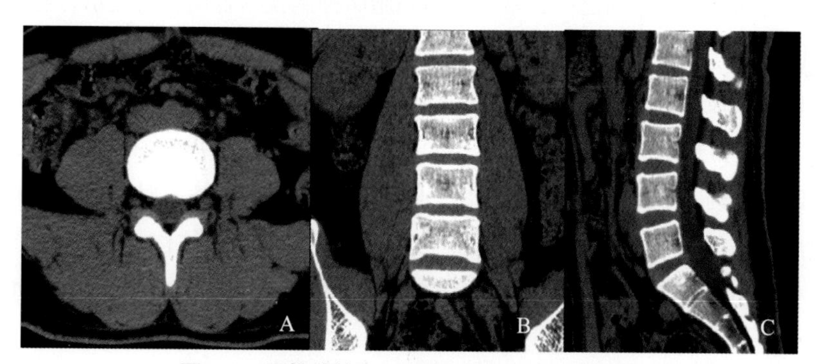

图 1–2 腰椎的轴位、冠状位及矢状位 CT 表现

图 A 轴位；图 B 冠状位；图 C 矢状位

2. 表面遮盖显示（shaded surface display，SSD） 首先设定 CT 值阈值，密度在所设阈值以下的体素被剔除而不能显示，在阈值以上的才被用于重组，形成显示组织表面形态的三维立体图像，并可做多角度、多方位旋转。SSD 的优点是重建立体感强，可以逼真再现大体解剖外形，解剖关系清晰。其缺点是显示的细节不够丰富，不易显示移位不明显的线样骨折，无法观察骨骼的密度和内部结构。

3. 容积再现技术（volume rendering technique，VRT） 是将扫描范围内全部体素的容积数据加以利用，因此，VRT 获得的是真实的三维显示图像，其图像对比度好、层次清晰，较好地显示细节，在观察微细骨折方面优于 SSD。由于 VRT 存在一定的透明度，造成图像重叠，可以通过调节 CT 值范围和选择透明度来获得满意的图像（图 1–3）。

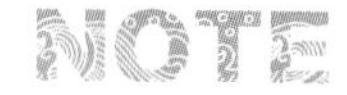

三、MRI 成像

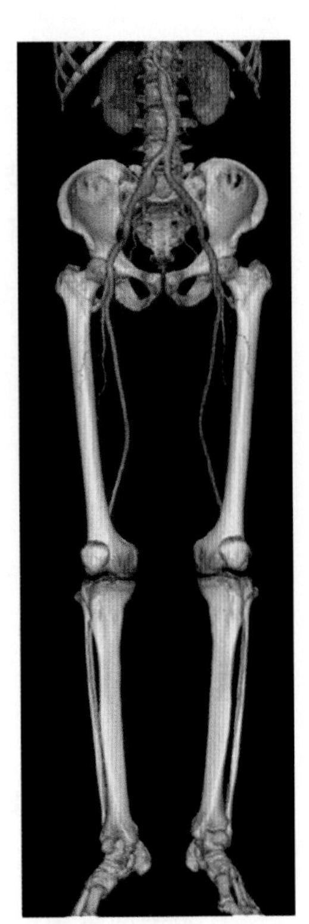

图 1-3 骨盆、双股骨、双胫腓骨 VRT 全景

MRI 是骨关节及周围软组织常用的检查方法。MRI 有良好的软组织分辨率，且可任意方位、多序列成像，对骨关节内结构、骨髓及软组织病变的显示较 X 线和 CT 更具优势。MRI 能显示早期的骨质破坏、骨挫伤；可直接显示软骨、韧带、肌腱甚至关节囊和滑膜等结构，并能早期发现病变；能够显示脊柱解剖结构、了解病变的范围与椎管内结构的关系；能早期发现骨髓病变，鉴别病变组织成分，显示软组织肿瘤界限及对周围组织侵犯；在长骨和脊椎更易发现恶性肿瘤和骨转移瘤。MRI 难以分辨骨软组织内较细小的钙化或骨化，骨皮质的显示也不如 X 线平片和 CT。

骨关节与肌肉系统 MRI 检查技术较为复杂，检查不仅要横轴位，还可依据病情增加冠状位、矢状位或其他任意方位扫描。受检部位应选用不同的体线圈或表面线圈，提高信噪比，使图像更清晰。MRI 是利用脉冲序列进行骨扫描的，常用序列有以下几种。

（一）MRI 序列检查技术

1. 常规自旋回波序列（SE） 常规自旋回波是使用最早、最常用的一个成像序列，T_1WI 和 T_2WI 是扫描的基本序列，T_1WI 可显示骨骼、肌肉的解剖结构；T_2WI 常与预饱和脂肪抑制技术合用，利于显示病理变化形态和范围。质子密度加权像也为基本检查序列之一，常与预饱和脂肪抑制技术合用，对显示骨髓、软骨及软组织病变有价值。

2. 快速自旋回波序列（FSE） 是在常规自旋回波的基础上发展起来的一种成像方法。它的基本信号改变与常规自旋回波相同，所不同的是脂肪信号在 T_2WI 为稍高甚至高信号。

3. 梯度回波序列（GRE） 扫描速度快，降低对运动的敏感性，对易于出现流动伪影区域如脊髓和腹部检查特别有利。还可进行三维扫描，利于显示软骨结构，但与 SE 图像相比在细微结构的分辨率方面仍显不足。梯度回波序列在肌肉骨骼系统中的应用价值不如自旋回波序列，应用较少。

4. 反转恢复序列（IR） 骨折患者加扫 IR 序列利于观察骨折端对周围软组织的损伤程度。

（二）脂肪抑制技术

脂肪抑制是 MRI 非常重要的成像方法。骨髓脂肪信号很强，可掩盖病灶，因此抑制脂肪信号在骨关节和软组织疾病诊断中尤为重要。合理利用脂肪抑制技术不仅明显改善图像质量，提高病变检出率，还可为鉴别诊断提供重要信息。脂肪抑制技术包括脂肪抑制序列（STRI）、反转恢复脂肪抑制序列及预饱和脂肪抑制技术。在脂肪抑制图像上，凡是含水的组织或成分，均表现为高信号。这种方法易于观察水肿或肿瘤等病理变化，可以清楚显示骨髓水肿或软组织炎症。对检查轻微的骨和软组织损伤、炎症和肿块有价值。

（三）MRI 增强扫描

MRI 增强扫描是指经静脉注入顺磁性或超顺磁性对比剂后，再行 T_1WI 或 T_2WI 检查的方法。主要作用是缩短 T_1WI 值，使 T_1WI 图像上组织与病变信号发生不同程度的强化，用改变

NOTE

其信号的对比来发现和检出病变。在骨肌系统主要用于观察病变血供情况，划分病变与水肿的界限。血管丰富的骨肿瘤和软组织肿瘤，信号加强，缺乏血运的病变及坏死组织无强化。也可用于早期发现肿瘤术后复发，用于肿瘤治疗前后疗效的观察。

（四）MRI 血管造影

磁共振血管造影（MRA）不需要应用对比剂即可得到血管的三维图像，但应用对比剂的增强法血管造影，可使血管三维图像更加清晰。常使用 3DTOF 技术联合应用对比剂快速团注技术进行成像，具有成像速度快、对比分辨率高的特点。在骨肌系统主要用于四肢血管成像，显示动脉和静脉形态，了解病变的血供与血管的关系及血管本身的病变。

（五）MRI 引导下穿刺活检

MRI 软组织分辨率高，可相对选择肿瘤活性成分进行取材，以得到更准确的病理结果，但操作较复杂。

（六）MRI 关节造影

是指关节内注射 1∶250 Gd-DTPA 稀释液或生理盐水后，进行 MRI 成像，以观察关节内结构。

四、超声成像

随着超声医学的迅速发展，超声在心血管、腹部、妇产科、浅表器官等疾病的诊断中发挥着重要的作用，同时超声在骨关节与肌肉系统疾病的诊断技术不断创新，诊断价值也得到不断提高，并较为广泛地应用于临床。尤其对某些软组织的病变，X 线检查无法观察；CT 检查主要显示病变的横断面，有时不能提供病变的详细信息；MRI 在关节及软组织疾病诊断方面具有其他影像学检查不可比拟的优势，但 MRI 由于价格较昂贵及某些禁忌证的存在，还不能作为一项常规的检查。超声具有高分辨率、无创、价廉及短期内可重复检查的特点，并且超声能够动态观察肌肉、肌腱的运动情况，能提供其他影像学检查所无法得到的重要信息。但超声存在一定不足，如超声图像对某些骨关节肌肉系统结构间的对比欠佳，分辨率存在不足，对骨骼疾病的诊断不如 X 线、CT 及 MRI。另外，不能观察骨内的情况，并且检查者的经验和技术对诊断准确性有很大影响。超声诊断在肌骨系统的应用主要有以下几个方面。

（一）肌肉、肌腱、韧带的损伤

应用超声检查可以发现肌肉、肌腱、韧带异常回声、局部出血以及动态分离等征象，以此可精确判断肌肉、肌腱、韧带撕裂的部位及程度，是否伴有血肿，还可以判断损伤的范围及预测损伤恢复的时间。

（二）骨、软骨及滑膜关节疾病

超声虽不能穿透骨骼，但在显示骨皮质及骨骼表面的轮廓方面具有独特优势，如：早期骨皮质侵蚀、骨撕脱、撞击性骨皮质凹陷（压缩骨折）等；超声可以准确测量软骨厚度、回声等变化，以此可以早期发现软骨损伤及某些病变；同时超声可以诊断关节内积液、游离体、周围囊肿、炎症等。

（三）周围神经病变

周围神经病变是超声最常见适应证，包括了解各种原因所致的神经卡压综合征，闭合性周围神经损伤及外伤后外周神经周围有无血肿、粘连等，探查肢体软组织损伤和软组织肿物的来

NOTE

源及其与周围神经的关系。超声检查常常可以做出明确诊断或为其他影像学检查提供良好的补充。

（四）四肢大血管的病变

彩色多普勒在诊断四肢大血管动静脉疾病方面具有很高的特异性和敏感性。可以准确评估四肢动脉内－中膜厚度、斑块大小、硬度以及血管狭窄程度；还可以准确评估四肢静脉血栓及下肢静脉瓣膜关闭不全等，包括血栓堵塞部位、程度及形成时间等，有效帮助临床制定治疗方案。

（五）软组织内肿块及异物定位

超声对评估来源于软组织的囊性或实性的肿块有较高的价值，对其鉴别诊断具有较大优势，超声引导下对软组织肿块进行穿刺活检以明确诊断，简单易行；囊性病变可在超声指引下进行穿刺引流或注射药物进行治疗。

超声可观察到 0.5mm 大小的金属异物，并有助于观察寻找小的玻璃、塑料等非金属异物，因此可以很好地帮助临床医生进行诊断和治疗。

五、核医学成像

核医学是核技术与医学结合的学科。核医学成像又称为放射性核素显像，是利用检测摄入人体内放射性核素所放出的射线信号，反映放射性核素的浓度分布，显示形态学信息与功能信息，用于诊断、治疗及研究疾病的一种方法。由于病变过程中代谢的变化往往发生在形态学改变之前，核医学成像也被认为是最具有早期诊断价值的检查手段之一。核医学成像在骨肌系统疾病也逐渐得到广泛应用。

（一）核素骨显像

核素（radionuclide）骨显像是放射性核素被引入体内并特异性地沉积于骨骼，利用放射性核素探测器对人体放射性核素所发射的放射线进行探测，形成有关骨骼结构的图像以显示其异常改变。

放射性核素骨显像在骨关节系统中的应用非常广泛，目前骨扫描常用的显像剂是 ^{99m}Tc 标记的磷酸盐化合物。其静脉注射用量一般为 20 ~ 30mCi（740 ~ 1110MBq），根据病人的临床特点选择最有效的程序进行检查。骨扫描可以进行局部骨扫描或全身骨扫描，利用 γ 照相机的探测器，不仅可以进行静态显像，还可以进行快速连续动态显像，并可实现一次成像。可探查诊断多种骨骼系统的病变并确定其分布情况，用于骨转移瘤、原发骨肿瘤、骨缺血性坏死、骨炎性病变等。常用于早期骨转移瘤的检查以及对其治疗效果的监测评估。

（二）单光子发射计算机体层成像

单光子发射计算机体层成像（single photon emission computed tomography，SPECT）是临床和医学最广泛应用的显像仪器。它是在一台高性能的 γ 照相机的基础上增加了旋转支架、断层床和图像软件等部分。放射性药物引入人体内，经代谢后在人体病变部位和正常组织间形成放射性浓度差异，将探测到的这些浓度差异，再经过图像重建和处理可获得横断面、冠状面及矢状面断层图像。SPECT 在骨肌系统用于骨肿瘤的检查，常用于骨转移瘤的检测，可比 X 线平片与 CT 早 3 ~ 6 个月发现病变。但必须注意骨的炎症、骨折修复、关节退变、血流改变及代谢性骨病也可以出现阳性结果，应进行鉴别。

NOTE

（三）正电子发射计算机体层成像

正电子发射计算机体层成像（positron emission tomography，PET）主要由探测系统包括晶体、电子准直器、计算机数据处理系统、显示器及断层床等组成。PET 通过使用代谢显像剂、乏氧显像剂等药物，可进行静态、动态显像，并能进行定量分析；能提供某一层面的空间信息，去除前后核素重叠图像，准确发现骨骼病变的解剖部位。

PET 是用解剖形态方式进行功能、代谢和受体显像的技术，它可以从分子水平上动态、定量地观察药物或代谢物质进入体内的生理、生化改变，可显示生物物质相应生物活动的空间分布、数量及其时间变化，被称为生化显像或分子显像。对骨和软组织肿块的良恶性的鉴别及恶性程度的评价、肿瘤病程的分期、病变部位的定位、临床治疗效果的评价、肿瘤复发的早期判断、骨转移肿瘤的诊断和转移灶定位具有较高的诊断价值。

PET/CT 是将先进的 PET 和 CT 的功能结合在一起的全新的功能分子影像学设备。PET 可将肿瘤病灶的代谢信息表达出来，可以确定肿瘤组织和正常组织及病灶周围的非肿瘤病变组织的界限，以及肿瘤病灶内瘤细胞分布的情况；CT 能精确提供肿瘤病灶解剖结构。PET/CT 检查主要用于良恶性肿瘤鉴别、肿瘤复发和转移灶的监控、肿瘤放疗靶区定位、肿瘤治疗后疗效评估等方面。

六、骨密度测定

骨密度（BMD）测定是利用某些仪器在体外对人体骨骼中的矿物质含量进行测量和定量分析的方法。骨质疏松可使骨的脆性增加而易发生骨折，容易引起骨痛、身材矮小、驼背，伴有活动受限等并发症。骨密度测定是目前检测骨质疏松的可靠指标，这项技术已被广泛应用于临床，主要用于骨质疏松症的诊断、骨折危险性的评估、临床治疗效果的观察等。

（一）双能 X 线吸收测量法

在测量骨密度的方法中双能 X 线吸收测量法（dual X-ray energy absorptiometry，DXA）是应用最广泛的一种。它的优点是准确性高、扫描时间短、辐射剂量小，几乎相当于人们日常受到的背景辐射，而且标度稳定，测定的 BMD 数据可靠。

DXA 常规扫描部位为脊柱、髋关节和前臂等骨质疏松患者最易发生骨折的部位，其中脊柱最适宜进行骨密度测量，因为椎体的骨质代谢活跃，对年龄、疾病和治疗引起的变化很敏感。其缺点是脊柱的退行性变常常会导致测量值的偏差。在实际工作中，使用 DXA 的方法测量骨密度时，腰椎和一侧髋部常被作为测量部位（图 1-4）。诊断根据 DXA 测量 BMD 的 T 值（SD），T 值低于 -2.5 SD 诊断为骨质疏松，T 值在 -2.5 SD 与 -1 SD 之间为骨量减少，T 值高于 -1 SD 为正常。

（二）定量 CT

定量 CT（quantitative computed tomography，QCT）与 DXA 相比，QCT 可以测量三维体积内的骨密度，常用脊柱椎体作为测量的部位。是在常规 CT 扫描的基础上进行的骨密度测量，扫描时在被检者下面加上一个体模与被检者同时扫描，既可校准机器的漂移，又可将 CT 值换算成骨密度值。定量 CT 可敏感地反映由于疾病和年龄增加所引起的椎体松质骨的变化。QCT 能选择性测量皮质骨或松质骨骨矿含量，对显示骨丢失多少和对治疗的反应更加敏感，但病人受到的辐射剂量较高。

NOTE

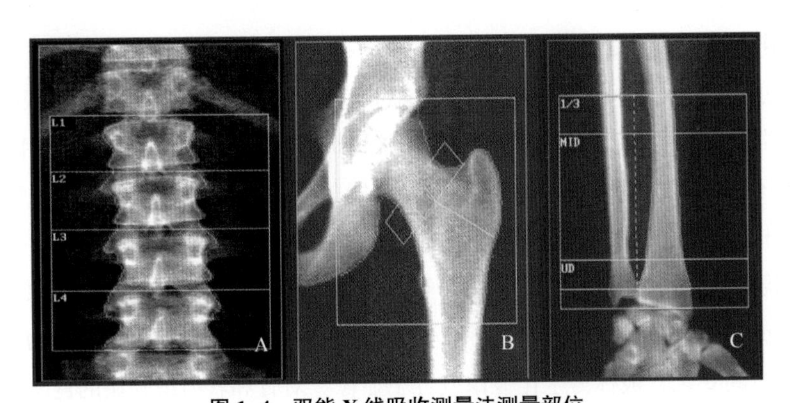

图 1-4　双能 X 线吸收测量法测量部位

DXA 常规扫描部位：图 A 脊柱；图 B 髋关节；图 C 前臂

（三）定量超声测量

定量超声测量（quantitative ultrasound measurement，QUS）是测量外周骨 BMD 的一种技术，大多数将足跟部作为检查部位，是由于足跟骨相对较平整的骨表面的骨小梁容易进行传导性测量。超声振幅衰减（BUA）为 QUS 测量的一个常用参数，由于骨及软骨组织对声波的吸收和散射而使超声能量信号减低，导致超声振幅衰减。骨质疏松患者跟骨的骨小梁稀少，所引起的信号衰减减少，故其 BUA 降低。除 BUA 外，QUS 还有另一个常用参数，即超声波在足跟部传播的速度（SOS），SOS 是指被测部位的长度或宽度与超声传导时间之比。骨质疏松的患者因为骨内矿物质的减少，使骨的弹性系数降低，SOS 值减低。

QUS 具有比双能 X 线骨密度检测仪便于携带、操作简单、无辐射等优点，其设备也相对较为便宜。但 QUS 的不足之处是由于受检者的运动量对其常用的检查部位—跟骨的骨质情况有较大影响。QUS 系统测量的精度相对较差，稳定性不如 DXA 系统，多不适于监测患者对治疗的反应。

第二节　骨的结构与发育

骨骼是人体重要的支撑结构，有其生长发育规律，在人的一生中不同年龄阶段其形态结构并不完全一样，尤其是生长发育期的未成年人。骨与软组织的解剖结构是骨伤科影像学的成像基础，因此，了解与掌握骨的结构与发育，对学习骨伤科影像学十分必要。

一、骨的结构

骨和软骨属于结缔组织，与其他组织一样，是由细胞和细胞间质组成，间质由基质和纤维构成，基质包括有机成分和无机成分。

（一）软骨

软骨由软骨组织及其周围的软骨膜构成，软骨组织由软骨细胞、基质及纤维构成。根据软骨组织内所含纤维成分的不同，可将软骨分为透明软骨、弹性软骨和纤维软骨三种，其中透明软骨的分布较广，结构较典型。

软骨细胞包埋于软骨基质中，在基质内形成一空腔称为胞窝；软骨基质中含 60% ~ 70%

的水分，呈凝胶状，有韧性，有机成分有粘多糖和蛋白质；纤维在基质中交织成网。成人软骨组织中没有血管或神经，因此软骨组织受伤后自行修复的能力有限。

（二）骨

1. 骨的成分 骨的基本成分包括骨细胞、骨纤维和骨基质，骨细胞位于基质胞窝内，骨纤维分布均匀，平行排列，形成骨板。骨基质包括有机化合物和骨盐。

骨的细胞成分有成骨细胞、骨细胞和破骨细胞。骨细胞为骨组织的主要细胞。成骨细胞是骨形成的主要功能细胞，负责骨基质的合成、分泌和矿化。一个成骨细胞在3～4天内可分泌其三倍体积的基质，然后自身埋于其中，即变为骨细胞。破骨细胞由多核巨细胞组成，主要分布在骨质表面、骨内血管通道周围，具有特殊的吸收功能，某些局部炎症病灶吸收中，巨噬细胞也参与骨吸收过程。

骨基质组成成分有胶原、非胶原蛋白、蛋白多糖类、脂质与骨盐。胶原是一种结晶纤维蛋白原，被包埋在含有钙盐的基质中，具有典型的X线衍射像和电镜图像，其功能是使骨组织保持强度结构的完整性。非胶原蛋白有多种对于骨的生长、再生、发育等有重要作用的蛋白质，随着骨的成熟与发育其含量逐渐下降。蛋白多糖类在骨组织内含量很少，与骨的矿化有关。脂质主要为游离脂肪酸、磷脂类和胆固醇等，参与骨的钙化过程。骨基质中的无机物通常称为骨盐，在电镜下呈细针状结晶。这些骨盐结晶大都沉积在胶原纤维中，占干骨重量的65%～75%，其中95%是固体钙和磷，次要的矿物质有镁、钠、钾和一些微量元素，包括锌、锰、氟化物和钼。

成人骨无机成分约占2/3，有机成分仅占1/3，胶原占有机成分的90%，非胶原占10%。

2. 骨的结构

（1）骨外膜 通常称为骨膜。骨外膜分两层，两者分界不清。外层是致密的胶原纤维，呈网状，具有保护骨的作用。内层有较大血管和较多的神经通过，细胞较多，骨生长时或骨折后分化成骨细胞。骨与骨膜连接紧密，有小血管穿入骨膜进入骨质中。部分骨没有骨外膜，如髌骨、股骨头与颈、腕骨等，损伤后易致缺血性坏死。

（2）骨内膜 骨内膜贴附在骨干骨髓腔面，很薄，是网状结缔组织，有小血管经骨髓腔进入骨质中。

（3）骨质 分为密质骨和松质骨。

密质骨构成骨皮质，由骨板紧密排列而成，骨板由骨纤维平行排列埋在钙质化的基质中，厚度均匀一致，在两骨板之间，有一系列排列整齐的胞窝，胞窝有具多突起的骨细胞，彼此借细管相连。骨板在骨表面排列为外环骨板，围绕骨髓腔排列为内环骨板，在内、外环骨板之间形成同心圆排列的称为哈氏骨板，其中心管为哈氏管（Haversian canal），与骨的长轴平行并有分支连成网状，在管内有血管神经通过。哈氏管之间有交通管相连接并借福尔克曼（Volkmann canal）管与骨皮质内外表面相通。

松质骨存在于长骨的骨端、短骨和不规则骨的内部。由骨板形成较大空隙的网状结构，网孔内有骨髓。

（4）骨髓与骨髓腔 骨髓填充在骨髓腔和松质骨的空隙内，分为红骨髓和黄骨髓，红骨髓有造血功能。胎、幼儿的骨髓全是红骨髓。成年之后，长骨骨干内的红骨髓逐渐被脂肪组织代替，称黄骨髓，失去造血功能。失血时黄骨髓能转化为红骨髓，造血完成后恢复成黄骨髓。

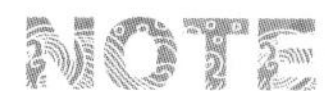

二、骨的发育

骨由透明软骨发育而成，包括骨组织的形成（成骨）和骨组织的吸收（破骨）。成骨有两种方式：膜内成骨与软骨内成骨，前者如颅盖骨、面骨等，后者如躯干骨、四肢骨、颅底骨等。锁骨、下颌骨兼有膜内成骨和软骨内成骨两种形式。

骨在生长过程中，根据生理功能的需要，通过破骨细胞的骨质吸收活动进行改建塑形。骨髓腔是由骨发育过程中骨内膜破骨细胞破骨活动形成。

（一）成骨

1. 膜内成骨 由间充质细胞形成纤维膜，膜内有血管进入，间充质细胞分裂增殖，形成成骨细胞，分泌骨基质和纤维。骨基质不断钙化。钙化基质包埋成骨细胞变为骨细胞，形成骨化中心。骨化中心很快向四周生长，形成骨小梁，纤维膜变成骨膜。

2. 软骨内成骨 为透明软骨雏形的软骨被骨组织所代替的复杂过程。以长管状骨为例：在胚胎早期，间充质细胞分化成软骨细胞，聚集成细胞群，并由软骨形成骨的雏形，具有一定的形态，分为骨干、骨骺，外面包绕软骨膜。软骨膜与软骨内生长使软骨不断长大，长到一定体积，骨干中段的软骨骨膜细胞不再形成软骨而分化成骨细胞，环绕骨干形成骨领，中心的软骨细胞肥大，基质钙化，形成原始骨化中心。成骨由骨干中段向两端扩展，血管侵入骨领，运送钙质、营养物质，同时中心部分骨质被吸收形成髓腔。

原始骨化中心出现后，两端的软骨称骺板软骨，骺板软骨为骨骺和干骺端之间一薄层软骨，呈板状，分为五个区（层）：①静止层：亦称静止软骨细胞，此层细胞小、扁平，无定向分布；②增生层：软骨细胞分裂，形成软骨细胞柱，使软骨不断增长；③肥大层：又称为基质合成层，细胞较增生层大，基质增多，细胞突伸展到基质，形成基质小泡为基质钙化核心；④退化层：软骨细胞肥大，基质钙化后细胞退变死亡，血管侵入，出现成骨细胞；⑤成骨层：成骨细胞在残留的钙化基质表面形成骨小梁，使骨不断增长（图 1–5）。

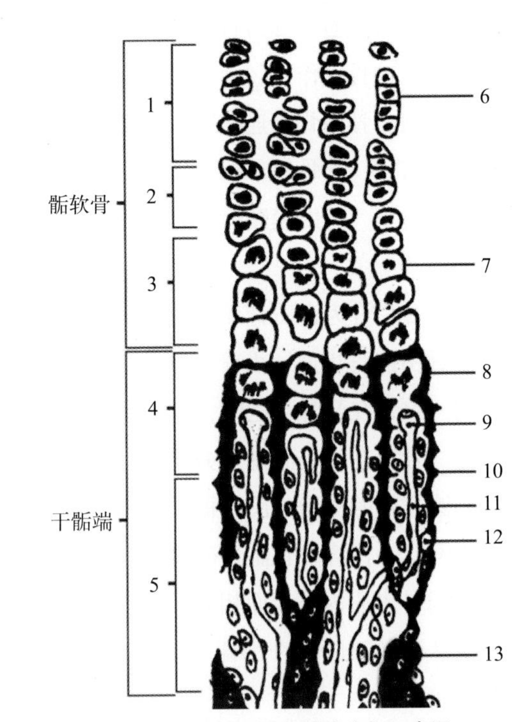

图 1–5 骨骺干骺端细胞分化示意图

1. 静止层；2. 增生层；3. 肥大层；4. 退化层；5. 成骨层；6. 软骨细胞；7. 肥大软骨细胞；8. 软骨基质钙化；9. 毛细血管；10. 软骨基质钙化管；11. 血管；12. 成骨细胞；13. 骨小梁

出生时骨干已完全骨化，两端骺软骨发生骨化称为二次骨化中心，与原始骨化中心出现的基本规律相同，成骨从中心开始向四周扩展，称为骨骺；成人后骺板闭合形成完整的骨，关节面的软骨未骨化形成关节软骨。

如图 1–6 所示：A. 原始软骨基；B. 软骨细胞增大与软骨间质增加，形成原始骨化中心的前身；C. 早期原始骨化中心中央部骨膜下成骨，骨膜组织向软骨侵入，形成通道，即为营养管；D. 骨化作用由骨干向两端伸展，同时中央部骨吸收形成髓腔；E、F、G. 二次骨化中心形成的开始及其不断的骨化；H. 成人骨骺板骨化，与干骺端融合，有时可遗留一薄层横板，终生不消失。

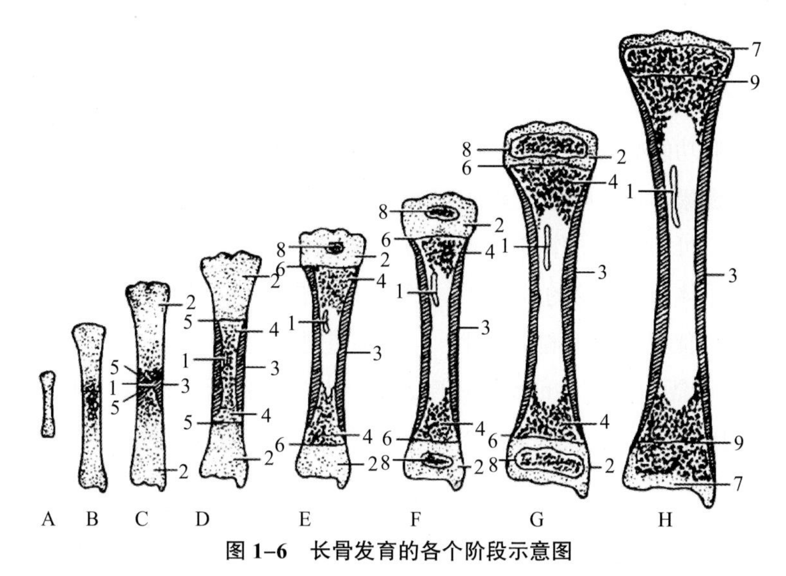

图 1-6　长骨发育的各个阶段示意图

1. 营养管　2. 骨骺及骺软骨　3. 骨皮质　4. 骨松质　5、6. 先期钙化区或骨骺板　7. 关节软骨　8. 二次骨化中心　9. 骨骺板愈合遗留下的骨骺痕迹

（二）破骨

骨在生长过程中不断增大，根据生理功能的需要，通过破骨细胞的骨质吸收活动和成骨细胞的成骨活动而改建塑形。骨质的吸收过程称为破骨。骨髓腔是在骨发育过程中骨皮质内骨吸收而形成的。

骨不断地进行重建，骨重建过程包括破骨细胞贴附在旧骨区域，分泌酸性物质溶解矿物质，分泌蛋白酶消化骨基质，形成骨吸收陷窝；其后，成骨细胞移行至被吸收部位，分泌骨基质，骨基质矿化而形成新骨。破骨与成骨过程的平衡是维持正常骨量的关键。破骨细胞吸收骨，产生吸收髓腔，随即被成骨细胞分泌的基质充填闭合。

三、影响骨发育的因素

人的一生中，骨质不停地进行着新陈代谢，旧的骨质不断被吸收，新的骨质不断地产生。在生长发育期，成骨过程活跃；成年期成骨与破骨活动保持相对平衡；在老年期破骨活动占优势。同时骨的发育受到钙磷代谢等多种因素影响，过程十分复杂，主要因素有以下几种：

（一）成骨与破骨

骨生长的必要条件是由成骨细胞形成细胞外有机物，成骨细胞埋置其中形成骨细胞，并形成骨样组织，钙盐沉积在骨样组织上，即成骨过程；同时，破骨细胞进行骨的吸收和重建，使骨适应生理功能的需要，即破骨过程。成骨与破骨维持了正常骨代谢的平衡。

（二）肠和肾的功能

形成骨的主要原料由小肠吸收而来，骨代谢的产物经肾脏排泄，小肠吸收功能和肾脏排泄钙磷物质的功能异常，均可导致代谢性骨病。

（三）内分泌

1. 甲状旁腺激素 甲状旁腺激素在钙磷代谢中起着重要作用，即维持正常的血钙浓度。甲状旁腺功能亢进可使血钙增高及尿钙增多，钙自骨内移出，使全身骨骼脱钙，甚至形成全身性囊性纤维骨炎。相反，甲状旁腺功能减退时可使血钙过低，临床发生手足搐搦症。

2. 甲状腺激素 甲状腺功能亢进，代谢加快，尿中排钙量显著增加，可产生普遍性骨质疏松。相反，当甲状腺功能减退时，骨骼生长减慢，骨化中心出现延迟，造成呆小症。

3. 肾上腺皮质激素 肾上腺分泌多种类固醇，对骨的生长亦起到一定作用。当肾上腺皮质分泌的激素过多时，可抑制成骨作用及骨骺生长，并造成广泛骨质疏松。

4. 脑垂体 脑垂体前叶分泌的激素中，下列几种与骨发育有关：

（1）生长素 可促进软骨细胞的骨化，从而促进骨的生长。当脑垂体前叶分泌过量生长激素时，如发生在骨骺愈合前，可发展成巨人症；发生在骨骺愈合后，则形成肢端肥大症。当脑垂体功能减退时，体内生长激素减少，骨骺板因过量钙化而早期愈合，则会形成垂体侏儒症。

（2）促甲状腺激素 对甲状腺的功能调节起重要作用。当甲状腺分泌减少时，促甲状腺激素大量分泌，使其产生甲状腺激素；相反，甲状腺激素在血液中浓度增高时，促甲状腺激素的分泌就减少，从而相应地引起骨的生长改变。

（3）促肾上腺皮质激素 具有刺激肾上腺皮质活动的作用，如皮质激素过多时，可抑制成骨细胞的活动，引起骨质疏松。

（四）维生素

影响骨代谢的维生素主要有以下三种：

1. 维生素 A 当维生素 A 缺乏时对软骨内成骨有抑制作用，骨骺软骨板变薄，细胞柱不规则，变形速度变慢，从而导致生长障碍。维生素 A 过多引起中毒时，破骨细胞活动增加，引起骨细胞周围矿物质及有机基质成分的过度吸收，从而导致管状骨造形异常，骨质呈细竹状，骨质吸收和骨膜下新骨形成。

2. 维生素 C 能保持骨基质的正常生长和维持成骨细胞产生足量的碱性磷酸酶。维生素 C 缺乏可使骨骼基质形成障碍，成骨细胞中碱性磷酸酶亦降低，使骨质的钙化受到一定的影响。骨骺板可增宽或正常，使干骺端及骨骺明显的骨质疏松。由于维生素 C 并不影响软骨的钙化，在骨骺板临时钙化带继续有钙质不断沉着而形成密度增高现象。

3. 维生素 D 主要促进小肠对钙的吸收，并在成骨中可能起到催化作用。缺乏维生素 D 时，胃肠道的钙质不能吸收，血清钙含量降低，骨内矿物质沉着障碍，可导致佝偻病或骨质软化症的发生。

第三节 骨关节的正常影像学表现

骨关节的正常影像学表现是以其解剖学为基础的，借助不同成像方法显示骨肌系统的正常解剖结构。由于人体骨关节有不同发育阶段，影像学表现也各不相同。本节主要介绍正常 X 线、CT、MRI 表现，正常超声表现在第十六章进行系统介绍。

一、正常X线表现

（一）儿童管状骨

小儿管状骨因处在发育阶段，其主要特点是有骺软骨，且未完全骨化，可分为骨干、干骺端、骨骺、骨骺板等部分。

1. 骨干　管状骨周围为骨皮质，X线表现为密度均匀的致密影，较成人薄，随年龄增长逐渐增厚。骨干中央为骨髓腔，与成人相似，X线表现为边界不清、较为透亮的带状区。骨膜与周围软组织密度相同，在X线平片上不显影。

2. 干骺端　为骨干两端向骨骺移行的粗大部分，主要由松质骨组成，是骨骼生长最活跃的部位。骨干与干骺端无明显界限，X线表现为互相连接而交叉成海绵状的条状阴影，密度低于骨皮质。干骺端的顶端可见一横行薄层致密线影，称为先期钙化带，是由钙化的软骨基质和初级骨小梁组成，随着软骨内成骨不断向骺端增长，即骨骼不断生长。

3. 骨骺　为未完成发育的长骨末端，位于长骨两端或突出部，在胎儿时期多为软骨，即骺软骨，X线平片上不显影。儿童发育期，骺软骨中出现一个或几个二次骨化中心，X线表现为小点状骨性致密影。随年龄增长，二次骨化中心逐渐增大形成松质骨，边缘由不规则变为光滑整齐，最后与骨干结合。

4. 骨骺板和骨骺线　随着骨骺与干骺端的不断骨化，之间的软骨逐渐变薄成板状，儿童期呈透明带，称为骨骺板，随年龄的增长骺板逐渐变窄呈透亮线，称为骨骺线；骨骺板不断变薄，最后消失，即骨骺与干骺端融合，完成骨的发育，X线上表现为骺线消失，原骨骺线部位仍可见不规则线样致密影，称为骺板遗迹（图1-7）。

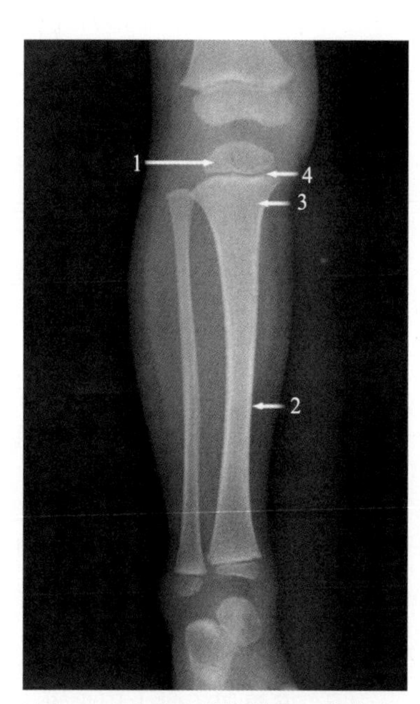

图1-7　儿童正常管状骨X线表现

胫腓骨正位：1. 骨骺；2. 骨干；3. 干骺端；4. 骨骺线

5. 骨龄　是骨骼年龄的简称，在骨的发育过程中，原始骨化中心和二次骨化中心的出现时间、骨骺与干骺端骨性融合及形态变化都是按照一定时间顺序进行，由此来推算年龄称为骨龄。因而根据病人的实际年龄与正常骨骼的发育年龄相比较，可推断骨发育是否正常，有否过早或过迟。对诊断一些先天性畸形综合征及内分泌性、代谢性、营养性等疾病有一定价值。此方法虽不完全精确，但比较简便易行。临床常将一侧手、腕骨和肘关节作为测定骨龄的理想部位，通常7岁以前观察腕部，7岁以后观察肘部。测量骨龄时，也需考虑种族、地区及性别等因素（图1-8）。患者骨龄与生活年龄的差值在±1岁以内的称为发育正常，骨龄与生活年龄的差值＞1岁的称为发育提前（简称早熟），骨龄与生活年龄的差值＜-1岁的称为发育落后（简称晚熟）。

（二）成人管状骨

成人的长骨外形与小儿骨相似，但骺与干骺端已愈合，分为骨干和骨端两部分。

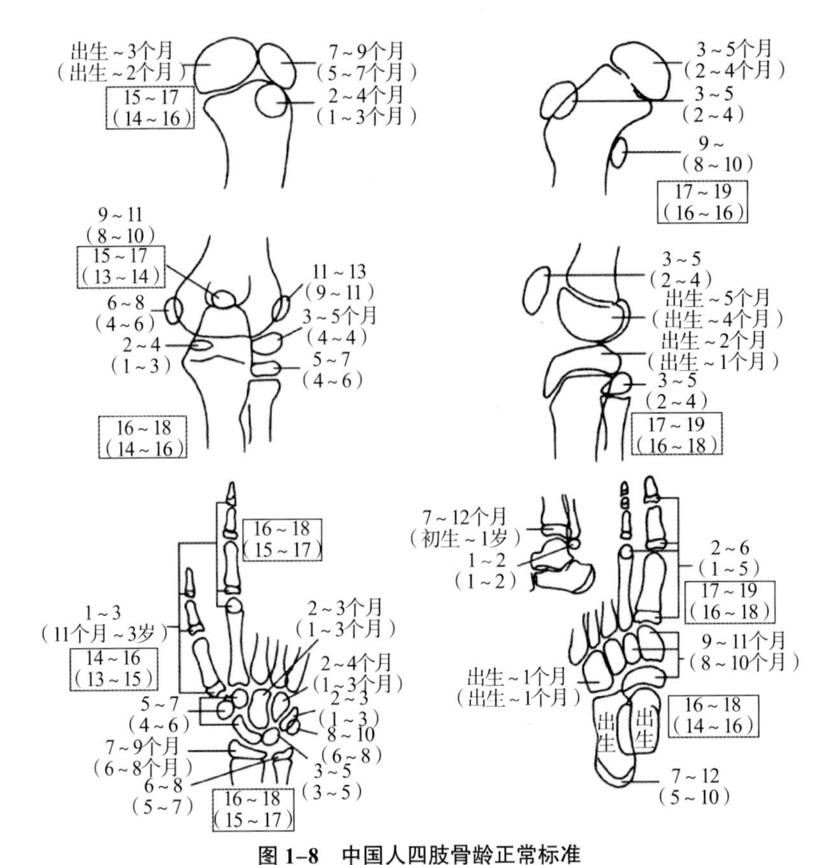

图1-8　中国人四肢骨龄正常标准

方格外数字为骨骺最早出现的年龄到最迟出现的年龄之范围，格内的数字为骨骺与干骺完全闭合年龄之范围，括号内数字为女性资料

1. 骨干

（1）骨皮质　是分布在骨外周表面的密质骨，密度均匀致密，外缘光滑连续，在肌肉及肌腱韧带附着处隆起或凹凸不平。成人长骨骨皮质较厚，密度较高。当骨的滋养动脉穿过骨皮质时形成一条纤细的隧道，长管状骨的滋养动脉由骨外向骨内斜行，上肢均朝向关节，在下肢均背向膝关节，X线平片表现为骨皮质内一斜行细条状透亮线影，不可误认为骨折线。

（2）骨松质　呈海绵状，由相互交织的骨小梁排列而成，X线表现为网格状骨纹理结构，密度低于骨皮质。骨端各部位所承受重力、肌肉张力、活动功能及运动量的不同，其骨小梁的分布比例和排列方向也不同。

（3）骨髓腔　骨干中央较大的腔隙为骨髓腔，内有骨髓，X线表现为皮质下带状透亮区，密度低于骨皮质。

（4）骨外膜　是骨表面除关节外所被覆的坚固的结缔组织包膜，正常骨膜在X线平片上不显影。仅于病理状态下，骨膜增生产生骨膜新生骨时，可见骨膜反应，呈形态各异的高密度影。

2. 骨端　指骨的两端，其内骨松质网格状骨纹理较清晰，皮质骨较薄且光滑锐利（图1-9）。

3. 常见变异

（1）骨岛　为松质骨内的骨性结节，由骨发育异常所致，呈鸟巢状，X线表现为骨松质内

1～4cm圆形或卵圆形致密影，其内可见骨小梁结构。以股骨、骨盆、足部多见。

（2）软骨岛 在骨骼发育过程中，骨骼内遗留的部分软骨未能正常钙化而引起，X线表现为边界清楚的圆形或卵圆形透亮区，常有硬化边环绕。当软骨岛出现钙化时，与骨岛相似，但其内无骨小梁结构。

（3）生长障碍线 亦称发育障碍线，X线表现为在骨端出现的一条或数条横行致密线，在髌骨则表现为弯曲的线状阴影，为长骨纵向生长过程中暂时因疾病、营养缺乏等因素，影响骨化正常进行而遗留的痕迹。生长障碍线应与骺板遗迹相鉴别，骺板遗迹大多数在成年后逐渐消失，也可持续数年甚至终生，为正常现象。

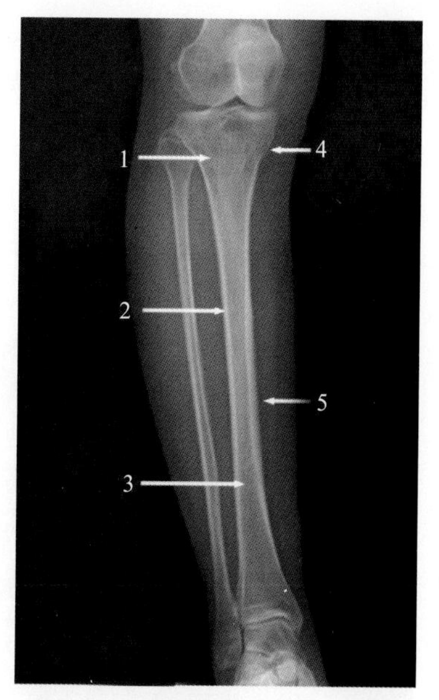

图1–9 正常成人管状骨X线表现

右胫腓骨X线片，图A 正位、图B 侧位：1. 骨松质；2. 骨皮质；3. 骨髓腔；4. 骨端；5. 骨干

（三）关节

1. 关节间隙 X线表现为两个骨性关节面间的透亮间隙，是由关节软骨、关节间纤维软骨、潜在的关节腔和少量滑液的投影。儿童的关节间隙骺软骨未完全骨化且较厚，X线不显影，因此关节间隙较成人宽，随着软骨的不断骨化逐渐变窄；老年人的关节软骨退变变薄，关节间隙较成年人窄。

2. 骨性关节面 为关节骨的接触面，X线表现为边缘光滑锐利的线样致密影。

3. 关节囊 附着于关节周围，一般在X线平片上不显影，有时在周围脂肪层的衬托下可见其边缘，呈相对低密度。当关节积液时，由于内层滑膜肿胀，密度相对增高。

4. 韧带 一般在较大关节周围脂肪衬托下可见显示，X线表现为线状相对高密度（图1–10）。

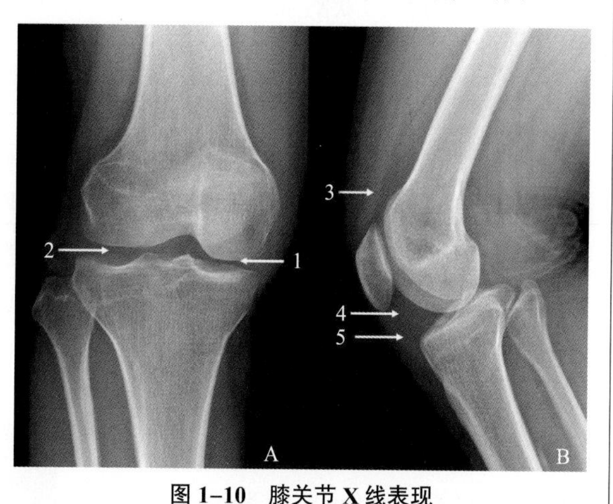

图1–10 膝关节X线表现

图A 正位、图B 侧位：1. 骨性关节面；2. 关节间隙；3. 股四头肌腱；4. 髌下脂肪垫；5. 髌韧带

（四）各部位骨关节的正常X线表现

1. 手腕部

（1）指骨及掌骨 指骨由近侧向远侧依次为近节指骨、中节指骨、末节指骨。末节指骨远端扁平较宽大，称为爪粗隆。掌骨近侧端称为基底部，与腕骨形成关节，远侧端为掌骨小头，呈球形，与指骨形成关节。拇指掌指关节下方可有1～2个籽骨，为正常发育，尤其在第1掌指关节脱位时不可误认为撕脱骨折。

（2）腕骨及腕关节 腕骨共八块，分为两列，每列各4块，在不同的平面上，形状各异，各腕骨的相邻面都有关节软骨覆盖，形成腕骨间关节。腕关节包括桡腕关节、腕骨间关节和腕掌关节。尺骨远端和腕骨间有一个关节盘，尺骨与桡骨远端之间有下尺桡关节，下尺桡关节脱位为常见的骨折后遗症，易漏诊（图1–11）。

2. 肘关节 肘关节由肱桡关节、肱尺关节和近端尺桡三个关节组成。肘关节正位片可显示肱桡关节间隙，侧位片可显示肱尺关节间隙。桡骨头无论在正、侧位片始终对应肱骨小头，称为关节在位。肱骨远端前面有冠突窝、后面有鹰嘴窝，两窝前后相对，其间骨质较薄，侧位片上形成“X”状影（图 1–12）。肱骨远端关节囊外有肘前、肘后脂肪垫，当关节腔积液时向外膨隆，侧位片上可见“八”字征。

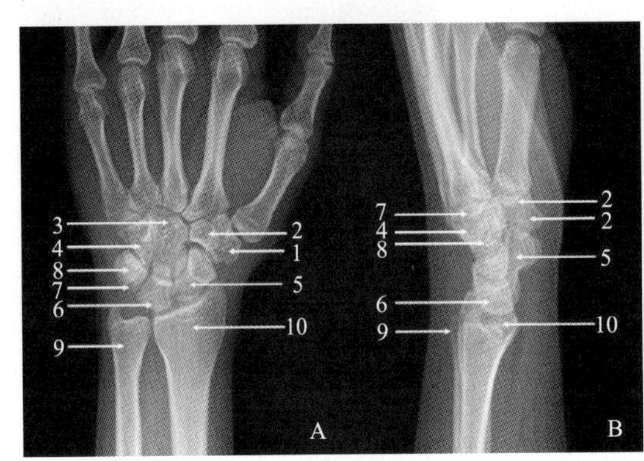

图 1–11 腕关节 X 线表现

图 A 正位、图 B 侧位：1. 大多角骨；2. 小多角骨；3. 头状骨；4. 钩状骨；5. 舟骨；6. 月骨；7. 三角骨；8. 豆状骨；9. 尺骨；10. 桡骨

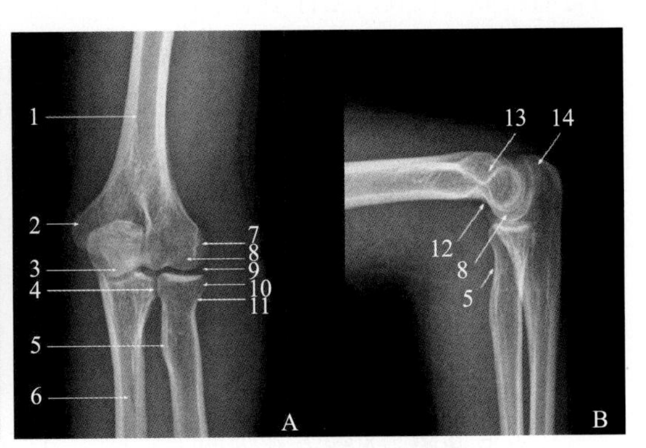

图 1–12 肘关节 X 线表现

图 A 正位、图 B 侧位：1. 肱骨干；2. 内上髁；3. 滑车；4. 近侧桡尺关节；5. 桡骨粗隆；6. 尺骨干；7. 外上髁；8. 肱骨小头；9. 肱桡关节；10. 桡骨头；11. 桡骨颈；12. 冠突窝；13. 鹰嘴窝；14. 鹰嘴

3. 肩胛部 肩关节由肱骨头与肩胛骨的关节盂构成，为球窝关节。肱骨头与肩胛骨之间相对应，关节间隙清晰，正位片上肩胛盂的前缘在内侧，后缘在外侧并与肱骨头有部分重叠。锁骨呈“S”形，远端与肩峰形成肩锁关节，当一侧肩锁关节间隙增宽，难以判断半脱位时，可拍健侧进行对比观察；也可使病人站位两手提重物拍摄两侧肩锁关节正位 X 线片，进行负重下两侧对比观察。肩胛骨体部呈倒置的三角形，内侧部分与肺组织重叠，不可误认为病变；冈下窝骨质非薄甚至见不到，易被认为骨质破坏（图 1–13）。肱骨近端有肱骨头、大结节、小结节三个骨骺，其骺线应与肱骨近端骨折相鉴别。

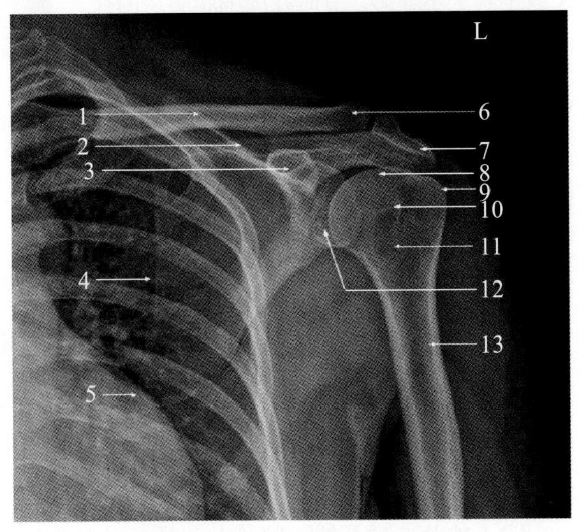

图 1–13 肩关节及肩胛骨 X 线表现

左肩关节正位片：1. 锁骨干；2. 肩胛冈；3. 喙状突；4. 肩胛骨内侧缘；5. 肩胛骨下角；6. 锁骨肩峰；7. 肩峰；8. 肱骨头；9. 肱骨大结节；10. 肱骨解剖颈；11. 肱骨外科颈；12. 肩关节；13. 肱骨干

4. 足踝部

（1）*趾骨及跖骨* 均属于短管状骨，趾骨、跖骨只有一个骨骺，趾骨位于基底部；第 1 跖骨骨骺位于基底部，其余 4 个跖骨位于远端。第 1 ~ 5 趾骨节数有所不同，第 1 趾骨 2 节，其他各趾均 3 节。跖骨近侧为基底部，中部为体部，远侧端为头部。第 1 跖骨远端可见 1 ~ 2 个籽骨。

（2）*跗骨* 共 7 块，分 3 列，近侧列为上方的距骨和下方的跟骨，远侧列由内侧向外侧，依次为内侧楔骨、中间楔骨、外侧楔骨和骰骨。近侧列和远侧列之间有一块舟骨，舟骨内侧常可见一骨骺与其相对应，称副舟骨。距骨下面和跟骨构成前、后距跟关节，其间有一不规则间隙称为跗骨窦（图 1–14）。足骨借关节、韧带和肌肉紧密相连，在纵、横方向都形成凸向上的弓形，称足弓。侧位片上足弓可分为：内侧纵弓，其最高点在距骨头；外侧纵弓，其最高点在骰骨；横弓，最高点在中间楔骨。

（3）踝关节 由胫腓骨下端与距骨滑车构成。胫骨前方为前踝，胫骨后方为后踝。跟骨上方软组织内有一三角形透光带为跟上脂肪垫。胫骨干的中轴线与距骨的垂直轴线一致。胫骨关节面和距骨关节面平行。内外踝距关节与胫距关节的水平线成 80°角（图 1–15）。

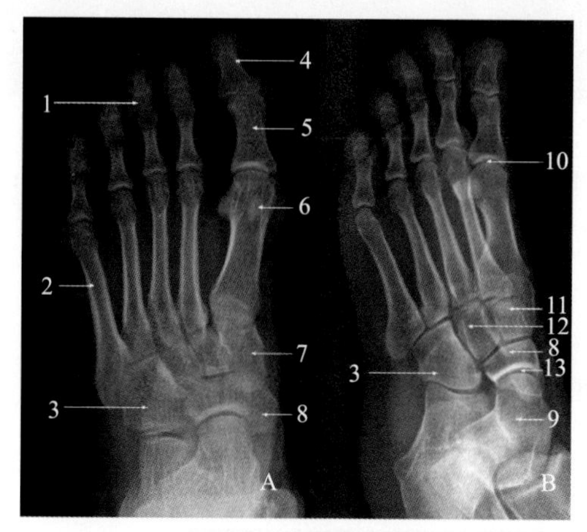

图 1–14 足跖骨、趾骨及跗骨 X 线表现

图 A 正位、图 B 斜位：1. 第 3 中节趾骨；2. 跖骨；3. 骰骨；4. 第 1 末节趾骨；5. 第 1 趾近节趾骨；6. 籽骨；7、11、12. 楔骨；8. 舟骨；9. 距骨；10. 第 1 跖趾关节；13. 距舟关节

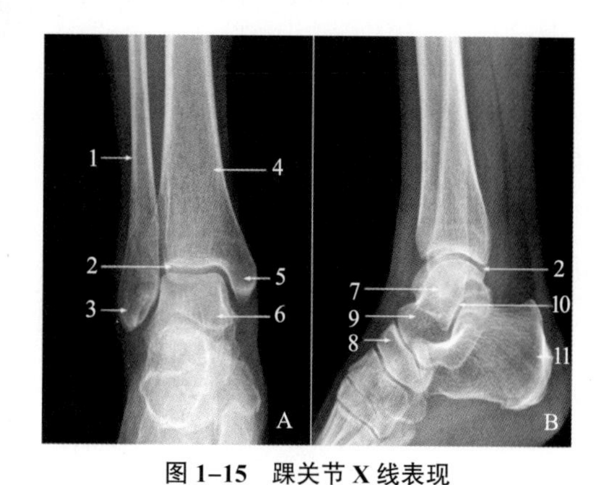

图 1–15 踝关节 X 线表现

图 A 正位、图 B 侧位：1. 腓骨体；2. 胫距关节；3. 外踝；4. 胫骨体；5. 内踝；6. 距骨；7. 外踝；8. 舟骨；9. 距骨头；10. 距下关节；11. 跟骨

5. 膝部 膝关节由股骨髁、胫骨髁、髌骨、关节内半月板、前后交叉韧带及多个滑液囊构成。正位 X 线片股骨、胫骨关节面较光整，两侧关节间隙对称，髌骨重叠于股骨的远端。两髁间有一嵴状隆起，称髁间隆起，胫骨两髁前下方有胫骨粗隆，是髌韧带的附着处。侧位可见股骨、胫骨、髌骨形成关节。髌骨上方股四头肌腱与胫骨间形成髌上囊，内含脂肪，X 线表现为透亮影，当有膝关节积液时常增大、膨隆、密度增高。髌骨下方有髌下脂肪垫，X 线表现为较低密度透亮影，关节积液时此垫受压前移。半月板和交叉韧带在 X 线平片不能显示（图 1–16）。

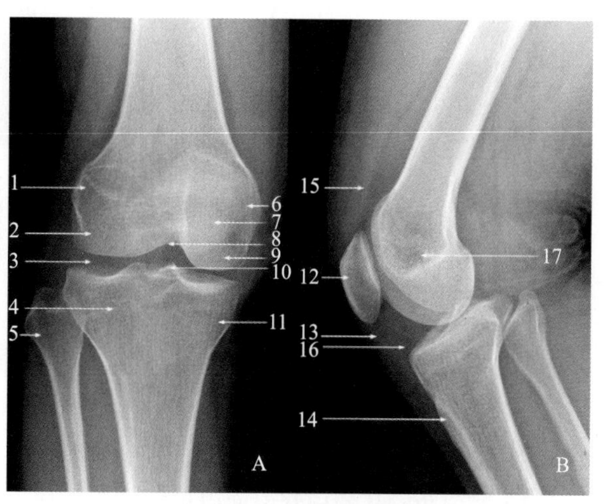

图 1–16 膝关节 X 线表现

图 A 正位、图 B 侧位：1. 股骨外上髁；2. 股骨外髁；3. 膝关节间隙；4. 骺线痕迹；5. 腓骨小头；6. 股骨内上髁；7、12. 髌骨；8. 髁间窝；9. 股骨内髁；10. 胫骨髁间嵴；11. 胫骨内侧髁；13. 髌韧带；14. 胫骨粗隆；15. 股四头肌腱；16. 髌下脂肪垫；17. 股骨骨松质

6. 髋部 髋骨由髂骨、耻骨、坐骨组成；髋关节由髋臼和股骨头构成。正

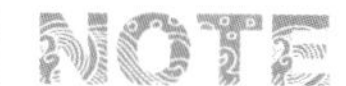

常髋臼两侧对称，可以覆盖股骨头 2/3 的关节面。2～3 岁儿童及 18 岁以上成人髋臼边缘光滑，其余年龄的髋臼边缘可不规则，但两侧对称。股骨头为球形，表面光滑，正位 X 线表现在其内上方一浅凹，为圆韧带附着点，称股骨头凹。股骨颈干以粗隆间嵴为界（图 1–17）。

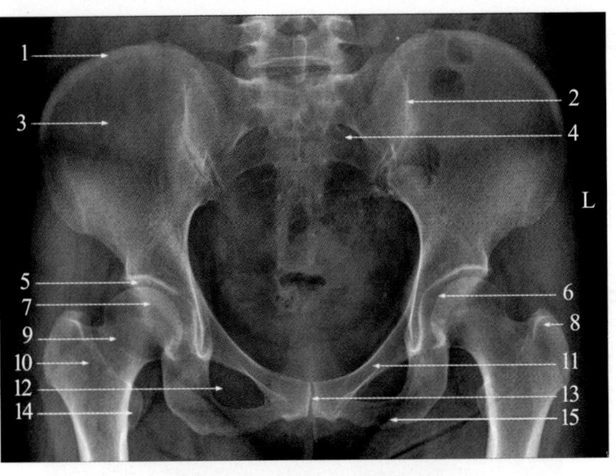

图 1–17 骨盆 X 线表现

骨盆正位：1. 髂嵴；2. 骶髂关节；3. 髂骨翼；4. 骶孔；5. 髋关节间隙；6. 股骨头凹；7. 股骨头；8. 大粗隆；9. 股骨颈；10. 粗隆间；11. 耻骨上支；12. 闭孔；13. 耻骨联合；14. 小粗隆；15. 坐骨支

（1）成人髋关节测量

1）Shenton 线：髋关节正位片，闭孔上缘与股骨颈内缘的连线，正常为一光滑的曲线，此线不连续为髋关节脱位及股骨颈骨折。

2）Skinner 线：由股骨大粗隆顶端作股骨干轴线的垂线，正常此线通过或低于股骨头凹。髋关节脱位及股骨颈骨折时，不能画出此线。

3）股骨颈干角：股骨颈纵轴线与股骨干纵轴线相交之角，儿童约 130°，成人约 120°，小于 120°为髋内翻，大于 130°为髋外翻（图 1–18）。

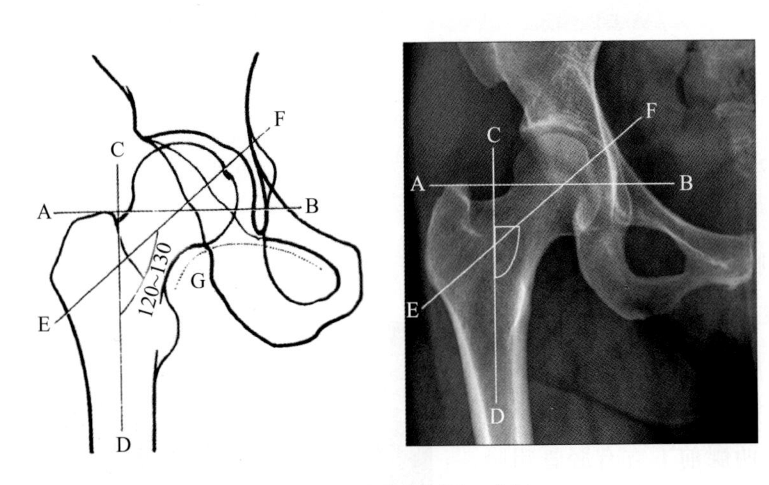

图 1–18 髋关节测量示意图

AB.Skinner 线；CD. 股骨中轴线；EF. 股骨颈中轴线；CD、EF 两线内侧夹角为颈干角；G.Shenton 线

（2）儿童髋关节测量

1）Perkin 方格：经双侧“Y”形软骨中心（髂、耻、坐三骨在髋臼联合处）作一水平线 A，再经髋臼窝的外上缘作一垂线 B，一侧分为四个象限。正常股骨头骨骺位于内下象限区域内。如向外或向上移位，为髋关节脱位。

2）髋臼角：从髋臼窝斜面引出的斜线，与“Y”形软骨中心连线所形成的夹角。髋臼角正常值，新生儿为 30°，1 岁以后不应超过 25°，两岁为 20°，成人为 10°，如相应年龄角度增大为髋臼部变浅（图 1–19）。

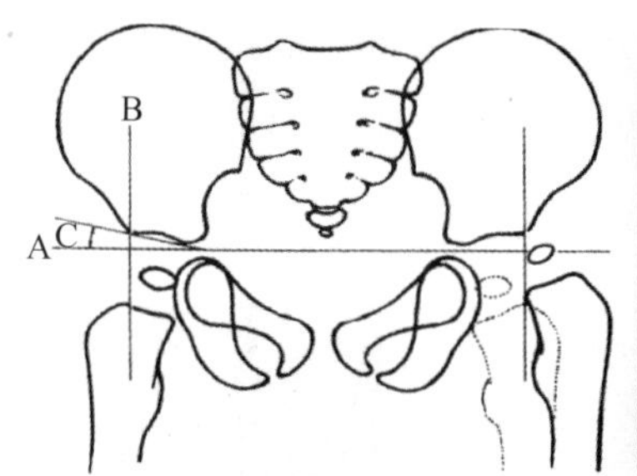

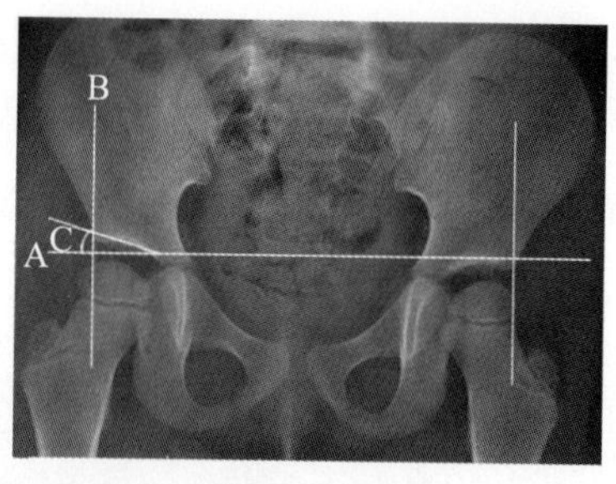

图 1-19 儿童髋关节测量示意图

Perkin 方格：A 线 . 经双侧"Y"形软骨中心；B 线 . 髋臼窝外上缘作一垂线；C 角 . 髋臼角

7. 脊柱

（1）脊椎的生长发育 脊柱每个脊椎都有三个原始骨化中心，一个形成椎体，另两个形成椎弓，出生时均已完成骨化。婴儿期形成椎体和左右椎板的骨化中心尚未愈合，椎体侧位X线片呈横卵圆形。约1岁时，两侧椎板开始在棘突处愈合形成完整的椎弓，这种愈合最初见于腰部；4～8岁时，椎体与椎弓根愈合，从颈部开始，最后为下腰部和骶部，椎体的前面、后面可见透凹迹或沟槽。学龄前儿童椎体呈钝角的矩形；8～13岁，椎体上下面边缘的环状骨骺内各出现一个二次骨化中心，X线表现为线样致密影，与椎体之间有透亮带间隔；约16岁时，在每个横突和棘突的顶端各出现一个继发骨化中心，这些骨化中心逐渐增大，于25岁左右与所附着的结构完全愈合。脊柱在婴儿时只有一个后突的弯曲，到能站立时脊柱即显示四个弯曲，近于成年人的曲度（图1-20）。

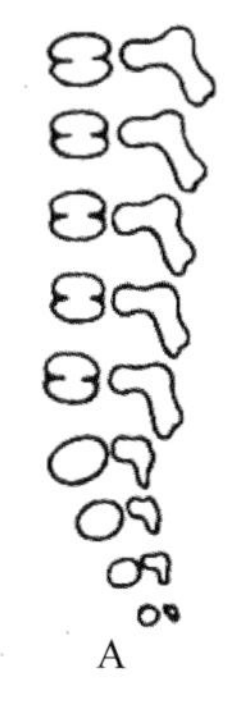

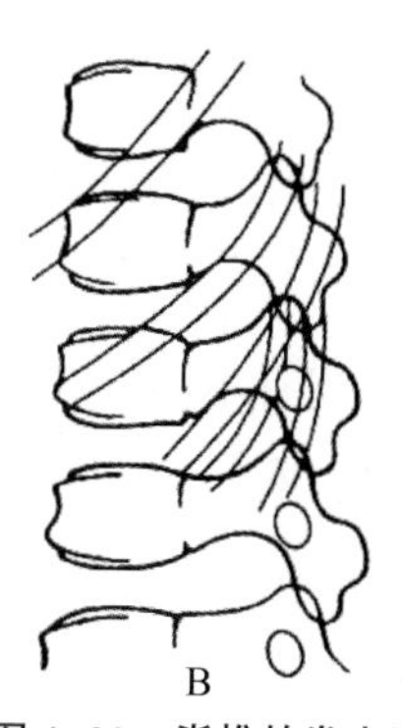

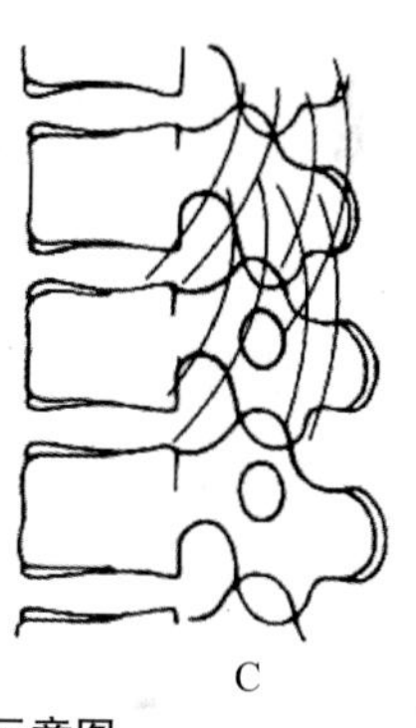

图 1-20 脊椎的发育过程示意图

图A 新生儿；图B 6岁；图C 14岁

（2）成人脊柱的正常X线解剖 脊柱由7块颈椎、12块胸椎、5块腰椎、5块骶椎、3至5块尾椎借韧带、关节及椎间盘连接而成。除第1、2颈椎及骶尾椎外，每个脊椎由椎体和附件构成；附件又由椎弓根，椎板，上、下关节突，横突和棘突构成。同侧两个上下关节突关节形成脊椎小关节，覆盖有软骨和关节囊，为可活动关节。每个椎体和椎弓围成椎管，内纳脊髓。脊柱有四个生理弯曲：颈椎段前突，以颈4明显；胸椎段后突，以胸7明显；腰椎段前突，以腰4明显；骶尾骨明显后突，尤以女性为甚。

正位X线片，椎体呈长方形，从颈椎、胸椎到腰椎依次增大，主要由松质骨构成，椎体上下缘的致密线状影为椎板，彼此平行，其间的透明间隙为椎间隙，是椎间盘的投影。椎体两侧可见横突影，椎弓与椎体连接处为椎弓根，呈环状致密影。椎弓根的上、下方分别为上关节突和下关节突。棘突表现为椎体中央偏下方类三角形的致密影。侧位X线片，椎体亦呈长方形，可清楚显示椎间隙，胸椎的间隙较窄，腰椎间隙由上向下逐渐增宽，以腰4/5椎间隙最宽，而腰5～骶1间隙相对较窄，侧位片上一般前宽后窄。侧位片上棘突指向后下方（图1-21）。

斜位X线片，腰椎斜位片可更好地显示椎弓峡部、上下关节突。腰椎附件重叠于椎体上呈“猎狗”状，主要观察峡部有无断裂，此“猎狗”颈部为峡部，“猎狗”耳部为上关节突，“猎狗”足部为下关节突，“猎狗”眼部为椎弓根。颈椎斜位片可显示椎间孔，呈卵圆形，上下径大，其大小基本相等，但在颈 3/4 椎间孔可稍小（图 1–22）。

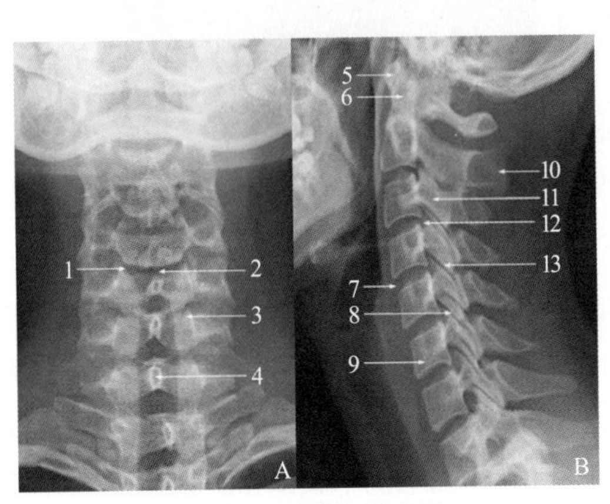

图 1–21　颈椎 X 线表现

图 A 正位、图 B 侧位：1. 钩椎关节；2、7. 椎体间隙；3. 钩突；4、10. 棘突；5. 寰椎前弓；6. 枢椎齿状突；8. 椎骨关节突关节；9. 椎体；11. 椎弓板；12. 上关节突；13. 下关节突

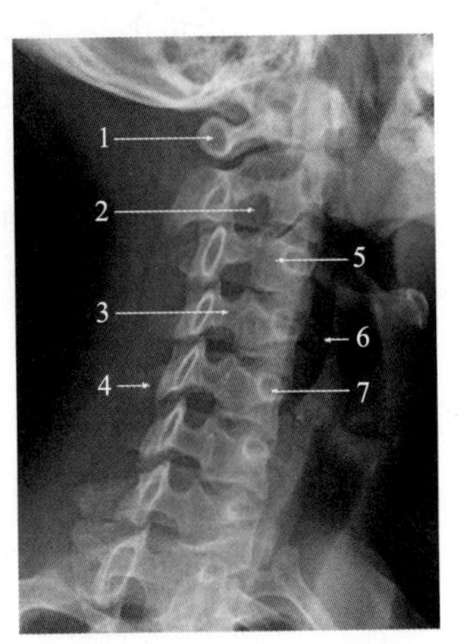

图 1–22　颈椎斜位片 X 线表现

1. 寰椎后弓；2. 椎间孔；3. 椎弓根；4. 棘突；5. 椎体；6. 横突；7. 椎弓根

脊柱各段的 X 线表现有不同特点：颈椎正位片，寰枢椎影像需摄寰枢椎开口位片进行观察；正常枢椎齿状突与寰椎两个侧块的间距应等宽、对称；寰椎两侧块与枢椎间关节亦应等宽、对称，以此判断寰椎有无侧脱位（图 1–23）。颈椎侧位片，正常生理曲度为向前之光滑曲线，且椎体前缘连线、后缘连线、棘突连线分别为三条平行线，枢椎以下各椎体排列规则，形态相似，但第 4、5 椎体前部可稍变扁。胸椎侧位片，第 12 胸椎略呈楔状，胸椎棘突斜向后下方，大部分与肋骨重叠。腰椎侧位片，第 1 腰椎椎体可呈前部稍低的楔状，而第 5 腰椎则后部稍低（图 1–24）。

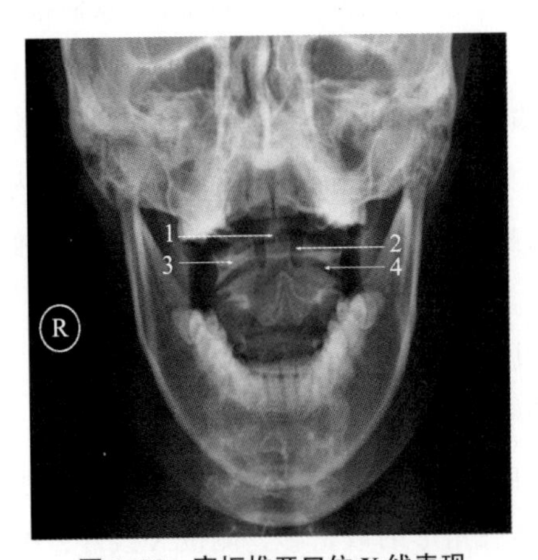

图 1–23　寰枢椎开口位 X 线表现

1. 枢椎齿状突；2. 枢椎齿状突与寰椎两个侧块间距；3. 寰椎侧块；4. 寰椎两侧块与枢椎关节间隙

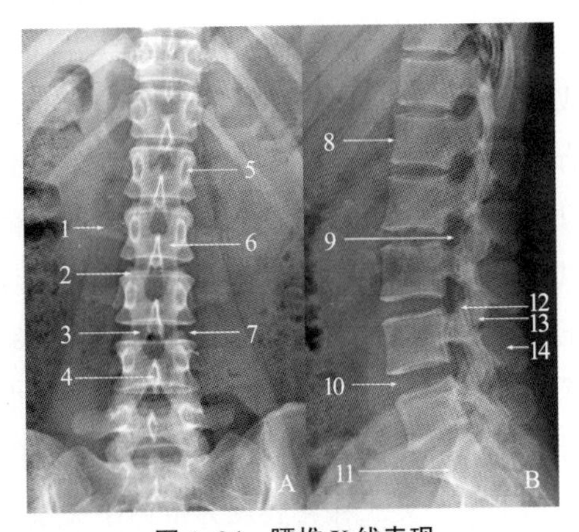

图 1–24　腰椎 X 线表现

图 A 正位、图 B 侧位：1. 横突；2、12. 上关节突；3、13. 下关节突；4、14. 棘突；5. 椎弓根；6、8 椎体；7、10. 椎间隙；9. 椎间孔；11. 骶椎

8. 胸骨　胸骨由胸骨柄、胸骨体和剑突三部分组成。胸骨柄上方曲侧各有一关节面与锁骨形成胸锁关节，胸骨柄侧缘接第1肋骨，胸骨体两侧有第2～7肋软骨相连接的切迹。胸骨正位X线片只能显示胸骨柄，一般常采用斜位或侧位。

9. 肋骨　肋骨12对，左右对称，包括头、颈、结节、体和肋软骨五个部分，肋软骨X线下不显影，但常可见较多钙化。肋骨前端仅第1～7肋借肋软骨与胸骨相连接，称为真肋；第8～12肋称为假肋，其中第8～10肋借肋软骨与上一肋的软骨相连，形成肋弓，第11、12肋前端游离，又称浮肋。

（五）软组织

骨关节系统中软组织之间的密度差别不大，在X线平片上观察受到很大限制，但在较低密度的皮下、肌间和关节囊内外脂肪组织的衬托下，可观察到跟腱、髌韧带、关节囊、腰大肌外缘等结构。

二、正常CT表现

（一）骨

四肢骨骼的CT检查避免了各种解剖结构的重叠，对解剖结构复杂的部位如脊柱、骨盆细微病变的发现及诊断有较大优势。在以骨窗显示的CT图像上，骨皮质为致密的线状或带状影，骨小梁为细密的网状影，骨髓腔为低密度。在软组织窗上，中等密度的肌肉、肌腱和骺软骨在周围低密度的脂肪衬托下也能清晰地显示。

（二）脊柱

脊柱的CT横断图像上，在经椎体中部的层面，椎体呈后缘向前凹陷的肾形结构，其边缘的密质骨形成高密度环（皮质骨），中央的松质骨呈均匀的低密度，可清晰地显示椎体内的骨小梁结构。横断位可显示椎体、椎弓根和椎板构成的椎管骨环，环的两侧有横突，后方可见棘突。椎板内侧可见附着的黄韧带，为软组织密度，厚度约2～4mm。硬膜囊居椎管中央，呈软组织密度。脊神经根位于硬膜囊外侧，呈软组织密度，在椎管内和椎间孔内的脂肪衬托下显示清晰，进入椎间孔前神经根走行于侧隐窝内。侧隐窝呈漏斗状，前方是椎管前缘外侧，后方是上关节突，侧方为椎弓根内侧壁，侧隐窝的前后径不小于3mm。椎间盘由髓核、纤维环、透明软骨终板和Sharpey纤维组成。经椎间盘的层面，椎间盘密度低于椎体，CT值为50～110HU，难以区分髓核和纤维环（图1–25）。

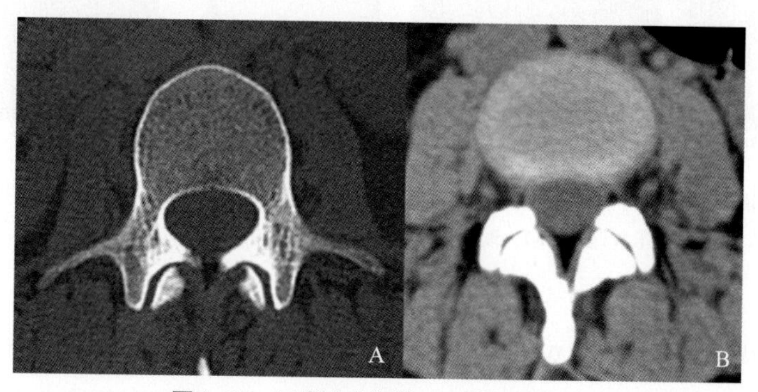

图1–25　正常成人腰椎CT横断面表现

图A 椎体中部层面CT横断位；图B 椎间盘层面CT横断位

（三）关节

CT图像能够很好地显示关节的骨性关节面及骨端。但CT对关节囊、周围肌肉和韧带的断面的显示不如MRI清晰（图1–26）。

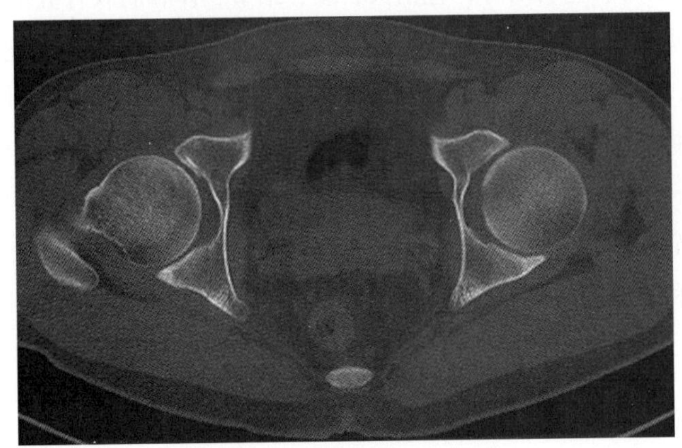

图1–26 正常髋关节CT表现

三、正常MRI表现

（一）骨骼

MRI骨组织中氢原子核的数量较少，在任何扫描序列的图像中骨皮质都显示为极低信号影。骨髓可分为红骨髓和黄骨髓两类，MRI表现取决于其所含的脂肪和水的相对成分。红骨髓含水约40%、含脂肪约40%；黄骨髓含水约15%、含脂肪约75%；随着年龄的增长，红骨髓中脂肪成分逐渐增多。红骨髓在新生儿期T_1WI上信号强度等于或低于肌肉，儿童期T_1WI信号可不均匀，呈斑片状高低混杂信号。成人期T_1WI红骨髓信号强度高于肌肉，低于脂肪。红骨髓在T_2WI上信号强度类似于皮下脂肪信号。黄骨髓信号与脂肪相似，在T_1WI与T_2WI上均为高信号，脂肪抑制后信号降低明显（图1–27）。

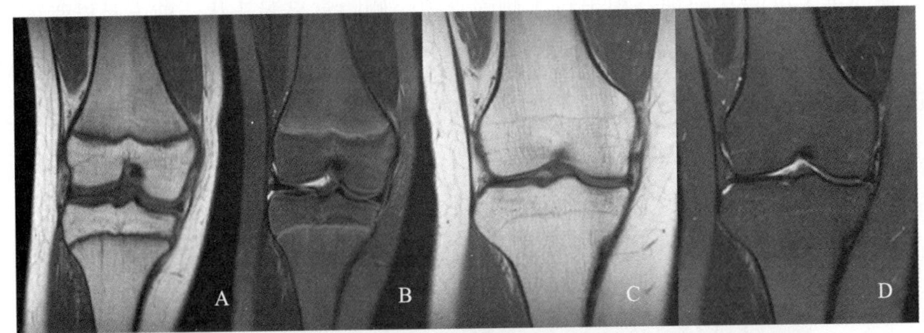

图1–27 红骨髓与黄骨髓的MRI信号特征

图A、图B 正常儿童股骨MRI T_1WI及T_2WI：干骺端骨髓为红骨髓 .T_1WI介于脂肪和肌肉之间，T_2WI高于肌肉低于水；图C、图D 正常成人股骨MRI T_1WI及T_2WI：髓腔内分布黄骨髓，信号特征类似脂肪，T_1WI高信号，T_2WI中高信号

（二）脊柱

脊柱松质骨内因含骨髓，T_1WI信号高于骨皮质但低于脂肪；T_2WI呈中等至低信号。椎间盘T_1WI为较低信号，髓核和纤维环不能区分；在T_2WI上，髓核和纤维环内层呈高信号，纤维环外层呈低信号。椎体边缘骨皮质、前及后纵彻带、黄韧带和椎间盘纤维环最外层纤维在各

NOTE

种序列上均为低信号，不易区分。在30岁以下的人群中，矢状面T_2WI髓核中央有一水平线样低信号影，为纤维组织，属正常现象。随着年龄增长，髓核逐渐被纤维软骨代替，髓核和纤维环含水量也逐渐减少，椎间盘完全干化、碎裂，最后髓核与纤维环混合，T_2WI呈低信号。椎管内脑脊液T_1WI呈低信号，T_2WI呈高信号。MRI对脊柱解剖结构和病变的显示及了解病变与椎管内结构的关系优于CT成像。

（三）关节

MRI能较好地显示关节的各种结构，尤其对关节面和韧带的观察明显优于CT。骨髓腔在T_1WI、T_2WI序列上均为高信号；关节软骨在T_1WI上为介于肌肉和脂肪之间的中等信号，T_2WI为极低信号；关节囊的纤维层表现为光滑连续的低信号；关节腔内的滑液在T_1WI呈薄层低信号，在T_2WI上呈高信号；关节囊、韧带及关节盘在各个序列上均为低信号。脂肪抑制序列是显示半月板较为理想的序列，可增加关节软骨和相邻结构的对比度，脂肪抑制后关节软骨为高信号，关节积液中等信号，软骨下骨板及骨髓为低信号（图1–28）。

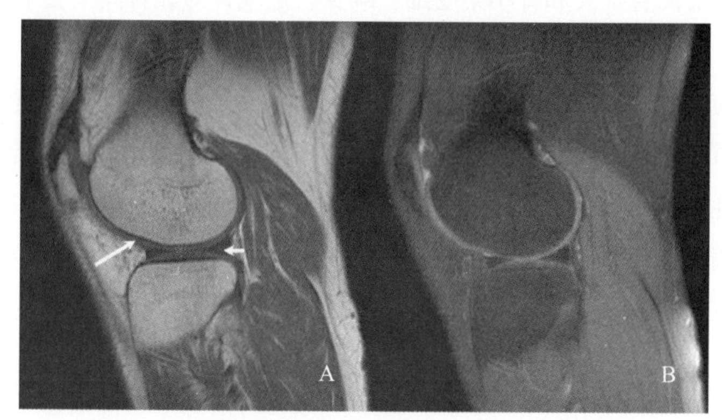

图1–28 正常膝关节关节软骨与半月板MRI表现

图A 矢状位T_1WI：关节软骨呈中等信号，半月板呈低信号，并具有完整形态；
图B 矢状位T_2WI：关节软骨呈低信号，在关节内液体衬托下显示清晰，半月板仍为低信号

（四）软组织

MRI能清晰分辨脂肪、肌肉、肌腱、血管及神经结构。脂肪在T_1WI与T_2WI上均为高信号；肌肉在T_1WI上呈等或略低信号，在T_2WI上为低信号；纤维组织、肌腱、韧带在各种序列上均为低信号。血管因其内血液的流空现象，表现为无信号的圆形或管状结构，常位于肌间隙内。粗大的神经呈中等信号（图1–29）。

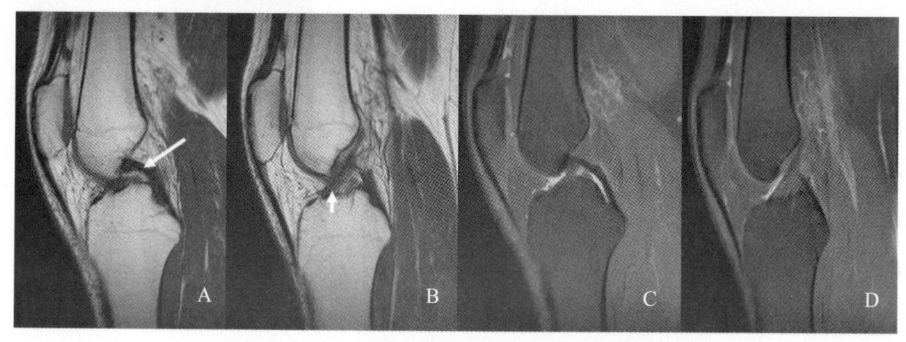

图1–29 正常膝关节前后交叉韧带MRI表现

图A、图B 矢状位T_1WI；图C、图D 矢状位T_2WI脂肪抑制像、前后交叉韧带呈弧形完整显示，T_1WI、T_2WI脂肪抑制均为低信号

第四节 骨关节基本病变的影像学表现

骨关节各种病变的病理变化及其影像学表现是多种多样的，其基本病变包括骨的基本病变、关节基本病变、软组织基本病变。学习掌握了解基本病变的病理基础和影像学表现，对于各种骨与关节疾病的影像学诊断及鉴别诊断具有重要意义。

一、骨的基本病变

（一）骨质疏松

骨质疏松（osteoporosis）是指一定单位体积内骨组织的含量减少，即骨组织的有机成分和无机成分均减少，但两者的比例仍正常。骨质疏松使骨的结构变脆弱，骨折的危险性增加。主要为骨皮质变薄、哈氏管扩大和骨小梁变细、减少。是成骨与破骨间失去平衡，破骨作用超过成骨作用的结果。

骨质疏松分为全身性和局限性两类。全身性骨质疏松又分为原发性骨质疏松和继发性骨质疏松。全身性骨质疏松的主要原因有：①先天性疾病，如性腺发育不良、成骨不全、低磷酸酶血症；②内分泌性疾病，如甲状旁腺功能亢进；③营养性或代谢性疾病，如佝偻病、维生素C缺乏病、肾性骨病；④药源性或中毒，长期使用激素治疗者、地方性氟中毒、酒精中毒；⑤老年及绝经后骨质疏松；⑥原因不明，如青年特发性骨质疏松等。局限性骨性疏松多见于肢体失用、感染、肿瘤等。

【影像学表现】

1. X线表现 主要是骨密度减低；骨小梁变细、数目减少，边缘清晰，骨小梁间隙增宽；骨皮质变薄、分层、疏松化（图1–30）。严重者骨密度与软组织密度相仿，骨小梁几乎完全消失，骨皮质呈细线状。在脊椎，除了上述表现外，由于脊柱承受体重，严重时椎体受压，其上下缘凹陷，造成双凹变形，椎间隙呈梭形；椎体可有压缩骨折，呈楔状变形。

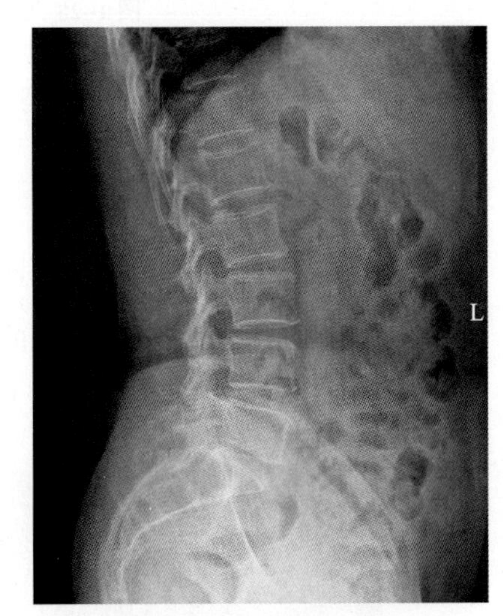

图1–30 骨质疏松X线表现

腰椎侧位片：椎体普遍骨密度减低，皮质变薄，骨小梁稀疏、变细

2. CT表现 与X线表现基本相同，骨小梁变细、稀疏、间隙增宽，骨皮质变薄。CT较X线平片更易显示由于骨质疏松引起的微小骨折。

3. MRI表现 原发性骨质疏松由于骨小梁变细、减少和黄骨髓的增多，表现为T_1WI及T_2WI均呈高信号。炎症、肿瘤等引起的继发性骨质疏松，因局部充血、水肿可表现为长T_1、长T_2信号。

（二）骨质软化

骨质软化（osteomalacia）：是指一定单位体积内骨组织有机成分正常，而矿物质含量减少。骨的钙盐含量降低，骨发生软化。在组织学上见骨小梁中央部分钙化，周围未钙化的骨样组织相对增多。是成骨过程中骨样组织的钙化不足所致。其原因主要是钙磷代谢障碍，如维生素D缺乏、胃肠道吸收功能低下，碱性磷酸酶活性减低及肾脏排泄钙、磷过多等。骨质软化为全身性骨病，发生于生长期为佝偻病，发生于成人为骨质软化症。

【影像学表现】

1. X线表现　骨质软化与骨质疏松有相类似之处，如骨密度减低、骨皮质变薄和骨小梁减少变细等，以腰椎和骨盆明显；与骨质疏松不同之处是骨小梁和骨皮质边缘模糊，承重骨骼常发生各种变形，如骨盆内陷、椎体双凹变形、骨干弯曲变形等（图1–31）。

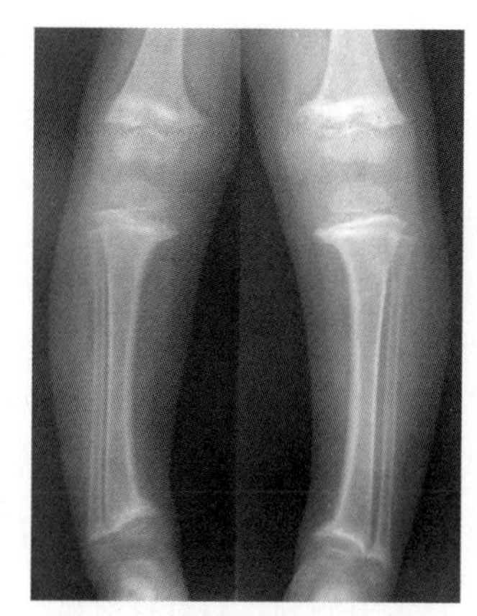

图1–31　骨质软化X线表现

双胫腓骨正位片：双侧胫骨弯曲变形，干骺端杯口状，骺板增宽，骨骺发育迟缓

骨质疏松和骨质软化X线均表现骨密度减低，骨皮质变薄，骨小梁减少。其不同点在于前者骨小梁轮廓清楚，无骨骼弯曲变形，后者骨小梁轮廓模糊，骨骼多有弯曲变形。有时可见假骨折线，表现为宽1～2mm的规则透明线，与骨皮质垂直，边缘稍致密。好发于耻骨支、肱骨、股骨上段和胫骨等。儿童期可见干骺端和骨骺的改变，如干骺端杯口状，边缘呈毛刷状，先期钙化带不规则或消失，骺板增宽，骨骺发育迟缓等。

2. CT表现　与X线表现基本相同。

（三）骨质破坏

骨质破坏（bone destruction）是正常骨质被病理组织所取代而造成的骨组织的缺失。破坏原因可由病理组织本身直接溶解骨组织使之消失，或由病理组织引起的破骨细胞生成和活动亢进所致。骨松质和骨皮质均可发生破坏。骨质破坏可见于各种骨感染、肉芽肿、骨肿瘤和肿瘤样疾患等。

【影像学表现】

1. X线表现　局限性骨质密度减低，正常骨结构消失，其边缘、形状及周围骨质改变因病变性质不同而异。在早期，骨松质的破坏，为局限性骨小梁缺损；骨皮质破坏，发生于哈弗斯管，致其管腔扩大，呈筛孔状、虫蚀状骨破坏；病变进一步发展到严重程度时，可见骨皮质和骨松质的大片状缺损，呈弥漫性溶骨性破坏（图1–32A）。

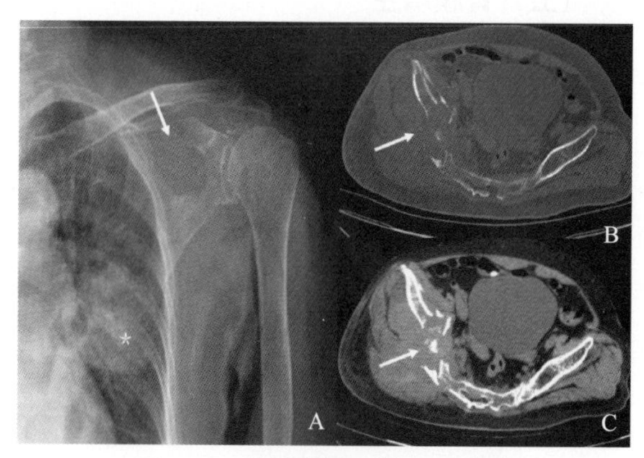

图1–32　骨质破坏X线及CT表现

图A 左侧肩胛骨正位片：左侧肩胛骨体部及肩胛冈局部骨密度减低，正常骨结构消失，边缘模糊、不规则（箭），并见左下肺门旁肿块（*）；图B、图C 骨盆CT平扫骨窗及软组织窗：右侧髂骨骨质破坏伴病理性骨折及软组织肿块（箭）

2. CT表现　与X线表现相似，但较X线平片更能早期、全面地显示病变。骨松质破坏早期，表现为骨小梁稀疏，局限性骨小梁缺损区呈软组织密度，逐渐发展为斑片状甚至大片状骨质缺损。骨皮质破坏表现为皮质变薄，虫蚀状、筛孔状、斑块状骨破坏（图1–32B、C）。

3. MRI表现　骨松质破坏，为高信号的骨髓腔被低信号或混杂信号的病理组织取代；骨皮质破坏与CT表现相似。骨质破坏区周围并可见模糊的长T_1、长T_2信号的骨髓水肿。

由于骨破坏原因、病变性质、发展过程及相邻骨质反应不同，综合分析时应注意其部位、大小、数目及边缘情况。骨质破坏具有以下特点：①良性骨肿瘤表现为囊状或囊状膨胀性骨质破坏，进展缓慢，边界清楚，有时还可见硬化带环绕；②炎症的急性期或恶性肿瘤引起的骨质破坏，进展较迅速，形态多不规则，呈大片状边界模糊的溶骨性骨破坏；③慢性炎症的骨质破坏，破坏区较局限，其内有时可见点片状致密死骨影，其边缘可见反应性骨质增生硬化带环绕。

（四）骨质增生硬化

骨质增生硬化（hyperostosis osteosclerosis）是指在单位体积内骨量增多。在组织学上见骨皮质增厚，骨小梁增粗、增多。是成骨作用增强或破骨作用减弱或两者同时存在的结果。根据其范围可分为局限性和全身性两种。以前者为常见，如慢性感染、外伤、恶性骨肿瘤及退行性骨关节病等；后者较少见，如石骨症、氟骨症等。

【影像学表现】

1. X线表现 骨质密度增加，骨皮质增厚，骨干增粗，骨小梁增粗、增多，骨髓腔边界不清，甚至变窄或消失。骨质增生还可表现为骨刺、骨桥、骨赘或骨唇等，常发生于骨端边缘，肌腱、韧带等附着处（图1–33）。

2. CT表现 与X线相似，对重叠部位及细小的骨质硬化显示较X线平片有优势。

3. MRI表现 增生硬化的骨质在MRI各序列上均呈低信号。

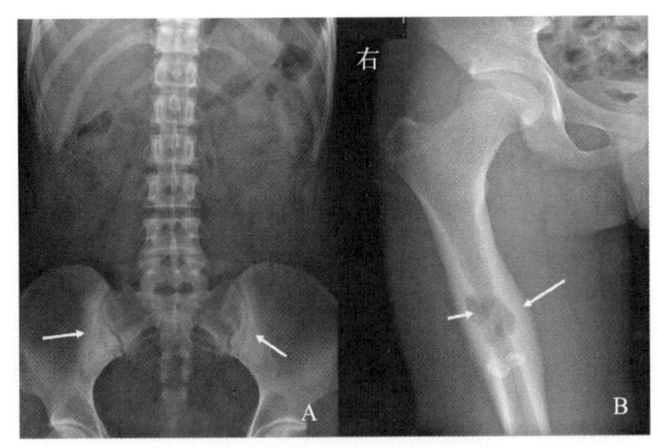

图1–33 骨质增生硬化X线表现

图A 腰椎正位片：两侧骶髂关节髂骨面关节面下骨质密度增高，呈片状（箭）；图B 右髋关节正位片：右侧股骨上段髓腔内分叶状骨质破坏（短箭），邻近骨皮质增厚（长箭）

（五）骨膜增生

骨膜增生（periosteal proliferation）又称骨膜反应（periosteal reaction），指外伤、炎症及肿瘤等病变刺激骨膜而引起骨膜增生，经过钙化及骨化产生新骨。组织学上可见骨膜外层水肿、增厚，内层成骨细胞增多，形成新生的骨小梁。

【影像学表现】

1. X线表现 由于不同病变所引起的骨膜增生的速度和骨小梁排列不同，X线表现形式各不相同，常见有下列几种类型：①平行型：皮质表面平行的线状致密影，与骨皮质间隔以纤细的透光影，密度小于骨皮质，长度不定。多见于感染、骨膜下血肿、骨折等（图1–34A）。②葱皮型：多条线状致密影，如成层排列，则呈葱皮状。多见于感染、尤因氏肉瘤及骨肉瘤。③花边型：骨膜增殖所产生的新骨沿皮质表面分布不匀，呈波浪状。见于感染及肺性骨关节病（图1–34B）。④阳光型：是骨膜增生所产生的新骨与主骨干垂直，为从骨皮质伸向附近软组织的致密线影，呈光芒状。可见于血管瘤、脑膜瘤及血友病；恶性肿瘤（尤因氏肉瘤及骨肉瘤）所产生的瘤骨也有类似表现。⑤三角型（即Codman三角）：是骨膜被下面的恶性肿瘤抬高、刺激和破坏所致。X线平片上可见被抬起的骨膜两端见三角形致密影，又称为骨膜三角。多见于骨肉瘤，并常与针状瘤骨同时存在（图1–34C）。

2. CT表现 与X线相似，对重叠部位、扁平骨及不规则骨的骨膜增生显示有优势。

3. MRI表现 对骨膜增生的显示早于X线及CT。在矿物质沉积前，表现为骨膜增厚，T_1WI呈等信号，T_2WI呈高信号的连续线样影。矿物质明显沉积后，在T_1WI及T_2WI均呈低信号。

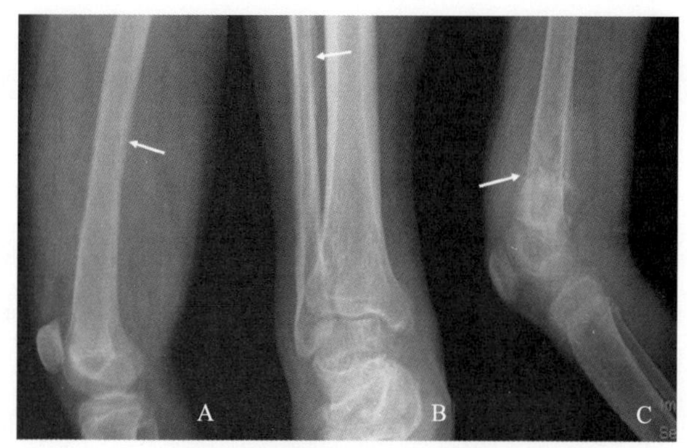

图1–34 骨膜增生X线表现

图A 右股骨侧位片：平行型骨膜增生（箭）；图B 右踝关节正位片：花边型骨膜增生（箭）；图C 右膝关节侧位片：三角型骨膜增生（箭）

（六）软骨钙化

软骨钙化（chondral calcification）是指软骨基质发生钙化，是环绕在软骨内成骨区的肥大软骨细胞基质钙化带。软骨钙化反映骨内或骨外有软骨组织或瘤软骨的存在。软骨钙化分为生理性的和病理性的，喉软骨、肋骨的钙化为生理性的钙化；肿瘤软骨等形成的钙化是病理性的钙化。

【影像学表现】

1. X线表现 软骨钙化呈环形、半环形，小到1mm，大者可达20～30mm，中心密度减低，或呈“磨玻璃”状。环形钙化可集中成团，可连续也可以分散存在。良性病变中的软骨或瘤软骨的钙化密度较高，边缘清楚。软骨肉瘤钙化不充分，表现为钙化环稀少，密度低，边缘模糊，钙化环残缺不全或只隐约可见。少数关节软骨或椎间盘退行性病变可出现条状钙化，骨栓塞后所致的骨髓腔内钙化主要表现为无结构的钙化团（图1–35）。

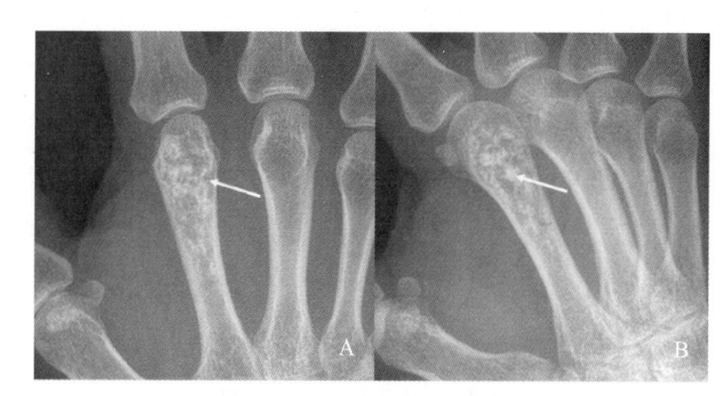

图1–35 软骨钙化X线表现

图A、图B 右手正位、斜位片：右手第2掌骨近端骨质破坏，内见多发点状、半环状钙化（短箭）

2. CT表现 与X线相似，由于避免了组织重叠，能更好地显示钙化的位置和特点，多平面重组图像能更好地显示软骨钙化的范围、部位及与周围骨和其他组织的关系。

（七）骨质坏死

骨质坏死（osteonecrosis）是指骨组织的局部代谢停止，坏死的骨质称为死骨（sequestrum）。骨组织的血液供应中断后，组织学上可见骨细胞死亡、消失和骨髓液化、萎缩。早期骨的形态无明显的变化；修复阶段当周围新生肉芽组织长向死骨，则出现破骨细胞对死骨吸收、成骨细胞形成新骨。慢性化脓性骨髓炎形成死骨后，死骨周围逐渐被脓液或肉芽组织所包绕而与主骨分离。骨质坏死见于骨缺血性坏死、骨梗死、骨结核、化脓性骨髓炎、外伤骨折后、代谢障碍、血液病、地方病、放射线性损伤、电伤、冻伤等。

【影像学表现】

1. X 线表现 早期无异常表现。中期死骨表现为局限性相对密度增高，其原因是在死骨骨小梁表面及骨髓腔内有新骨形成；死骨周围骨质被吸收，或在周围肉芽组织及脓液的衬托下，使死骨密度增高。随后坏死骨被压缩，新生肉芽组织侵入并清除死骨，死骨周围出现骨质疏松区和囊变区。晚期，死骨被清除，新骨形成，出现真正的骨质密度增高（图 1–36）。

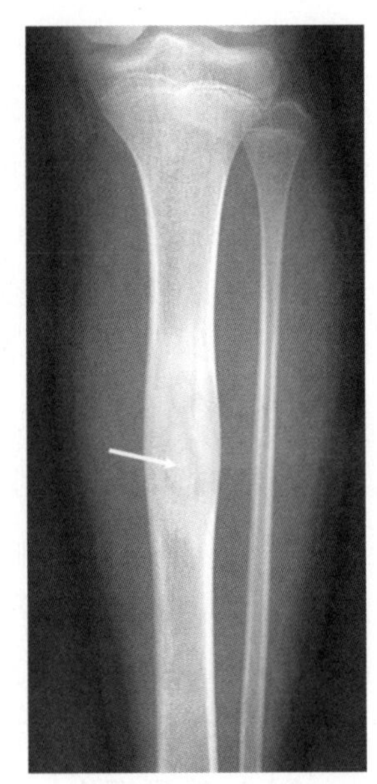

图 1–36 骨质坏死 X 线表现

左胫腓骨正位片：左胫骨慢性骨髓炎，骨内大块状死骨（箭）

2. CT 表现 与 X 线相似，但可较 X 线更早地发现骨质坏死，表现为骨小梁排列异常或细小的致密死骨影。

3. MRI 表现 在骨密度和形态尚无变化前发现骨髓信号的改变，坏死区 T_1WI 上呈均匀或不均匀的等或低信号，T_2WI 呈中到高信号。可见双线征。死骨外周为 T_1WI 呈低信号、T_2WI 呈高信号的肉芽组织和软骨化生组织带；最外侧为 T_1WI 和 T_2WI 均呈低信号的新生骨质硬化带。晚期，坏死区出现纤维化和骨质增生硬化，T_1WI 和 T_2WI 一般均呈低信号。

（八）骨矿物质沉积

骨矿物质沉积（Bone mineral deposition）是指铅、磷、铋等进入体内，大部分沉积于骨内，在生长期主要沉积于生长较快的干骺端。

X 线表现为多条平行于骺线的致密带，厚薄不一，成年人则不易显示。

氟进入人体过多，可激起成骨活跃，使骨量增多；亦可引起破骨活动增加，骨样组织增多，发生骨质疏松或软化。骨质结构变化以躯干骨为明显，有的病例 X 线表现为骨小梁粗糙、紊乱，而骨密度增高；但也有的病例可表现为骨密度减低、骨皮质变薄、骨小梁粗疏等骨质疏松的改变，有的甚至可出现骨质软化的 X 线表现。

（九）骨骼变形

骨骼变形（Bone deformity）多与骨骼大小改变并存，可累及一骨、多骨或全身骨骼。局部病变或全身性疾病均可引起。如骨肿瘤可使骨局部膨大、变形；发育畸形可使一侧骨骼增大；脑垂体功能亢进使全身骨骼增大；骨软化症和成骨不全使全身骨骼变形（图 1–37）。

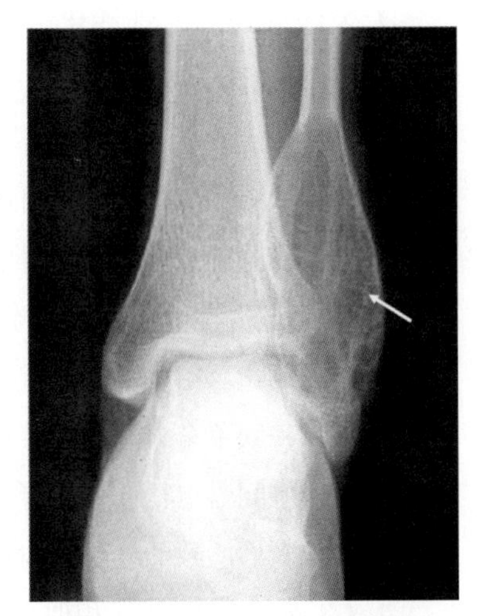

图 1–37 骨骼变形 X 线表现

左踝正位片，左侧腓骨远端骨纤维异常增殖症，左腓骨远端变形、膨胀（箭）

二、关节基本病变

（一）关节肿胀

关节肿胀（joint swelling）常由于关节积液或关节囊及其周围软组织充血、水肿、出血和炎症所致。包括关节囊积液和关节周围软组织肿胀。常见于炎症、外伤及出血性疾病等。

1. X 线表现 关节囊膨隆伴周围软组织肿胀，脂肪垫和肌肉脂肪层变形移位、模糊、消失，整个关节区密度增高，大量积液时可见关节间隙增宽（图 1–38）。X 线平片不能分辨关节腔内有无积液和（或）关节周围有无软组织肿胀。CT、MRI 能显示肿胀增厚的关节囊和关节腔内的液体。

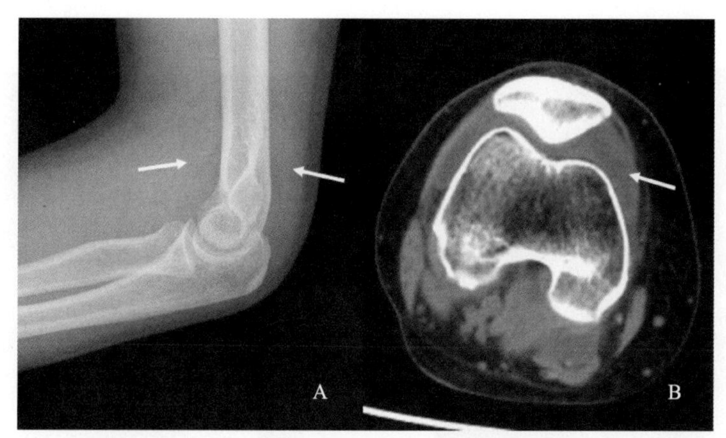

图 1–38 关节肿胀 X 线、CT 表现

图 A 左肘关节侧位片：左肘关节囊膨隆，前后脂肪垫掀起，呈“八”字征（箭），周围软组织肿胀；
图 B 膝关节 CT 平扫：左膝关节囊肿胀，关节腔积液（箭）

2. CT 表现 能显示关节囊肿胀、增厚，呈软组织密度，关节腔积液一般呈水样密度，伴出血或积脓时密度增高。

3. MRI 表现 对关节腔积液及软组织肿胀极为敏感，并可根据积液信号对其性质进行判断。

（二）关节间隙及关节软骨异常

关节间隙及关节软骨异常（Abnormality of joint space and articular cartilage） 关节软骨坏死可表现为关节间隙增宽、变窄或宽窄不均。病理上，关节间隙狭窄是关节软骨广泛坏死脱落的结果；增宽是多发性软骨坏死，周围尚存活的软骨细胞增生，使得关节软骨增厚。另外，关节表面软骨坏死，滑膜增生嵌入关节内与坏死软骨面粘连亦可使关节间隙增宽，但这种变化会引起关节功能障碍。见于多种关节病，如退行性骨关节病、股骨头缺血坏死、成人大骨节病、骨骺或骨端骨缺血坏死等。

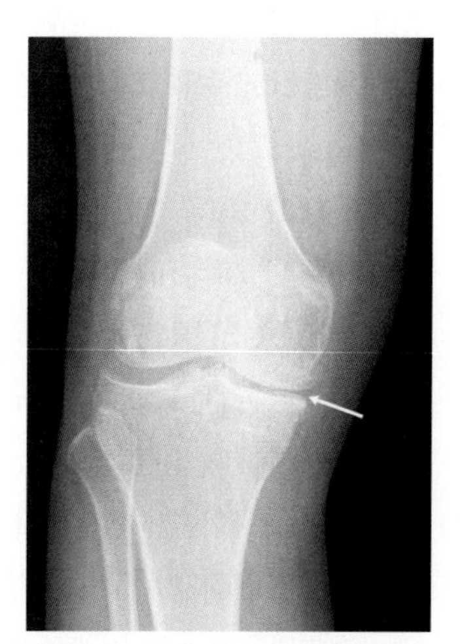

图 1–39 关节间隙异常 X 线表现

左膝关节正位片：左膝内侧关节间隙狭窄（箭）

【影像学表现】

1. X 线表现 所见的关节间隙主要为关节软骨构成，关节软骨坏死后，可见关节间隙狭窄、增宽、宽窄不均（图 1–39）。

2. MRI 表现 MRI 具有极高的软组织分辨率，可通过关节软骨面的连续性与否及关节软骨的信号变化来早期、敏感发现关节软骨的病变（图 1–40）。

（三）关节破坏

关节破坏（joint destruction）是指关节软骨及其下方的骨质被病理组织侵犯、代替。

【影像学表现】

1. X 线表现　病变早期，当破坏只累及关节软骨时，仅见关节间隙变窄；病变继续进展，当累及骨性关节面时，则出现相应区的骨破坏和缺损。严重时可引起关节半脱位和变形（图 1–41）。

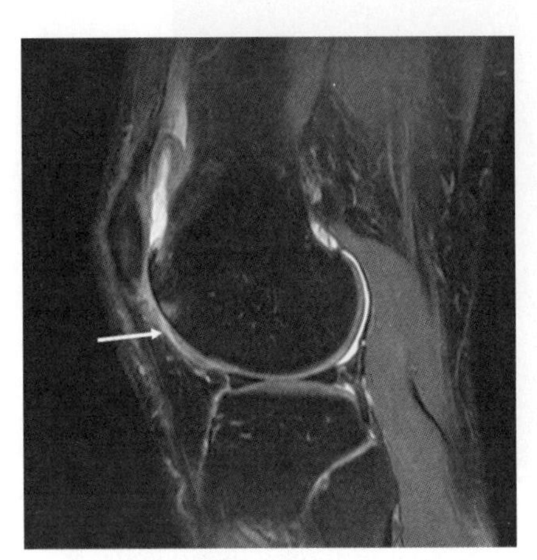

图 1–40　关节软骨异常 MRI 表现

膝关节矢状面脂肪抑制 PDWI：股骨外侧髁局部关节软骨变薄、消失（箭）

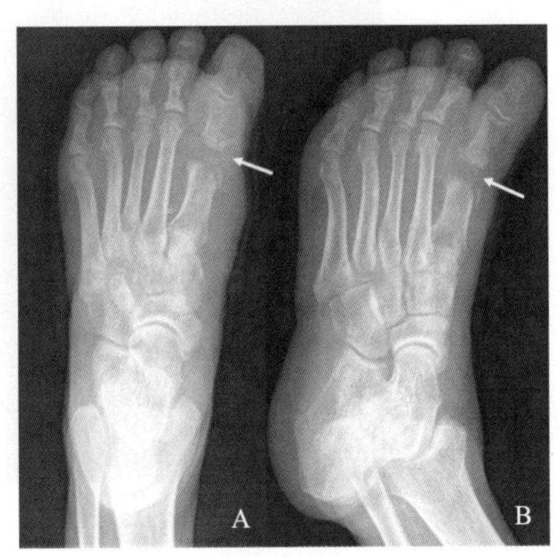

图 1–41　关节破坏 X 线表现

图 A 左足正位片、图 B 左足斜位片：左足第 1 跖趾关节骨质破坏（箭），边缘骨膜增生，关节及周围软组织肿胀

关节破坏是诊断关节疾病的重要依据，破坏的部位与进程因疾病不同而表现不同：急性化脓性关节炎，软骨破坏开始于关节持重面，软骨与骨破坏进展迅速，破坏范围可十分广泛；关节滑膜结核，软骨破坏常开始于关节边缘，逐渐累及骨质，进展缓慢，表现为边缘部分的虫蚀状破坏；类风湿性关节炎到晚期才会引起关节破坏，也从边缘开始，多呈小囊状骨破坏；恶性骨肿瘤可引起关节及关节软骨广泛地破坏，进展迅速，并形成软组织肿块。

2. CT 表现　与 X 线表现相似，能更早发现细微的骨质破坏。

3. MRI 表现　能更早发现关节软骨及软组织改变。MRI 可早期显示关节软骨、软骨下骨的破坏及关节滑膜的改变。

（四）关节退行性变

关节退行性变（degeneration of joint）早期开始于软骨，为缓慢发生的软骨变性、坏死和溶解，骨板被吸收并逐渐为纤维组织或纤维软骨所代替，继而造成骨性关节面骨质增生硬化，坏死软骨周围正常的软骨引起代偿性增生，继而骨化，并于骨缘形成骨赘，骨端变形增大。广泛软骨坏死可引起关节间隙狭窄，亦可使关节囊肥厚、韧带骨化。

关节退行性变病因尚不明确，多见于老年，以承重的脊柱、髋和膝关节为明显，是组织衰退的表现。此外，也常见于运动员和重体力劳动者，由慢性创伤和长期负重所致。一些职业病、地方病及其他关节疾病治愈后也可引起继发性关节退行性变。

【影像学表现】

1. X 线表现　关节退行性变早期主要是骨性关节面模糊、中断、消失。中晚期表现为关节间隙狭窄、软骨下骨质囊变和骨性关节面边缘骨赘形成，不发生明显骨质破坏（图 1–42）。

2. CT 表现　与 X 线相似，CT 显示软骨下囊变、关节囊肥厚、韧带增生、钙化与骨化优于 X 线平片。

3. MRI 表现 能早期发现关节软骨的改变，清楚显示软骨下骨损伤、滑膜增生、关节囊肥厚等。

（五）关节骨折

关节骨折（fracture of joint）包括各种直接或间接暴力引起的关节内外伤性骨折以及各种病理性骨折。外伤性关节内骨折是指骨折时骨折线进入关节腔内，甚至损伤关节软骨。见于关节外伤、化脓性关节炎、骨缺血坏死、剥脱性骨软骨炎、骨肿瘤、神经营养障碍性关节病、血友病、成人大骨节病、潜水减压病等。

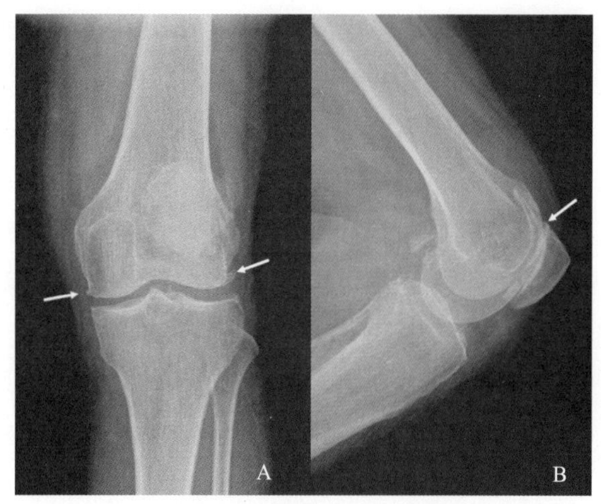

图 1–42 关节退行性变 X 线表现

图 A、图 B 左膝关节正侧位片：左侧股骨髁、胫骨平台边缘骨质增生，髁间隆起变尖（箭），关节间隙内游离体，内侧关节间隙及髌股关节间隙变窄

【影像学表现】

1. X 线表现 关节骨端骨折，骨折线通过关节，关节面塌陷，骨折片陷落或撕脱游离于关节腔内，关节肿胀（图 1–43）。病理性骨折除骨折征象外还有原发病变引起的骨质改变。

2. CT 表现 与 X 线表现相似，CT 横断面扫描加三维重组较 X 线平片能更敏感地发现细小的、重叠部位的骨折。并可全面评估骨折移位、关节面累及范围、塌陷程度等情况。

3. MRI 表现 MRI 显示骨折线不如 CT，对于微细骨折或隐匿性骨折优于 X 线平片和 CT，可全面评估关节软骨及关节周围附属结构如韧带、肌腱、半月板等的损伤。

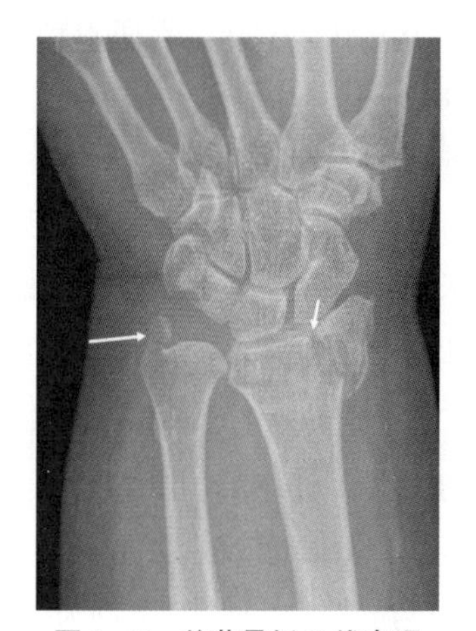

图 1–43 关节骨折 X 线表现

左腕关节正位片：左桡骨远端粉碎性骨折，骨折线累及关节面（短箭），并见尺骨茎突撕脱骨折（长箭）

（六）关节脱位

关节脱位（joint dislocation）指构成关节的两个骨端失去正常的对应关系。关节组成骨完全失去对应关系为全脱位，部分失去对应关系为半脱位。关节脱位分为外伤性、先天性及病理性三种。外伤性脱位有明显的外伤史并常伴有骨折；先天性关节脱位常见于婴幼儿，如先天性髋关节脱位；病理性脱位是关节疾病引起关节破坏后造成的关节脱位，常见于化脓性、结核性和类风湿关节炎等。

【影像学表现】

1. X 线表现 可见两个骨端位置改变或距离增宽，并显示骨的结构异常变化（图 1–44）。

2. CT 表现 可显示关节结构和关节囊改变，三维重建图像可以整体显示骨性关节结构，并可进行有关测量。

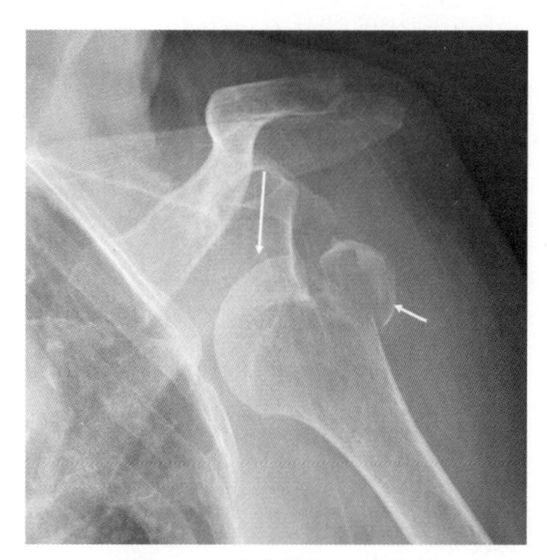

图 1–44 关节脱位 X 线表现

左肩关节正位片：左肩关节脱位，肱骨头位于关节盂下方（长箭），并见肱骨大结节撕脱骨折（短箭）

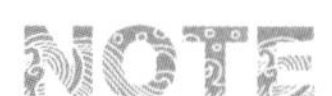

3. MRI 表现 能清晰显示关节结构、关节软组织、软骨、关节囊及韧带。

（七）关节内游离体

关节内游离体（loose body in the joint）指骨端撕脱的骨碎片、滑膜面脱离的滑膜性骨软骨瘤、半月板撕裂等进入关节内所形成游离体。多见于膝关节，常见于剥脱性骨软骨炎、滑膜性骨软骨瘤病、关节退行性变、关节面骨折、半月板损伤等。游离体可为骨性、软骨性、纤维性或混合性。骨性、软骨性游离体多见，纤维性游离体常为自身脱落的肥大滑膜绒毛；纤维蛋白性游离体可继发于关节内出血后血凝块机化。

【影像学表现】

X 线平片仅能发现骨软骨性游离体，纤维蛋白性、纤维性及单纯软骨性游离体的显示有赖于 MRI 检查。

1. X 线表现 仅能发现关节内骨性、软骨性游离体，表现为关节内“石榴子”样的骨体，亦可见多发米粒样或数个巨大游离体，游离体表面光滑，大小、数量不等，表面为钙化环，中心相对透亮（图 1–45）。但与韧带和关节囊的钙化或骨化难以区别。

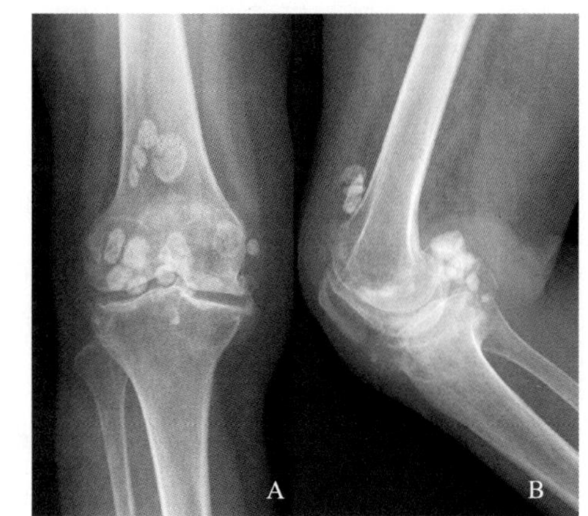

图 1–45 关节内游离体 X 线表现

图 A、图 B 右膝关节正侧位片：右侧髌上囊及膝关节内多发，“石榴子”样致密影，边缘光滑

2. CT 表现 与 X 线表现基本相似，CT 在显示未钙化软骨性及纤维性游离体、区分关节内游离体与韧带和关节囊的钙化或骨化方面优于 X 线片，CT 多方位重组（MPR）图像可观察游离体与关节的关系。

3. MRI 表现 关节内骨性游离体及钙化的软骨性游离体在各序列上均为低信号，软骨及滑膜增生也呈相似低信号。可显示纤维蛋白性、纤维性及单纯软骨性游离体。

（八）关节强直

关节强直（ankylosis）指关节失去正常的屈伸功能，是关节软骨被破坏的结果，可分为骨性强直和纤维性强直两种。

【影像学表现】

1. X 线表现 骨性强直，指关节两端有骨小梁贯通，关节间隙部分性或完全消失，多见于急性化脓性关节炎愈合后、强直性脊柱炎。纤维性强直，指关节两端由纤维连接，关节间隙变窄，无骨小梁通过关节间隙，常见于关节结核、类风湿性关节炎。

2. CT 表现 与 X 线表现基本相似。可清晰显示关节间隙改变和有无骨小梁通过关节，显示关节周围的骨质变化（图 1–46）。

3. MRI 表现 关节软骨完全破坏，骨性强直可见骨样信号贯穿关节骨端之间，关节间隙消失；纤维性强直者，关节间隙存在，骨端间可见高低混杂的异常信号，骨端边缘不光整，甚至破坏。

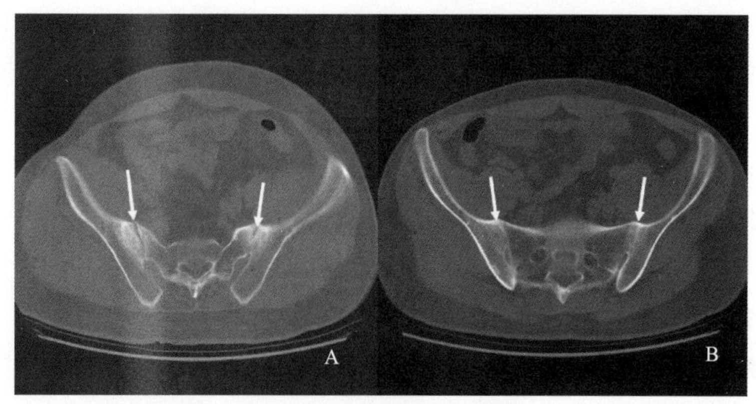

图 1-46 关节强直 CT 表现

骶髂关节 CT 平扫：图 A 两侧骶髂关节面增生硬化，关节间隙狭窄，纤维性强直（箭）；图 B 两侧骶髂关节面增生硬化，关节间隙消失，骨小梁贯穿两侧，骨性强直（箭）

三、软组织基本病变

（一）软组织肿胀

软组织肿胀（soft tissue swelling）主要由于炎症、出血、水肿或邻近急性化脓性骨髓炎所引起。

【影像学表现】

1. X 线表现 软组织肿胀时，病变部位密度略高于邻近正常软组织，皮下脂肪层内可呈网状结构，软组织层次、皮下组织与肌肉间模糊不清（图 1-47）。当出现血肿时，其边界可锐利清晰或模糊不清。脓肿形成时，病变部位与正常组织可有较清楚边界。结核性脓肿，其脓肿壁可见钙化影。

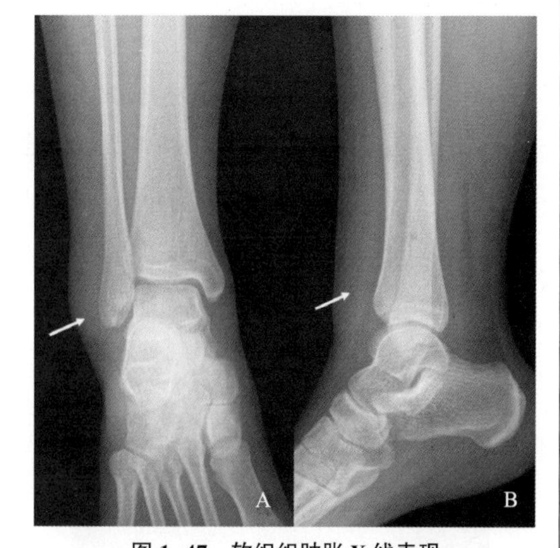

图 1-47 软组织肿胀 X 线表现

图 A、图 B 右踝关节正侧位片：右外踝周围软组织肿胀，皮下脂肪层与肌层间界限模糊（箭）

2. CT 表现 CT 显示软组织肿胀明显优于 X 线平片。水肿表现为局部肌肉肿胀，肌间隙模糊，密度正常或略低；相邻的皮下脂肪层密度增高并可出现网状影。新鲜血肿表现为高密度区，边界清楚或不清楚。

3. MRI 表现 MRI 分辨水肿、血肿及脓肿优于 CT。水肿及脓肿呈长 T_1、长 T_2 信号；血肿根据形成时期不同呈现不同信号，亚急性期血肿呈短 T_1、长 T_2 信号。

（二）软组织肿块

软组织肿块（mass in soft tissue）多因软组织肿瘤，良、恶性骨肿瘤和肿瘤样病变侵犯软组织形成软组织肿块影。良性者边界清楚，恶性者边缘模糊。

【影像学表现】

1. X 线表现 良性病变的软组织肿块，多数边界清楚，邻近软组织可受压移位，邻近骨表面可出现压迫性骨吸收及反应性骨硬化。恶性病变形成的软组织肿块，边缘模糊，有时肿块中

NOTE

可见环形钙化及肿瘤骨（图 1–48）。

2. CT 表现 CT 具有良好的密度分辨率，能精确显示病变的范围与边界，并可显示病变内部结构，如钙化、出血、积气、坏死及囊变等，增强扫描显示病变的血供特点。

3. MRI 表现 MRI 具有极高的软组织分辨率及多方位成像的能力，可显示病变内部信号特点及与邻近结构的关系，有助于病变性质的确定。

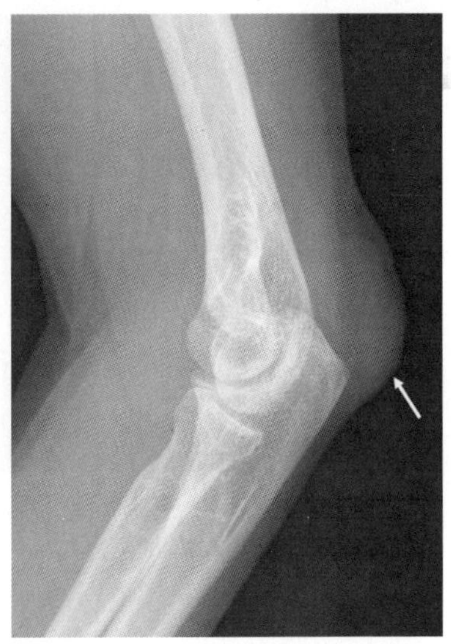

图 1–48 软组织肿块 X 线表现

肘关节侧位片：肘关节背侧皮下肌层外半月形软组织肿块，边界清晰（箭）

（三）肌腱与韧带异常

肌腱与韧带异常（abnormality of tendon and ligament）可由外伤、骨关节病变等各种原因引起。

【影像学表现】

1. X 线表现 不能直接显示肌腱与韧带，仅能通过一些间接征象来提示病变，如相应肌腱与韧带区条状、不规则钙化，外伤后相应关节间隙的增宽等（图 1–49）。

2. CT 表现 CT 显示肌腱与韧带明显优于 X 线平片，可显示肌腱与韧带的肿胀、断裂、回缩、钙化等，同时显示伴随的撕脱骨折，但对其部分损伤不敏感。

3. MRI 表现 可清晰显示肌腱与韧带的形态与信号异常，能早期、全面显示病变，为肌腱与韧带病变的首选检查方法。正常肌腱和韧带富含胶原纤维，MRI 的 T_1WI 和 T_2WI 图像上均表现为很低的信号，边缘清楚光滑。部分撕裂时低信号的韧带或肌腱内出现高信号区，但仍可见部分低信号的纤维影保持连续性，完全撕裂时带状低信号影完全中断，为水样信号区取代，其位置和走行方向也可发生改变（图 1–50）。

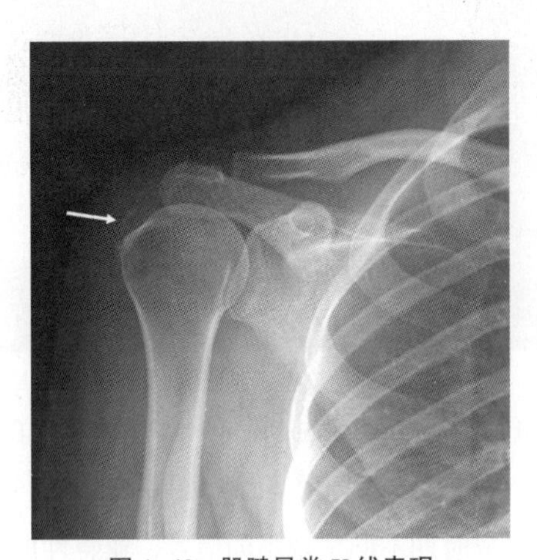

图 1–49 肌腱异常 X 线表现

右肩关节正位片：右侧肱骨大结节外上方条状钙化（箭），提示冈上肌腱钙化性肌腱炎

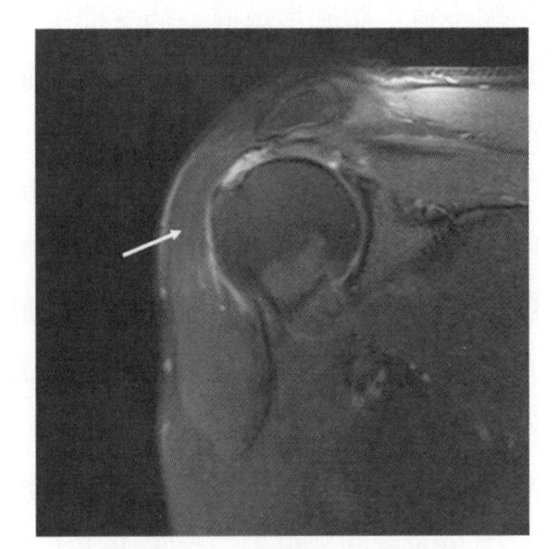

图 1–50 肌腱异常 MRI 表现

右肩关节斜冠状面脂肪抑制：T_2WI 显示冈上肌腱肱骨大结节附着区局部连续性中断，条状液体样信号（箭）

（四）肌肉异常

肌肉异常（abnormality of muscle）是由于肢体运动长期受限，使肢体变细、肌肉萎缩变薄。各种原因可引起的肌肉萎缩，皮下脂肪层增厚，肌束呈条索状。肌肉急性牵拉损伤，CT 可显示肌肉肿胀，密度减低，伴出血或血肿形成时呈高密度；MRI 能发现轻微的肌肉损伤，T_2WI 呈羽毛状高信号，边缘模糊（图 1–51）。

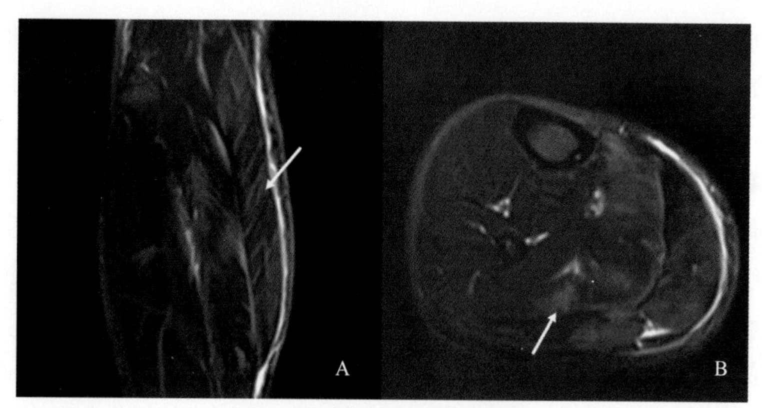

图 1–51 肌肉损伤 MRI 表现

图 A 右小腿冠状面脂肪抑制、图 B 横断面脂肪抑制：T_2WI 显示腓肠肌及比目鱼肌内羽毛状高信号（箭）

（五）软组织钙化与骨化

软组织钙化与骨化（soft tissue calcification or ossification）可发生在肌肉、肌腱、关节囊、血管、淋巴管、淋巴结和胸壁等处。出血、退变、坏死、结核、肿瘤、寄生虫感染和血管病变等可导致软组织钙化与骨化。此外骨化性肌炎亦可见软组织内钙化和骨化。

【影像学表现】

1. X 线表现 多为各种不同形状的高密度影。软骨组织钙化多为环形、半环形或点状高密度影（图 1–52）；骨化性肌炎骨化常呈斑片状、分层状、蛋壳状囊样，团块中见骨小梁结构；来自骨膜及软组织骨肉瘤多呈云絮状或针状骨化影。

2. CT 表现 CT 显示软组织内钙化和骨化最佳。

3. MRI 表现 MRI 显示软组织内钙化和骨化不如 CT，在 MRI 各序列上为均匀或不均匀低信号。

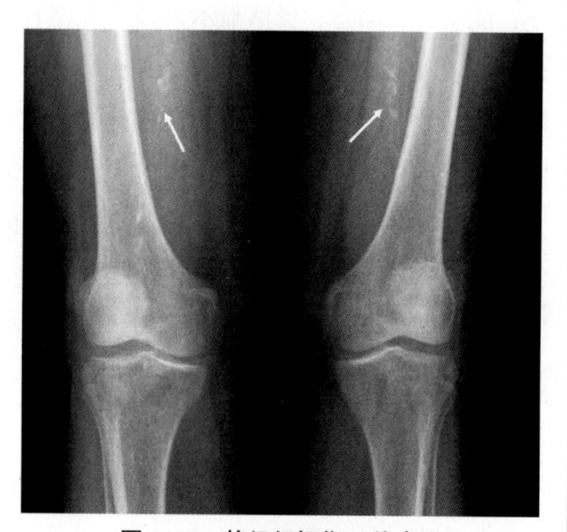

图 1–52 软组织钙化 X 线表现

双膝关节正位片：双侧股、腘动脉管壁多发钙化（箭）

第五节 医学影像技术的合理应用

一、各种影像技术的临床应用及限度

自伦琴发现 X 线以来，医学影像学经过百余年的发展，至今已形成包括 X 线成像、超声成像、CT 成像、磁共振成像、核医学成像等多种影像技术的学科，为更好地应用各种影像技术，有必要了解各种影像技术的临床应用及限度。

1. X 线成像的临床应用及限度 X 线检查空间分辨率高，目前主要用于骨关节、呼吸系统、胃肠道、心脏大血管和乳腺等疾病的诊断，是影像诊断中使用最广泛和最基本的方法。X 线平片是二维影像，组织结构相互重叠，故有时容易出现漏诊；X 线的密度分辨率有限，对密度差异较小的组织和器官以及病变不易分辨，如中枢神经系统、肝胆胰脾等一般不采用 X 线检查；对于造影剂过敏的患者，造影检查是绝对禁忌；此外，X 线具有电离效应，检查时应注意时间的控制，检查频率也不宜过多。

2. CT 成像的临床应用及限度 CT 图像是断层图像，显示的是人体某个断层的组织密度分布图，其图像清晰，密度分辨率明显高于普通 X 线照片，能分辨出普通 X 线无法分辨的密度差异较小的组织，且无周围解剖结构重叠的干扰，从而可发现较小的病灶，提高了病变的检出率和诊断的准确率，同时也扩大了 X 线的诊断范围。

尽管 CT 成像具有多种扫描方式及丰富的后处理技术，但也存在一定的检查限度：①有多种伪影，如颅底骨的各种隆突所致的伪影、金属异物（如手术植入物）所致的放射状伪影、患者不能制动的运动伪影、装置本身的图像噪声等，这些易影响对器官组织或病变的显示；② CT 成像目前仍是单参数成像，即当病变有密度的差别时才能显示，而且主要观察其形态学方面的改变，对功能方面评估时需要借助各种造影检查，会受到禁忌证的限制；③ CT 成像具有 X 线辐射，因此不宜短时间进行多次检查。

3. 超声成像的临床应用及限度 超声成像具有无辐射，无创伤，对软组织有良好的分辨率，能实时、动态、灵活显示人体组织器官和活动状态，且能获得各方向的切面图像；通过彩色多普勒可反映血流动力学改变等优势。但也存在一些限度，如不能检查被气体或骨骼遮盖的组织或器官，对肥胖体型的深部结构检查有限；局部成像显示范围较小，大的脏器显示不完整；图像不直观，结果受操作者手法或经验影响较大等。

4. 磁共振成像的临床应用及限度 MRI 的优势：①对软组织的对比度与分辨率较高；②不受骨伪影的干扰，易于显示颅底病变；③多参数成像有利于病变的比较与鉴别诊断；④不使用对比剂即可显示血管，对血管性疾病有较大优势；⑤特殊检查技术，如水成像、脂肪抑制、MRS 等，对某些疾病的诊断和鉴别诊断具有独特优势；⑥功能成像对器官的功能评价和早期诊断、预后评估有较大帮助。此外，对中医各领域如针灸等的发展有重要价值。

MRI 的限度：① MRI 显示钙化、骨皮质不敏感，因此对于骨骼系统某些疾病特征显示有一定的限度；②对胃肠道的检查、呼吸系统的病变显示不及 CT 检查敏感；③体内有铁磁性植入物、心脏起搏器等，不能行 MRI 检查；④目前设备检查空间较狭长，可致幽闭恐惧症，且检查制动时间较长，使其应用受到一定限制。

5. 核医学成像的临床应用及限度 核医学图像能够反映器官组织的功能变化，提供其血流、代谢和排泄等功能信息，因而有可能在疾病早期尚未出现形态改变之前诊断疾病。核医学显像可根据显像目的选用能在特定器官或病变组织聚集的显像剂，从而特异性地显示肿瘤、炎症、特异性受体、异位组织或转移性病灶。核医学显像具有多种动态显像方式，并可提供多种功能参数进行定量分析，有利于疾病的早期诊断、随访观察和疗效分析。

另一方面，核医学图像分辨率不高，对解剖结构的显示远不如 X 线、CT、MRI 等形态影像；显像技术相对复杂，图像影响因素多；特异性显像剂只能显示特定的靶器官，邻近器官则显示不良。结合形态影像或应用图像融合技术是弥补核医学显像限度的有效方法。

二、不同系统疾病影像检查流程与选择

NOTE

本章前面几节介绍的影像技术均可用于疾病诊断，但每种检查技术都有其优缺点，应彰显

优势、避其不足。临床工作中面对不同患者选择何种影像技术或检查方案，应以最有利于患者为目标，遵循安全、简便、有效、经济的原则。

1. 安全原则 安全是选择影像检查技术首先应考虑的因素，如婴幼儿、孕妇等人群，CT、普通X线不应作为首选检查方案，应尽可能选择无辐射的超声或MRI替代，避免辐射损伤。如仅以筛查为目的的血管造影，不宜首选DSA等有创检查，应优先考虑无创性CT血管成像（CTA）或磁共振血管成像（MRA）。对于体内有金属材料、心脏起搏器等植入物的患者应禁止MRI检查。

2. 简便原则 选择检查技术还应考虑患者的依从性，如危重患者确需影像检查应尽可能选择如超声、CT等流程快捷、便于施救的影像技术。另外，能用简单技术解决问题时便不要选择高端技术，如X线平片和CT均能准确诊断骨折，拟诊骨折时应优先选用相对简便的X线平片，CT可作为后续补充方案。

3. 有效原则 疾病的准确诊断直接关系到患者的利益，也是进行影像检查的出发点和目的。一方面，不利于正确诊断的检查不必应用；另一方面，当一种检查不能或不足以得出准确诊断的情况下，就应该及时联合其他影像检查补充诊断信息。此外，还应注意设备状况和操作者的水平对诊断的影响，注意调整选择检查的顺序。

4. 经济原则 一方面，尽量优先采用价格便宜的检查，不追求昂贵的“高档”检查；另一方面，也不能无原则地应用对诊断不起作用的廉价检查，而徒增经济负担和浪费时间。

上述四项原则是一个有机整体，不能孤立、片面应用。要灵活运用这四个原则必须充分了解各种检查技术的适应证、禁忌证和优缺点，以便根据病情需要，有针对性地选择影像技术或检查方案。

对于骨肌系统而言，X线平片可作为首选检查技术。因X线平片简单快捷，可以快速判断有无病变、了解病变全貌，以及病变局部与整体的关系，X线平片对大多数骨肌系统疾病能作出较为可靠的诊断，但其为重叠复合图像。CT检查常作为X线平片的重要补充，因其系断层图像，无重叠干扰，可弥补X线平片的不足，对结构复杂、X线平片显示不佳的部位可以清晰显示，并且其良好的密度分辨率也有利于了解病变内部细节，如可发现病灶内坏死、钙化、骨化、瘤骨和脂肪等成分；多层螺旋CT实现了各向同性，通过MPR、CPR、VR等后处理技术能多方位立体显示病变的空间解剖关系，有利于临床医生制定治疗方案。MRI具有多方位成像、软组织分辨率高的特点，因此对关节软骨、肌肉和韧带等结构发生的疾病具有独特优势，可发现关节疾病的早期改变；同时MRI对骨髓水肿具有高敏感性，对微小骨折和骨挫伤的诊断具有明显优势。MRI在显示骨化和钙化方面不及CT和X线平片。超声检查因分辨率不及CT和MRI，主要用于引导穿刺、软组织、部分关节及四肢血管等病变的诊断；血管造影属有创性检查，仅用于骨关节及软组织恶性肿瘤的介入治疗，不推荐常规用于骨肌系统疾病的诊断。

三、影像检查会诊单的规范填写

由于影像技术各具优势，不同疾病应选择不同的成像技术，针对患者个体，由于病情的复杂性，如何合理选择影像技术是临床医生必须掌握的基本功。在临床实践中，影像技术的选择是以检查会诊单的形式反映，而会诊单的填写基本上反映了临床医生对疾病进行医学思维的过程。

另一方面，医学影像是借助各种影像技术发现疾病的内在病理过程，也可以认为是疾病病理过程的投影。不同疾病可以产生相同或相似的病理过程，如获得性免疫缺陷综合征与结核均可产生炎症性病理改变；同一疾病随病程不同也可以产生不同的病理过程，因此“同病异影，异病同影”不可避免。影像科医生的阅片过程实际上是通过发现并分析异常影像信息，透过异常影像信息推测病理过程，结合临床病史，综合分析判断，提出影像诊断意见。因此，临床医生应重视检查会诊单的规范填写。

影像检查会诊单通常包括以下几个方面内容：

1. 患者信息 应正确书写患者的姓名、性别、年龄、籍贯、职业、通讯方式、住址等有关信息，如曾经接受过相关检查，应注明检查号，便于对比分析。

2. 陈述病史 应简要描述与检查部位和 / 或目的相关的主诉、症状和体征，客观记录已经获得的与检查目的相关的检查结果，准确描述患者有无过敏史、与检查目的相关的继往史或手术史等，切忌盲目照搬入院主诉和病历首页资料，应主要陈述提出检查会诊申请时的患者状态，描述内容尽可能与检查目的相关，有的放矢，简明扼要，避免重复和描述与检查目的无明显关联的内容。

3. 检查部位与检查方法 申请检查部位与检查方法时应避免与病史不相符，如病史陈述为呼吸系统症状体征，但申请检查部位为膀胱，与呼吸系统不相关，这种现象既反映了临床医生诊断思路不清晰，又容易导致过度医疗、过度检查的猜疑，留下纠纷隐患。

4. 初诊意见与检查目的 初诊意见是临床医生根据患者症状体征提出的初步诊断，申请检查的目的主要是通过影像技术发现初诊意见的支持证据或排除依据。初诊意见有利于影像科医生缩小鉴别诊断范围，在初诊意见的指导下，影像科医生阅片时在全面观察的基础上，重点观察与初诊意见相关的征象，对影像诊断有益。

5. 签名与申请时间 申请医师签名是对患者负责。签名应为全名，如由实习学生和进修医生填写会诊单，带教老师与会诊单填写者均应签名。

上述几项内容的填写应真实、准确、客观，切忌胡编滥造，无中生有，否则，不仅仅是误导影像诊断，不利于病情诊断，也易引发纠纷，如因此而产生严重后果还应承担法律责任。

四、影像检查其他注意事项

1. 注意患者生命体征，危及生命者应先救治后检查。

2. 危重患者如需申请多种（项）检查应重点突出，优先排查危及生命的病情，如外伤重症患者同时申请多部位摄 X 线片和 CT 检查，应先行 CT 扫描，后安排 X 线平片检查。

3. 同时申请不同影像技术检查时，应注意检查的顺序，避免不同检查之间发生冲突，如同时申请胃肠钡餐造影和腹部 CT 检查，应先行腹部 CT 检查，后安排胃肠钡餐造影。

4. 应熟练掌握检查适应证和禁忌证。

5. 腹部、盆腔检查及增强扫描应提醒患者做好检查前准备。

6. 同一部位如有多个脏器，应注明重点检查内容。

医学影像技术的合理应用，不仅需了解各种影像检查技术的适应证、禁忌证，熟悉其优势和不足，还应掌握不同疾病的最佳检查方法，遵循安全、简便、准确、经济的原则，明确不同

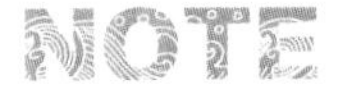

技术、不同部位检查的注意事项，规范填写影像检查会诊单，以实现最有利于患者的目标。

第六节 影像学中西医结合研究及其在骨伤科的应用

中医学是中华民族数千年文明发展的结晶，具有先进的认识论，但其实现方法相对原始。为更好地为人类健康服务，应借助现代科技手段使其在定性、定量方面取得共识。中西医结合影像学正是我国学者顺应这一历史潮流创立的一门新的边缘学科，是应用医学影像学来研究中医的理论、诊断、治疗和临床应用，以及应用中医中药来研究提高影像技术质量、影像诊断水平及介入治疗疗效的一门学科。它包括两个主要内容：即影像学在中医学中的应用研究和中医学在影像学中的应用研究。

一、影像学中西医结合研究是中医学现代化发展的重要途径

中医理论体系是在中国古代哲学思想的影响和指导下，在中华民族传统文化的基础上，通过长期的医疗、保健的经验积累和理论总结而形成的，中医理论体系是中医临床的基础。

中医理论体系的主要特点是整体观念和辨证论治，诊断上强调以人为本，治疗上常采用“虚则补之，实则泄之，补其不足，去其有余”，以重建功能平衡为治则。

中医对疾病的认识主要是通过传统的诊察手段——“四诊”来搜集病人外在的“象”，在中医理论的指导下，从功能角度入手，通过“思外揣内”“格物致知”的方法，分析疾病内在的“理”，从整体上了解人体功能状态，把握疾病的变化规律。

功能的实现必有其物质基础，对于人体而言，功能的物质基础是组织解剖。由于中医理论多是以思辨式的“哲学”语言进行总结，主要重视人的整体功能状态，描述常以定性为主，但定量不足，对实现功能的物质基础，即组织解剖相对重视不够，描述细节不清、解剖结构不明。因此，借助医学影像学手段，是发展中医的重要途径。

医学影像学自伦琴发现X线以来虽然仅百余年历史，但是对现代医学的发展起到了至关重要的作用。目前，医学影像学具有结构成像和功能成像双重特征，是目前实现活体功能可视化的重要方法。这对从整体上认识人和疾病、从功能方面把握疾病变化规律的中医学而言，具有重要作用。

二、影像学是促进中医药发展的有利工具

影像学不仅是活体观察人体组织解剖结构的主要手段，同时也是实时观察活体功能的先进技术，因此，影像学参与中医基础和临床研究对促进中医药发展具有重要意义。

1. 影像学参与辨证论治研究有利于规范证型标准 辨证论治是中医的主要特点。中医临床辨证主要是通过望、闻、问、切四诊获得资料，由于中医发展历程中注重哲学思维，结合科技滞后，中医的望、闻、问、切并未涉及影像学。影像学的建立和发展，使我们借助科技手段可以看到原来无法用肉眼观察到的很多生理过程和病理现象，例如胃肠道的蠕动，血流的速度和方向，器官中肿块的大小、密度和血供等。影像学提供的这些征象可为中医辨证论治提供新的丰富信息。

NOTE

望者，望其形也，影像学所得到的图像（“形”）是要医生来“望”的，因此影像学检查所提供的客观信息，属于中医“望诊”的范畴，可以看作是中医望诊的延伸。例如咳嗽，中医通过四诊可辨证为虚证和实证，但四诊收集的这些信息不易理解，如脉象虚弱细数、滑速有力等，如果影像学参与辨证论治研究，能以影像学观察到的肺实质内渗出或实变作为实证的依据，肺纹理稀疏、肺的活动度减低作为虚证的依据，相对于四诊收集的资料，影像学提供的这些信息更直观，也容易理解。另外，影像学参与辨证论治研究，不仅有利于辨“证”，还有利于论“治”。例如结石或肿瘤所致黄疸中医均可辨证为实证，还可进一步分为“阳黄”和“阴黄”，中医对于实证多采用“祛邪”治则，影像学提供的信息有助于中医在治则范围内选择不同的“祛邪”方法，如中药排石和手术摘除肿瘤。因此，影像学参与中医辨证论治研究不仅可以规范中医证的辨证标准，还可进一步指导中医临床辨证施治。

2. 影像学参与中医理论研究有利于深化中医基础　中医基础理论十分重视整体功能，对功能的载体（实现功能的物质基础）——组织解剖重视不够。因此丰富和发展中医理论应从寻找或探索功能的载体入手，实现对中医基础理论的补充或修正。

如中医对“三焦”的描述，主要集中于“三焦”的功能，对实现“三焦”功能的物质基础相对描述不足。迄今为止人们对其解剖实质仍有争议。

张发初以X线检查探讨中医的“三焦”理论，他以中医文献对上焦、中焦、下焦功能概括为基础，结合现代医学有关理论，通过研究，他发现胸腔有关组织结构协助心、肺器官完成呼吸和循环的功能，与上焦主温煦的作用相仿；腹腔内众多的淋巴管和乳糜管，协助脾、胃、肝、胆、小肠担负消化系统的吸收运输功能，与中焦主腐熟作用相当；腹膜外腔有关结构协同肾、膀胱、大肠共同完成大小便的排泄功能，与下焦主决渎的作用类似。因此他认为从组织解剖角度分析：胸腔、腹膜内腔和腹膜外腔对应“三焦”中的上焦、中焦和下焦。

此项研究以影像学解剖为基础，结合现代医学理论，从人体生理功能的角度，以综合性的功能单位（或者是几个内脏功能结合）阐释中医“三焦”概念的内涵和外延，这对中医基础理论的实质研究开拓了一条新的思路，具有重要的学术价值。

中医基础理论的一些研究热点如藏象活体结构与功能、药物归经与升降沉浮理论、经络走向与实质、穴位解剖与功能等研究领域，影像学都可以充分发挥其自身优势，都有一些成功的范例。因此影像学参与中医基础理论研究可进一步完善和深化中医基础理论。

3. 影像学参与针灸机制研究可加快中医发展进程　针灸是中医学的重要组成部分，中医学认为经络是人体内运行气血的通道，穴位是脏腑、经络之气输注入体表的特定部位。但经络和穴位作用机理的现代诠释仍存在较大困难。

中医和西医都承认针刺效应与大脑功能活动密切相关。中医文献记载有多条经脉“入脑”，但是由于古人对脑组织没有解剖分区的概念，因而没有这些经脉入脑后具体位置的描述。因此，对经络入脑后的精确定位研究，有利于深化和完善中医针灸理论。

有人利用fMRI技术分别对足阳明胃经、足太阳膀胱经、足少阳胆经、足太阴脾经的原穴、合穴刺激后进行脑功能成像的实验研究，探讨针刺不同经脉原穴、合穴引起的脑功能变化及其各功能区在脑内定位的异同、分布规律，寻找经络入脑后的分区定位，以解释各条经脉不同的临床应用范围及效果。研究发现刺激不同经脉上的穴位确实可引起脑内相对固定的功能激活区，作者认为这些功能激活区就是这几条经脉入脑后的归宿，研究过程中还发现针刺每一条

NOTE

经脉的穴位既可产生相对固定的脑功能激活区，还可产生相对固定的脑功能抑制区，这或许对阐释针灸刺激的双向调节作用有一定意义。

利用现代科技手段，尤其是具有结构和功能成像双重特征的影像学，参与探索中医基础理论，可加快中医现代化进程。

三、影像学中西医结合研究在骨伤科的应用

骨伤科是影像学中西医结合最早、获益最多的学科之一。1895 年 12 月伦琴发现 X 线，1896 年便应用于医学临床，而最早应用的领域就是骨伤科。目前，X 线检查已成为骨伤科的常规检查，CT 和 MRI 在骨伤科的应用也日益广泛。

中医骨伤科学是一门防治骨关节及其周围筋肉损伤与疾病的学科。古代属“疡医”的范畴，又称接骨、正骨、伤科等。它是中华各族人民长期与筋骨损伤疾患做斗争的经验总结，具有丰富的学术内容和卓著的医疗成就。

中医骨伤科对其常见病种骨伤的治疗方法主要包括复位、固定、药物和功能锻炼。骨折的中医手法复位是中医骨伤科的一大特色，它是在盲视下进行复位操作，因此对骨折类型和程度的误判不可避免，存在一定的医疗风险和隐患。影像学技术能准确发现骨折移位的程度、性质和类型，尤其是 CT 三维重建能直观反映骨折的分型。因此，影像学有利于指导临床治疗，并可用于疗效评估。

中医骨伤科优势病种如股骨头坏死和腰椎间盘突出症，早期临床症状并不典型，都表现为腰部、臀部疼痛，难以鉴别，容易误诊或漏诊。影像学可明确诊断并分期，有利于临床早期干预、控制疾病的进展并制定后续治疗方案。

影像学在骨伤科方面应用广泛，除了上述应用外，有学者还尝试影像学参与中医骨伤科疾病的辨证论证研究，规范证型辨证标准。

1. 颈椎病 颈椎病是中老年人常见疾病之一，也是骨伤科优势病种，中医辨证可分为落枕型、痹证型、眩晕型和痿证型。有学者以影像学探索颈椎病证型影像辨证标准，通过研究发现：①落枕型：临床以颈项疼痛，延及上背部，不能俯仰旋转为特征，常有轻度的 X 线表现，以椎体边缘骨质增生和生理弧度改变为主；②痹证型：临床最常见，多见于 40 岁以上中年患者，可表现为颈椎生理曲度改变，CT 提示韧带肥厚钙化，椎间盘退变，以颈 2 ~ 3、颈 4 ~ 5、颈 5 ~ 6 等椎间盘向后突出为主，硬膜囊受压，或伴有各椎体边缘及小关节不同程度的骨质增生；③眩晕型：临床上病程较长，颈椎的影像学改变较为明显，椎体边缘骨质增生大多为两个椎体以上，尤其是钩突关节的骨质增生较明显；④痿证型：主要见于肝肾久虚患者，临床上以筋骨萎弱，渐觉肢体沉重，步履不利，肢体不温，肌肉萎细，最后致无力行走，影像学可见颈椎较广泛的退行性改变，包括椎间盘突出、骨质增生、韧带钙化、椎管狭窄等征象。

2. 腰腿痛（腰椎间盘病变） 腰腿痛和颈椎病一样，也是骨伤科优势病种，中医辨证可分为气滞血瘀证、风寒湿滞证、湿热痰滞证和肝肾亏虚证等证型。有学者以影像学探索腰腿痛证型影像辨证标准，通过研究发现腰腿痛患者各证型病变部位均以腰 4 ~ 5、腰 5 ~ 骶 1 椎间盘改变为主。①气滞血瘀证：临床上多见于青壮年，常有明显外伤史，CT 表现为椎间盘局限性向后方突出或脱出为主，硬膜囊受压，神经根移位，引起一侧侧隐窝狭窄，椎体骨质增生及椎间盘退行性变较少见；②风寒湿滞证：患者椎间盘向后中央型突出的较多，并造成中心椎管狭

NOTE

窄；③湿热痰滞证：患者素体脾虚，痰湿留滞，CT 多表现为椎间盘呈中央型后突出，硬膜囊及神经根受压移位不明显；④肝肾亏虚证：多见于中老年人，则多表现为椎间盘向后广泛性膨出，向后突出相对少见，并常伴有椎体及椎间小关节骨质增生和椎体不稳、黄韧带肥厚等征象。

影像学因其具有结构成像和功能成像双重特征，对从功能角度入手认识人和疾病的中医学而言，其意义不言而喻；而中医骨伤科既是中医疗效显著的特色科室，又是影像学中西医结合最早的学科。随着科技进步，不断涌现的影像学新技术应用于临床，对促进中医现代化将起到越来越重要的作用。骨伤科是受益于影像学最早、获益最大的学科；通过更深层次的影像学中西医结合研究，骨伤科或许将成为中医发展过程中最早取得突破的学科之一，期待各位共同努力！

【复习思考题】

1. X 线、CT、MRI、超声检查骨关节的各自特点有哪些？
2. 骨与关节正常 X 线表现与人体正常解剖有什么不同点？
3. 如何区分骨质疏松和骨质软化？
4. 试述骨质破坏的影像学表现。
5. 试述骨膜增生的 X 线表现分型及其在鉴别诊断中的价值。
6. 试述骨质坏死的定义及其影像学表现。
7. 试述关节破坏的影像学表现及不同性质病变关节破坏的特点。

NOTE

第二章　骨关节发育畸形

骨关节发育畸形是骨关节形成异常或生长障碍引起的，大部分出生后就有异常，有些在发育过程中显现异常。发病原因与单基因遗传病、染色体病及环境因素相关。主要表现为两大类：一是骨关节发育异常，形成各种骨的不发育、发育不全和过度发育；二是分节异常，形成错分节、多余骨、联合畸形。此外，肌肉、肌腱和韧带的发育异常也可引起骨关节的发育畸形。畸形可发生在骨关节的任何部位，单发或多发。影像学表现主要特点为骨与关节形态、位置、大小和数目的改变，而骨的基本结构无变化。

第一节　上肢畸形

上肢的发育畸形少见，临床上多在出生后不久即被诊断，症状也相对较为明显，X 线平片是最普遍使用的诊断手段，CT 扫描和三维重组有助于术前的精确评估。

一、先天性肩关节脱位

先天性肩关节脱位（congenital dislocation of the shoulder joint）比较少见，为先天性肩关节发育不良的并发症。

【临床与病理】

先天性肩关节脱位常与肩胛骨发育不良、喙突畸形、锁骨畸形等同时存在，肩关节不稳而经常性脱位。肩胛骨关节盂常发育不全，关节对位困难，肩胛骨向后上移位多见，肱骨头与关节盂错位或半脱位。

【影像学表现】

先天性肩关节脱位主要依靠 X 线平片诊断。X 线表现为肩胛颈及关节盂发育不全或完全不发育，肱骨头及骨干亦发育不良，肱骨头均为向后脱位。如扁平关节盂、肱骨头发育不全。前者可单侧或双侧发病，为关节盂骨骺下缘发育不全所致，关节盂下缘消失，关节盂浅而平；后者可致肱骨头关节面变平或呈内凹畸形，关节盂代偿性肥大，关节面凸出，与肱骨头畸形相适应（图 2-1）。

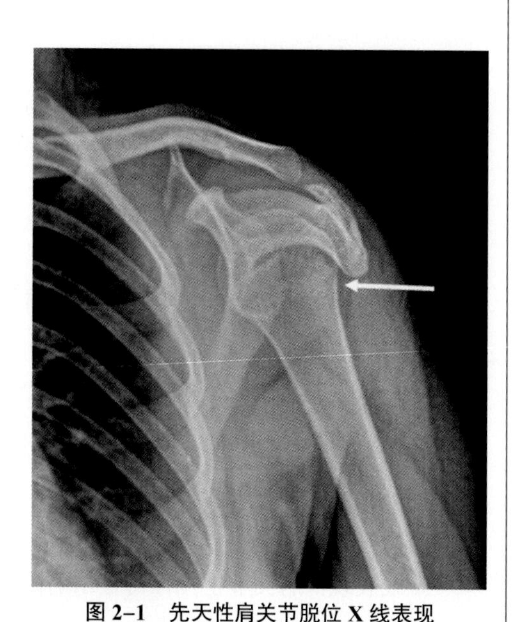

图 2-1　先天性肩关节脱位 X 线表现

左肩关节正位片：肩关节盂发育不良，呈扁平状，肱骨头发育不全，向内脱位（箭），锁骨弯曲变形

【诊断与鉴别诊断】

先天性肩关节脱位主要与外伤性肩关节脱位相鉴别。前者存在先天性肩胛骨和 / 或肱骨近端的发育不良，并肩关节向后脱位；后者以外伤为诱因，肩关节多向前脱位，往往伴有肩关节组成骨的骨折，MRI 检查可显示肩袖撕裂。

二、先天性尺桡骨联合

先天性尺桡骨融合或联合（congenital radioulnar joint）是骨联合畸形中较为常见的一种。系尺桡骨近端的联合，部分伴桡骨小头脱位。

【临床与病理】

男性多见，单侧或双侧发病，后者常见。因尺桡骨骨性融合，使前臂失去旋转功能，患者前臂常固定于旋前位置。可并发其他骨骼畸形，如足、髋关节发育异常，拇指发育不良，马德隆畸形，腕骨融合，指 / 趾关节粘连等。

【影像学表现】

X 线表现：尺桡骨之间的骨性联合，一般正侧位片能发现尺桡骨的交叉畸形和其他畸形。X 线下分为两种类型：①桡骨近端同尺骨近端融合，桡骨头消失，骨桥广泛，长 4 ~ 8cm（图 2–2）；②骨桥连接桡骨颈和尺骨，桡骨头存在，且发育过程中离开尺骨造成自发性脱位，骨桥长度 2 ~ 4cm。由于融合，桡骨主要向远侧生长，桡骨干增粗、弯曲，同尺骨分离或相交叉。尺骨可变短。有时并发其他骨骼畸形。

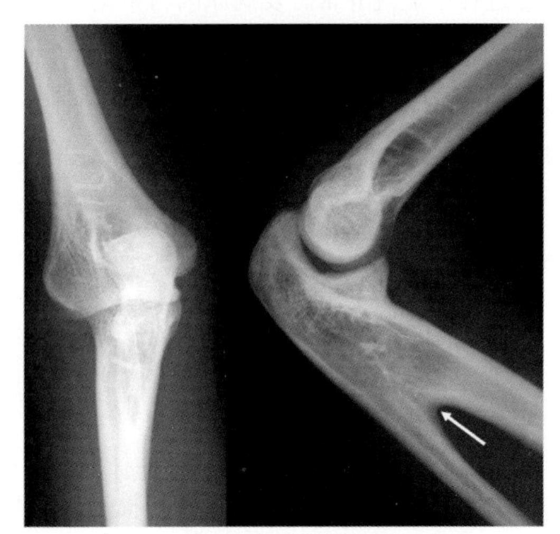

图 2–2　先天性尺桡骨联合 X 线表现

右肩关节正侧位片：桡尺骨近端融合，骨桥形成（箭），桡骨头消失

【诊断与鉴别诊断】

主要与获得性尺桡骨融合相鉴别，后者常由创伤、骨髓炎或婴儿骨皮质增生症（Caffey 病）所致，在骨桥形成前，注意观察桡骨侧弯有利于早期诊断。大部分病人没有或几乎没有功能受限。

三、肘内、外翻

肘关节的内翻畸形（varus deformity）、外翻畸形（valgus deformity），主要表现为组成肘关节的肱骨与尺骨之间的轴线关系异常。

【临床与病理】

肘关节的内、外翻畸形，主要由肱骨内上髁或外上髁的骨骺发育不平衡，可导致内外髁的大小形态不一致，使前臂肱骨长轴与尺骨长轴形成的外开角度异常，造成肘关节的内、外翻畸形。

【影像学表现】

X 线表现：肘关节正位像可显示肘的内翻、外翻畸形。测量方法是以前臂肱骨长轴与尺骨长轴在肘关节相交处的外开角度来判断内外翻的程度。前臂外开角正常男性约为 170°；女性约为 160°。角度变小为肘外翻，角度为 180°则称为直肘，大于 190°为肘内翻（图 2–3、图2–4）。

【诊断与鉴别诊断】

主要结合临床病史及典型X线表现，与外伤性肘关节畸形不难区分。

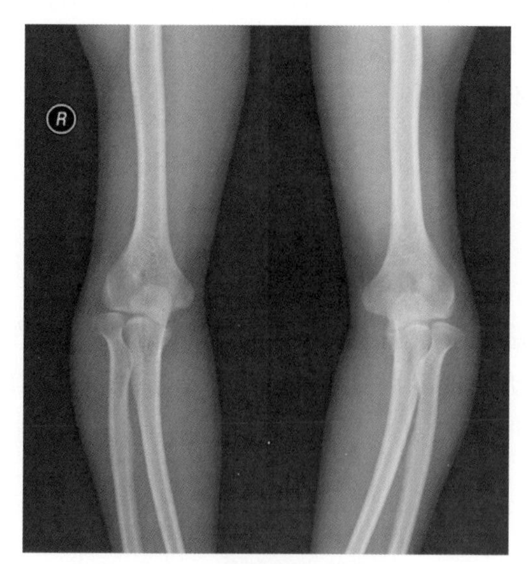

图 2-3　双肘内翻X线表现

双肘关节正位片：双前臂外开角大于190°，肘内翻畸形

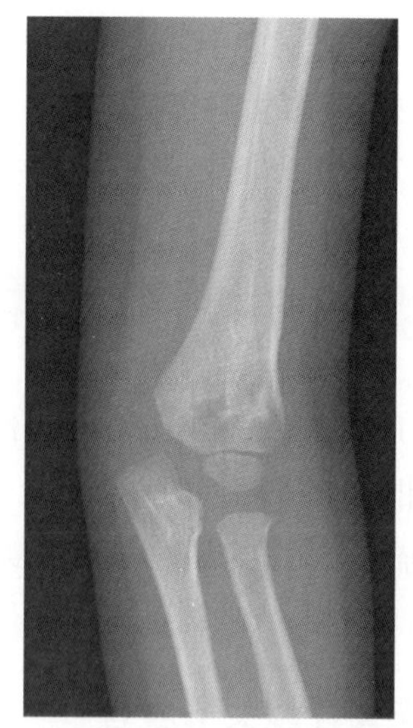

图 2-4　左肘外翻X线表现

左肘关节正位片：左前臂外开角小于160°，肘外翻畸形

四、马德隆畸形

桡骨远端内侧骨骺发育障碍，外侧骨骺及尺骨发育正常，使桡骨变短弯凸，下尺桡关节脱位及腕部畸形，称之为马德隆畸形。近1/3病例有遗传性，为常染色体显性遗传性疾病。

【临床与病理】

本病多见于女性，男女之比为1∶4。发病年龄以6～13岁多见，多为双侧肢体发病，常呈对称性。临床检查见患肢前臂变短，尺骨远端向背侧突出移位，出现运动功能障碍，特别是对前臂旋转功能、腕关节屈曲功能等影响较大，易复位但不能维持。

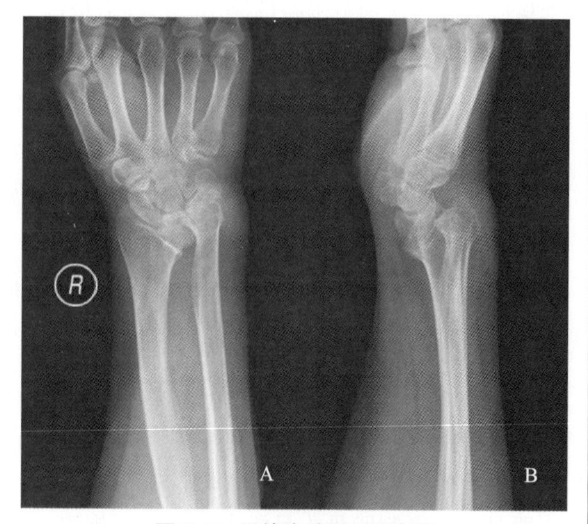

图 2-5　马德隆畸形X线表现

图A正位片、图B侧位片：桡骨变短，远端向外侧、背侧移位，关节面向尺侧、掌侧倾斜；下尺桡骨关节脱位，尺骨远端相对较长，向背侧突出移位

【影像学表现】

主要依靠X线平片诊断。表现为桡骨变短，向外侧、背侧弯凸，以远端明显。由于桡骨向外侧弯曲，故尺桡骨间隙增宽。桡骨远端骨骺呈三角形，尖端向尺侧，骨骺关节面向尺侧、掌侧倾斜，骺线内半侧提前融合，尺侧缘可有密度减低区。尺桡骨远端关节之间的角度变小，常为锐角，近排腕骨嵌在桡骨和突出的尺骨之间，形成以月骨为顶端的锥形排列。下尺桡骨关节脱位或半脱位，尺骨远端相对较长，向背侧突出移位（图2-5）。

【诊断与鉴别诊断】

马德隆畸形以先天性桡骨变短，向背外侧弯曲，伴近排腕骨锥形排列、下尺桡关节脱位或半脱位等影像学表现为特征，易于诊断，但仍须与假性马德隆畸形相区别。后者为其他疾患的后遗症和并发症，如佝偻病、桡骨远端损伤或感染、多发性内生软骨瘤及多发性外生骨疣等。结合病史及马德隆畸形的典型 X 线表现，不难鉴别。

第二节　下肢畸形

下肢的先天发育畸形以先天性髋关节脱位、膝内外翻、跟骨距骨桥多见，出生后在生长发育不同阶段表现不同的临床症状，下肢运动功能受到一定影响。普通 X 线平片能够准确诊断；CT 扫描和三维重建有助于观察复杂部位的畸形；MRI 可清晰区分关节骨性结构、软组织结构及其病理改变，提供影像学诊断依据。

一、先天性髋关节脱位

先天性髋关节脱位（congenital dislocation of the hip，CDH），又称发育性髋关节脱位或发育性髋关节发育不良（displasia dislocation of the hip，DDH），是较常见的先天性畸形。指股骨头在关节囊内丧失其与髋臼的正常关系，以致在出生前及出生后不能正常发育。髋关节脱位可分为单纯型和畸形型，单纯型又分为髋臼发育不良型、髋关节半脱位、髋关节脱位，其中髋关节脱位为最常见的一种类型。

【临床与病理】

临床表现：本病可单侧或双侧发病，其发病率相等。女性多于男性，新生儿和婴儿患肢常呈屈曲状，活动范围较健侧小，蹬踩力量位于另一侧，关节外展受限；患儿站立行走较晚，走路时逐渐出现明显症状。单侧发病者走路跛行，双侧发病者走路左右摇摆呈鸭步，下肢缩短，骨盆前倾，臀部翘起。检查时发现患侧臀部皮肤皱褶不对称，会阴部加宽，髋关节弹响。Trendelenburg 征阳性，牵拉推送患肢，股骨头可如“打气筒”样上下移动。

病理改变：髋关节的髋臼、股骨头和关节囊发育不良随着儿童长大而不断变化。出生时关节囊松弛，在儿童会行走以后，身体重量的作用下，发育不良的髋臼使股骨头难以容纳，向外上方移位。早期可呈半脱位，因髋臼内无压力刺激，纤维软组织增生，髋臼更加变浅。脱位的股骨头与髋臼上部和髋臼外侧形成假关节，由于发育障碍逐渐使股骨头短小、股骨颈与股骨干角度增大。可继发骨盆倾斜和代偿性脊柱侧凸。

【影像学表现】

1. X 线表现　X 线平片是最常用的检查方法，常规摄骨盆正位片及蛙式位片。典型表现：①股骨头：患侧股骨头骨骺发育小、不规整，或出现延迟；股骨头向外上移位，位于 Perkin 方格的外上象限，Shenton 线不连续；股骨头可与髂骨翼形成假关节，股骨颈短缩；②髋臼顶：发育不良，呈斜坡状，髋臼角加大，可达 50°～60°；单侧脱位骨盆倾斜，双侧脱位骨盆较垂直、前倾；包绕股骨头的半弧形关节囊其上缘与髋臼顶不相接；③髋关节周围软组织改变：当关节囊增生，在髋关节外上方见弧形或三角形软组织密度增高影。关节纤维软骨边缘肥大，可在髋关节外上方见三角形透亮区（图 2-6）。

2. CT表现　能有效观察复杂性脱位，显示髋臼骨性结构和阻碍复位的骨性结构，准确测量有关数据，指导手术，并评价复位术后髋臼形态变化及股骨头还纳情况，对术后石膏外固定患者更为方便有效，还可通过三维重建，更直观形象地显示髋关节发育情况。

3. MRI表现　利用MRI优越的软组织对比分辨率，可清晰区分关节骨性结构及软组织结构，为综合评价DDH髋臼病理改变的最佳手段。可见髋臼软骨正常三角形态消失，呈团块状增厚移位，部分病例见关节腔少量积液，关节窝滑膜外纤维脂肪垫增厚，关节腔内软组织充填，臼横韧带外移等。

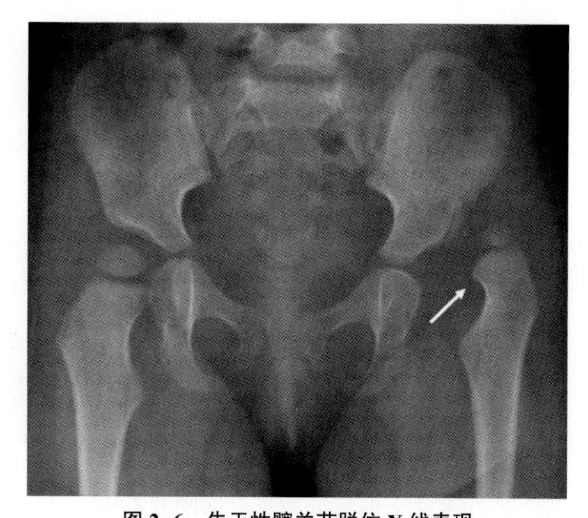

图2–6　先天性髋关节脱位X线表现

骨盆正位片：左侧股骨头骨骺较对侧小。股骨头向外上移位（箭），髋臼顶呈斜坡状，髋臼角增大，骨盆向左侧倾斜

【诊断与鉴别诊断】

根据患儿髋关节外展受限、骨盆前倾、跛行、摇摆步态，Trendelenburg试验阳性等临床症状，结合X线检查，先天性髋关节脱位能够明确诊断。应与下列几种疾病进行鉴别：

1. 先天性髋内翻　走路跛行或摇摆，患肢短缩，外展受限。髋关节承重功能试验阳性，X线平片显示颈干角小，股骨颈几乎呈水平位置，大粗隆位置升高。

2. 麻痹性脱位　患肢肌肉萎缩及畸形，髋关节周围肌肉麻痹而引起脱位，肌肉萎缩。X线平片示髋臼小，股骨头发育圆形，股骨颈变细。

3. 病理性髋关节脱位　新生儿或婴儿期发生臀部感染史，X线见股骨头骨骺缺如。

二、髋内翻

髋内翻（coxa vara）是少见的先天性畸形，一般由于股骨颈骨化障碍导致股骨颈受力影响后的角度发生改变。股骨颈轴线和股骨干轴线之间形成一个内倾角，称为颈干角，儿童的颈干角约130°，到成人时逐渐减小到120°。如颈干角＜120°，称之为髋内翻。先天性髋内翻亦称发育性髋内翻，系幼儿时发生的股骨颈干角进行性减小所致的畸形。

【临床与病理】

临床表现：本病最突出的表现是日益加重的跛行，是小儿跛行常见原因之一。单侧发病多于双侧。婴儿时症状不明显，儿童开始行走后，变形越来越明显，下肢较短，行走时跛行，站立时患肢呈外旋及轻度内收位，骨盆斜向患侧，脊柱出现侧凸畸形。可出现髋痛，患肢无力，易疲劳。成人于行走后疼痛。

病理改变：先天性髋内翻的股骨头内侧与股骨颈交界处见三角形骨缺损区或称骨发育不全区，为骨化延迟的软骨组织。因其位置在股骨颈的主要负重力线径路上，则减少了股骨颈承受力量的能力。随着年龄、体重的不断增加，加重了股骨颈的弯曲，导致股骨头骺向内倾斜，引起了不利于股骨颈疏松部软骨组织的剪应力和变应力，这些应力随股骨颈变形而加大。髋内翻严重，颈干角进行性减小，甚至达到锐角的程度，大粗隆上移与髂骨相邻，最后髋内翻畸形呈手杖样外形。

【影像学表现】

X线表现：股骨颈弯曲呈内翻位，股骨颈部变短且增宽；股骨颈干角变小，可近似直角，但Shenton线连续。髋臼变浅，髋臼角可增大。由于股骨颈几乎呈水平位置，大粗隆位置升高。晚期病例的股骨头变得扭曲，呈椭圆形（图2–7）。

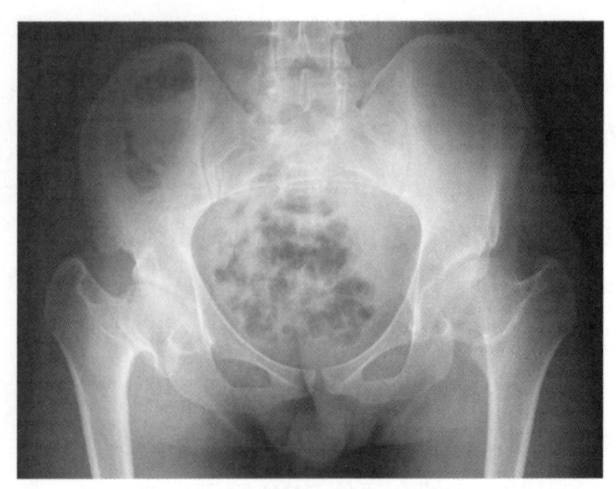

图2–7　髋内翻X线表现

骨盆正位片：股骨颈部变短；股骨颈干角变小，髋臼角增大，大粗隆位置升高

【诊断与鉴别诊断】

如髋痛患儿时有膝关节疼痛，下肢外展、内旋及后伸明显受限，应考虑本病。结合X线平片上的特征所见，诊断并不困难。本病需与以下疾病相鉴别：

1. 股骨头骨骺缺血坏死　患者的病史、髋关节活动受限及肢体短缩等与轻度的先天性髋内翻相似，但二者在X线平片上各有特点，股骨头骨骺缺血坏死的股骨头、颈无分离现象，头致密扁平，颈粗短。

2. 先天性髋关节脱位　先天性髋关节脱位患者的跛行出现较早，从幼儿期学步时开始。X线检查见股骨头在髋臼之外，Shenton线不连续。

三、髋外翻

髋外翻（coxa valga）股骨颈干角大于130°为髋外翻，股骨颈增长，股骨头位置较高，靠近髋臼上缘的外侧部分，故髋臼上缘外侧可因受压而变平，有时甚至合并半脱位。髋外翻可单独存在或并发于小儿麻痹或与其他先天性畸形联合出现。

四、膝内翻

膝内翻（genu varum）又称“O型腿”“弓形腿”等。以两下肢自然伸直或站立时，两足内踝能相碰而两膝不能靠拢为主要表现的畸形疾病。常继发于软骨发育不全、骨骺发育不良、维生素D缺乏性佝偻病、骨质软化症或外伤等。

【临床与病理】

临床表现：主要表现为两侧膝关节不能并拢，腿部呈现“O”形。一般在新生儿和婴儿期存在轻度膝内翻是正常的。下肢内旋会使膝内翻的外观更加明显。1岁以上幼儿在开始站立和行走时出现膝内翻，容易跌倒，行走时双膝间距增宽，步态摇摆。

病理改变：胫骨上端内侧骨骺发育障碍或发育迟缓，引起下肢力线性排列的紊乱，造成膝内翻畸形。

【影像学表现】

1. X线表现　双侧胫腓骨正位片（包括双膝关节）可见胫骨内上髁发育较小，关节面倾斜，胫骨向内弯曲呈内翻位。在正位片上可测量胫骨角，胫骨角为胫骨干轴线与通过胫骨高平部内及外侧最远端的切线，在外侧所形成的夹角，正常时90°。膝内翻时角度加大，一般诊断膝内翻胫骨角应等于或大于100°（图2–8）。

2. CT、MRI表现　多排螺旋CT的容积重建技术有助于从各个角度观察骨骼旋转角度及程度，MRI除显示膝关节骨骼变化外，主要对诊断关节软骨、周围韧带及软组织的改变、有无关节腔积液等提供帮助，有利于治疗方案的确定。

【诊断与鉴别诊断】

两下肢自然伸直或站立时，双足跟、双足掌并拢，如两膝存在距离，就说明是有膝内翻。下肢全长X线平片可确定畸形的角度。一般用膝间距表示其程度，0～5cm为轻度，6～10cm为中度，10cm以上为重度。

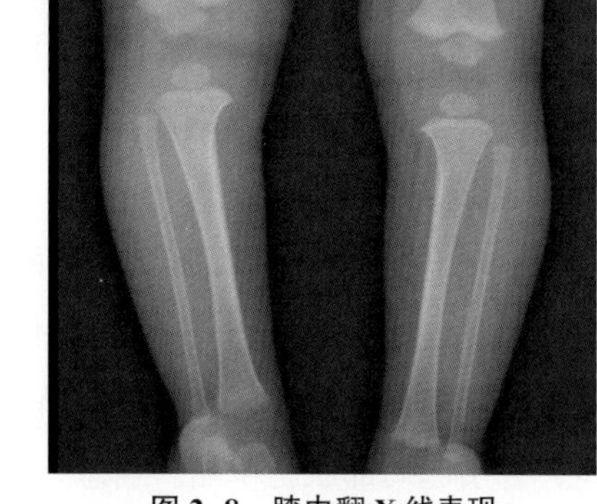

图2-8　膝内翻X线表现

双膝关节正位片：双侧膝内翻畸形

五、膝外翻

膝外翻（genu valgum）俗称X形腿，外八字腿，其畸形与膝内翻相反，下肢伸直时，股骨和胫骨构成向外的角度，两膝部靠拢，两足内踝分离而不能靠拢，类似“X”形，称为膝外翻。是较常见的下肢畸形，主要是由于佝偻病或骨软化病所引起的膝部畸形。

【临床与病理】

临床表现：以两下肢自然伸直或站立时，两膝能相碰，两足内踝分离而不能靠拢为主要表现。在1.5～6岁期间的儿童，存在轻、中度膝外翻为发育性膝外翻，是正常生理现象。严重膝外翻的患儿出现摇摆步态，呈“内八字”步态。患者站立时，因双膝相碰，常使一侧稍屈而处于另一膝的前方；另一膝则过伸而处于后方。此种姿势也容易引起疲劳，在快步行走或奔跑时，双膝易碰撞而跌倒。

病理改变：股骨外髁发育障碍或先天性形成不全，多累及一侧或双侧下肢，股骨内髁可过度发育。严重膝外翻由于改变了股四头肌和髌腱的走行方向，外侧副韧带缩短、内侧副韧带松弛拉长，髌骨可向外脱位，以后出现继发性退行性关节炎。

【影像学表现】

1. X线表现　双侧股骨外上髁骨化障碍而变小，与此相反，胫骨上端内侧发育较快。关节面向外倾斜，胫骨角小于正常值。

X线检查可准确显示骨骺状态、骨质密度，并测量出畸形部位和角度。应拍摄卧位和站立位两个位置的X线平片。可见股骨下端、胫骨上端及腓骨上端骨骺向横方向肥大增厚。测量胫骨角减小，下肢力线改变（图2-9）。

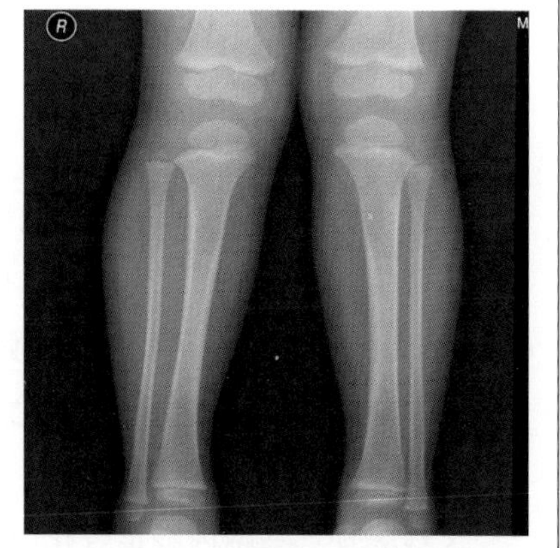

图2-9　膝外翻X线表现

双膝关节正位片：双侧膝外翻畸形

2. CT、MRI表现　多排螺旋CT的容积重建技术有助于从各个角度观察膝外翻骨骼旋转角度及程度，MRI除显示膝关节骨骼变化外，主要对诊断关节软骨、周围韧带及软组织的改变、有无关节腔积液等提供帮助，有利于治疗方案的确定。

【诊断与鉴别诊断】

膝外翻畸形的诊断不仅要求确定畸形的性质，还要明确畸形的程度、畸形所在的部位等具体内容。因此，在诊断时要详细地进行临床检查，拍摄标准的X线片，准确画线测量。

NOTE

六、足内翻、足外翻

足内翻、足外翻是一种常见的足发育畸形，可能因胎儿在子宫内位置异常或肌肉发育不良引起肌力不均等导致。

【临床与病理】

患儿出生时可见一足或两足内翻、外翻，用手扳正时，有不同程度的阻力，前足内收或外展，跟骨内翻或外翻，踝关节马蹄位，胫骨无内旋。多为单侧，该病多由于胎儿在子宫内受压迫或者孕妇长期保持某种体位或脐带绕足致患儿足受压、活动受限导致足内外侧组织发育不良，并引起局部肌腱挛缩。当患儿行走时，跨步困难，一侧者走路跛行，双侧者行走摇摆不稳。儿童足内翻、外翻的治疗应早发现、早治疗，早期治疗可以避免或减轻畸形的发生，疗效比较满意。

【影像学表现】

X线表现：①足外翻：足跟轴向外偏斜，仅能以足内侧着地和负重，内侧足弓往往下陷，同时伴有扁平足和舟骨，小腿中点、跟腱中心和跟骨中心三者连线呈"〉〈"形（图2–10）；②足内翻：与足外翻相反，三点连线呈"〈〉"形，足部呈踝关节跖屈位，内翻、内收畸形，患儿学行走时，用前足或足外侧缘着地行走，随着年龄渐大，畸形渐加重。

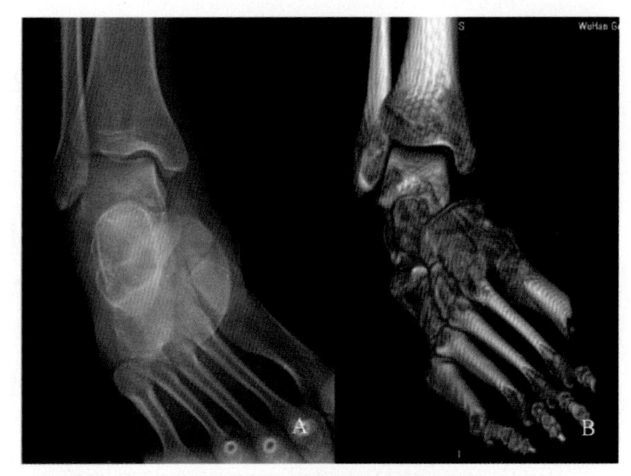

图2–10　足外翻X线表现

图A 踝关节正位；图B CT扫描VR：足跟轴向外偏斜，小腿中点、跟腱中心和跟骨中心三者连线呈"〉〈"形

七、马蹄内翻足

马蹄内翻足（clubfoot）即足内翻呈马蹄状。主要分为先天性畸形和踝部内翻损伤，是一种较为少见的足部畸形。

【临床与病理】

临床上男性较多见，出生时就可以存在，可为单侧或双侧发病。马蹄内翻足由足下垂、内翻、内收三个主要畸形综合而成。马蹄内翻足的形成主要由于足部肌力不平衡所致，即内翻肌（胫前肌及胫后肌）强而短缩，外翻肌（腓骨肌）弱而伸长，跖屈肌（小腿三头肌）强于足背屈肌（胫前肌）。肌肉的不平衡久之形成骨关节畸形，负重后使畸形更加严重。

【影像学表现】

X线表现：马蹄内翻足骨化中心出现较晚，舟骨在3岁后方才出现，跖骨干生后骨化良好。累及足部和踝关节，足前部内翻，距下关节呈倒转状，正位显示距骨中轴线偏离，与第1跖骨成角，不在一条线上，距骨变宽、扁平，跟骨变短、变宽，向内轻度旋转，移向后上方，足舟骨向内上后方移位，跗骨、跖骨也伴随着相互靠拢和重叠改变，第5跖骨肥大，足踝部形似马蹄。正位片上正常的足距骨纵轴与跟骨纵轴之间有30°左右的夹角，若小于20°，为足后部内翻；正常足第1跖骨与距骨纵轴、第5跖骨与跟骨纵轴平行或交叉角小于20°，大于20°时，为足前部内收（图2–11）。

【诊断与鉴别诊断】

1. 新生儿足内翻　新生儿足内翻与先天性马蹄足外观相似，多数为一侧，呈马蹄内翻但足内侧不紧，前半足能外展或内收，足可以背伸触及胫骨前面，经手法治疗后可恢复正常。

2. 神经源性马蹄足　因神经疾病引起的马蹄足，随儿童发育畸形逐渐变得明显，应注意肠道和膀胱功能有无改变，足外侧有无麻木区，特别注意腰骶部小凹或窦道及皮肤的色素改变，必要时应行MRI检查确定是否存在脊髓栓系。肌电图及神经传导功能检查对了解神经损伤有帮助。

3. 脊髓灰质炎后遗马蹄足　出生时足部外观无畸形，发病年龄多在6个月以上，有发热史，单侧多见，伴有腓骨长短肌瘫痪，早期无固定畸形，可伴有其他肌肉瘫痪。

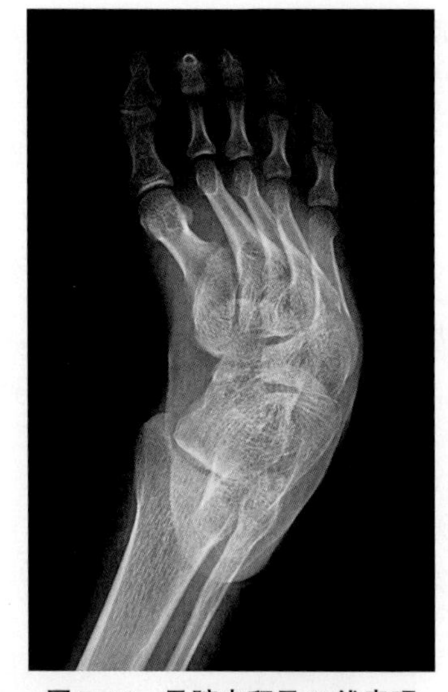

图2-11　马蹄内翻足X线表现

右足正位片：距骨扁而宽，距骨中轴的延长线向外偏离第1跖骨

4. 脑瘫后马蹄足　围产期或生后有缺氧史，大多于出生后就发现异常，马蹄足畸形随生长逐渐明显，但在睡眠中可消失或减轻，一经刺激畸形更明显。马蹄为主，内翻少，无内收，畸形多为双侧性或同侧上下肢，双下肢交叉步态，下肢肌痉挛明显，常伴有智力减退。

5. 多关节挛缩症　马蹄足呈双侧性，足畸形为全身多个关节畸形的一部分，全身大多数肌肉萎缩、变硬，脂肪相对增加，马蹄足僵硬不易矫正，髋、膝关节常受累。

八、扁平足

扁平足（flat foot）是指正常足弓的缺失，或称为足弓塌陷。多数为后天性的。

【临床与病理】

扁平足是较常见的足部畸形，很多扁平足患者特别是儿童足部畸形不显著，没有症状，不需要治疗；明显的扁平足，以足部内侧行走后疼痛为多见，则需治疗。成人扁平足初发时，在非负重状态下足弓存在，负重后足弓消失。此时由于关节的活动性尚存在，称为可复性扁平足。如果出现关节病变、活动受限，畸形不能复位，称为僵硬性扁平足。

【影像学表现】

X线表现：常进行站立位足侧位摄片，可见舟骨结节完全塌陷，与载距突的距离增加。自跟骨结节底部至第一跖骨头底部作连线，并从舟骨结节至此连线作垂直线，其长度多小于1cm，为扁平足的诊断依据（图2-12）。

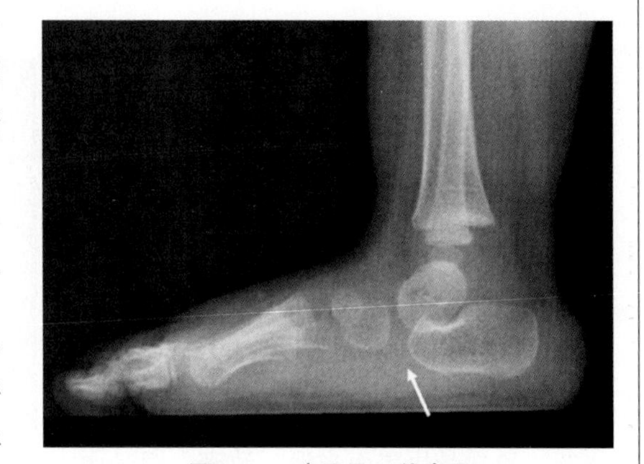

图2-12　扁平足X线表现

右足站立侧位片：足纵弓增大，跟骨载距突下降（箭）

九、多趾、缺趾、巨趾畸形

足趾骨（包括手指骨）的畸形很常见，多发生于第1和5趾骨（指骨）。多趾（polydactyly）、

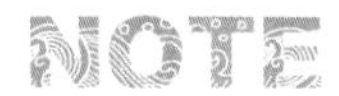

缺趾（lack of toe）、巨趾畸形（macrodactylia）可单独发生，也可同时发生，可伴手指骨的畸形。

【临床与病理】

多趾可分为多生趾型、多趾软组织型和多趾骨型。多生趾型最常见，多趾与正常趾骨形态与结构相似，可以是一节或多节趾骨，构成关节，相应跖骨头呈分叉状与多生趾骨形成关节；多趾软组织型仅见软组织与正常足趾相连，没有骨骼结构；多趾骨型是趾骨分叉形成额外的畸形趾，此型少见。缺趾较少见。巨趾畸形是生长异常，以足趾体积增大为特征的先天性畸形，在四肢先天性畸形中的发生率较低。

【影像学表现】

X线平片是足趾畸形的主要诊断方法，可直观显示畸形趾的情况，帮助分型及临床治疗方案的制订（图 2–13、图 2–14）。

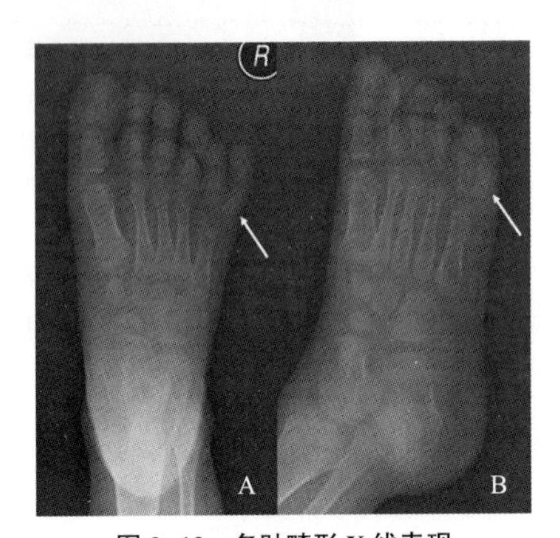

图 2–13 多趾畸形 X 线表现

图 A、图 B 右足正斜位片：右足第 5 趾骨多生趾型多趾畸形

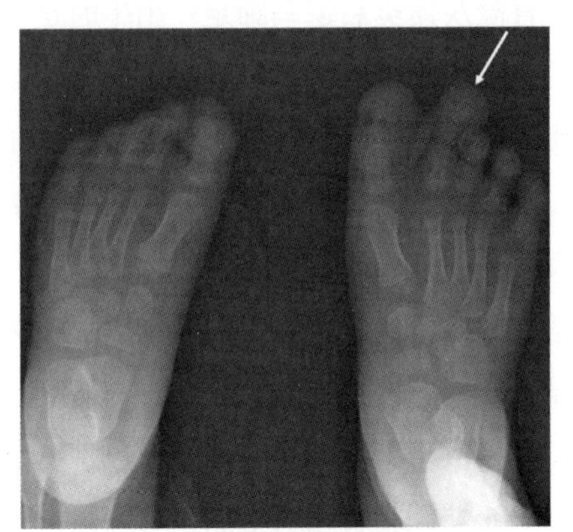

图 2–14 巨趾畸形 X 线表现

双足正位片：右足第 2 趾巨趾畸形（箭）

十、跟骨距骨桥

跟骨距骨桥（talocalcaneal bridge）是指跟骨的载距突与距骨体内侧结节畸形增大，在距下关节内侧形成骨性连接、纤维组织或软骨组织的连接，有时不连接而构成假关节。

【临床与病理】

临床上分为完全型和不完全型两种跟骨距骨桥。多在青春期后出现，于内踝后下方可见骨性硬块并向外突出，无活动度，局部疼痛，伴有活动受限，为足部内翻、外翻受限。

【影像学表现】

X线表现：可见跟距关节内侧的骨性突起，异常骨块表面光滑、致密，跟骨内侧结节增大，呈帽状覆盖于异常增大的载距突上。不完全型跟骨距骨桥为跟骨距骨桥间可有一间隙；完全型跟骨距骨桥其间隙消失（图 2–15）。

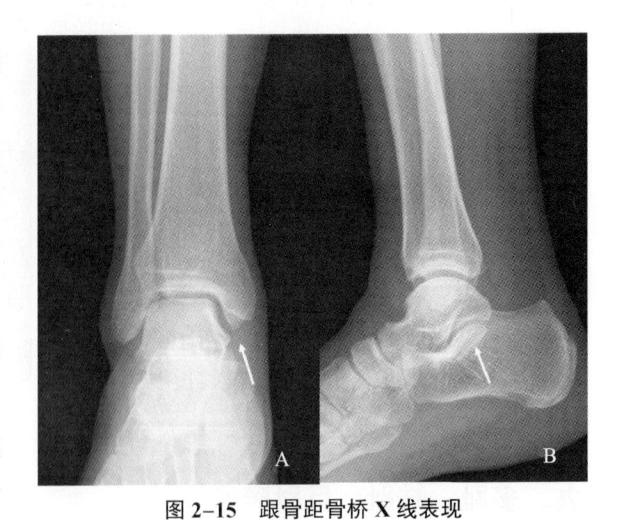

图 2–15 跟骨距骨桥 X 线表现

图 A、图 B 右踝关节正侧位片：可见跟距关节内侧的骨性突起（箭），异常骨块表面光滑、致密

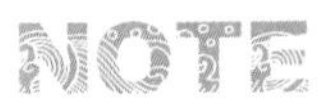

CT 扫描和重建能更好地显示跟骨和距骨内侧的异常骨块、纤维连接或软骨连接。

第三节　脊柱、胸廓畸形

脊柱及胸廓畸形可以同时存在，一般临床症状轻微，或无症状，也可偶然发现。脊柱畸形可出现明显的身体外形改变，多个椎体可同时发生畸形。认识脊柱畸形有利于与脊柱后天性疾病进行鉴别。

一、移行椎

移行椎（transitional vertebra）是脊椎较常见的先天发育异常，为脊椎错分节发育异常。某一段脊椎数目减少或增加，由另一段脊椎的增加与减少来补偿，但脊椎的总体数目不变。常见的有腰椎骶化、骶椎腰化，其次为骶尾椎的错分节，第 7 颈椎胸化、胸椎腰化、腰椎胸化少见。

【临床与病理】

临床表现：移行椎一般不引起症状，当影响脊柱的稳定性时可逐渐产生症状。由于负重及运动不平衡，可引起腰痛。由于移行椎的假关节发育不完全，对外力抵抗力低，较轻的损伤即可使其劳损而发生损伤性关节炎。常见病因有：①椎节的负荷加重；②椎节的稳定性减弱；③椎节的负重不平衡；④神经受卡压；⑤反射性坐骨神经痛。

病理改变：腰椎骶化是指第 5 腰椎全部或部分转化成骶椎形态，使其构成骶骨结构的一部分；骶椎腰化是第 1 骶椎演变成腰椎，一般多无症状；胸椎腰化是指第 12 胸椎无肋骨而形成腰椎样形态，如第 5 腰椎不伴有骶椎化时，则仍呈现腰椎形态，并具有腰椎的功能；骶尾椎融合是指骶椎与尾椎相互融合成一块；第 7 颈椎胸化指有颈肋形成。

【影像学表现】

X 线表现：诊断主要依靠全脊椎 X 线平片。①腰椎骶化为第 5 腰椎移行为骶椎，成为 4 个腰椎，6 个骶椎。表现为第 5 腰椎一侧或两侧横突宽而长，与骶髂骨呈骨性融合或形成假关节（图 2-16）；②骶椎腰化为第 1 骶椎向上移行为腰椎，成为 6 个腰椎，4 个骶椎（图 2-17）；③胸腰椎区间的移行椎常见有胸 12 腰椎化和腰 1 椎体胸椎化，胸 12 椎体的肋骨短小或完全缺如，形如腰椎；腰 1 椎体胸椎化则见腰 1 椎体出现短小的肋骨，较少见；④第 5 腰椎和骶 1 椎体亦可融合而椎间隙消失；⑤第 7 颈椎胸化有颈肋形成，两侧可不对称，第 7 颈椎可出现横突过长。

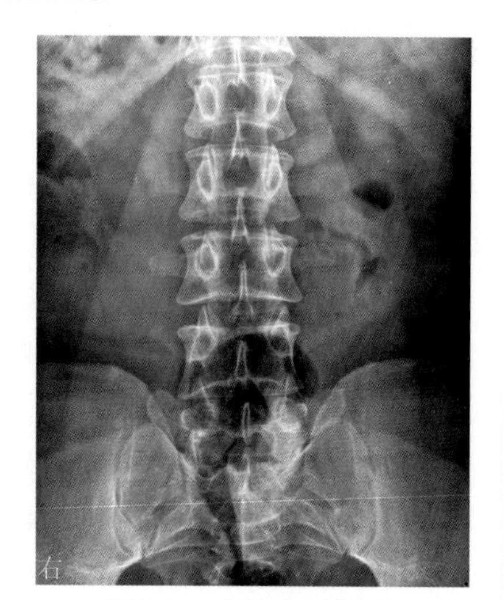

图 2-16　移行椎 X 线表现

腰椎正位：第 5 腰椎骶化，腰椎数目为 4 个。

【诊断与鉴别诊断】

X 线平片是发现移行椎最基本和主要的检查方法，可明确有无移行椎的存在，并可判明有无假关节形成。尤其是对需要手术的疾病如椎间盘突出等进行定位诊断有一定的帮助。

NOTE

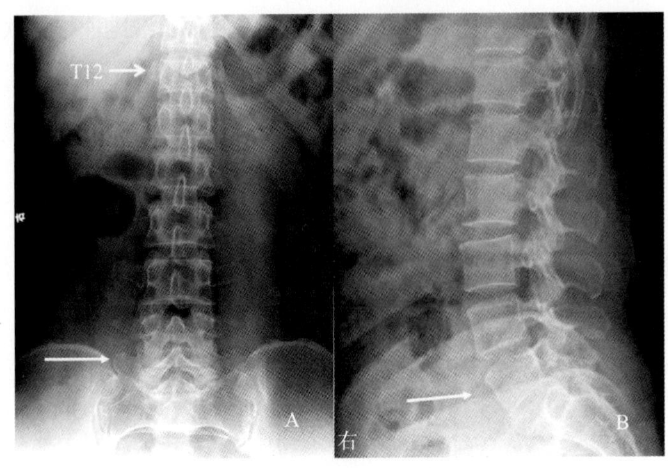

图 2-17　移行椎 X 线表现

图 A、图 B 腰椎正侧位：骶椎腰化，第 1 骶椎向上移行为腰椎（箭），腰椎数目为 6 个

二、脊柱裂

脊柱裂（Spina bifida）为两侧椎板不联合形成的骨性缺损。是腰骶部常见的先天性脊柱发育异常。根据椎管内有无内容物疝出，可分为隐性脊柱裂和显性脊柱裂。以隐性脊柱裂最为常见。

【临床与病理】

临床表现：隐性脊柱裂，椎管内容物不向外凸出，一般不引起临床症状，常在 X 线检查时偶尔发现。部分病人可在畸形局部发现皮肤陷窝、色素沉着、脂肪瘤、异常体毛增多。少数患者可出现遗尿症等。显性脊柱裂，因有硬脊膜突出，可有明显神经症状。婴儿后腰部可见膨出的囊包，啼哭时由于囊包的张力增加而增大，可产生两下肢无力，肌肉萎缩等。

病理改变：主要是胚胎期发育发生障碍所致椎管闭合不全。最常见为棘突及椎板缺如，椎管向背侧开放；病变常累及一个或多个椎体，以下部腰椎和上部骶椎多见，颈段次之。脊柱裂常与脊髓和脊神经发育异常或其他畸形伴发。隐性脊柱裂，椎板缺损较小，缺损处为软骨或纤维组织。显性脊柱裂可有脊膜或脊髓和脊膜从椎板缺损处向外膨出。

【影像学表现】

1. X 线表现　隐性脊柱裂在 X 线正位片上表现为椎弓中央有裂隙，常伴有棘突缺如、游离棘突、棘突过度发育或发育过小畸形。显性脊椎裂除见明显的椎弓裂隙外，还可见有局部软组织块影，以及椎弓根间距增宽等（图 2-18）。

2. CT 表现　CT 平扫可清楚显示发育不全的椎管后方边界清楚的圆形或椭圆形病变，密度与硬膜囊相近，周围有一层硬膜囊包绕，但难以将脊膜膨出与脊髓脊膜膨出区分开。CTM 可根据造影剂在囊内的充盈情况做出判断　囊内为均匀一致的造影剂充填者为单纯脊膜膨出；囊内造影剂有低密度类圆形充盈缺损时，为脊髓脊膜膨出，并发脂肪瘤时，可在膨出部位见到低密度脂肪结构。有些膨出可通过椎间孔向侧方膨出（图 2-19）。

3. MRI 表现　可显示突出的软组织物内的具体成分，确定是脊髓脊膜膨出或脊膜膨出，有无伴发椎管内脂肪瘤及脊髓栓系（图 2-20）。

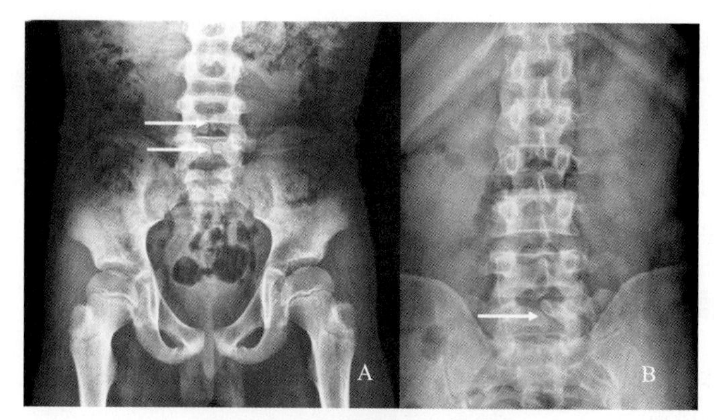

图 2-18　隐性脊柱裂 X 线表现

图 A 腰 4- 骶 1 椎体左、右椎板不全联合，在中央部形成裂隙（箭）；图 B 骶 1 椎体后方棘突未融合（箭）

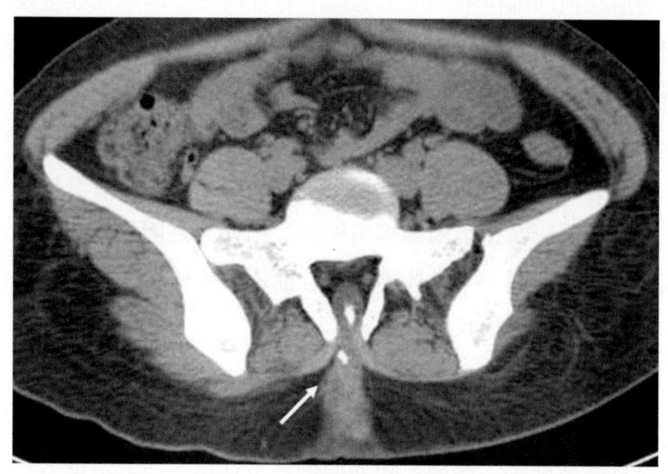

图 2-19　脊膜膨出 CT 表现

CT 横断位椎管后方见病变沿缺损处向外突出，密度与硬膜囊相近（箭）

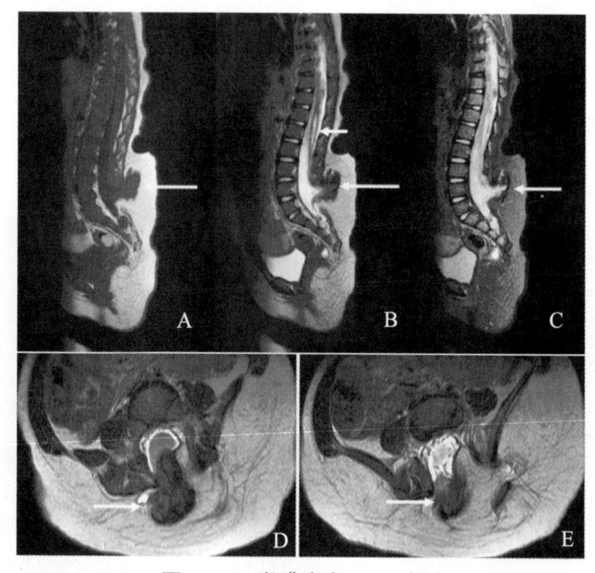

图 2-20　脊膜膨出 MRI 表现

图 A 矢状位 T_1WI：脊柱裂，骨质缺损处有局部低信号向外突出（箭）；图 B 矢状位 T_2WI、图 C 矢状位 T_2WI 脂肪抑制像：缺损处可见局部低信号向外突出（长箭），同时可见脊髓低位并伴脊髓中央管扩张（短箭）；图 D 轴位 T_2WI、图 E 轴位 T_2WI：椎管后方可见骨质缺损，缺损处可见局部向外突出脑脊液信号（箭）

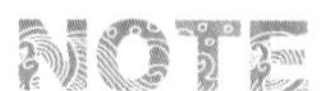

【诊断与鉴别诊断】

根据X线、CT、MRI表现结合临床表现，脊柱裂诊断并不困难，影像学为区分隐性脊柱裂和显性脊柱裂提供了充分的诊断依据。

脊柱裂尚须与畸胎瘤、脂肪瘤和皮样囊肿等相鉴别，这类肿瘤叩诊较坚实，按压不能回纳，透光试验阴性，表面皮肤正常，故鉴别不难。但需注意，这类肿瘤常与脊柱裂合并存在。

三、半椎体及椎体裂

半椎体及椎体裂（hemivertebra and vertebral somatoschisis）畸形较少见。半椎体可以单发或多发，可伴有椎体裂。

【临床与病理】

临床表现：因畸形缺损的部位不同可引起以下脊柱畸形：因单发或多发半椎体畸形可致脊柱侧凸畸形；后侧半椎体畸形者脊柱后凸畸形；严重侧弯者，如果躯体上部重力不平衡，则于发育过程中可逐渐形成伴有明显旋转的侧弯畸形并伴有胸廓变形；多发者身高生长受限。

病理改变：胚胎发育时期，椎体和椎弓分别由两个左右对称的软骨骨化中心组成，如果成对的椎体软骨骨化中心有一个发育不全，则形成半椎体畸形。常伴有脊柱侧突畸形。部分单侧椎体形成不全时，因受负重影响，半椎体多呈楔形。椎体裂是因胎生时期的脊索管残存，则椎体中央出现较大范围的缺损，两个半椎体不能联合而形成椎体矢状裂。当两个半椎体大小形态相似，尖端相对，形如蝴蝶，称蝴蝶椎。

【影像学表现】

X线表现：①半椎体畸形：由于幼儿椎体一般尚未成型，半椎体也常呈圆球状，随着椎体不断生长，半椎体将逐渐呈扁平、楔形，相邻的椎体常代偿性增大。成人后半椎体可与相邻一个或两个椎体融合；半椎体发生在胸椎时可有椎弓根，常伴有肋骨畸形。一个或多个同侧半椎体，或多个半椎体而两侧非对称分布时常导致脊柱侧弯、侧突、后突畸形等，肋骨的排列也常因椎体改变而疏密不均匀；②椎体裂畸形：分为矢状裂与冠状裂，矢状裂相对常见，胸腰椎多见，颈椎少见。椎体裂在正位片上显示清晰，椎体由两个尖端相对的楔形所构成，形成蝴蝶椎。相邻的椎体补偿性增大，并向蝴蝶椎中央部凸出（图2–21）。在CT重建或MRI检查冠状位图像上显示更直观（图2–22）。

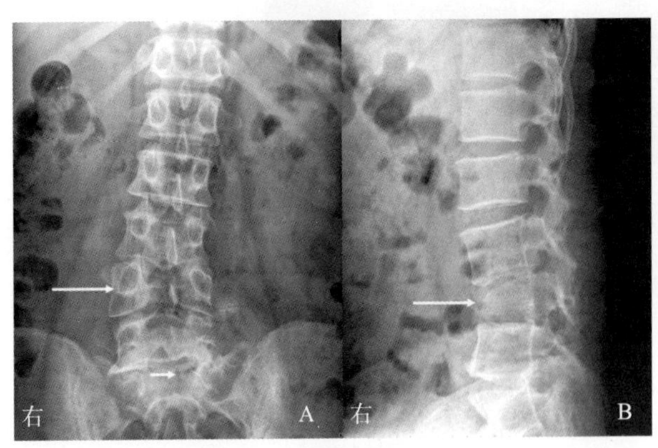

图2–21　蝴蝶椎X线表现

图A 腰椎正位片：腰4椎体中央部缺如，形成蝴蝶椎（长箭）。同时可见骶1椎体隐性脊柱裂（短箭）；图B 腰椎侧位片：腰4椎体形成不全，椎体呈楔形改变，相邻椎间隙变窄，脊柱后突畸形（箭）

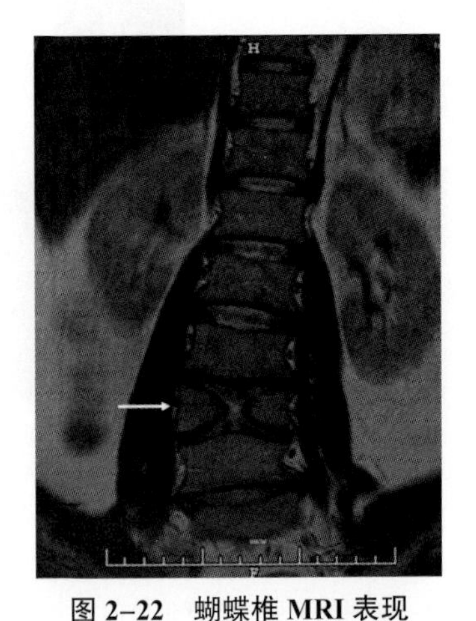

图2–22　蝴蝶椎MRI表现

T_2WI冠状位：椎体中央部缺如时，两半椎体大小形态相似，尖端相对，形如蝴蝶（箭）

【诊断与鉴别诊断】

主要依据临床特点及 X 线平片所见，X 线检查应包括全脊柱正侧位 X 线片，以便估计术中可能矫正的角度。若有神经系统症状，须行 MRI 检查，以除外脊髓纵裂或栓系综合征。但同时应对患者的全身状况及有无并发症等做出全面判定。

四、阻滞椎

阻滞椎（block vertebra）指脊椎发育过程中的分裂停滞，导致椎体先天性互相融合和数量减少。阻滞椎在临床不多见，常见于腰椎，次为颈椎，胸椎少见。

【临床与病理】

临床表现：临床可无症状，或较轻的不适或活动不便。多个椎体的融合畸形，临床常见为相应部位疼痛及活动障碍。融合椎与下位正常椎体间的椎间盘因应力集中，易导致后天性椎间盘突出，引发脊髓症状。

病理改变：阻滞椎是脊柱的先天性骨性融合，常累及 2 个或 2 个以上椎体，融合可为完全性，或仅限于椎体和椎弓，多个椎体虽然互相融合在一起，但其总体高度不变，往往与正常一样。在骨性融合的 2 个椎体间相当于椎体间隙部位变细。可见椎管变窄，棘突完全或部分融合，多合并椎管和附件及椎间孔畸形。

【影像学表现】

X 线表现：相邻 2 个椎体的相邻边缘融合，椎间隙消失，融合椎前缘光滑，有弧形凹陷，或融合部位变细呈“蜂腰状”；椎体的高度相当于正常椎体加椎间隙的高度；椎间孔狭窄，呈哑铃状或双肾状；附件发生广泛融合。部分椎体融合则表现为椎间隙的部分消失，附件部分融合或不融合（图 2–23）。有时部分融合仅少量边缘的骨质相连，需要进行 CT 检查和立体重建才能明确诊断。

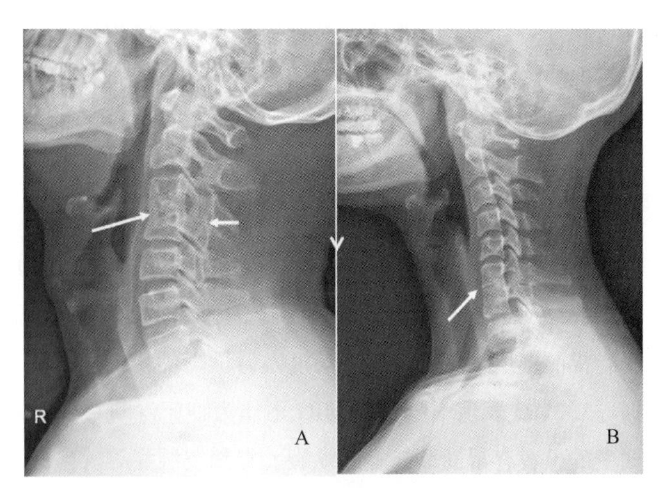

图 2–23　阻滞椎 X 线表现

图 A 颈椎侧位：颈 3、4 椎体完全融合，椎前缘光滑，有弧形凹陷（长箭）。椎体附件骨质融合（短箭）；图 B 颈椎侧位片：颈 6、7 椎体不全融合，其椎体的高度相当于正常椎体加椎间隙的高度（箭）

【诊断与鉴别诊断】

阻滞椎的椎体前后径及横径常减小，椎间孔变小变圆，但融合在一起的椎体，其总高度与正常的相仿，此点不同于其他的病理性椎体融合。

五、脊柱弯曲畸形

脊柱弯曲畸形（flexion deformities of the spine）常为脊柱椎体的畸形而继发的改变，包括半椎体、蝴蝶椎、椎体部分融合等，都可以引发脊柱的弯曲畸形，因此在发现脊柱先天性弯曲畸形时，应注意有无椎体的先天畸形。

NOTE

【临床与病理】

临床表现：脊柱弯曲患者可能会出现以下一些症状，如腰背酸痛，消化不良，食欲不振，心搏加速，心慌意乱，气短，胸腹胀满，四肢肌肉无力，四肢反应敏感度不同，躯干矮小，体力较弱。

病理改变：先天性脊柱弯曲：由于先天性脊椎胚胎发育不全，如先天性半脊椎、楔形椎、椎弓及其附属结构的发育不全，均可引起脊柱弯曲，此种畸形多发生于颈椎、胸椎或胸椎与腰椎之间，弯曲出现早，发展快，一般3~4岁的患者就可以有较显著的畸形，开始为侧弯向脊柱一侧，逐渐脊柱上下代偿呈"S"状。可使胸腔、腹腔和骨盆腔的容积量减小、身高变矮。

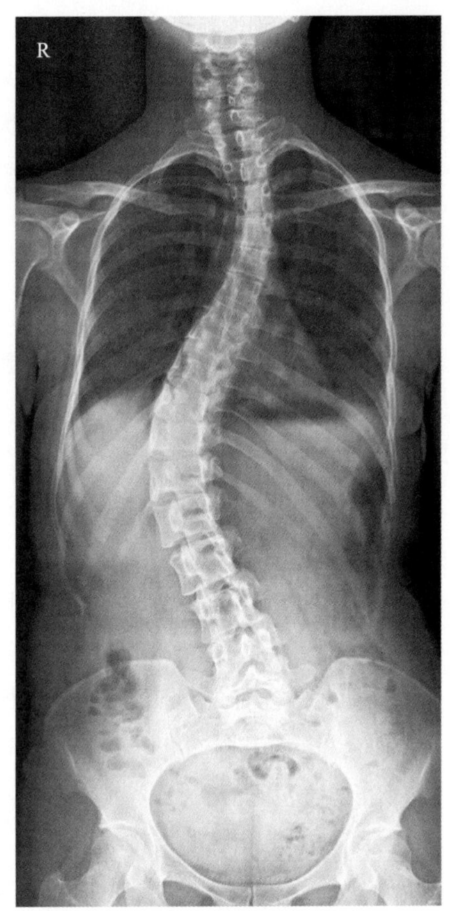

图2-24　脊柱弯曲畸形X线表现

全脊柱正位片：脊柱呈"S"形，伴有脊柱扭转

【影像学表现】

1. X线表现　脊柱弯曲畸形，需摄脊柱全长X线正侧位片。脊柱侧弯可能是后天的，继发于某一脊柱病变之后，X线平片可排除其他因素引起的侧弯畸形，如半椎体、肿瘤、骨折等，从而确定诊断。并可评价侧弯的部位和程度。一般呈"S"形，有三个弯曲，中间为原发侧弯，上下为代偿侧弯。原发侧弯部位的椎间隙左右不等宽，凸侧宽，凹侧窄。脊柱弯曲畸形常伴有脊柱扭转，表现为椎体向凸侧移位，而棘突向凹侧移位。一般而言，侧弯越重，脊柱扭转越重（图2-24）。

2. CT表现　多排螺旋CT的容积重建技术有助于显示复杂的脊柱弯曲畸形，详细评估单个脊椎的楔形变程度、旋转角度及脊椎附件状况，有利于治疗方案的确定（图2-25）。

3. MRI表现　全脊柱MRI不作为临床诊断脊柱弯曲畸形的常规方法，主要对合并有脊髓病变的患者有帮助，如脊髓纵裂、脊髓空洞症等。

【诊断与鉴别诊断】

脊柱侧弯诊断和评价的主要方法是X线平片，它不仅可以确定侧弯的类型、部位，测量侧弯的弯度、椎体旋转度，还可以对骨骼发育程度进行评价，同时可以确定关键椎体，进行术前设计，指导手术方案的制订。

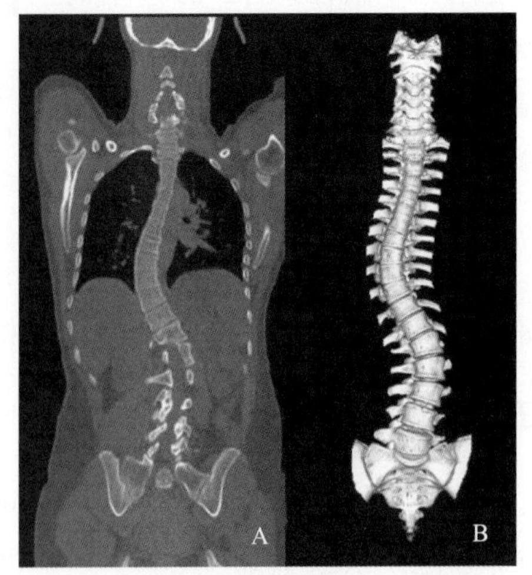

图2-25　脊柱弯曲畸形CT表现

图A CT-MPR冠状重建：脊柱弯曲，呈"S"形，伴有脊柱扭转；图B CT-VR重建图

六、椎弓峡部不连及脊柱滑脱

椎弓峡部不连及脊柱滑脱（spondylolysis and spondylolisthesis）是指脊柱的椎弓一侧或两侧峡部出现裂隙，称为峡部不连或峡部裂；两个椎体的位置异常，一般以上一椎体相对于下一椎体的滑移，

称为脊柱滑脱。脊柱滑脱可分为先天性和创伤性。先天性的脊柱滑脱为脊椎的椎弓峡部发育异常导致排列不稳而形成；创伤性脊柱滑脱继发于椎弓峡部断裂。

【临床与病理】

临床表现：单纯性椎弓峡部裂早期可无明显临床症状，但由于可影响腰部稳定性，局部软组织容易发生劳损；成年后出现脊柱滑脱后症状明显。男性多见，好发年龄在 20 ~ 40 岁，多数发生于第 5 腰椎。峡部缺损、断裂可为单侧性或双侧性，最常见的症状是下腰部疼痛，呈持续性或间歇性，或仅在过度劳累时始感到疼痛。可伴有一侧或双侧下肢放射性痛。创伤与症状发生有密切关系。

病理改变：峡部不连原因不明，一般认为是发育缺陷，在上下关节突部位骨化不全或有潜在的软骨缺损，形成椎体与后部椎板无骨性连接，与相邻椎体仅靠软组织连接。慢性劳损或急性损伤骨折所致峡部裂隙呈斜形、水平或略向前突的弧形，边缘不规整。峡部断裂多见于第 5 腰椎，第 4 腰椎次之，亦可发生在上部腰椎及下部颈椎。

【影像学表现】

1. X 线表现　常需拍前后位、侧位与斜位片。脊柱滑脱的 X 线主要表现为椎体之间的位置关系异常，以下位椎体为基础观察上位椎体移位情况。

（1）正位片　椎弓峡部不连常不能直接显示，有时在椎弓下方显示由内上斜向外下方的斜形透亮间隙，边缘不规整。脊柱滑脱在第 5 腰椎横突与椎体前缘相重叠，出现“巴拿马”草帽样密度增厚影。

（2）侧位片　椎弓峡部缺损位于椎弓的上下关节突之间，为自后上斜向前下方呈透亮裂隙样，边缘可有骨硬化。滑脱时，裂隙两边的骨质可见分离和错位。测量脊椎滑脱的方法很多，最常用 Meyerding 方法进行测量，是将下位椎体上缘由后向前纵行分为四等份，根据上位椎体后缘在下位椎体的位置进行观测：上位椎体向前滑动超过 1/4 为Ⅰ度滑脱；在 1/4 ~ 2/4 为Ⅱ度滑脱；2/4 ~ 3/4 为Ⅲ度滑脱；超过 3/4 为Ⅳ度滑脱（图 2–26、2–27）。

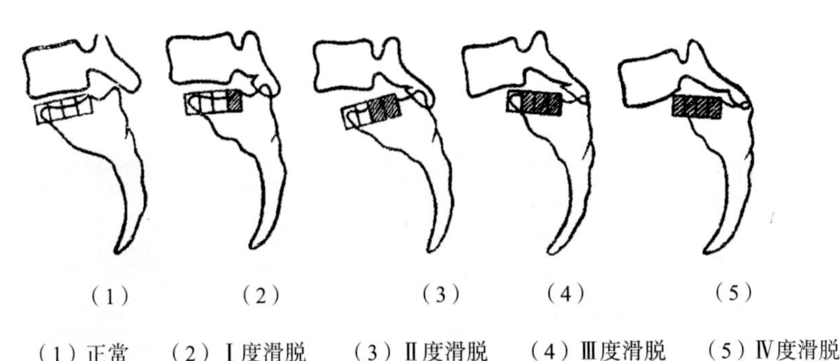

（1）正常　（2）Ⅰ度滑脱　（3）Ⅱ度滑脱　（4）Ⅲ度滑脱　（5）Ⅳ度滑脱

Meyerding　测量法

图 2–26　脊柱滑脱示意图

（3）斜位片　左右斜位片对椎弓峡部裂的诊断显示最佳，一般取后斜位 35° ~ 45°。椎弓峡部即狗颈部见一透亮带或透亮线，犹如带了一个项圈，边缘可有硬化（图 2–28）。若为脊椎滑脱，因横突和上关节突椎体前移，似“狗头”被砍掉。

2. CT、MRI 表现　CT 可清晰显示椎体滑脱及椎弓峡部不连，并可准确测量椎管前后径；MRI 可同时显示脊髓及脊神经受压情况（图 2–29）。

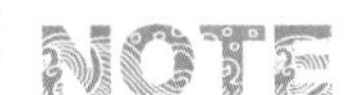

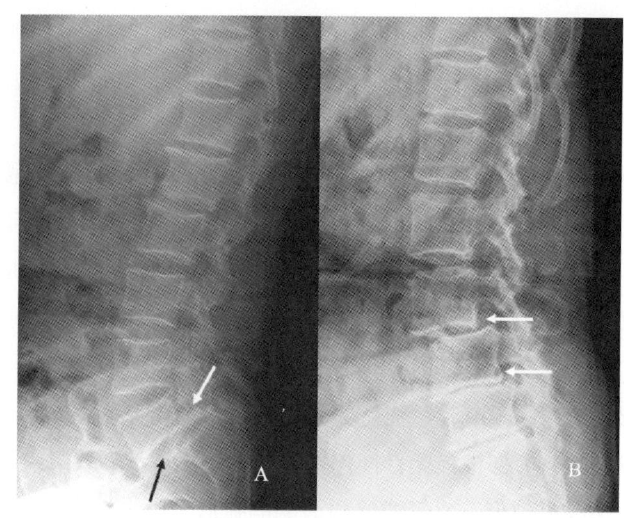

图 2-27 椎弓峡部不连及脊柱滑脱 X 线表现

腰椎侧位片：图 A 腰 5 椎体明显前移约 3/4 椎体（黑箭），为Ⅲ度滑脱，其后方可见椎体峡部不连（白箭）；图 B 腰 3、4 椎体向前移位不超过下椎体的 1/4，为Ⅰ度滑脱（箭）

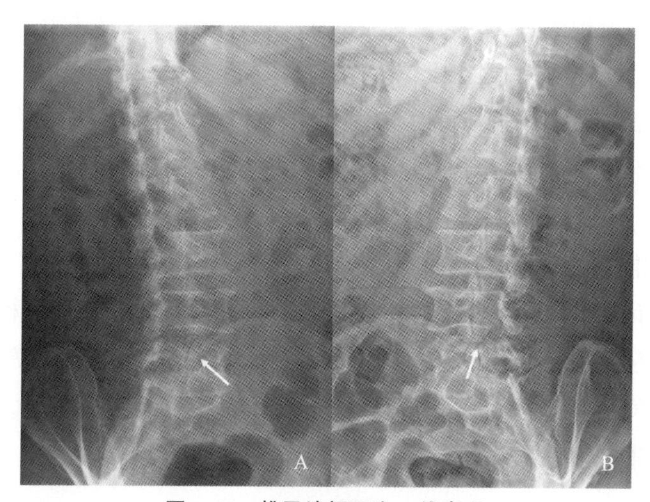

图 2-28 椎弓峡部不连 X 线表现

图 A、B 腰椎右、左前斜位：第 5 腰椎峡部见一横形的密度减低影（箭）

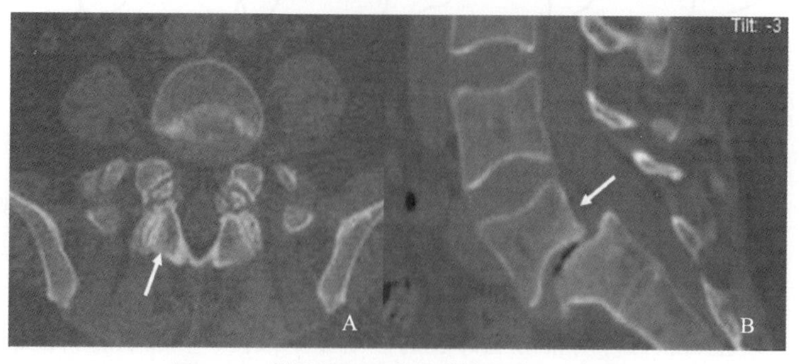

图 2-29 椎弓峡部不连及脊柱滑脱 CT 表现

图 A 腰 5 椎体 CT 横断面：椎体峡部可见裂隙状透亮影（箭），为椎弓峡部不连；图 B 腰椎 MPR 矢状重建图：腰 5 椎体向前Ⅱ度滑脱（箭）

【诊断与鉴别诊断】

诊断要点：①下腰部疼痛，多为间歇性钝痛；②腰部前凸增加，有摇摆步态，患椎棘突向后凸、压痛；③ X 线、CT 及 MRI 检查可显示峡部不连和脊髓受压的情况。

七、肋骨畸形

肋骨畸形（rib deformity）较为多见，可分为肋骨联合畸形（fusion of rib）、叉状肋（bifurcation of rib）、颈肋（cervicsal rib），肋骨数量增多或减少（rib number increase or decrease）等。

【临床与病理】

肋骨有多种先天性变异，常见的有：①颈肋可发生于一侧或两侧，表现为短小较直的小肋骨，自第 7 颈椎处出发；颈肋多无临床症状，10% 的颈肋因压迫臂丛及血管引起相应的神经血管症状，如上肢疼痛；②叉状肋为最常见的肋骨变异，肋骨前端呈叉状，有时一支明显，另一支短小，甚至仅为肋骨上的突起，勿误为肺内病变；③肋骨联合，多见于第 5、6 后肋，表现为相邻的两条肋骨局部呈骨性联合，肋间隙变窄，易误为肺内病变。

【影像学表现】

颈肋畸形：颈肋较直而无弧形，长短不一，长者可达胸骨柄。可与第一肋骨构成关节或骨性联合（图 2-30A）。叉状肋畸形：肋骨前端呈叉状分叉，两支可大小不一，多发生于第 2 ~ 5 肋（图 2-30B）。肋骨联合畸形：多为两根肋骨联合，少数为更多的肋骨联合，上部肋骨较常受累。常伴发脊柱分节畸形。

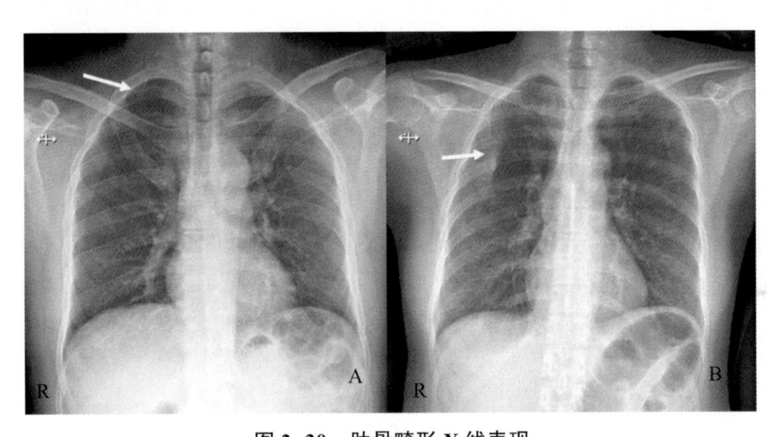

图 2-30　肋骨畸形 X 线表现

胸部正位：图 A 颈肋畸形（箭）；图 B 叉状肋畸形（箭）

【诊断与鉴别诊断】

颈肋畸形、叉状肋畸形：对颈、肩部及上肢疼痛、麻木的患者，应进行细致的体格检查，X 线平片能明确诊断。

【复习思考题】

1. 先天性髋关节脱位的 X 线诊断要点有哪些？
2. 如何区分腰椎骶化和骶椎腰化？
3. 如何鉴别显性脊柱裂及隐性脊柱裂？
4. 脊柱滑脱 X 线平片上如何进行测量？
5. 试述阻滞椎的影像学特点。

NOTE

第三章　骨关节创伤

第一节　骨　折

一、概论

骨折（fracture）指骨和（或）软骨结构发生断裂，骨的连续性中断。根据病因可将骨折类型分为创伤骨折、疲劳骨折和病理骨折。儿童骨折有骨骺分离、青枝骨折及骺软骨骨折等。对于骨折的影像学诊断，传统X线检查依然是首选，CT适用于显示骨折细节、复杂部位的骨折及复杂的骨折情况，MRI对显示隐匿性骨折和骨折伴随的软组织损伤有很大的优势。

（一）创伤骨折

创伤骨折是指直接或间接暴力造成的骨折，是最常见的骨折类型。有明确外伤史，直接暴力来自撞击、坠落、砸压、锐器或火器伤等，间接暴力如外力传导、肌肉强烈收缩，以前者多见。骨折的临床表现主要为局部肿痛、变形、功能障碍，可见保护性姿势。查体局部有压痛，活动患部可闻及或触及骨的摩擦音（感）。严重创伤可能合并邻近的软组织损伤，包括神经、血管及内脏的损伤，甚至出现创伤性休克。根据骨折线是否贯穿骨全径可分为完全性骨折和不完全性骨折；根据骨折线的形状和走向可分为横行、斜行、纵行和螺旋形骨折；根据骨碎片情况可分为撕脱性、嵌入性和粉碎性骨折。此外，尚有发生在颅骨、椎体等的特殊骨折，如凹陷性骨折、压缩性骨折。根据骨折整复后是否再易发生移位分为稳定骨折和不稳定骨折。

1. 骨折的影像学表现

（1）X线表现

1）骨折线：是骨折的直接征象，一般表现为锐利而透明的裂缝（图3–1A），另有几种骨折线的特殊表现：①带状或线状密度增高影，见于嵌入性骨折或压缩性骨折，病理基础为松质骨骨小梁中断、折曲或嵌插；②骨皮质隆突或皱折、成角、凹折、裂痕，见于不完全性骨折及青枝骨折，因骨骼柔韧性较大，局部骨皮质不易中断所致，主要见于

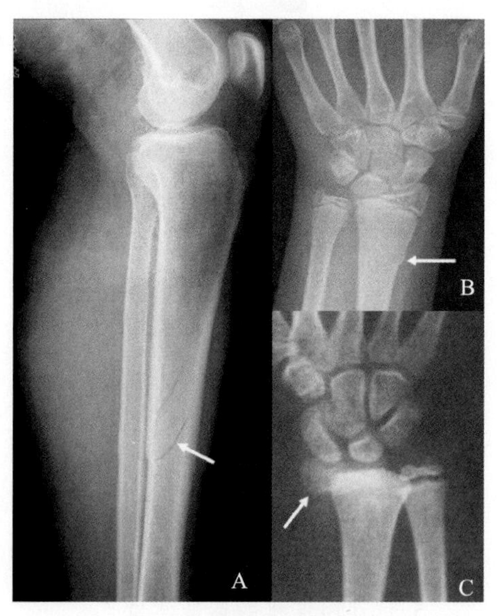

图3–1　骨折线X线表现

图A 透明骨折线（箭）；图B 骨皮质隆突（箭）；图C 骨骺分离（箭）

儿童（图 3–1B）；③儿童长骨骨折时外力经过骺板导致骨骺分离，称骺离骨折或骨骺分离（图 3–1C）。因骨骺软骨不显影，故其骨折线不能显示，X 线只显示骺板或骺线增宽、骺与干骺端对位异常或骺与部分干骺端的撕脱。

2）骨折的对位对线：反映骨折断端的移位情况，与预后关系密切。对位指两端的位置关系，在长骨以骨折近折端为基准观察远断端，有横向错位和纵向错位两种情况，横向错位指远断端向内、外、前、后移位（图 3–2A），纵向错位是指远断端与近断端部分重叠或分离，断端嵌入是特殊的纵向错位形式。对线指两端的轴线关系，包括纵轴成角和纵轴旋转两种情况：两断端有成角则对线不良，成角的尖端所指方向即为成角方向（图 3–2B）。旋转为远断端围绕骨纵轴向内或向外旋转。骨折后应注意观察断端的对位对线情况，复位后应着重分析骨折错位、成角、重叠等是否得到改善，骨折的错位是否已经纠正等。

（2）CT 表现　CT 扫描结合各种后处理重建，可以准确显示是否存在骨质连续性中断；还能显示平片不能显示的细小骨折、结构复杂部位的骨折；通过骨小梁的排列情况和密度改变，可以发现嵌入性、压缩性骨折及无骨折线的骨小梁排列连续性中断；并可直观、立体地显示骨折断端的对位对线情况及相关骨的整体形态（图 3–3）。

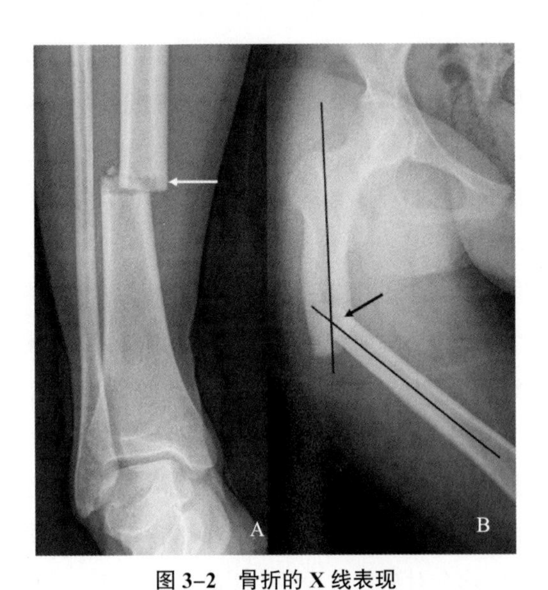

图 3–2　骨折的 X 线表现

图 A 胫骨骨折断端横向错位（箭）；图 B 股骨骨折断端向外成角（箭）、重叠

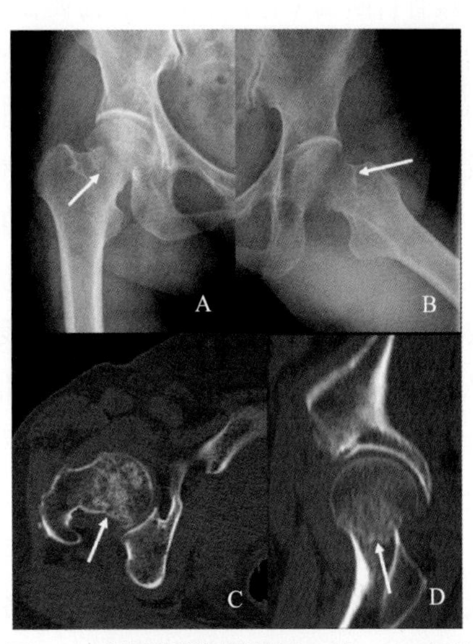

图 3–3　股骨颈嵌插性骨折 X 线、CT 表现

图 A 正位、图 B 侧位：箭示嵌插致密线；图 C CT 轴位、图 D CT 矢状位重组图像：箭示嵌插致密区

（3）MRI 表现　MRI 对隐匿骨折和骨挫伤显示最佳，并能清晰显示骨折部位肌肉、肌腱、韧带、软骨的损伤以及出血、血肿等情况，也对脊髓的损伤较为敏感，但对致密骨的骨折线显示不如 CT。骨折线多呈低信号，也可因出血时间不同表现为不同的信号。骨挫伤是微小骨小梁断裂和骨髓水肿、出血，范围一般较大，多为斑片状，T_1WI 呈等、低信号，T_2WI 呈高信号，持续时间较长，可在骨折愈合之后一段时间继续存在（图 3–4）。血肿信号的演变比较复杂，急性期 T_1WI 呈低信号，T_2WI 呈高信号；亚急性期 T_1WI、T_2WI 均为高信号，较大的血肿和反复出血导致血肿成复杂的混合信号。软组织损伤一般表现为各种形态的 T_1WI 低信号、T_2WI 高信号病灶。软骨的损伤在透明软骨表现为 T_2WI 低信号，在纤维软骨为 T_2WI 高信号，T_1WI 信号改变不太明显。

NOTE

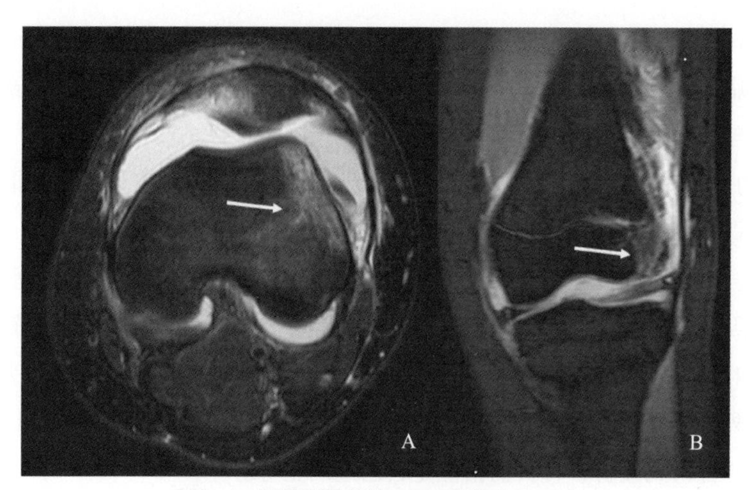

图 3–4　股骨髁骨挫伤 MRI 表现（T_2WI）

图 A 轴位、图 B 冠状位：箭示斑片状高信号，为骨挫伤表现

2. 骨折的愈合　骨折的愈合是指骨折断端间的修复反应。骨折的愈合可分为四个时期：①肉芽组织修复期：骨折初期局部出血、骨质缺血引发炎性反应和肉芽组织增生，肉芽组织初步连接骨折断端（骨折后开始，需要 2 ~ 3 周完成），骨折线在 X 线平片上仍能显示，断端尚可活动。②骨痂形成期：骨痂（callus）为成骨细胞在肉芽组织上产生的新生骨组织。骨折端的内外骨膜分别进行膜内成骨和部分软骨内成骨形成内、外骨痂，血肿机化形成的纤维组织经软骨内成骨，并连接内外骨痂。原始骨痂形成在骨折后 24 小时内开始，需要 6 ~ 12 周完成，X 线平片显示骨痂呈梭形，但骨折线仍可见，为临床愈合期。③骨折愈合期：新生的骨痂逐步被破骨细胞清除、改建为强度较高的板状骨，逐步形成坚实的骨性连接，需要 8 ~ 12 周完成。X 线平片见骨痂与骨质界线不清，骨折线模糊消失，骨痂体积逐渐变小、致密、边缘清楚，断端见有骨小梁通过，但髓腔被骨痂所封闭。④塑形期：塑形主要受应力的影响，由成骨细胞和破骨细胞共同完成，开始于骨愈合的过程，持续到愈合后较长时间，需要几个月到几年完成。X 线平片显示骨结构按照力学原则重新改造，骨小梁完全贯通断端，骨皮质连续，骨髓腔再通，儿童和部分成人骨折痕迹可以基本消失。上述肉芽组织形成、新骨即骨痂产生、新生骨组织改建、塑形以致最终恢复骨的功能，各阶段复杂、交错而连续，患者的年龄、营养状况、骨折的部位和类型、并发的软组织损伤情况及治疗方法均会对愈合过程产生影响（图 3–5）。

骨折愈合的速度与患者年龄、骨折的类型及部位、营养状况和治疗方法有关。儿童、肌肉丰富区的骨折、嵌入性骨折愈合较快，上肢骨折较下肢骨折愈合快，而老年、关节内骨折、骨折断端明显移位、营养状态差或有并发感染者，则愈合较慢。

3. 骨折的并发症　骨折的并发症较多，常见的有以下几种：①骨折延迟愈合或不愈合：可因复位不良、软组织嵌入断端间、固定不佳、局部血供不足、营养代谢不佳及并发感染。骨折延迟愈合指超过一般愈合时间较长但仍未愈合，X 线表现为骨痂出现延迟、稀少或不出现，骨折线消失延迟或长期存在；不愈合指骨折已半年以上，骨折断端仍有异常活动，X 线或表现为骨痂较多、致密但断端间无骨痂连接，断端骨髓腔被较厚的骨质封闭，或表现为骨折断端无骨痂，断端骨髓腔被较薄的骨质封闭（图 3–6）；②骨折畸形愈合：即在对位和 / 或对线严重不良情况下的愈合；③骨质疏松：主要是因局部失用性引起的骨质流失；④骨缺血性坏死：因外伤造成局部血供中断所致，多见关节内骨折，如继发于股骨颈骨折的股骨头坏死；⑤骨关节感

NOTE

染：多见于开放性骨折或闭合性骨折手术复位后；⑥关节强直：常见于骨折线涉及关节面，关节周围及关节内纤维性粘连导致关节不能活动，骨性关节间隙仍存在；⑦骨性关节炎：为关节内软骨损伤或 / 和骨折的后遗表现；⑧骨化性肌炎：骨折后软组织内血肿机化、骨化。

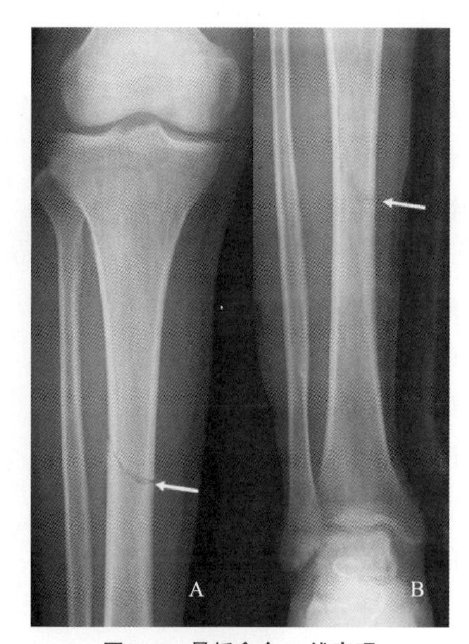

图 3–5　骨折愈合 X 线表现

图 A 正位：胫骨中段骨折线清晰（箭）；
图 B 正位：胫骨中下段骨折线模糊（箭）

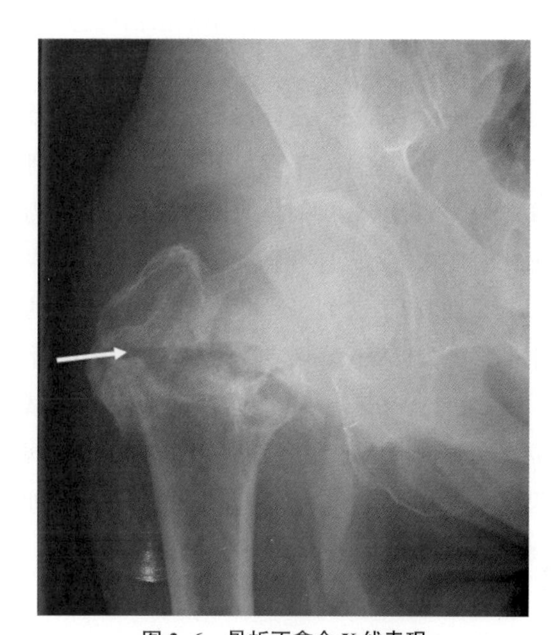

图 3–6　骨折不愈合 X 线表现

股骨粗隆间断端（箭）骨痂致密，但断端间无骨痂连接，断端骨髓腔骨性封闭

（二）疲劳骨折

疲劳骨折（fatigue fracture）指发生于正常骨质的应力骨折。当应力集中于骨组织相对纤细或结构形态变化较大的部位，受到较长时间、集中的损伤后，发生的骨小梁骨折，称为疲劳骨折。疲劳骨折多见于长途行军者、竞技运动员、舞蹈演员等，好发部位为胫腓骨，第 2、3 跖骨，以及肋骨、股骨颈等。

1. 临床表现　骨折起病慢，最初的症状为局部疼痛，逐渐加重，并引起功能障碍。体检可摸到固定硬块，压痛明显。

2. X 线表现　疲劳骨折的 X 线征象出现比较晚，骨膜增生是主要表现，骨膜新生骨可包绕骨干，范围局限，与骨干之间可有透亮裂隙（图3–7），之后渐与骨皮质融合，表现为局部骨质增厚、硬化。有时可见疼痛部位骨的一侧有横行裂隙，发病 3 ~ 4 周后骨折线横行、光滑。

3. CT 表现　骨膜增生可呈单层、多层、花边样，也可表现为骨髓腔变窄，横断面有时见“双皮质征”，CT 优势在于可较早发现横行的透亮骨折线。

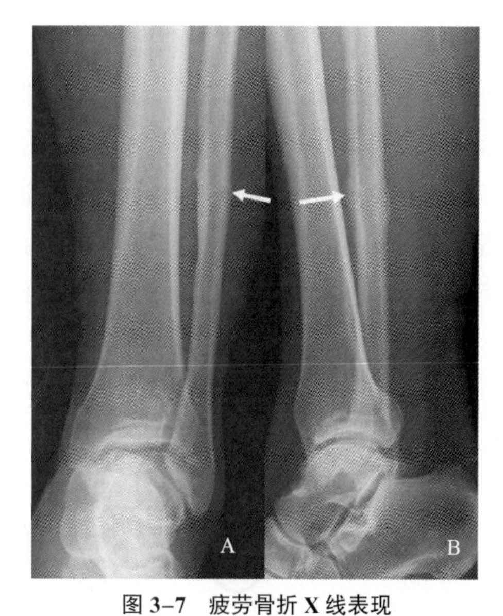

图 3–7　疲劳骨折 X 线表现

图 A 正位、图 B 侧位：腓骨中下段骨干皮质见横行透亮线，未贯穿整个骨干，周围见骨膜新生骨（箭）

4. MRI 表现　早期清晰显示骨膜反应和骨折

线，骨折线 T_1WI、T_2WI 均为低信号，T_2WI 压脂呈高信号，骨折边缘可显示 T_1WI 等或低信号、T_2WI 高信号的纤维骨痂，骨折线附近骨髓均有 T_2WI 脂肪抑制高信号水肿，邻近软组织肿胀，呈模糊的 T_2WI 高信号影。

不典型的疲劳骨折应注意与硬化性骨髓炎、骨样骨瘤及骨恶性肿瘤相鉴别。

（三）病理骨折

病理骨折（pathological fracture）指骨内的病变造成骨强度下降，轻微的外力甚或自身重力引起病变部位的骨折。骨的病变可为局部性，如肿瘤、肿瘤样或炎性病变；也可为全身性，如骨质疏松、骨质软化、成骨不全等病变。

1. X 线表现　X 线平片既可显示局部原有的骨质病变，也可见骨折线，骨折部位常见溶骨性破坏，一般诊断不难（图 3–8）。

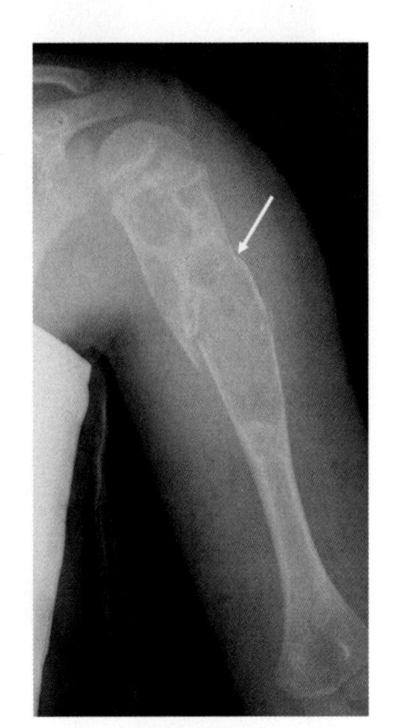

图 3–8　病理性骨折 X 线表现

肱骨上段囊状膨胀性骨破坏，骨皮质断裂（箭）

2. CT、MRI 表现　CT 发现骨质破坏比 X 线平片敏感，在破坏区的骨骼内可见有骨折线的存在。MRI 显示病变范围、骨髓的病理变化及骨质破坏最敏感，对某些病变成分如血肿、脂肪、黑色素瘤、高浓度蛋白的液体、含铁血红素沉着、致密的纤维组织有一定特异性，有助于病理骨折的明确诊断。

（四）骨骺损伤

骨骺损伤（epiphyseal injury）为骺线、骺板闭合之前骨骺部发生的创伤。包括骺、骺生长板、骺生长板周围环、与生长相关的关节软骨及干骺端损伤。

骨骺、骺板软骨都是承受应力的薄弱地带，外力作用时容易造成损伤，继发不同程度的骨关节发育畸形。

Salter–Harris 将骨骺损伤分为五型（图 3–9）。Ⅰ型：骨骺与干骺端完全分离，整个骺板的所有层都断裂，此型骨折多发于婴幼儿期，预后良好；Ⅱ型：骨骺分离加干骺端骨折，骨折线通过骺板的薄弱区再向干骺端延伸，引起干骺端小撕脱骨折片，此型最常见；Ⅲ型：为骨骺骨折延伸至干骺端，骨折波及关节面，可部分与干骺端分离，骺移位整复良好者，预后良好，此型不常见；Ⅳ型：为骨折线从关节面开始，穿过骨骺、骺板和干骺端的骨折，由于横跨骺板断裂，其内出血机化形成纤维桥，纤维桥进一步骨化形成骨桥，常影响骨发育或引起畸形；Ⅴ型：骺板的压缩性损伤，由于强大的垂直挤压暴力，使骺板部分或全部的软骨细胞受压而破坏严重，此型损伤虽少见，但预后不好，可导致骺板早闭或骨发育畸形。

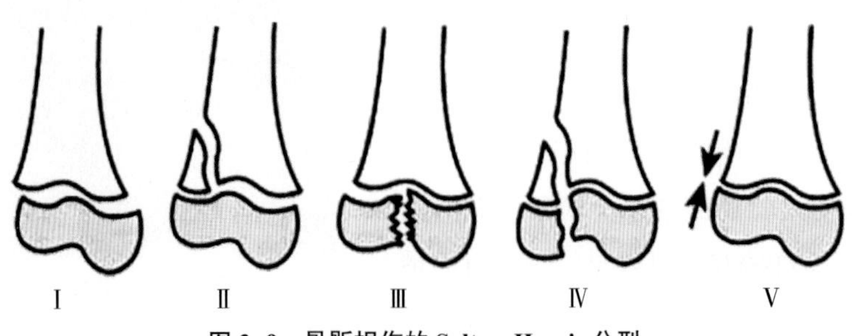

图 3–9　骨骺损伤的 Salter–Harris 分型

1. X 线表现　由于X线不能显示软骨及其骨折线，因此对无移位的骨骺骨折、二次骨化中心未骨化的骺软骨的损伤无法诊断，但X线可显示骨骺移位、分离，骺板增宽，先期钙化带模糊或消失（图3-10A、B）。

2. CT 表现　不能显示软骨及其骨折线，对显示结构重叠的骨折移位有帮助。螺旋CT多平面重组可显示骺板的骨桥（图3-10C、D）。

3. MRI 表现　可清楚显示软骨及其骨折线，对诊断骨骺损伤有极大的优势。正常骺板为透明软骨，在T_2WI上表现为高信号，骺板纤维桥和骨桥表现为连接骨骺和干骺端跨越骺板的低信号区。骺板急性断裂表现为高信号内的相对线性低信号。干骺端及骨骺骨折在T_1WI上为线性低信号，在T_2WI脂肪抑制像上为高信号影。

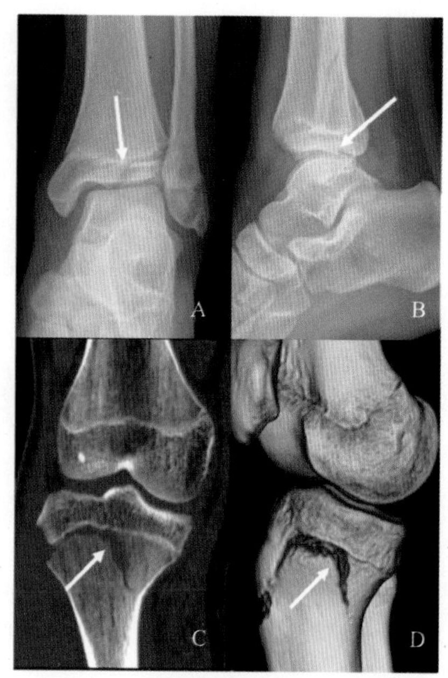

图 3-10　骨骺损伤 X 线、CT 表现

图A正位、图B侧位：胫骨下端骨骺损伤（Ⅳ型，箭示）；图C 冠状位重组图像、图D 三维重建图像：胫骨上端骨骺损伤（Ⅲ型，箭示）

二、颅脑外伤（颅骨骨折）

颅脑外伤是外界暴力直接或间接作用于头部所造成的损伤，包括头皮和软组织损伤、颅骨损伤和颅内组织损伤。头颅是多块骨相互连接形成的一个近似半球形的封闭结构。颅骨骨折指其中一块或多块发生部分或完全断裂，多由于钝性冲击引起。

颅骨骨折按骨折部位分为颅盖与颅底骨折；按骨折形态分为线形骨折、凹陷骨折、粉碎骨折、洞形骨折及穿透性骨折；按骨折与外界是否相通，分为开放性与闭合性骨折。开放性骨折包括颅底骨折伴有硬脑膜破裂而伴发外伤性气颅或脑脊液漏。

颅骨分为颅盖和颅底两部分，半球形的颅盖受到压力后可整体变形，骨折线的位置和方向与暴力方向有关。颅骨内外板均有破裂则形成局部凹陷及外周环状及线形骨折，严重时骨折片可陷入颅腔，形成粉碎凹陷性或洞形骨折。颅盖骨折最常见的并发症是出血，积聚于颅骨与硬膜之间的血肿称硬膜外血肿。其他并发症包括硬膜下血肿、蛛网膜下腔出血、脑内血肿、脑室出血、气颅、脑水肿或脑肿胀、脑挫裂伤等。颅底骨折因其复杂的形态结构和毗邻关系导致骨折线相对隐匿，可能引发的并发症包括视神经损伤、听骨链断裂、迷路瘘等。

X线平片对显示颅骨骨折作用有限，CT扫描不仅能清楚显示头颅各部位的骨折、骨折并发的血肿情况，还可了解有无脑损伤，故有重要价值。MRI对颅骨骨折的显示不如CT，仅用于重点观察颅内情况（图3-11）。

三、四肢骨折

四肢骨，分别由肢带骨和自由肢骨组成。上肢带骨包括肩胛骨和锁骨；下肢带骨即髋骨，是不规则骨；自由肢骨为长、短管状骨。四肢骨骨折根据患者个体体质、解剖结构、所受创伤机制不同，形成不同的骨折类型。临床上，患者一般均有明显的外伤史，并有局部持续性疼痛、肿胀及功能障碍，还可出现肢体局部畸形。

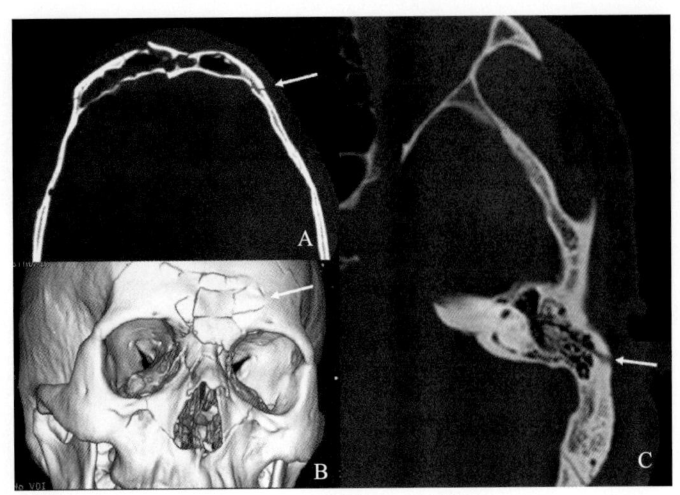

图 3-11　颅骨骨折 CT 表现

图 A　CT 轴位：额骨线形骨折（箭）；图 B　CT 骨三维成像：额骨多发骨折（箭）；
图 C　CT 轴位：左侧乳突线形骨折（箭）

（一）上肢骨折

1. 锁骨骨折　锁骨为长管状骨，呈横“S”形位于胸骨柄与肩峰之间，是连接上肢与躯干之间的唯一骨性支架。锁骨近段为管状，弓向前方弯曲，远端扁平，弓向后方弯曲。锁骨骨折多发生在儿童及青壮年。直接外力或传导暴力和剪切应力均可造成骨折。幼儿多为青枝骨折。根据骨折发生的部位分为内 1/3 骨折、中 1/3 骨折、外 1/3 骨折三型，其中中 1/3 骨折最多见，占 75% ~ 80%。另外根据骨折移位情况分为青枝骨折、错位性骨折、粉碎性骨折。

（1）临床表现　局部肿胀、皮下瘀血、局部压痛或有畸形，伤侧肢体活动受限，骨折近段上翘，上臂连通肩部下垂，上臂贴胸不能活动，常用健手托扶患肘。患儿骨折头常常偏向患侧。触诊除骨折处压痛外，可触及骨摩擦音及锁骨的异常活动。

（2）X 线表现　①青枝型骨折：儿童多见。在外力的作用下，锁骨上皮质断裂，下缘凹折成角，不发生错位；移位不明显者难以明确诊断，可于伤后 5 ~ 10 天复查摄片，常可见骨痂形成；②错位型骨折：强大外力使骨折端分离、错位、重叠或成角，由于胸锁乳突肌的牵拉，使骨折近端向上移位（图 3-12）；③粉碎型骨折：远折端向内移位时可使碎骨片由水平变为直立，极易刺破锁骨下动脉或压迫神经引起症状。

（3）CT 表现　CT 检查能清楚地显示骨折的部位和移位的程度，尤其对外侧段关节面骨折的显示优于 X 线检查。对于锁骨骨折怀疑合并血管损伤者，CT 血管造影对诊断损伤的部位以及性质有帮助。

2. 肩胛骨骨折　多为直接暴力打击所致，如砸伤或摔伤。有明确的外伤史。

（1）临床表现　患侧肩部肿胀，疼痛，上臂活动受限。

（2）X 线表现　常规检查方法是肩胛骨前后位及侧位切线位，一般 X 线平片能显示透明骨折线、移位

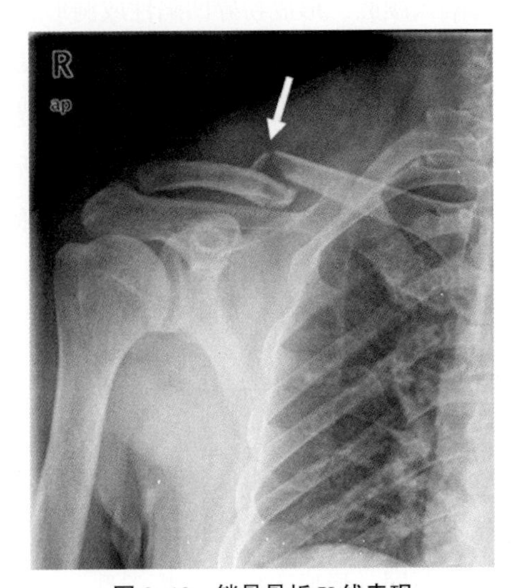

图 3-12　锁骨骨折 X 线表现

右侧锁骨骨折，伴近折端明显向上移位（箭）

情况（图 3–13A），但当胸廓遮挡严重时，需行 CT 检查。按解剖分类可分为肩胛骨体部骨折、肩胛颈部骨折、肩胛冈骨折、肩胛盂骨折、喙突骨折和肩峰骨折，临床常为混合骨折。肩胛骨体部骨折是肩胛骨骨折的常见类型，多为粉碎性骨折，肩胛骨体部骨折线可为斜行、纵行或星形，亦可贯通至肩胛冈。由于肩胛骨被肌肉、筋膜紧紧包裹，骨折移位多不明显。按稳定程度又可分为：①稳定的关节外骨折：包括肩胛体骨折和肩胛骨骨突部位骨折、肩胛颈骨折，即使有一定的移位，也属关节外稳定骨折；②不稳定的关节外骨折：肩胛颈骨折合并喙突肩峰或合并锁骨骨折；③关节内骨折：为肩盂的横行骨折或大块的盂缘骨折，常合并肱骨头脱位或半脱位。

（3）CT 表现 多排螺旋 CT 扫描能更好显示肩胛骨骨折的详细情况，结合骨 MPR、VR 等后处理技术，除发现 X 线平片不易观察的骨折外，更能直观地显示骨折线、骨碎片移位程度、累及邻近关节情况等（图 3–13B）。

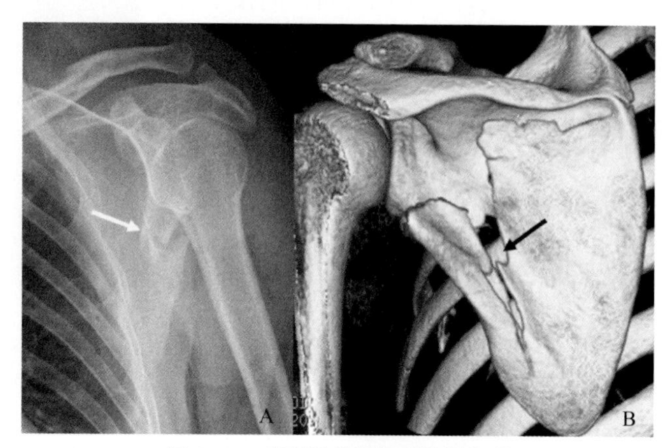

图 3–13 肩胛骨骨折的影像学表现

图 A X 线平片：左侧肩胛骨骨折（箭）；图 B 骨三维重建图像：右侧肩胛骨多处骨折，伴有分离（箭）

3. 肱骨外科颈骨折 是指发生在肱骨大结节下部与胸大肌止点上部的骨折。肱骨外科颈位于解剖颈下方 2 ~ 3cm，是肱骨头松质骨和肱骨干皮质骨交界的部位，创伤后易发生骨折。受伤机制有直接外力，如暴力直接作用于肩部或跌扑时肩部着地；间接外力，如跌倒时手或肘部着地，外力传导至肱骨近段，由于颈干角存在使受力集中于外科颈引起骨折。

（1）临床表现 肩部明显疼痛、肿胀，皮肤可见瘀斑出现；压痛和伤肢纵轴叩击痛，肩关节活动功能受限，患肢紧贴胸壁。骨折有错位时，患肢较健侧略短，可有外展或内收畸形。

（2）X 线表现 常用投照体位包括肩关节正位片、肩胛骨切线位片，以及必要时腋位片。骨折可分为内收或外展型、伸展型和屈曲型等三个类型。

1）内收或外展型骨折：此型最常见。X 线正位片：内收型：外侧皮质分离，内侧皮质嵌插或重叠（图3–14）；外展型：内侧皮质分离，外侧皮质嵌插。侧位片上均无明显向前或向后成角、错位改变，肱骨外科颈骨折常合并肱骨大结节骨折，表现为撕脱的蝶

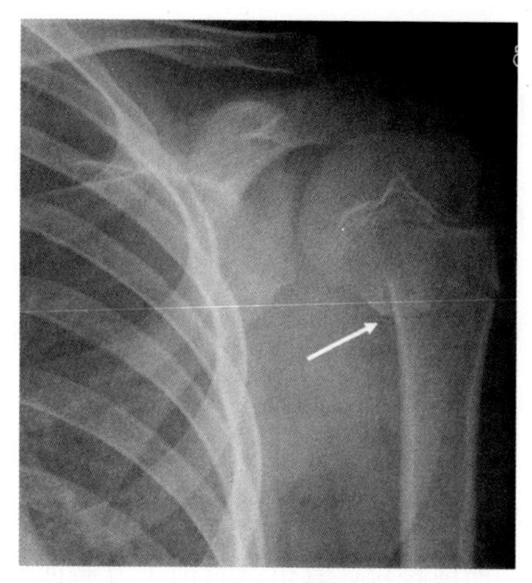

图 3–14 左肱骨外科颈骨折 X 线表现

左侧肱骨外科颈骨折，骨折远断端内收，两断端向外侧成角（箭）

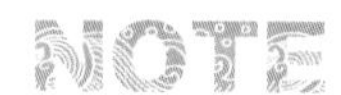

形骨折片。

2）伸展型骨折：是间接外力引起的骨折，多由伤员向后跌倒后用手撑地，间接外力由后下斜向前上，传至外科颈引起骨折。X线特点为骨折线横行，骨折向前成角，远折端向前错位，肱骨头后倾，关节面向后。

3）屈曲型骨折：此型为较少见的间接外力引起的骨折，由患者向前跌倒用手撑地，间接外力由前下向后上至外科颈引起骨折。X线特点为骨折向后成角畸形，远折端向后上移位。

（3）CT表现　可以显示肩关节诸组成骨形态改变（有无骨折）、相互位置改变（有无关节脱位、半脱位）以及骨折对位对线、碎骨片移位等情况。

4. 肱骨干骨折　指肱骨外科颈以下2cm至肱骨髁上2cm之间的骨折。多发于骨干的中部，其次为下部，上部最少。直接暴力是最常见原因，多引起粉碎或横断骨折；间接暴力如摔倒时手、肘撑地，骨折发生于中下1/3处，多为斜形或螺旋形骨折。

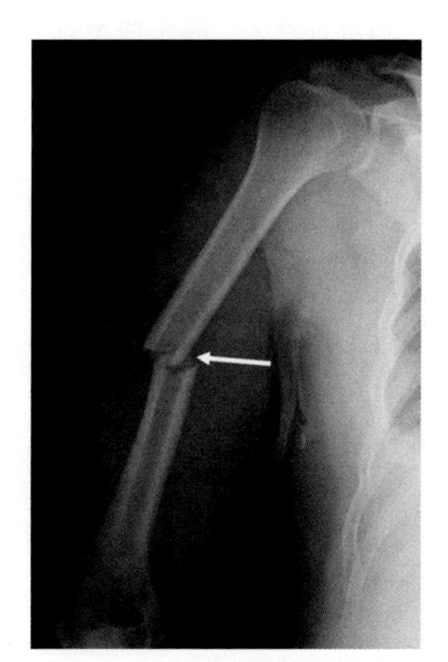

图3-15　右肱骨干骨折X线表现

右肱骨干中段横形骨折，远折端向内移位，断端向外成角（箭）

（1）临床表现　患臂肿胀、疼痛、不能抬举，畸形，反常活动等；中下1/3骨折易合并桡神经损伤，影像学检查时应避免移位。

（2）X线表现　X线平片即可诊断肱骨干骨折，可见横行、斜行、螺旋形或粉碎性骨折线。肱骨干骨折，由于骨折部位肌肉附着点同暴力作用方向及上肢体位的关系，可有不同的移位、旋转情况（图3-15）。

（3）CT表现　由于肱骨干可能损伤肱动脉，对怀疑有血管损伤的患者，CT对判断损伤的有无和损伤的程度有较大的帮助。

5. 肱骨髁上骨折　发生在肱骨远端内、外上髁上方的骨折。多因间接暴力所致，常发生于运动伤、生活伤和交通事故。根据暴力来源及方向可分为伸直型、屈曲型和粉碎型。其中以伸直型最多见。

（1）临床表现　肘部肿胀，疼痛，肘部畸形，功能障碍，髁上部位压痛明显，并可触及骨擦感和反常活动。肘关节骨性标志肘后三角关系正常。

（2）X线表现　肘关节正、侧位片可显示骨折的类型和移位程度。

1）伸直型：跌倒手撑地时肘关节呈半屈曲或伸直状态，暴力经前臂作用于肱骨下端，使骨折远端向后移位，骨折线为前下至后上斜行，骨折常向前成角。

2）屈曲型：与伸直型相反，跌倒时肘关节屈曲，肘后着地，暴力自下而上，尺骨鹰嘴直接撞击肱骨髁部，使骨折远端向前移位，骨折线自前上方斜向后下方，骨折常向后成角（图3-16）。

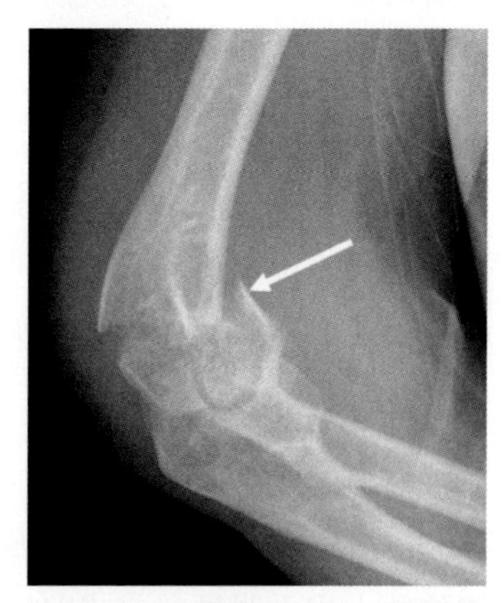

图3-16　肱骨髁上骨折X线表现

骨折远端向前移位，骨折常向后成角（屈曲型）

6. 肱骨髁间骨折　发生在肱骨内外髁之间及其邻近部位的

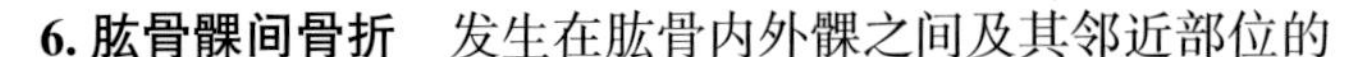

骨折。多见于青壮年严重的肘部损伤，常为粉碎性。根据外力的作用方向及骨折的移位情况及形状，可分为伸展型及屈曲型。

（1）临床表现　肘部剧烈疼痛，压痛明显，明显肿胀伴畸形，肘关节呈半屈曲位，前臂处于旋前位，伸展、屈曲和旋转功能受限，肘后三角骨性标志改变；触诊有骨擦音等。

（2）X 线表现　①伸展型：跌倒时肘伸直位撑地，暴力经尺骨向上撞击使肱骨内外侧髁骨折，骨折近端向前移位，远端分裂为两块或多块向后方移位；②屈曲型：跌倒时肘关节在屈曲位直接着地，尺骨鹰嘴尖端撞击内外侧髁间，使其分裂成数块，骨折近端向后移位，骨折线可分为 T 形和 Y 形，或三块以上粉碎性骨折（图 3–17）。

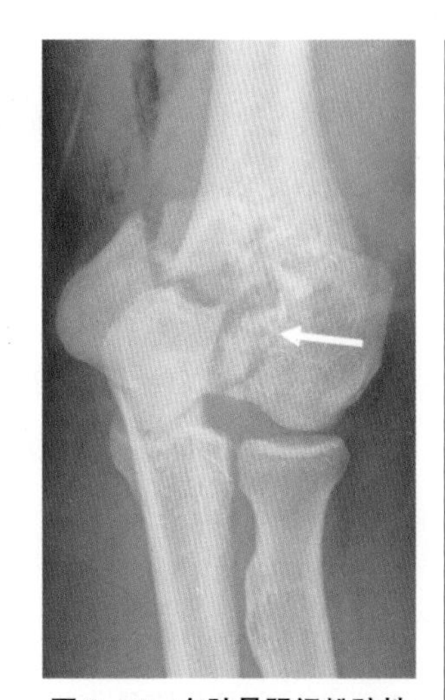

图 3–17　左肱骨髁间粉碎性骨折 X 线表现

左肱骨髁间粉碎，骨折线波及关节面（屈曲型）

7. 尺骨鹰嘴骨折　是发生在尺骨近端鹰嘴的关节内骨折。成年人较常见。除少数尺骨鹰嘴尖端撕脱骨折之外，大多数骨折线波及尺骨近端半月状关节面。骨折原因主要有间接暴力，如摔倒时肘关节处于半屈曲状态，肱三头肌猛烈收缩，致鹰嘴撕脱骨折；直接暴力作用肘后部，如摔倒时肘关节直接着地，可造成粉碎骨折。

（1）临床表现　尺骨鹰嘴部有肿胀、疼痛及关节内出血和渗出，明显压痛，骨折部位可触及凹陷，肘关节功能障碍，屈曲活动后疼痛加重。

（2）X 线表现　X 线平片可显示横行、斜行和粉碎性骨折，横形骨折多见。撕脱骨折常发生于肱三头肌腱止点处，断端可受牵拉向上移位。儿童创伤时，骺板的存在使判断骨折或骨骺分离产生困难，此时可摄健侧片对比观察（图 3–18A）。

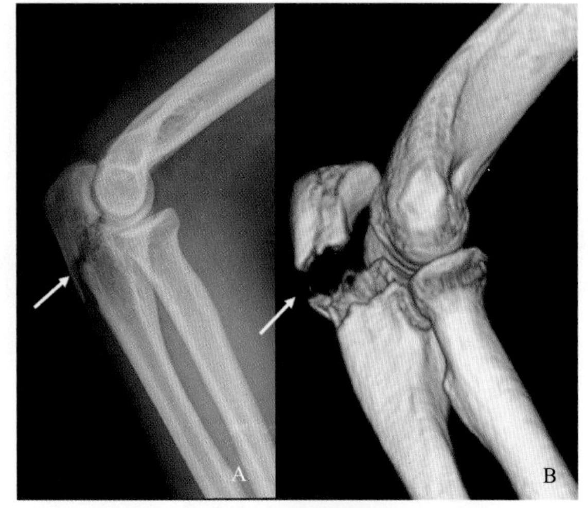

图 3–18　尺骨鹰嘴骨折 X 线、CT 表现

图 A　X 线侧位片；图 B　CT–VR 图

（3）CT 表现　多排螺旋 CT 扫描多平面重建对撕脱骨折具有较大优势，可清楚显示撕脱的骨碎片；三维重建可直观显示粉碎性骨折骨碎片的移位情况（图 3–18B）。

8. 前臂骨折　发生于尺骨、桡骨的骨折，可分为尺桡骨双骨折、桡骨干单骨折、尺骨干单骨折、尺骨上段骨折合并桡骨小头脱位（Monteggia 骨折）、桡骨下段骨折合并下尺桡关节脱位（Galeazzi 骨折）、儿童青枝骨折等。

（1）临床表现　为局部肿胀、疼痛、畸形，骨折移位时可有骨擦音及异常活动，前臂活动障碍，可伴有正中神经、尺神经和桡神经损伤。X 线平片可了解骨折类型及移位情况。摄片应包括肘腕关节以及正侧位，以了解有无旋转移位及上下尺桡关节脱位。

（2）X 线表现

1）尺桡骨双骨折：可发生重叠、成角旋转及侧方移位等。①直接暴力：如打击、砸伤等引起，骨折线呈横形或粉碎形，两骨的骨折线多位于同一平面（图 3–19）；②间接暴力：如跌倒时手掌触地，暴力向上由桡骨经骨间膜传达至尺骨，引起尺桡骨双骨折，骨折水平桡骨高于尺骨，桡骨骨折线多呈横行，尺骨骨折线则多为斜行；③扭转暴力：如前臂被机器绞伤，或跌倒时身体向同一侧倾斜，前臂过度旋前或旋后，受扭转外力造成双骨螺旋性骨折，骨折部位不在同一水平，骨折线呈螺旋形、短斜形。

2）桡骨干单骨折：较少见，因有尺骨支持，骨折端重叠移位较少，主要发生旋转移位。由于桡骨远、中、近段分别有旋前方肌、旋前圆肌及旋后肌附着，所以不同部位桡骨骨折的旋转移位状况不同。上中段 1/3 骨折时，骨折近端旋后，远端相对旋前；中下段 1/3 骨折，近端则无明显旋后。

3）尺骨干单骨折：少见，多发生在尺骨下 1/3 处，由直接暴力所致，如物体向头面部袭来时反射性地抬起上肢保护头部，外物打在尺骨上引起骨折（或称警棍骨折 night stick fracture）。因有桡骨支持，骨折端重叠移位较少；下 1/4 段骨折时，骨折远端可有旋后畸形。

4）Monteggia 骨折（孟氏骨折）：尺骨上段骨折合并桡骨小头脱位，较常见，多发生于儿童，亦可见于成人。

5）Galeazzi 骨折（盖氏骨折）：桡骨下段骨折合并下尺桡关节脱位，较少见。

6）儿童前臂青枝骨折：表现为骨皮质的皱缩、隆起（图 3–20）。

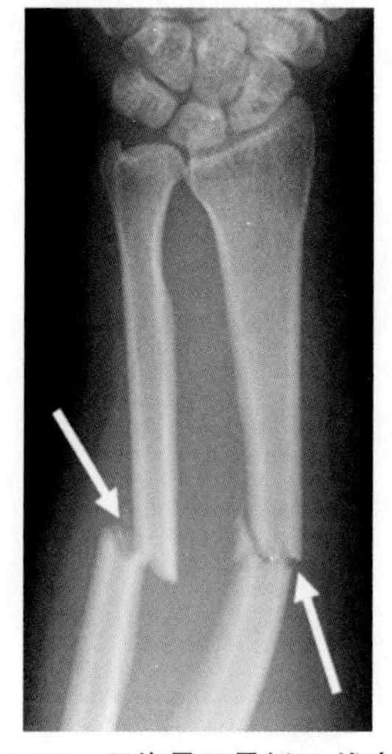

图 3–19　尺桡骨双骨折 X 线表现

尺骨、桡骨骨折（箭）

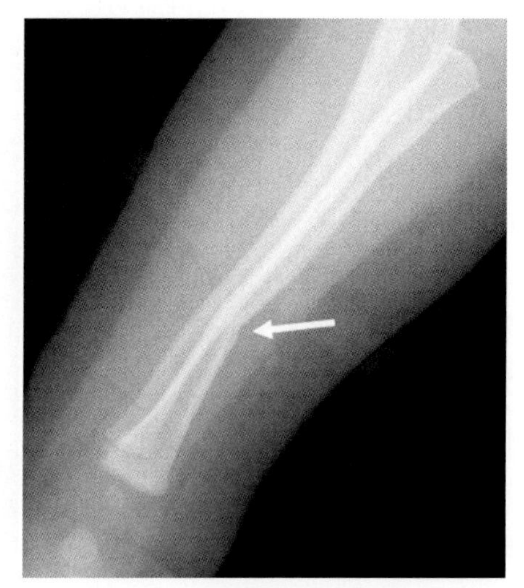

图 3–20　桡骨青枝骨折 X 线表现

左侧桡骨中下段骨皮质凹陷（箭）

9. Colles 骨折　是指发生于桡骨远端，骨松质与密质骨交界处，距关节面 2 ~ 3cm 以内的骨折，是最常见的腕部骨折，多见于骨质疏松的老年人。Colles 骨折受伤机制是摔倒时，肘部伸展，前臂旋前，腕关节背伸，手掌侧触地所致。

（1）临床表现　腕部剧痛，功能障碍，局部肿胀明显，手指呈半屈曲位，不敢握拳；其典型体征为“餐叉状”畸形（骨折远端向背侧移位）、“枪刺状”畸形（骨折远端向桡侧移位）。

（2）X 线表现　骨折线发生于桡骨远端，距腕关节面 2 ~ 3cm 处，骨折线多呈横行，骨折远端向背侧移位，断端向掌侧成角畸形；有的骨折断端嵌插，表现为横行的高密度线；常伴有尺骨茎突骨折或下尺桡关节分离（图 3–21）。老年患者骨折常呈粉碎性并可波及关节面。

10. Smith 骨折　此型少见，骨折发生机制与 Colles 骨折相反，亦称反 colles 骨折。多为直接暴力打击所致，如撞击性外伤、跌倒时腕背部着地所引起，致使暴力从腕背侧而来，迫使腕掌屈，骨折远端向掌侧近侧移位。

（1）临床表现　前臂远端肿胀、疼痛、压痛、局部活动功能障碍，腕部畸形与Colles骨折相反，骨折远端向掌侧移位，腕呈屈曲状。

（2）X线表现　桡骨远端横断骨折，骨折远端向掌侧移位，常发生桡腕关节向前脱位（图3-22）。

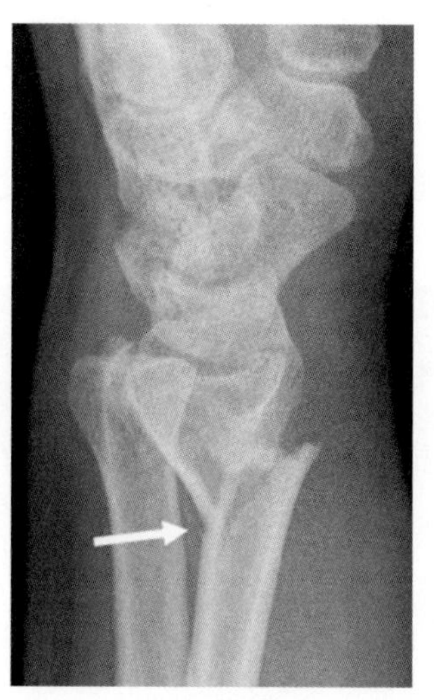

图3-21　Colles骨折X线表现

桡骨远端骨折，向背侧移位，断端向掌侧成角畸形（箭）

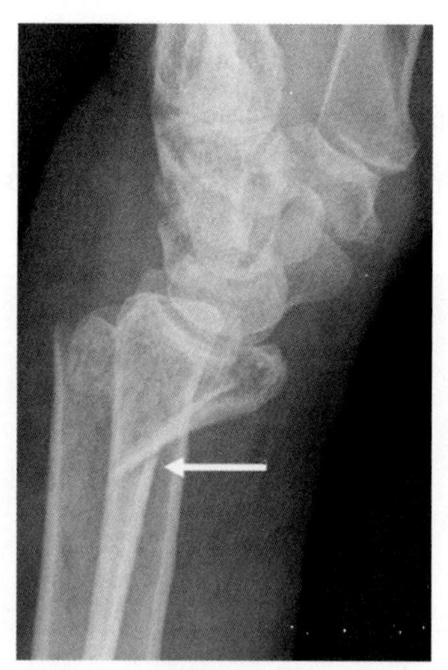

图3-22　右腕Smith骨折X线表现

桡骨骨折远端向掌侧移位，断端向背侧成角畸形（箭）

11. 舟骨骨折　是最常见的腕骨骨折。腕骨有两排，其中舟骨靠近桡侧，向前跌倒时，手臂前伸，手掌鱼际着地，腕部受力背伸桡偏，舟骨受压于桡骨与头状骨之间，易致骨折。多见于青壮年。

（1）临床表现　局部肿胀、疼痛、腕关节活动受限，鼻烟窝处及舟骨结节处有压痛，纵向挤压拇指诱发疼痛，腕背伸时疼痛加剧。

（2）X线表现　骨折线为横行或斜行。按骨折发生部位可分为舟骨中段骨折、近段骨折和结节部骨折。若骨折没有移位时，早期X线平片可表现阴性，应在两周后再摄片复查，因伤后骨折处骨质吸收，骨折线增宽而能显示。由于舟骨的解剖结构及血供特点，近段骨折易致缺血性坏死，表现为局部骨密度增加、变形。

（3）CT表现　若X线平片显示阴性但临床表现明显，可进行CT检查，以了解X线平片不能显示的骨折线。CT表现为：①舟骨结节的骨皮质断裂；②舟骨结节部或关节间隙内的小游离骨折片；③舟骨一侧或两侧关节面骨皮质出现中断或有垂直于关节面的细小裂隙、皱折、台阶样改变等。此外，CT对了解舟骨骨折的愈合情况亦优于X线平片。舟骨近端骨折愈合差，而中段与结节部较好。如果骨端出现囊变或疏松现象，则为迟延愈合征象；如分离明显，硬化带出现，则为不愈合征象；若骨密度增加、变形明显，则可能发生缺血性坏死（图3-23）。

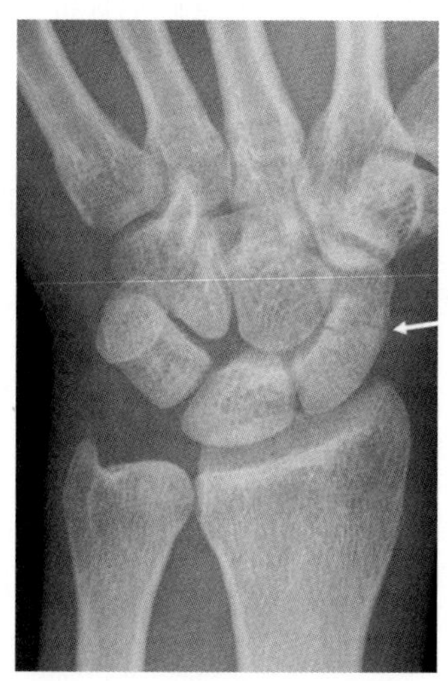

图3-23　舟骨骨折X线表现

NOTE

12. 掌骨、指骨骨折　常为直接暴力所致。根据部位分为：掌骨头、掌骨干、基底部骨折；指骨头、指骨干、指骨基底部骨折。

（1）临床表现　局部肿胀、疼痛、功能障碍等。

（2）掌骨骨折 X 线表现　掌骨头骨折多由直接暴力所致，如握拳击打，掌骨头直接承受暴力，多发生于第 2、5 掌骨头，可有斜行、纵行、横行及粉碎多种类型，骨折线可波及关节面；掌骨干骨折多发生于第 3、4 掌骨，呈横形或斜形、螺旋形或粉碎性骨折，可有缩短、旋转、向背侧成角；第 1 掌骨基底部骨折伴腕掌关节脱位（Bennett 骨折），多为间接外伤，骨折线位于基底部掌侧，第 1 掌骨近端凹形关节的一半骨折，骨块留在关节内，另一半基底部向桡侧脱位。骨折极不稳定，固定困难，易再次错位，畸形愈合将影响手部功能（图 3–24）。

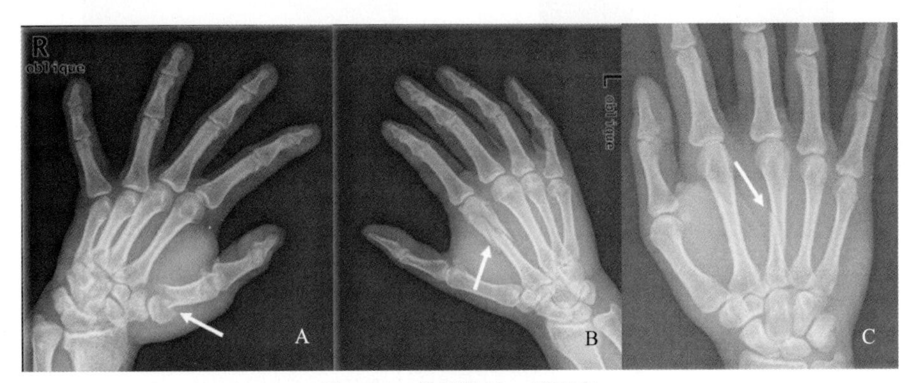

图 3–24　掌骨骨折 X 线表现

图 A Bennett 骨折（箭）；图 B 第 2 掌骨头部骨折（箭）；图 C 第 3 掌骨干骨折（箭）

（3）指骨骨折 X 线表现　可分为近节、中节、远节指骨骨折。

1）近节指骨骨折：近端受骨间肌牵拉向掌侧移位，两断端向掌侧成角。

2）中节指骨骨折：多为基底部骨折，若骨折线位于指浅屈肌腱附着点近侧，远端掌屈，两断端向背侧成角；若位于浅腱止点远侧的骨折，近端牵向掌侧，两断端则向掌侧成角。

3）远节指骨骨折：①甲粗隆骨折：多为粉碎性（挤压）横行斜行；②指骨干骨折：多呈挤压、开放性、横行、纵行或粉碎性骨折；③基底部骨折：若位于关节外基底部骨折，骨折线多呈横行，远端掌屈，并向背侧成角，若位于关节内的基底部骨折，常并发远侧指间关节脱位或半脱位（图 3–25）。

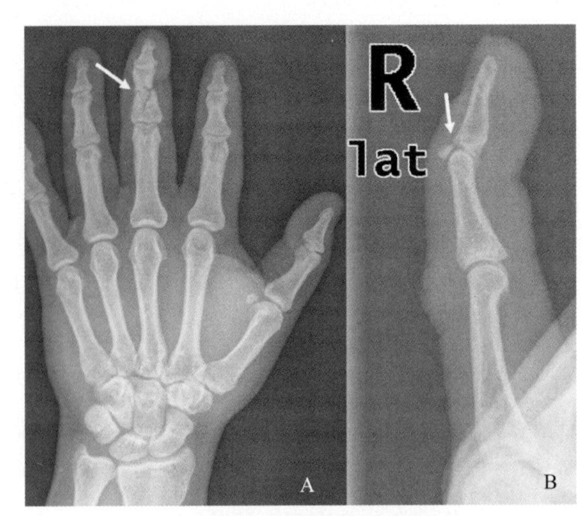

图 3–25　指骨骨折 X 线表现

图 A 中节指骨骨折；图 B 远节指骨骨折

（二）下肢骨折

1. 股骨头骨折　发生于股骨头的骨折，为间接暴力所致，多见于老年人，常发于髋关节脱位。

（1）临床表现　患肢局部疼痛或有压痛，功能障碍。合并有股骨头内下方或上部骨折，亦可呈粉碎性骨折。

（2）X 线表现　X 线平片较易显示透明骨折线。对髋关节脱位者 CT 检查可发现 X 线平片不易显示的骨折线。对股骨头骨折，影像学诊断不难，需注意的是，股骨头骨折发生后，由于其解剖结构特点，容易导致其血供中断，产生股骨头缺血性坏死。

2. 股骨颈骨折 是指股骨头下至股骨颈基底部之间的骨折，属关节囊内骨折，老年人常见。骨折大都为间接暴力所致，主要为外旋暴力，如平地跌倒、下肢突然扭转等。发生于青壮年的股骨颈骨折，多由强大的直接暴力，如车辆撞击或高处坠落造成，常合并有多发性损伤。

（1）临床表现 多具有外伤史，伤后髋部疼痛，腹股沟中点附近有压痛和纵轴叩击痛，髋关节功能障碍。错位型骨折，患肢屈髋屈膝或呈内收、45°～60°的外旋畸形、患肢短缩畸形。无错位的骨折，伤后短期患者局部疼痛肿胀较轻，仍可以行走，除局部剧痛之外，体征很少，数日后疼痛可加重，逐渐行走困难。

（2）X 线表现 分为嵌入型骨折和错位型骨折。

1）嵌入型：为无错位的压缩骨折。骨折线与水平线夹角较小，股骨头外展，骨折上部嵌插，头与颈呈外展关系，侧位片示股骨头无移位和旋转，可见模糊的致密骨折线，局部骨小梁中断，骨皮质出现较小成角或凹陷。此型最为稳定（图 3–26）。

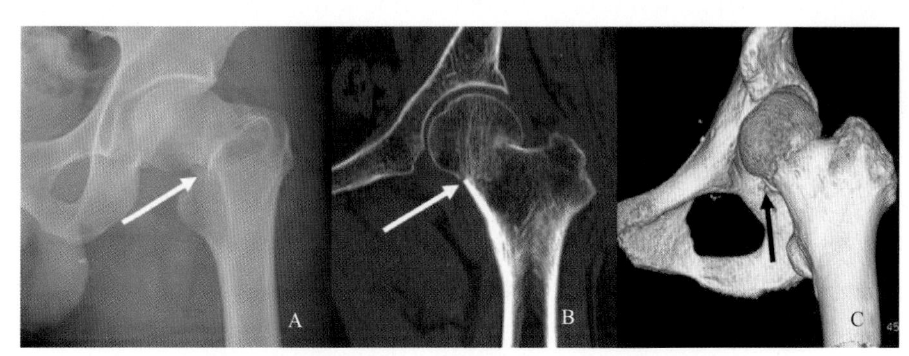

图 3–26 股骨颈骨折（嵌入型）X 线、CT 表现（箭）

图 A X 线平片；图 B CT 冠状位重组；图 C CT 三维重建

2）错位型：多见，骨折断端旋转和完全错位。错位型按骨折部位又可分为：①头颈型：最常见，约占错位型的 90%，骨折线从颈的上缘股骨头下开始，向下至股骨颈中部，骨折不稳，远折端易向上错位（图 3–27A）；②头下型：少见，骨折线位于股骨头颈交界处，骨折后股骨头可完全游离，该型易致旋股内、外侧动脉的营养支损伤，股骨头血液循环中断，极易产生缺血性坏死（图 3–27B）；③颈中型：骨折线位于股骨颈中部，成人少见，可见于儿童。

（3）CT 表现 MPR 对嵌入型骨折具有较大优势，可显示 X 线平片显示不清的骨折线以及断端嵌入的情况；对于错位骨折、粉碎骨折，VR 可直观显示骨折移位、成角以及骨碎片游离情况，对手术治疗提供帮助。

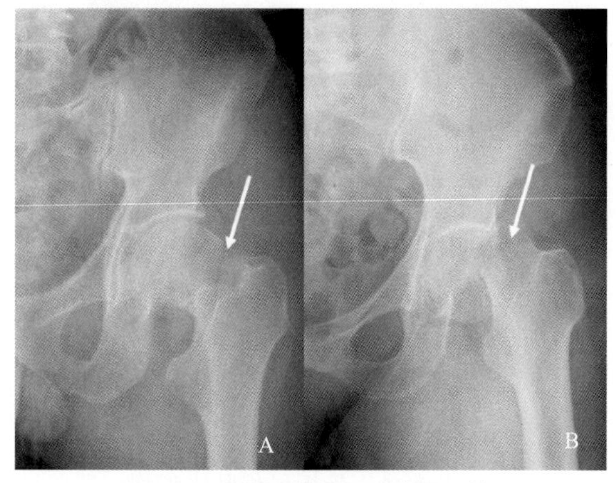

图 3–27 股骨颈骨折 X 线表现（箭）

图 A 头颈型骨折；图 B 头下型骨折

3. 股骨转子间骨折 又称为股骨粗隆间骨折，发生于大、小转子间的骨折，是老年人常见的低能量损伤。转子间位于股骨干与股骨颈的交界处，是骨质疏松的好发部位，同时承受剪式应力也最大，容易发生骨折。转子间骨折多数发生在患侧方向的跌倒，身体旋转，在过渡外展或内收位着地，髂腰肌、臀中小肌反射性收缩，或跌倒时侧方倒地，大转子直接撞击，引发转子间骨折。

（1）临床表现　局部疼痛、转子间压痛、肿胀、瘀斑、患肢不能活动、短缩，外旋畸形明显，叩击足跟引起患处剧烈疼痛。

（2）X线表现　一般X线平片即可诊断。骨折可分为稳定型和不稳定型。①稳定型：骨折线从大转子斜向内下方到小转子，此型较多见；②不稳定型：骨折线方向与上相反，从小转子向外下达大转子下方，骨折近端外展外旋向外错位，骨折远端内收、向内上方移位，此型少见（图3–28）。

4. 股骨干骨折　指自股骨小转子下至股骨髁上2～5cm的股骨骨折。骨折多数由强大直接暴力所造成，如撞击伤、重物砸伤、辗压伤、高处坠落伤或火器伤等。骨折发生的部位以股骨干中下1/3交界处最为多见。

（1）临床表现　为伤后肢体剧痛、肿胀明显、有异常活动，患肢短缩、畸形，髋膝不能活动。可有骨擦音或骨擦感，或局部皮肤剥脱。

（2）X线表现　骨折多为粉碎、横行、斜形或螺旋形，断端可明显错位、短缩或成角。股骨干骨折部位不同断端移位情况有所不同：①股骨干上1/3骨折时，骨折近端因受髂腰肌，臀中、小肌及外旋肌的作用，而产生屈曲、外展及外旋移位；骨折远端向后、向上、向内移位，产生向外成角和缩短畸形（图3–29）；②股骨干中1/3骨折时，远折端受内收肌的作用，骨折向外成角；③股骨干下1/3骨折时，由于膝后方关节囊及腓肠肌的牵拉，骨折远折端多向后成角，严重者可压迫损伤腘动、静脉。

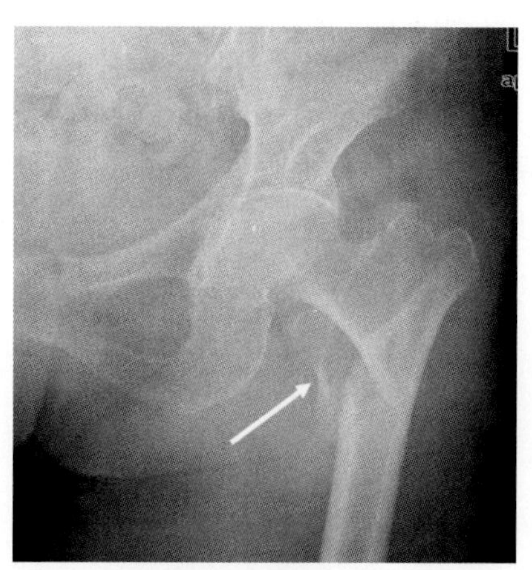

图3–28　左股骨粗隆间骨折X线表现

骨折远断端向上移位（箭）

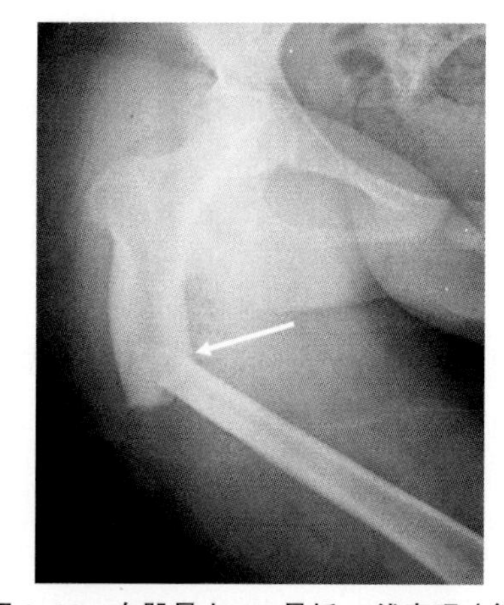

图3–29　右股骨上1/3骨折X线表现（箭）

5. 股骨髁上骨折　指发生在股骨内外髁至股骨干干骺端连接部的骨折，在关节面以上约9cm。属关节囊外骨折，大多数年轻人病例为交通伤或高处坠落等高能损伤所致，老年病例，常由于屈膝位滑跌等低能量损伤引起。

（1）临床表现　骨折局部肿胀疼痛，股骨髁上部环状压痛及传导叩击痛，骨折远端侧向移位，伴有膝关节功能障碍。

（2）X线表现　股骨髁上骨折分屈曲型和伸直型。①屈曲型：多见，骨折线可为横形或斜形，后者骨折线多为由后上斜向前下走行；②伸直型：少见，亦可为横形或斜形，后者骨折线则由前上至后下斜行（图3–30）。此外，亦可见粉碎性骨折。

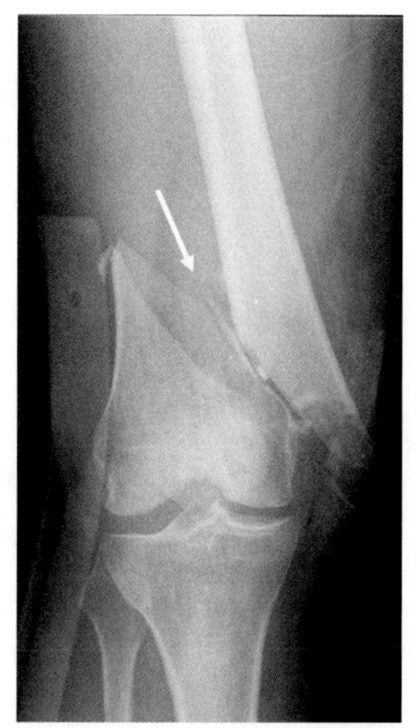

图3–30　股骨髁上骨折X线表现

骨折断端明显移位（箭）

6. 髌骨骨折　最为常见，好发于中壮年，直接暴力、间接暴力均可造成髌骨骨折。

（1）临床表现　髌骨局部肿胀、疼痛、膝关节不能自主伸直，常有皮下瘀斑。

（2）X线表现　膝关节侧位、轴位及斜位片可清楚显示，斜位可常规采用外旋45°位，以避免与股骨髁重叠。①粉碎性或星状骨折：此型骨折多为直接暴力作用于髌骨，因髌前、髌两侧腱膜和关节囊多保持完好，断端移位小或无移位；②横断骨折：多由于间接暴力，作用于股四头肌猛力收缩，所形成的牵拉性损伤，骨折近端被股四头肌牵拉向上移位，远端由髌韧带固定在下部，分离明显（图3–31）；③纵行骨折：少见，可疑髌骨纵行或边缘骨折。须拍轴位片，或行CT检查。

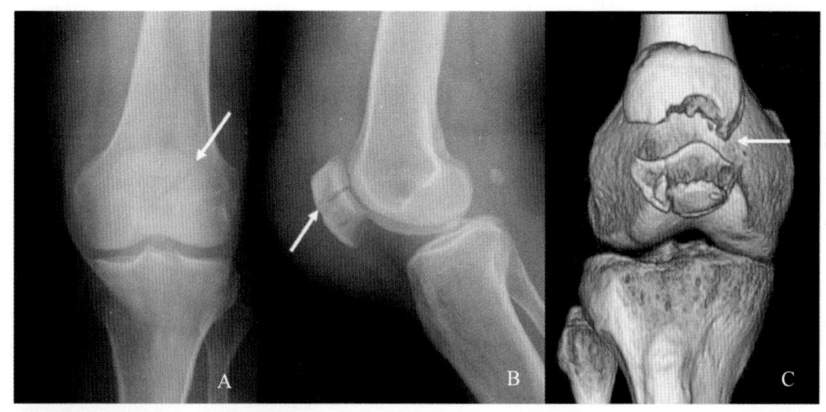

图3–31　髌骨骨折X线、CT表现（箭）

图A 正位；图B 侧位；图C CT三维重建

（3）CT表现　对X线平片不能显示的骨折线，CT检查具有较大优势。VR可以直观显示粉碎性骨折骨碎片情况；对于怀疑伴发韧带损伤者，可行MRI检查。

髌骨骨折应注意与二分髌骨相鉴别。二分髌骨，又称副髌骨，属于籽骨的一种先天性变异，多位于髌骨外上极，位于外缘及下缘者较少见。副髌骨与主髌骨之间的间隙较整齐，临床上局部无压痛。但如有髌骨的应力骨折则与副髌骨或其损伤较难区别。

7. 胫骨髁间骨折　临床又称为胫骨平台骨折，较为常见。青年人多发于撞击伤、高处坠落伤等高能量损伤；运动伤、摔伤等相对低能量损伤也可造成骨折，多发于骨质疏松的老年患者。胫骨髁间骨折为关节内骨折，骨折常波及胫骨近端关节面，严重者可合并有半月板及关节韧带损伤。因此，胫骨髁间骨折容易引起膝关节的功能障碍。

（1）临床表现　膝部明显肿胀、疼痛、功能障碍，可有膝内、外翻畸形等。

（2）X线表现 主要了解骨折的程度与特点。骨折线多从胫骨棘开始呈倒T形或Y形，胫骨平台断裂、塌陷。或可见胫骨近端纵行粉碎性骨折，亦可合并有腓骨小头骨折，或股骨内、外髁及胫骨内外髁的同时骨折。

（3）CT表现 对于X线平片骨折线不明显，内外侧关节面可疑塌陷的病人有很大的诊断价值。更有利于判断骨折粉碎及平台塌陷程度；怀疑伴血管损伤的患者，可进行CTA检查以评估血管受损程度（图3-32）。

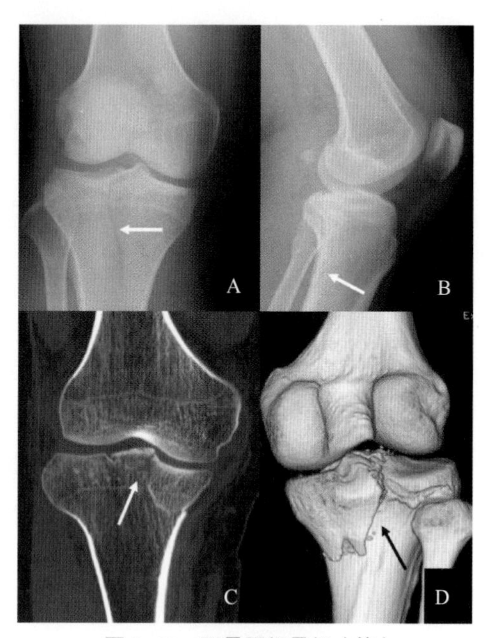

图3-32 胫骨髁间骨折（箭）

图A X线正位；图B X线侧位；
图C CT冠状位重组；图D CT三维重建

因骨折常合并软组织损伤，可选择MRI检查，除了有利于韧带及半月板损伤的诊断外，对于CT不能明确的隐匿性骨折，也有很大的诊断价值。

8. 胫腓骨干骨折 发生于胫骨、腓骨或胫腓骨同时受累的骨折。以胫腓骨双骨折最多，腓骨单骨折最少。直接暴力以重物打击、踢伤、撞击伤或碾轧伤等多见。间接暴力如高处坠落、旋转扭伤或滑倒等。

（1）临床表现 外伤后局部疼痛、肿胀，不能负重行走，严重者有成角畸形、骨擦音、异常活动。若腓骨单骨折时，或儿童青枝骨折，患者尚能行走。

（2）X线表现 ①胫腓骨双骨折：直接暴力所致骨折，其骨折线多位于同一平面，呈横形、斜形或粉碎性，间接暴力所致者，腓骨骨折线较胫骨高，为斜形或螺旋形，骨折端亦可发生重叠或旋转畸形（图3-33）；②胫骨干单骨折：常发生于中下1/3处，可表现为横形、斜形、螺旋形或粉碎性骨折，疲劳性骨折多发生于胫骨上1/3处，表现为横行致密骨带，周围可有骨膜反应；③腓骨干单骨折：较少见，表现为横形、斜形或粉碎性骨折。儿童则多为青枝骨折或裂纹骨折，后者表现为斜形或螺旋状裂纹，骨折端无移位。

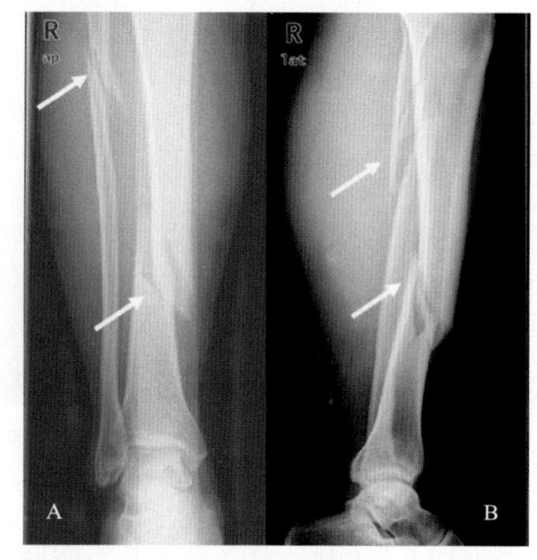

图3-33 胫腓骨多发螺旋骨折X线表现（箭）

图A X线正位片；图B X线侧位片

9. 踝部骨折 踝关节由胫腓骨下端的内外踝和距骨组成；胫骨下端后缘稍向后突出，称为后踝。踝部骨折为最常见的关节内骨折，多见于青壮年。踝关节的创伤包括关节扭伤、韧带撕裂、骨折、脱位等，常存在两种以上复合损伤。

踝部骨折多由间接外力引起，极少数由纵向挤压所致，如坠落伤、砸伤、辗压伤等。因踝部循环较差，又处于身体低位，损伤后尤易发生水肿，愈合及抗感染能力较差，恢复时间较长；骨关节损伤后易发生畸形和关节僵硬，主要畸形有踝关节跖屈畸形，严重影响患者的承重行走功能。

（1）临床表现　局部明显疼痛、肿胀，局部压痛，瘀斑，踝关节出现内翻或外翻畸形，活动障碍，或有骨擦感。

（2）X线表现　根据创伤机制可分为旋后－内收型、旋后－外旋型、旋前－外展型、旋前－外旋型以及垂直压迫等五大类型（Lange–Hanson分类）。X线表现：①旋后－内收型骨折：受伤时足处于旋后位，距骨在踝穴内受到强力内收，典型机制是内翻扭伤。分为2度，Ⅰ度：损伤在外侧副韧带，使外踝受牵拉产生外踝撕脱骨折（图3–34A）；Ⅱ度：因内踝受距骨挤压、撞击致内踝骨折。②旋后－外旋型骨折：常见，受伤时足处于旋后位，距骨受到外旋应力，以内侧为轴，发生向外后方的旋转移位，冲击外踝，使之向后外方脱位。分为4度，Ⅰ度：下胫腓韧带损伤；Ⅱ度：距骨体向外踝撞击，同时发生外踝斜行骨折（图3–34B）；Ⅲ度：Ⅱ度加后踝撕脱骨折；Ⅵ度：Ⅲ度加内踝骨折或三角韧带断裂。③旋前－外展型骨折：受伤时足处于旋前位，距骨受强力外展或外翻外力，内踝结构受强力牵拉，外踝受挤压外力。分为3度，Ⅰ度：内踝撕脱骨折（图3–34C）；Ⅱ度：为同时下胫腓韧带损伤；Ⅲ度：为Ⅱ度加外踝骨折。④旋前－外旋型骨折：受伤时足处于旋前位，踝骨受外旋应力，以外侧为轴，向前方旋转。以内踝受牵拉为主。分为4度，Ⅰ度：内踝撕脱骨折；Ⅱ度：Ⅰ度加下胫腓间韧带损伤；Ⅲ度：Ⅱ度加腓骨下段螺旋形或斜行骨折（图3–35A）；Ⅵ度：Ⅲ度加后踝骨折。⑤垂直压迫型骨折：高处坠落等垂直暴力所致；足跟垂直落地时，可致胫骨前缘骨折（图3–35B、C），伴踝关节向前脱位。如果暴力过大，可造成胫骨下关节面粉碎骨折。

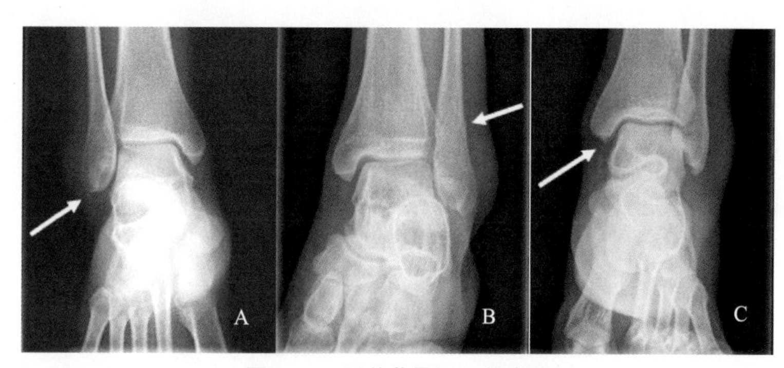

图3–34　踝关节骨折X线表现

图A 旋后－内收型Ⅰ度：外踝撕脱骨折（箭）；图B 旋后－外旋型Ⅱ度：外踝斜行骨折（箭）；
图C 旋前－外展型Ⅰ度：内踝撕脱骨折（箭）

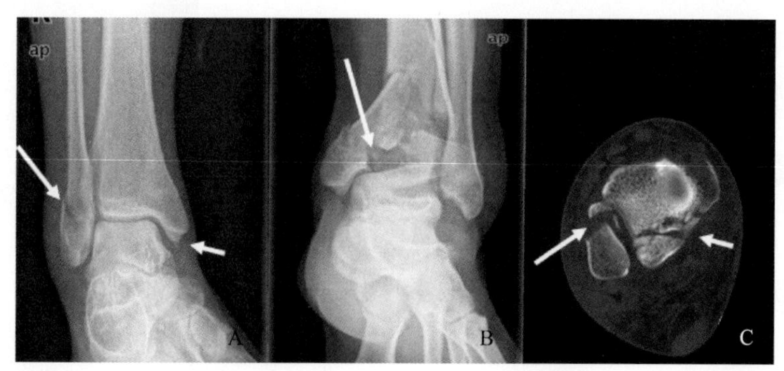

图3–35　踝关节骨折X线、CT表现

图A 旋前－外旋型Ⅲ度：内踝撕脱骨折（短箭）伴腓骨下段斜行骨折（长箭）；图B 垂直压迫型：胫骨下段粉碎性骨折累及关节面（箭）；图C CT轴位显示外踝（长箭）、后踝粉碎性骨折（短箭）

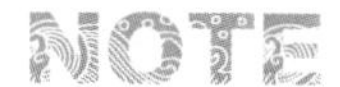

（3）CT表现 CT扫描可清楚显示各踝骨的骨折有无及移位情况，特别是结合骨三维成像，更能了解骨折累及关节面的情况。

10. 足部骨折 是指发生于足部距骨、跟骨、跖骨及趾骨部位的骨折。可由直接暴力如撞击伤或砸伤、间接暴力如高处坠落伤等所致。

（1）临床表现 骨折后除了局部肿胀、压痛，可伴有行走功能障碍外，不同部位还具有不同表现。距骨骨折后被动活动踝关节时距骨疼痛剧烈，明显移位或脱位时则出现畸形。跟骨骨折为跗骨最常见骨折，多见于高处坠落伤。局部可出现瘀斑，多见于跟骨内侧。严重者足跟部横径增宽，足弓变平，足部变长。跖骨、趾骨骨折时，前半足或趾骨部位肿胀、疼痛明显。跖骨颈疲劳骨折最初为前足痛，劳累后加剧，休息后减轻，2～3周后在局部可摸到有骨隆凸。由于没有明显的暴力外伤史，易被误诊。

（2）X线表现 根据骨折部位不同可拍摄踝部与跗骨正侧位，跟骨侧位、轴位片，跖、趾前半足正、斜位片，可以明确距骨、跟骨、跖骨及趾骨骨折的移位程度、类型以及有无合并其他骨折脱位。骨折线可为横行、斜行，压缩、塌陷或粉碎（图3–36）。若临床表现明显，X线平片未见确切骨折征时，需进行CT扫描。

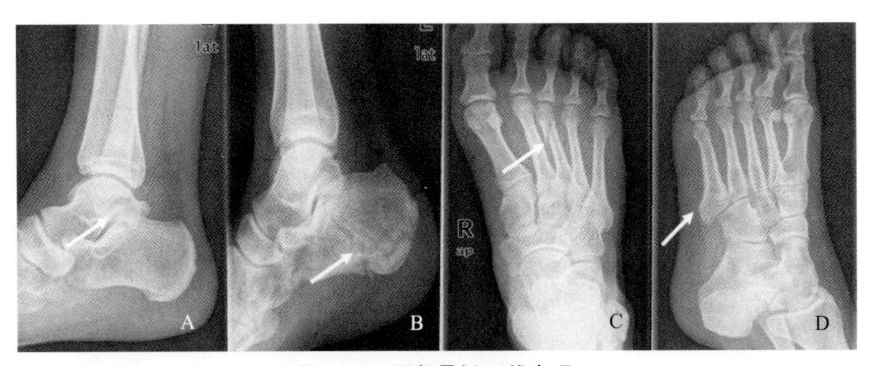

图3–36 足部骨折X线表现

图A 距骨骨折（箭）；图B 跟骨粉碎性骨折（箭）；图C 第3跖骨骨折（箭）；图D 第5跖骨基底部骨折（箭）

（3）CT表现 CT扫描可提示骨皮质断裂的不全骨折，此外，对足部各骨的骨三维成像，结合去除邻近骨的遮盖等后处理技术，可以明确骨折对各关节的影响。

第5跖骨基底部撕脱骨折的诊断应与跖骨基底骨骺未闭合、腓骨长肌腱的籽骨相鉴别，后两者压痛肿胀不明显，骨片边缘光滑规则，并表现为双侧对称部位出现（图3–37）。

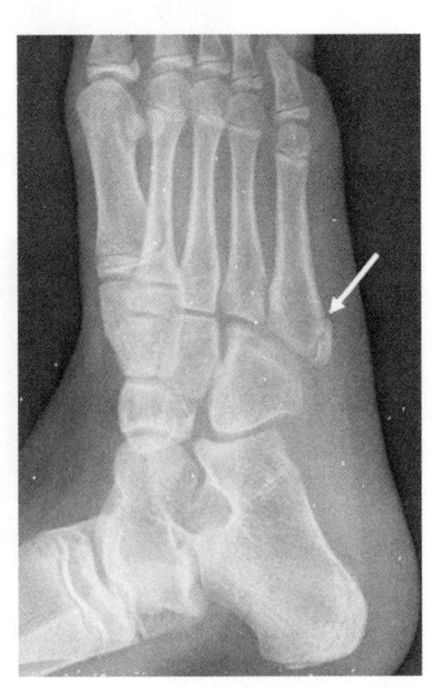

图3–37 右足趾跖骨骨骺X线表现

第5跖骨基底部骨骺未闭合，骺线显示光整（箭）

四、脊柱骨折

脊柱骨折大多由间接外力引起，如由高处跌落时臀部或足着地，脊柱骤然过度前屈，使受力脊柱发生骨折；少数由直接外力引起，如重物压伤、撞伤或火器伤。胸腰段脊柱骨折多见。老年患者因骨质疏松，外力作用非常轻微即可导致骨折。脊柱骨折包括椎体及其附件的骨折，以及所包含的椎管、硬膜囊、神经、脊髓、椎间盘、韧带的损伤等。主要依靠X线、CT检查以明确椎体及其附件的骨折、移位情况，同时，脊柱的骨折大多可伤及脊髓，因此对脊髓损伤评估应进行MRI检查。

（一）临床表现

局部疼痛、活动障碍，以及脊髓、神经受损表现的相关症状。如颈椎骨折可引起颈部疼痛、活动障碍，甚至高位截瘫，或者休克；胸腰椎损伤后，主要症状为局部疼痛，站立及翻身困难，可出现腹痛、腹胀甚至出现肠麻痹症状，是因腹膜后血肿刺激了腹腔神经节，使肠蠕动减慢所致。此外，脊柱骨折可以并发脊髓或马尾神经损伤，病情严重者可致截瘫，甚至危及生命；治疗不当的单纯压缩骨折，亦可遗留慢性腰痛。

（二）骨折分型

脊柱的解剖特点决定了其骨折或损伤后结构破坏的特殊性，往往临床症状较严重。脊柱骨折分型主要是综合损伤本身、推测的损伤机制及损伤解剖部位决定的，目的是指导治疗或者预测预后。虽然损伤因素和个体差异的不确定性决定了没有一个绝对的分型系统可以解决所有的问题，但比较公认的分型还是非常有必要的。以下介绍临床常见的脊柱骨折分型。

1. 骨折分型　1983年Denis提出三柱分类法，提出脊柱的稳定性有赖于中柱的完整，而并非决定于后方韧带复合结构。1984年Ferguson完善了三柱分类，认为椎体和椎间盘的前2/3属前柱，后1/3属中柱，后柱仍应包括椎弓、黄韧带、棘间韧带及椎管内结构。这是目前比较公认的三柱分类概念，凡中柱损伤者属于不稳定性骨折（图3–38）。McAfee and Magerl根据三柱分类法，将脊柱骨折分为六型：

（1）挤压骨折（impacted compression fracture）或称楔形骨折（wedge fracture）　此型仅限于前柱骨折。暴力传导至脊柱时，脊柱位于屈曲位，主要累及前柱，后方的结构无改变，椎体压缩呈楔形。该型骨折不损伤中后柱，脊柱仍保持其稳定性，为通常所称的单纯压缩性骨折（图3–39）。

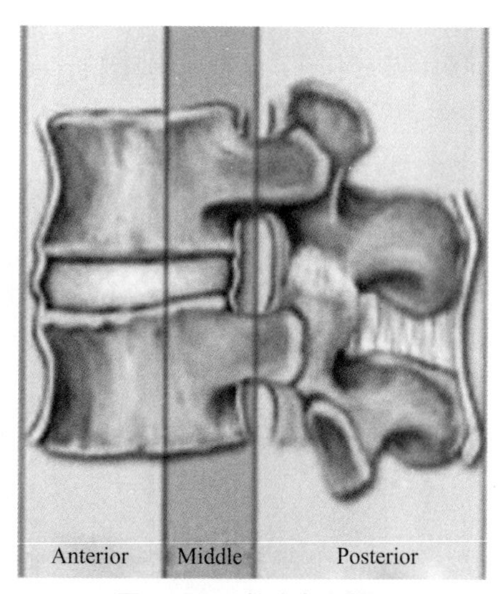

图3–38　三柱分类示意图

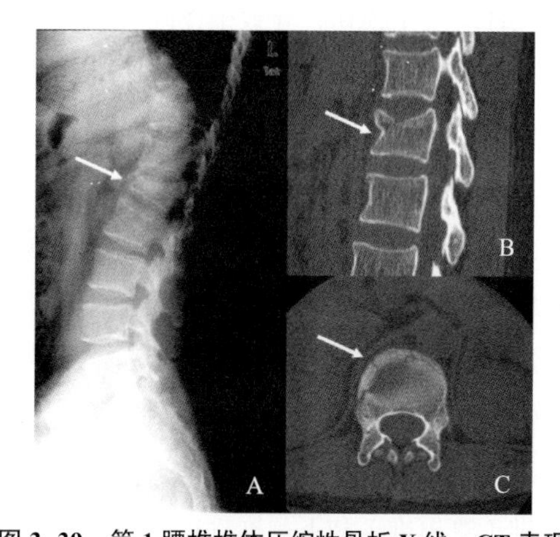

图3–39　第1腰椎椎体压缩性骨折X线、CT表现

图A　X线侧位，第1腰椎压缩呈楔形（箭）；
图B　CT多平面重组示椎体压缩（箭）；
图C　CT轴位示椎体内多条骨折线（箭）

（2）不完全爆裂骨折（incomplete bursting fracture）　此型骨折累及脊柱前柱和中柱。通常为高空坠落伤，足臀部着地，脊柱保持正直，胸腰段脊柱的椎体受力最大，因挤压而破碎，由于不存在旋转力量，脊柱的后柱则不受影响，因而仍保留了脊柱的稳定性，但破碎的椎体与椎间盘可突出于椎管前方，损伤脊髓而产生神经症状（图3–40）。

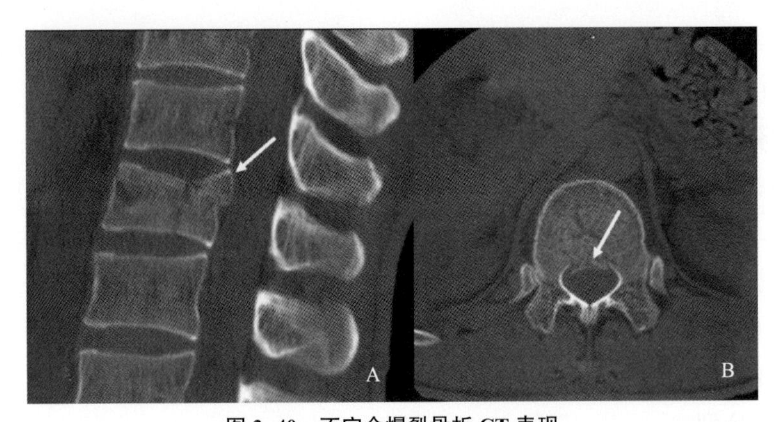

图 3–40 不完全爆裂骨折 CT 表现

图 A 矢状位；图 B 轴位：骨片向椎管内移位（箭）

（3）完全爆裂骨折（complete bursting fracture） 此型骨折使三柱同时受累。暴力来自轴向压缩并伴有一定旋转，在前中柱骨折的同时，后柱亦出现断裂，为不稳定骨折，由于脊柱不稳定，会出现创伤后脊柱后突和进行性神经症状。

（4）机遇骨折（Chance fracture）或称安全带型骨折 最常见于车祸安全带损伤，以前柱为支点，造成后柱和中柱牵张型损伤，此型骨折亦同时累及三柱，为椎体水平撕裂性损伤。是脊柱过度屈曲时所受暴力的后果，这种骨折也是不稳定性骨折。

（5）屈曲－分离损伤（Flexion–distraction injury） 屈曲轴在前纵韧带的后方，前柱部分因压缩力量损伤，中、后柱则因牵拉的张力力量而损伤，中柱部分损伤表现为脊椎关节囊破裂，关节突脱位、半脱位或骨折，此类骨折是潜在性不稳定型骨折，原因是黄韧带、棘间韧带和棘上韧带都有撕裂。

（6）传输骨折（Translation injury）即骨折脱位型 常由于压缩、牵张、旋转或剪切暴力使脊柱三柱均发生损伤，导致椎体间的相对移动，引起脱位，此型极不稳定，常伴有神经结构的损伤。根据损伤机制不同可分为三个亚型：A 型：屈曲—旋转损伤；B 型：剪切骨折—脱位损伤；C 型：双侧关节突脱位。如车祸时暴力直接来自背部后方的撞击，或弯腰工作时，重物高空坠落直接打击背部，在强大暴力作用下，椎管的对位对线已经完全破坏，在损伤平面，椎体横向移位，通常三个柱均毁于剪力，损伤平面通常通过椎间盘，同时还有旋转力量的参与，因此脱位程度重于骨折。这类损伤极为严重，脊髓损伤亦难免，预后较差（图 3–41）。

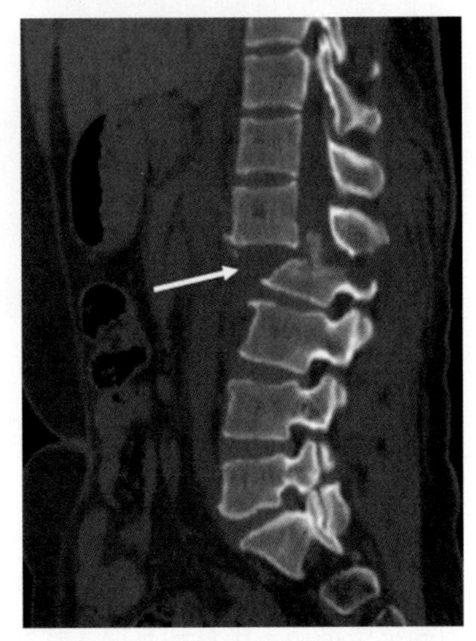

图 3–41 腰椎传输骨折 CT 表现

CT 矢状位重建：腰 2 椎体骨折伴完全滑脱（箭）

2. 颈椎骨折分型 颈椎骨折有其特殊性，影像学上可有上颈椎（寰枢椎）和下颈椎骨折：

（1）寰枢椎骨折 主要见于高处坠落和交通事故。多由于颈部受到垂直暴力所致。寰枢椎骨折分为六型：后弓骨折、爆裂骨折、前弓骨折（图 3–42）、横突骨折、粉碎骨折、侧块骨折。

（2）齿状突骨折 水平剪切力与轴向压缩力共同作用是造成齿状突骨折的主要机制。骨折线可累及齿状突尖部，且稳定，骨折可穿过齿状突的基底部（图 3–43），骨折亦可延伸至枢椎的椎体。

（3）Hangman骨折（绞刑者骨折）　由于绞刑或交通事故等外力引起的枢椎椎弓根骨折引起的损伤。分为三型：骨折无明显移位及成角、成角移位明显、成角移位明显伴第2～3颈椎小关节脱位。

（4）下颈椎骨折　分型较复杂，解剖结构和损伤特点与胸腰椎类似又有所区别。可有以下类型：①后柱骨折：包括棘突、椎板、横突（图3-44）；②关节突骨折：关节突或椎弓骨折；③前柱骨折：椎体压缩骨折、伸展泪滴骨折（椎体前缘撕脱骨折）、稳定及不稳定爆裂骨折；屈曲型泪滴骨折（常伴脊髓损伤）。

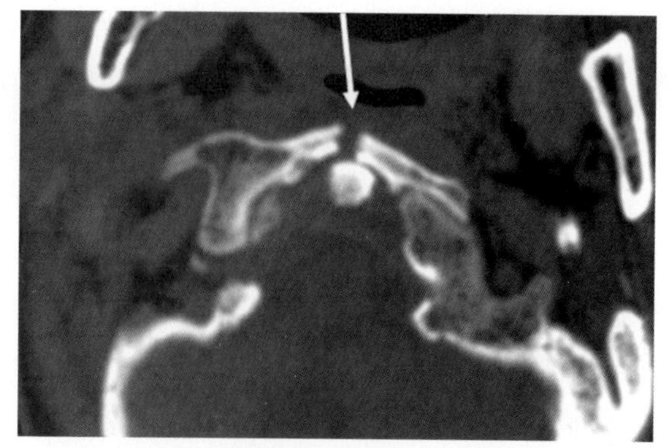

图3-42　寰枢椎前弓骨折CT表现（箭）

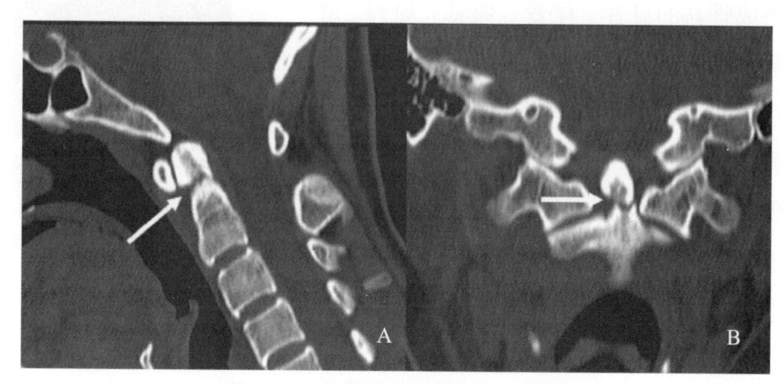

图3-43　枢椎齿状突骨折CT表现

图A　CT矢状位重组；图B　CT冠状位重组

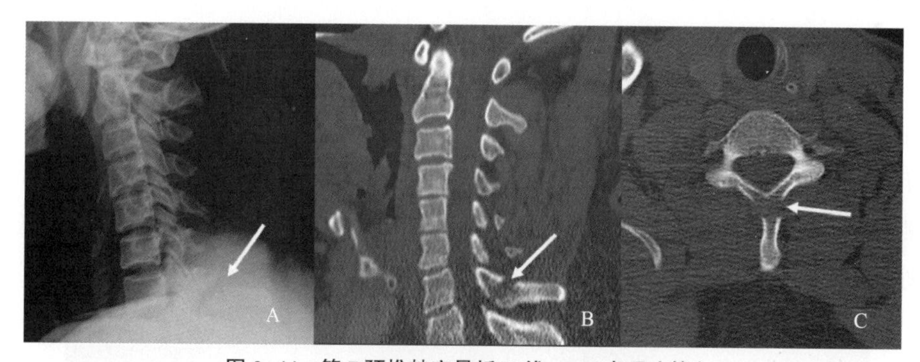

图3-44　第7颈椎棘突骨折X线、CT表现（箭）

图A　颈椎X线侧位片；图B　CT矢状位重组；图C　CT轴位图像

（三）影像学表现

1. X线表现　脊柱外伤后X线摄片是首选的检查方法，有助于较全面了解损伤部位。如损伤部位较明确，也可直接行患部CT检查，以避免患者的搬动。同时应注意老年人感觉定位模糊，胸腰段脊柱骨折常主诉为下腰痛，单纯腰椎摄片会遗漏下胸椎骨折，故行腰椎摄片时应注明包括T10～T12在内。摄片时常规为正侧位，必要时加摄斜位片，以便了解椎弓峡部有无骨折。

2. CT表现　可作为常规检查，也可以作为首选。多排螺旋CT扫描三维成像技术可以了解椎体的骨折类型、累及的范围，以及骨折立体的情况，还可显示出有无碎骨片挤入椎管内，并测量骨性椎管的狭窄有无或程度。但 CT 片不能显示脊髓损伤情况，必要时应做 MRI 检查。

3. MRI 表现 在脊柱外伤中不作首选，目前不能作为急诊检查。只有在 CT 提示椎管内损伤，如硬脊膜外血肿、脊髓损伤或截断、骨碎片嵌入等，以及脊柱相关的韧带损伤时，可选用。应常规做 T_1WI、T_2WI 及脂肪抑制成像。MRI 表现为椎管内信号改变，或脊髓损伤所表现出的异常高信号，或显示韧带信号的中断（图3–45）。

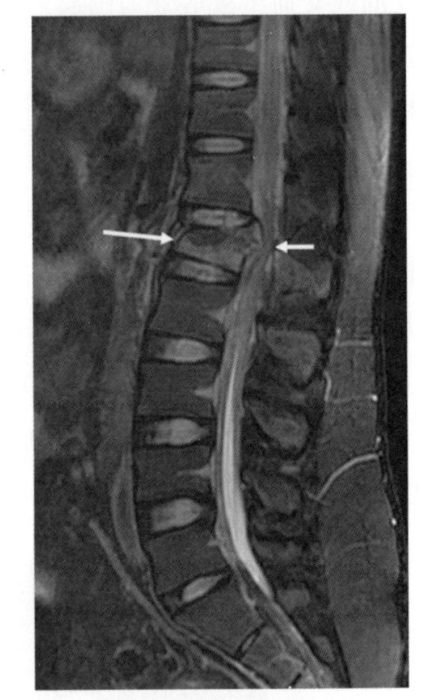

图 3–45 第 1 腰椎体爆裂骨折 MRI 表现

腰椎矢状位 T_2WI：第 1 腰椎椎体爆裂骨折（长箭）伴脊髓圆锥挫伤（短箭）

五、骨盆骨折

指发生在组成骨盆的骶骨、尾骨、髋骨、耻骨、坐骨等部位的骨折，是一种较常见的骨折，多由高能量外力撞击、挤压骨盆所致，主要为车祸伤，其次是高处坠落伤、挤压伤等。

1. 临床表现 以局部疼痛、肿胀，会阴部、腹股沟部或腰部出现皮下瘀斑，下肢活动和翻身困难，患侧下肢可有短缩畸形为主要表现，半数以上伴有并发症或多发伤，严重者可有创伤性失血性休克及盆腔脏器合并伤，救治不当有较高的死亡率。

2. X 线表现 X 线平片检查一般可明确骨折部位、骨折类型及其移位情况，亦常能提示可能发生的并发症。骨盆后前位 X 线平片可显示骨盆全貌。骨盆骨折根据受力来源可分为压缩型（compression）、分离型（separation）和中间型（neutral）。

（1）压缩型 骨盆侧方受到撞击致伤，如车祸伤、跌伤或其他自然灾害所致。先使其前环薄弱处耻骨上下支发生骨折，应力继续沿髂骨翼向内压（或内翻），在后环骶髂关节或其邻近发生骨折或脱位。侧方的应力使骨盆向对侧挤压并变形。耻骨联合常向对侧移位，髂骨翼向内翻，伤侧骨盆向内压、内翻使骨盆环发生向对侧的扭转变形。包括耻骨上下支骨折，骶骨、髂骨翼的骨折等（图 3–46）。

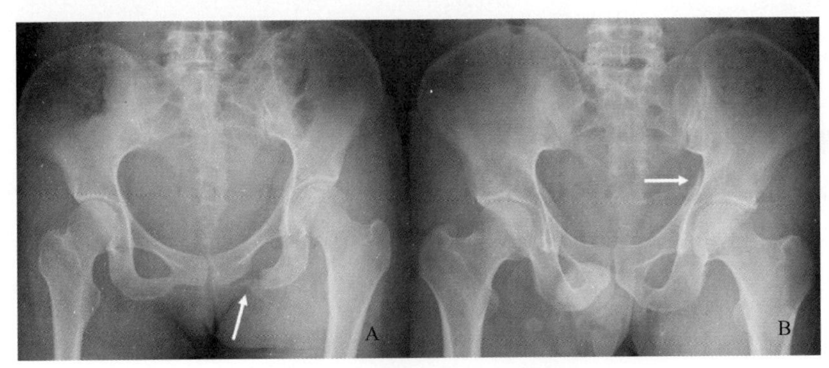

图 3–46 左侧骨盆骨折 X 线表现

图 A 耻骨下支骨折（箭）；图 B 左侧髋臼骨折（箭）

（2）分离型　骨盆受到前后方向的撞击或两髋分开的暴力，如跌伤、俯卧位骶部砸伤。两髂前部着地，髂骨翼向外翻，使前环的耻骨、坐骨支骨折或耻骨联合分离，应力继续使髂骨更向外翻，骶髂关节或其邻近发生损伤，骨盆环的变形使伤侧髂骨翼向外翻或扭转，可引起髋关节外旋。包括耻骨支、坐骨支骨折，耻骨联合分离，骶骨、髂骨翼骨折等（图 3–47）。

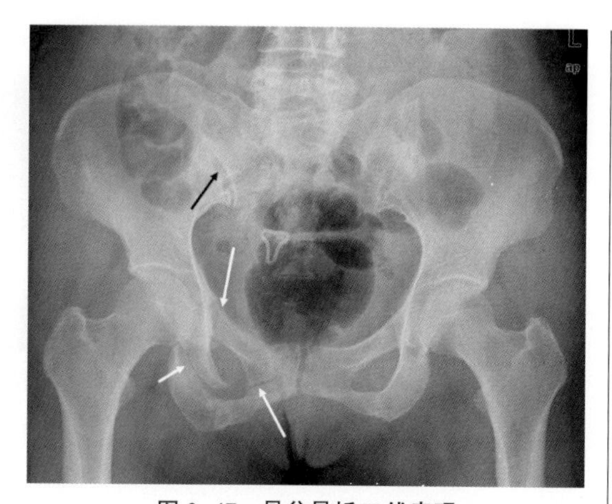

图 3–47　骨盆骨折 X 线表现

右侧耻骨上下支骨折（长箭），坐骨骨折（短箭）伴骶髂关节分离（黑箭）

（3）中间型　仅发生骨盆前后环骨折，但骨盆无扭转变形，包括耻骨、骶骨、髂骨等的骨折，一般骨折无明显移位，如耻骨支骨折、耻骨联合分离、单侧髂骨骨折、髋臼骨折和单侧骶髂关节半脱位伴有小片骨折等（图3–48）。

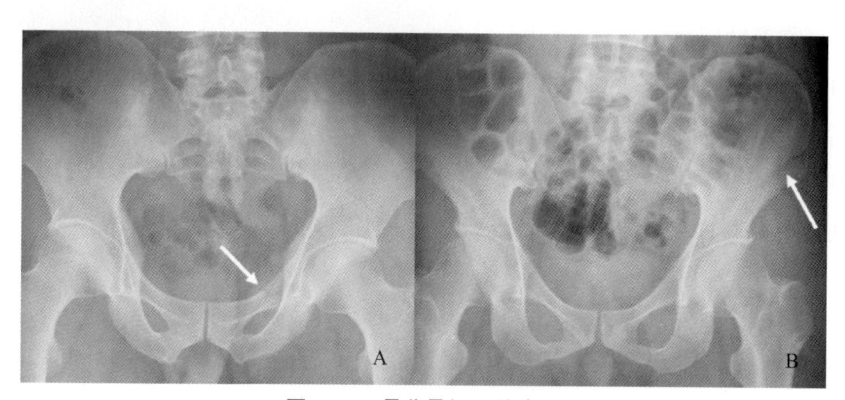

图 3–48　骨盆骨折 X 线表现

图 A　左侧耻骨上支骨折（箭）；图 B　左侧髂骨翼骨折（箭）

此外，还可依据骨盆环稳定性，分为：①稳定性骨折：前环骨折如耻骨支骨折，髂前上棘撕脱骨折等均不破坏骨盆的稳定性；②不稳定性骨折：后环骶髂关节及其两侧的骨折脱位和耻骨联合分离，均破坏了骨盆的稳定性。

3. CT 表现　X 线检查未发现骨折时，应进行 CT 检查，结合骨三维成像，可了解骨折部位及骨折线的累及部位、移位情况及并发症。并发症可有：①腹膜后血肿：巨大腹膜后血肿可蔓延到肾区、膈下或肠系膜，尿道或膀胱受损伤；②直肠损伤：除非骨盆骨折伴有阴部开放性损伤时，直肠损伤并不是常见的并发症，直肠破裂如发生在腹膜反折以上，可引起弥漫性腹膜炎，如发生在反折以下，则可发生直肠周围感染，常为厌氧菌感染；③神经损伤：多在骶骨骨折时发生，组成腰骶神经干的骶 1 及骶 2 最易受损伤，可出现臀肌等肌力减弱，后方及足外侧部分感觉丧失；④骶神经损伤：严重时可出现跟腱反射消失。

CT 可在多个平面上清晰显示骶髂关节及其周围骨折，或髋臼骨折的移位情况。因此，凡涉及后环和髋臼的骨折，应行 CT 检查及骨盆三维重建，能从整体显示骨盆损伤后的全貌（图3–49）。

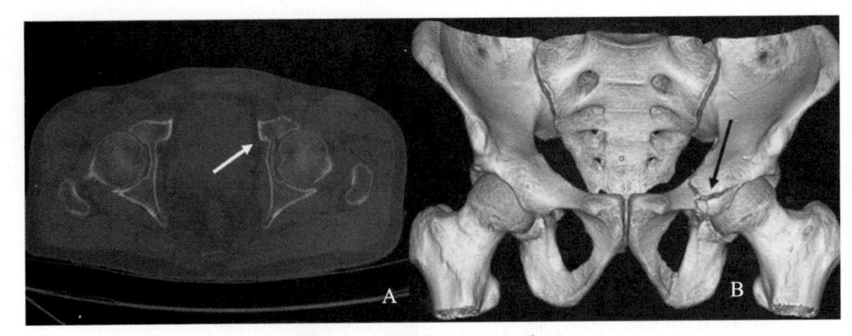

图 3-49 骨盆骨折 CT 表现

图 A 横断位左侧髋臼骨折（箭）；图 B VR 左侧耻骨上支骨折（箭）

六、肋骨骨折

在胸部外伤中，主要包括肋骨骨折和胸骨骨折，其中超过半数均可发生肋骨骨折。直接暴力可致肋骨骨折，断端向内移位，可伤及肋间血管、胸膜和肺，产生血胸和/或气胸。间接暴力如前后挤压伤，骨折多发生在肋骨中段，断端向外移位，刺伤胸壁软组织，产生胸壁血肿。枪弹伤或弹片伤所致肋骨骨折常为粉碎性骨折。

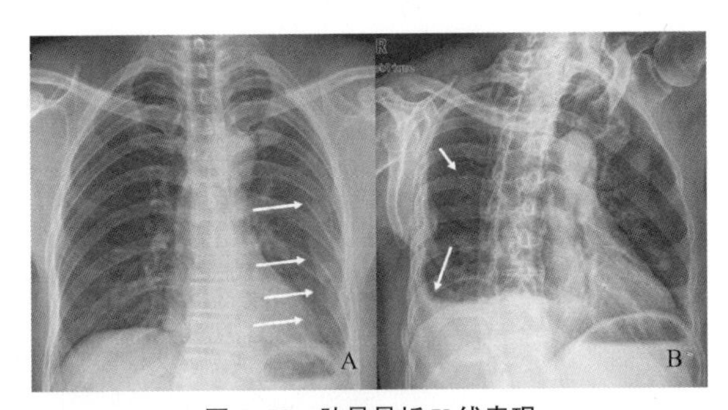

图 3-50 肋骨骨折 X 线表现

图 A 左侧 6 ~ 8 肋骨骨折（箭）；图 B 右侧 5 ~ 10 肋骨骨折（短箭）伴右侧胸腔积液（长箭）

（1）临床表现 以肋骨局部肿胀疼痛，深呼吸、咳嗽或喷嚏时疼痛加剧，局部压痛明显为特征。胸廓挤压征阳性，或有骨擦音、骨擦感和肋骨异常移动。

（2）X 线表现 检查需摄常规后前位片及患侧斜位片。胸片上能够显示肋骨骨折，但单发肋骨骨折漏诊并不少见。多为横断形，亦有斜行，可单发或多发，大多为一侧性（图 3-50）。多发生在第 4 ~ 7 肋，肋弓部常见。胸片阴性但体征明显的患者应结合 CT 检查以了解骨质的连续性是否破坏。此外，胸部 X 线平片可了解是否有气胸或血胸/血气胸等改变。

（3）CT 表现 可明确显示骨折情况，但准确定位尚需结合骨三维重建或胸部 X 线平片。对诊断第 1 或第 2 肋骨骨折合并的锁骨或肩胛骨骨折、合并胸内脏器及大血管损伤、支气管或气管断裂，或心脏挫伤、下胸部肋骨骨折可能合并腹内脏器损伤，特别是肝、脾和肾破裂，较有优势。此外，多根多处肋骨骨折，或多根肋骨骨折合并多根肋软骨骨骺分离，或双侧多根肋软骨骨折，可造成胸壁软化，称为胸壁浮动伤，又称为连枷胸。连枷胸常伴有肺挫伤，CT 显示为肺内实变影，或合并有肺不张改变（图 3-51）。

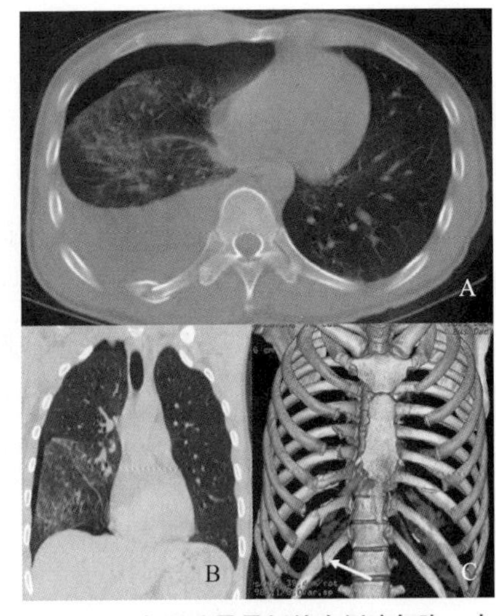

图 3-51 右侧肋骨骨折伴右侧液气胸、右肺挫伤 CT 表现

图 A CT 轴位：右侧少量气胸、肺挫伤；图 B CT 冠状位重组图像：右侧少量气胸、肺挫伤；图 C VR：肋骨骨折（箭）

第二节　关节脱位

一、概论

关节脱位（dislocation of joint）是指构成关节的骨端失去正常的解剖对位关系。根据造成关节脱位的病因可分为外伤性脱位、病理性脱位、先天性脱位及习惯性脱位。根据脱离程度可分为完全脱位和半脱位。根据脱位后的时间，又可分为新鲜脱位、陈旧性脱位和复发性脱位等。本节主要介绍外伤性关节脱位。

外伤性关节脱位多由暴力作用所致。临床上多见于青壮年，均有明确外伤史。常发生在活动范围大、关节囊及周围韧带松弛的关节，以肩、肘关节脱位发生率较高，表现为关节处剧烈疼痛、局部压痛、肿胀、关节畸形和关节活动功能障碍。关节脱位常合并关节骨折，以撕脱骨折最为常见，与关节损伤时韧带和肌腱的牵拉相关。可合并血管损伤、关节内积血、关节软骨骨折和韧带肌腱撕裂，还可造成邻近血管神经损伤，晚期可并发骨缺血坏死和骨性关节炎。陈旧关节脱位若不能及时复位，常造成关节纤维畸形愈合、骨化性肌炎、骨性融合、功能丧失等。

关节脱位常规应用X线平片检查，可以明确有无关节脱位、关节脱位的方向、关节脱位的程度以及是否合并骨折，还可用于治疗后疗效观察。但某些轻微半脱位的诊断不明确时，常需做准确的关节测量或拍摄健侧片对比才能得出结论。CT检查用于一些X线平片不易显示或解剖关系复杂的关节脱位，如寰枢关节脱位等脊柱脱位、足部脱位等，显示关节脱位的方向、合并的骨折以及关节周围软组织病损情况。螺旋CT扫描并三维重建观察脱位骨关节的位置关系。MRI对观察关节软骨、韧带及肌腱损伤等情况优于CT，并能全面评价损伤程度。

二、四肢关节脱位

（一）肩关节脱位

肩关节脱位常指盂肱关节脱位，外伤性肩关节脱位常见。临床多见于青壮年和老年人，患者有明显外伤史。可出现肩关节疼痛、活动障碍和方肩征。根据关节脱位的程度分为完全性脱位和半脱位。根据关节脱位的时间及发作的次数将关节脱位分为新鲜脱位、陈旧性脱位和复发性脱位。常将脱位时间超过2～3周者称为陈旧性脱位。根据肱骨头脱位后与关节盂的相对位置分为前脱位、后脱位，因肩关节囊前壁较薄弱，故以前脱位最常见，后脱位少见。

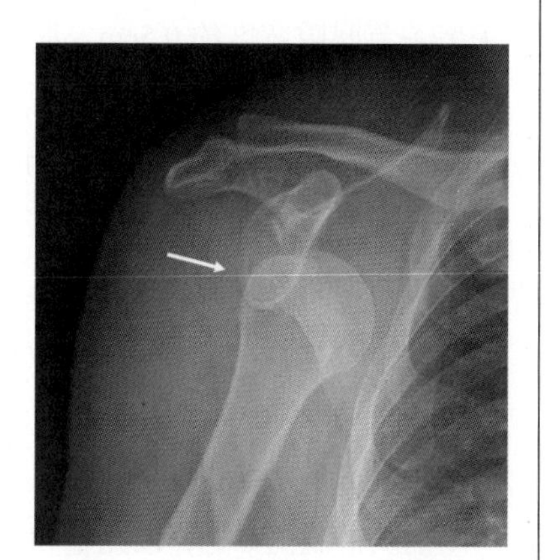

图3-52　肩关节脱位X线表现

右肩关节正位X线平片：关节脱位，肱骨头向内下移位（箭）

1. X线表现　肩关节脱位分为前脱位和后脱位两种：

（1）前脱位　前脱位可分为四型。①喙突下型：多见，肱骨头向内下移位至喙突下方，与肩胛骨关节盂及肩胛颈相重叠（图3-52）；②盂下型：肱骨头脱出肩胛骨关节盂，

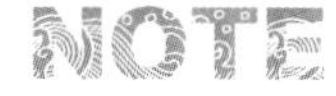

向下移位，在肩胛骨外缘下方，多数合并肱骨大结节骨折；③锁骨下型：较少见，肱骨头脱位至喙突内侧、锁骨下方；④胸内脱位型：肱骨头脱位通过肋间进入胸腔。此型少见。

（2）*后脱位*　正位片肱骨轻度外展，关节间隙仍然存在，容易漏诊，一般要拍侧位片或做CT扫描。

2. CT、MRI 表现　CT 肩关节横断位扫描，能显示肱骨头脱位后的位置、并发的骨折以及软组织损伤的情况，三维重建图像对关节脱位显示更直观、立体（图 3–53）。MRI 对显示隐匿骨折和骨髓水肿非常敏感，可以发现 X 线平片不易发现的骨折，还可以全面评价关节盂唇软骨损伤、韧带损伤、肩袖撕裂以及关节腔积血。

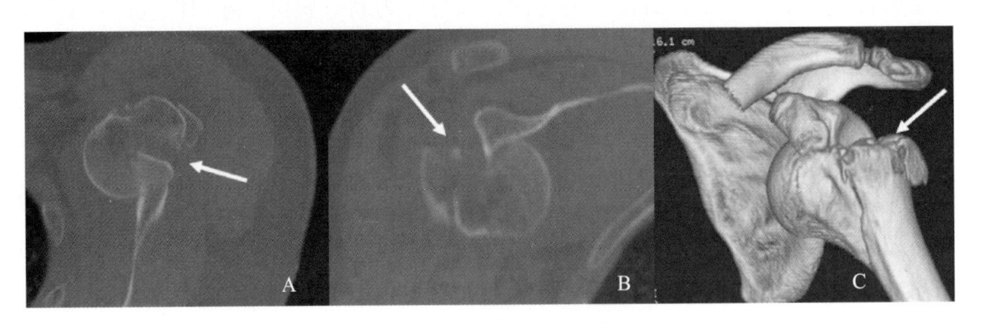

图 3–53　肩关节脱位 CT 表现

图 A 横断位；图 B 冠状位重建图像；图 C 三维重建图像：肱骨头骨折并向内前下方脱位（箭）

（二）肩锁关节脱位

肩锁关节脱位多发生于青壮年。肩锁关节脱位最常见于摔倒时上肢下垂或轻度内收，肩外侧触地，直接接受外力，或因重物过度牵引手臂引起。可造成肩锁韧带、喙锁韧带损伤，也可造成锁骨骨折；肩锁韧带或喙锁韧带断裂后导致肩胛骨下沉。

脱位后表现为局部疼痛，肩锁韧带或喙锁韧带断裂时疼痛剧烈，肩胛骨和上肢向下方移位，锁骨外侧端上的皮肤像帐篷样突起。

肩锁关节由肩胛骨肩峰关节面与锁骨肩峰端关节面构成，属平面微动关节，周围有喙锁韧带和肩锁韧带加固。外伤性肩锁关节脱位较少见。

1. X 线表现　常规拍摄肩关节正位片，正常肩锁关节关节间隙宽度约 0.5cm，脱位时可见肩锁关节间隙增宽或锁骨外侧端向上移位。肩锁关节半脱位有时不易确诊，需拍摄健侧片进行对比，以观察两侧肩锁关节间隙是否对称；必要时两手负重物后摄片则可以明确诊断（图3–54）。

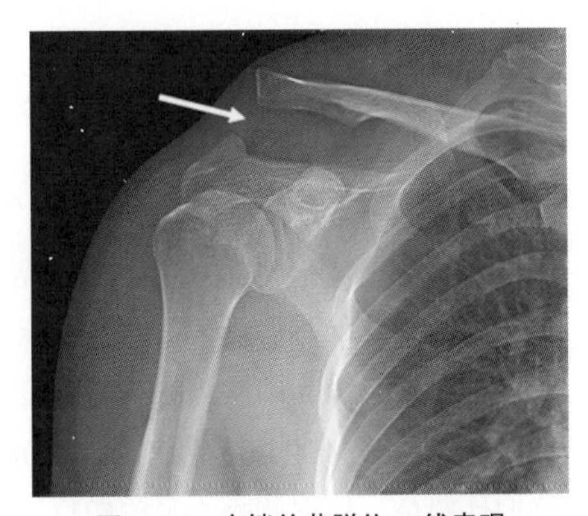

图 3–54　肩锁关节脱位 X 线表现

右肩部正位片：肩锁关节脱位，关节间隙明显增宽（箭），锁骨肩峰端上移

2. MRI 表现　能够显示脱位后肩锁关节间隙增宽，锁骨肩峰端上移，关节周围出血、水肿等（图 3–55）。

（三）肘关节脱位

肘关节脱位常见，以儿童和青少年居多。可分为后脱位、侧方脱位及前脱位。肘关节后脱位较多见，多数由传递暴力所致，如跌跤时手掌触地导致尺、桡骨向肱骨下端的后上方移位；肘关节侧方脱位有内侧脱位和外侧脱位，与脱位方向相对侧的韧带及关节囊损伤严重，而脱位侧的损伤较轻；肘关节前脱位较少见，发生机转多是由肘部旋转外力所致。肘关节脱位后常伴有尺骨鹰嘴窝或肱骨下端骨折，也易引起周围血管和神经损伤，若处理不当预后不佳。儿童肘关节由于骨骺较多，发育不同时期，表现各不相同，关节面对应关系不易确定，故肘关节半脱位的诊断比较困难，需拍摄健侧片对照，才能明确诊断。单纯桡骨小头脱位少见，应注意有无合并尺骨近段 Monteggia 骨折。

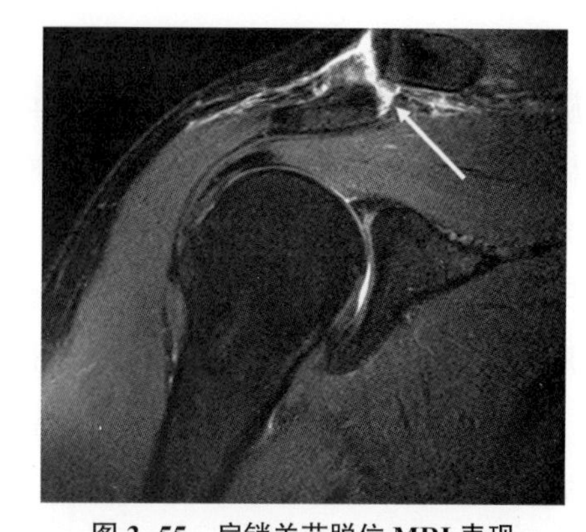

图 3-55　肩锁关节脱位 MRI 表现

右肩 MRI 冠状位压脂像 T_2WI：肩锁关节间隙增宽，锁骨肩峰端上移，关节周围出血、水肿呈高信号（箭）

X 线表现：①后脱位正位片显示尺、桡骨近端和肱骨远端重叠，侧位片显示尺、桡骨近端向肱骨远端的后上方移位，关节对位关系丧失；②侧方脱位正位片显示尺、桡骨近端向肱骨远端的侧方移位，以外侧移位多见，关节对位关系丧失，侧位片显示尺、桡骨近端和肱骨远端相互重叠（图 3-56）；③前脱位尺骨鹰嘴粉碎骨折，尺桡骨向前脱位。

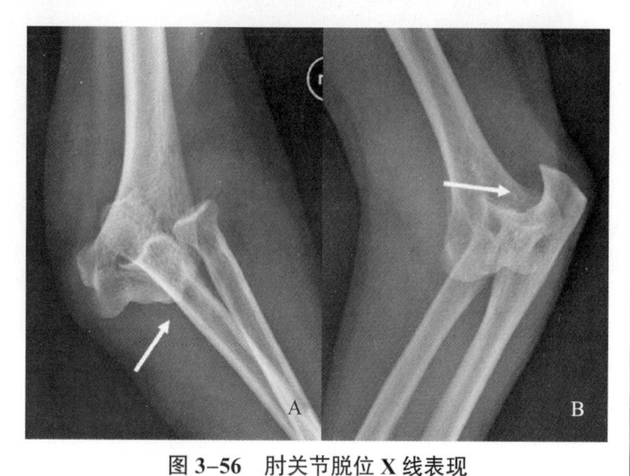

图 3-56　肘关节脱位 X 线表现

图 A 正位、图 B 侧位：尺桡骨向后上及外侧方移位（箭），关节周围软组织肿胀

（四）远侧尺桡关节脱位

远侧尺桡关节属微动关节，关节接触面较小，其稳定性由远尺桡掌侧韧带、远尺桡背侧韧带及三角纤维软骨盘维持。当远尺桡背侧韧带断裂时，旋前过程即可发生尺骨小头向背侧的半脱位；当远尺桡掌侧韧带断裂时，旋后过程会发生尺骨小头向掌侧的半脱位；三角纤维软骨盘的撕裂或尺骨茎突的骨折，可发生完全的尺骨头脱位。以尺骨头向背侧半脱位最常见。远尺桡关节脱位也常为 Colles、Smith、Galeazzi 骨折的并发症或后遗症。跌倒、扭伤或突然提起重物，使腕关节桡偏、背屈或旋转的应力均可造成此种损伤。

影像学表现：X 线正位片显示远侧尺桡关节间隙增宽，超过 2mm 以上，侧位片尺骨向背侧移位。远侧尺桡关节间隙宽度变异较大，诊断时应慎重，必要时应与健侧作对比。CT 扫描横断位、三维重建图像可以了解韧带损伤情况。MRI 检查可显示掌、背侧韧带以及三角纤维软骨损伤。

（五）腕关节脱位

腕关节脱位包括桡腕关节脱位、腕骨脱位和腕掌关节脱位，本节主要介绍腕骨脱位。腕骨脱位常见类型有：月骨脱位、月骨周围脱位、腕骨间关节前脱位及经舟骨月骨周围脱位。腕关节脱位中以月骨掌侧脱位和月骨周围背侧脱位最多见。当跌倒后手掌触地，手腕部呈过伸性背曲时，月骨被桡骨下端和头状骨挤压，即造成月骨向掌侧脱位，犹如“一颗豆粒自其豆荚中挤出一样”；月骨周围脱位是因手掌触地，暴力作用于掌骨及远侧腕骨时，腕骨间韧带先行撕裂，月骨和桡骨下端保持正常位置，其他腕骨向月骨背侧移位。

NOTE

1. X 线表现　常见的腕骨脱位有：①月骨脱位：正位片显示头月关节间隙消失，侧位片月骨旋转移向掌侧，其凹面向掌侧，凸面向背侧（图 3–57）；②月骨周围脱位：最易漏诊，月骨无移位，与桡关节面保持正常位置，仅有头状骨与其他诸腕骨一同向背侧脱位，正位片显示头月关节间隙重叠或消失，侧位片，头状骨的头部脱出于月骨关节面上，向背侧移位；③经舟骨月骨周围脱位：即月骨周围脱位伴有舟骨骨折；④腕骨间关节前脱位：正位片远近排腕骨间隙重叠，侧位片观察近排的舟、月、三角骨原位不动，唯有豆骨连同远排诸腕骨一起向前脱位。

2. CT 表现　可选择 CT 多层面重建图像，清楚显示腕骨脱位、旋转方向及与周围骨骼的关系（图 3–58）。

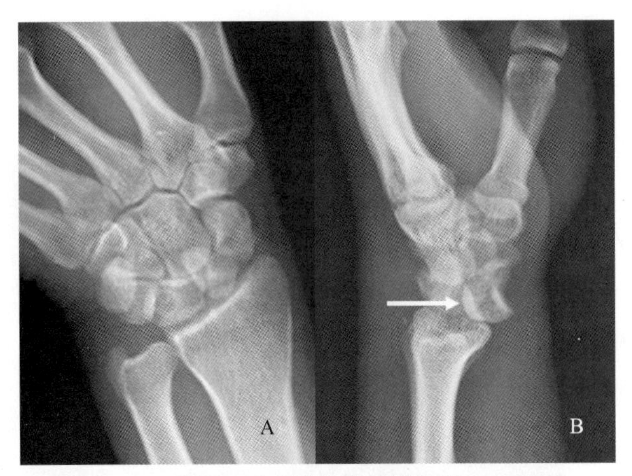

图 3–57　月骨脱位 X 线表现

图 A 正位、图 B 侧位：月骨脱位，月骨旋转并向掌侧移位（箭）

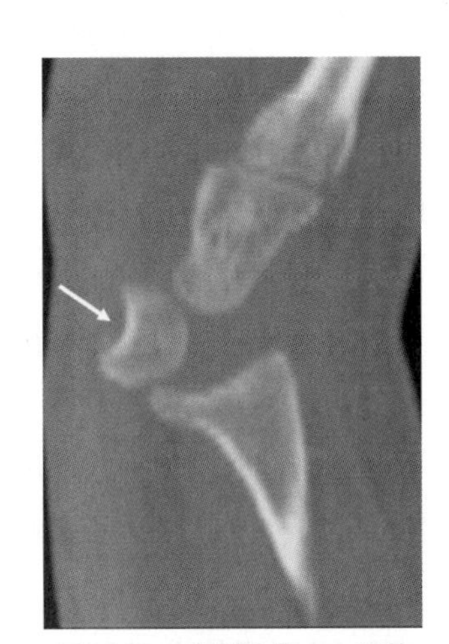

图 3–58　月骨脱位 CT 表现

CT 矢状位：月骨位置脱位、前移并旋转（箭）

（六）掌指和指间关节脱位

掌指和指间关节脱位，常见于直接暴力作用，关节脱位的方向和暴力作用方向相关，可向背侧、掌侧、尺侧或桡侧移位，一般以背侧脱位更为多见。脱位时可合并掌指骨骨折。

1. 掌指关节背侧脱位　掌指关节受过伸外力作用所致。关节囊掌板近端从掌骨颈部撕裂，近节指骨基底脱向掌骨头背侧。

2. 近侧指间关节骨折脱位及韧带损伤　常见的损伤有：①侧副韧带损伤（侧方脱位），多由桡偏或尺偏暴力所致，侧副韧带损伤致近指间关节脱位，关节被动过伸幅度增加，多有掌板撕裂，X 线检查时，受伤指骨于侧方应力或被动背伸位投照，了解关节脱位和判断侧副韧带和掌板损伤情况；②近侧指间关节背侧脱位（掌板损伤），较常见，侧副韧带可有或没有损伤，可伴有中节指骨基底部撕脱骨折；③近侧指间关节掌侧脱位，较少见，多伴有指伸肌腱中央腱束撕裂；④近侧指间关节旋转脱位；⑤近侧指间关节背侧骨折脱位，中节指骨基底关节面掌侧骨折，占关节面的 1/3 以上，中节指骨脱向近节指骨头的背侧。

3. 远侧指间关节脱位　手指远侧指间关节及拇指间关节脱位少见。背侧脱位较掌侧者多见（图 3–59），常伴有开放损伤。

（七）髋关节脱位

髋关节脱位多见于青壮年。根据股骨头脱出后的位置将髋关节脱位分为后脱位、前脱位及中心脱位。以后脱位最为常见。

1. X线表现　常规拍摄骨盆正位片，表现为：①髋关节后脱位：股骨头向后、上、外方移位，与髋臼的上部重叠，股骨呈内收、内旋位，大粗隆突出，小粗隆消失，有时合并股骨头骨折或髋臼后缘骨折；②髋关节前脱位：股骨头向下移位，在髋臼下方，与坐骨结节重叠，股骨呈外展状态，有时合并髋臼前缘骨折（图3-60A）；③髋关节中心脱位：髋臼内壁骨折凸入骨盆，股骨头向盆腔方向突入（图 3-60B）。

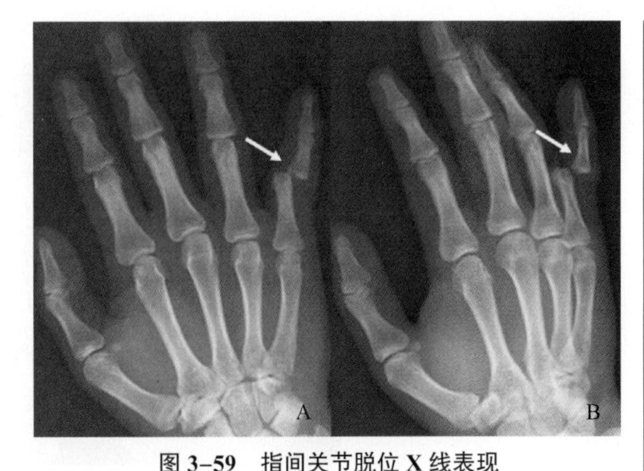

图 3-59　指间关节脱位 X 线表现

图 A 正位、图 B 斜位：右手小指近指间关节向背侧脱位（箭）

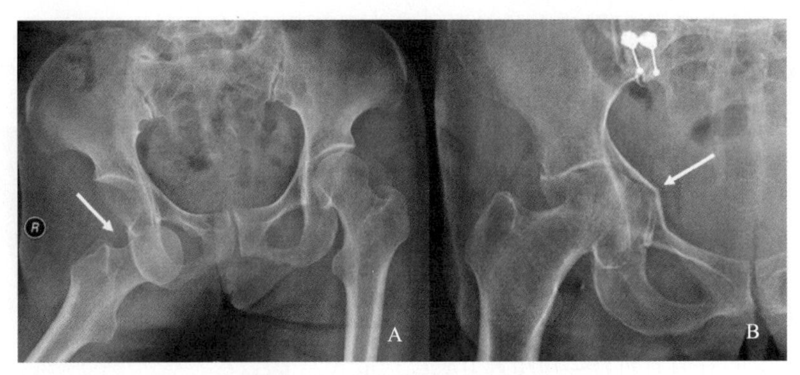

图 3-60　髋关节脱位 X 线表现

图 A　右股骨头向内下移位（箭）；图 B　右侧髋臼骨折，骨折片向骨盆内移位（箭），股骨头向骨盆内移位

2. CT 和 MRI 表现　螺旋 CT 并三维重建技术可明确髋关节脱位合并髋臼骨折的情况。MRI 在评价周围关节囊、韧带肌腱撕裂、盂唇骨折、关节腔积血、周围血肿以及中心型骨折对盆腔内部组织损伤的情况，更具优势。

（八）膝关节脱位

因膝关节稳定结构非常坚固，故脱位非常少见。只有在强大外力作用下才发生膝关节脱位。一般以胫骨上端移位的方向为准，按移位的方向可分为向前、向后、向内、向外脱位，严重时还可产生旋转性脱位。膝关节脱位时常可伴有关节骨端骨折，半月板或侧副韧带、交叉韧带撕裂及关节囊的损伤，以及膝关节骨端骨折、髌骨脱位或骨折。CT 扫描和三维重建图像显示脱位和骨折更直观。MRI 检查常用于评估韧带及半月板损伤。

（九）踝关节脱位

踝关节脱位常并发于胫、腓骨下端骨折，致病原因主要是强烈的踝内翻或外翻暴力所致。其病理变化除骨折外，还包括踝内外侧副韧带断裂、下胫腓联合韧带及骨间膜的撕裂等。

1. X 线表现　①正位片：内翻暴力引起的脱位，可使踝关节外侧关节间隙分离增宽，提示外侧韧带断裂，外翻暴力引起的脱位，可使踝关节内侧关节间隙分离增宽，提示内侧韧带断裂，严重的脱位还可见距骨明显脱位；②侧位片：主要观察胫骨下端关节面和距骨上关节面间隙的变化（图 3-61）。

NOTE

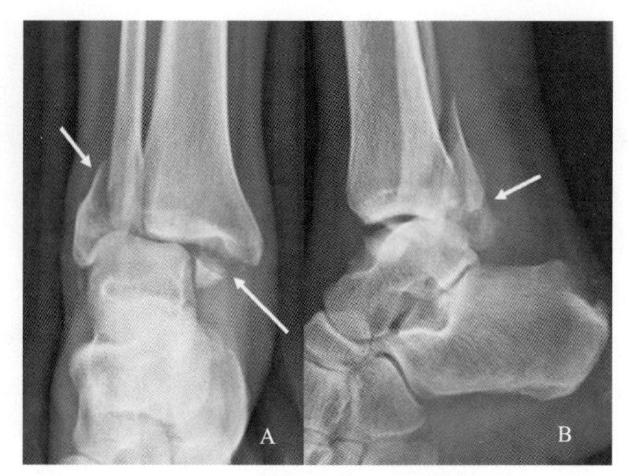

图 3–61 踝关节脱位 X 线表现

图 A 正位：右侧胫骨远端内踝（长箭）及腓骨远端外踝（短箭）骨折，胫骨相对内移；
图 B 侧位：后踝骨折（箭），胫距关节半脱位

2. CT、MRI 表现 螺旋 CT 扫描及三维重建可显示骨折各骨间的位置关系，为临床治疗提供依据。MRI 能很好显示踝关节内外侧韧带和下胫腓联合韧带及骨间膜的撕裂等。

（十）足部脱位

足部关节脱位包括跖趾关节、跗跖关节、趾骨间关节以及距下关节脱位。其中距下关节脱位较少见，而跗跖关节脱位相对多见，多由外力直接作用所致。

X 线表现：①跖趾关节和趾间关节脱位：表现为关节分离移位，可伴有骨折；②跗跖关节脱位：常表现为第 1、2 跖骨增宽分离，第 1 跖骨多向内侧移位，其余跖骨常向外侧移位（图3–62）；③距下关节脱位：侧位片显示距下关节间隙增宽，如伴有距舟关节和跟骰关节脱位，见跟骨和距骨向后移位。

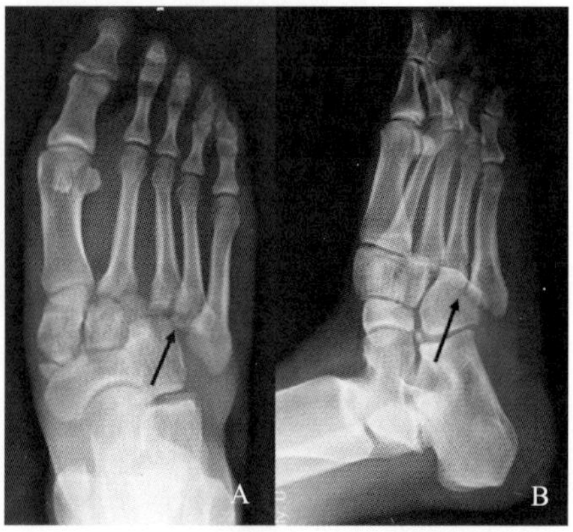

图 3–62 跗跖关节脱位 X 线表现

图 A 右足正位：右足第 2 ～ 4 跖骨基底骨折，跗跖关节脱位，第 3 ～ 5 跖骨相对向外移位（箭）；图 B 右足斜位：第 3 ～ 5 跖骨基底与跗骨重叠（箭）

三、脊柱脱位

（一）寰枢椎脱位

寰枢椎间有三个滑膜关节，寰椎前结节后缘与枢椎的齿状突间形成环齿关节，具有足轴向旋转功能；以及两侧的关节突关节。寰枢椎关节脱位常由外伤暴力所致，常合并椎体骨折以及脊髓损伤。寰枢椎关节脱位的外伤暴力和脊柱骨折相仿，可分为过伸性损伤和过屈性损伤，一般以过屈性损伤较多见。寰枢椎间关节脱位可合并骨折，常见齿状突骨折，还可伴有寰椎椎弓和侧块骨折。合并齿状突骨折时，脱位多较严重，可损伤压迫脊髓或延髓。寰枢椎间关节脱位时均可导致寰椎横韧带损伤。寰枢椎位置高，有重叠，尤其骨折脱位后患者多不能配合，X 线片有时不易显示。

1. X 线表现 旋转性寰枢关节半脱位常需要拍摄寰枢椎侧位、张口位寰枢椎正位或寰枢椎 CT 检查。①寰齿关节间隙增宽：侧位片上显示寰椎前弓后缘与齿状突前缘间隙增宽，此征象为诊断寰枢椎脱位的主要依据。正常成人寰齿间隙小于 3mm，儿童小于 4mm，成人此间隙大于 3mm、儿童大于 4mm 应怀疑有脱位；②脊椎椎管前后缘连线错位：正常时侧位片颈椎椎

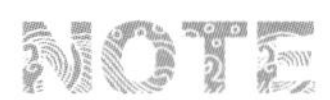

管前后缘连线，自枕大孔前后缘向下呈自然的弧形曲线，寰枢椎脱位时连线不连续或出现阶梯样错位；③齿状突与寰椎侧块间隙不对称：正常情况下张口位片观察，枢椎齿状突居中，两侧与寰椎侧块的间隙对称。寰枢椎脱位时，齿状突与两侧侧块间关节间隙不对称、错位或相互重叠，此征象为诊断脱位的辅助征象。由于正常人也可略不对称，尤其在头位不正的情况下，故应密切结合侧位片的上述征象，方可确诊。

2. CT 表现　CT 能避免上部颈椎与其他骨结构重叠，清楚显示寰枢椎关节的对位情况，以及是否合并骨折、骨折的位置和骨片移位方向，以及椎管狭窄的程度和脊髓受压等情况。

3. MRI 表现　MRI 能很好显示脊髓受压以及损伤情况。损伤局部脊髓 T_1WI 呈低信号，T_2WI 呈高信号；合并出血时 T_1WI 和 T_2WI 可呈高信号改变。

（二）其他颈椎、胸椎、腰椎滑脱

其他颈、胸、腰椎因外伤暴力作用可致脱，即外伤性滑脱，常合并椎体骨折以及脊髓损伤。正常脊椎侧位片显示椎体后缘连线呈自然的弧形曲线，脊椎脱位后该曲线发生错位。可分为向前滑脱、向后滑脱和侧方滑脱三种类型。脱位的程度以下位椎体为基准，观察上位椎体的移位情况，可分为Ⅰ、Ⅱ、Ⅲ、Ⅳ度（图 3-63A）（见第二章第三节）。脊柱损伤与暴力的方向、患者的体位和姿势密切相关，可分为屈曲型和过伸型，屈曲型最常见。严重脊椎脱位多因后方椎弓和关节突骨折所致。

1. X 线表现　正侧位片结合观察，可以判断椎体脱位的方向和程度，伴有椎弓或椎后小关节骨折时，局部骨质可断裂、移位。①向前滑脱：为屈曲型损伤，较常见，侧位片显示上方椎体向前移位（图 3-63B）；②向后脱位：为过伸型损伤，侧位片示上方椎体向后移位；③侧方脱位：多见于严重暴力，正位片可见椎体向左右移位。

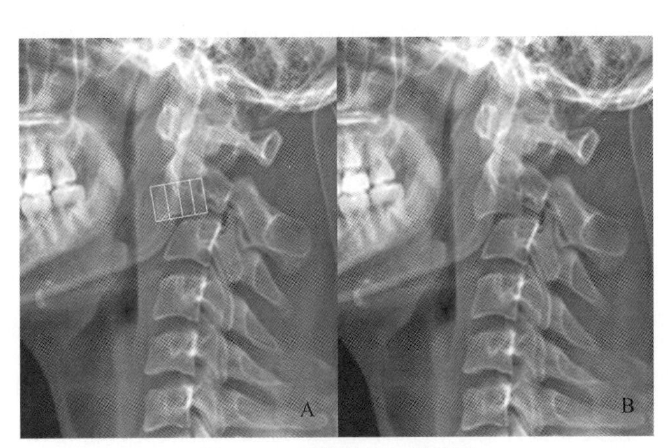

图 3-63　颈椎脱位 X 线表现

图 A 椎体滑脱程度划分方法；图 B 颈椎侧位 X 线片：颈 2 椎体向前Ⅱ度滑脱

2. CT 和 MRI 表现　CT 常作为较严重脊柱损伤的首选检查方法，可以显示椎体骨折块的移位方向，通过多平面重建显示椎体滑脱的方向和程度（图 3-64A）。MRI 常用于判断脊髓损伤的程度（图 3-64B）。

（三）骶尾椎脱位

常由仰面滑倒，骶尾椎直接撞击地面所致，以女性多见，主要由于女性骶尾骨较男性后突。由于骶尾关节外形变异较大，骶尾角能从 0°～90°，因此诊断时应密切结合临床体检，并视压痛点与脱位处是否符合，方能确诊。

NOTE

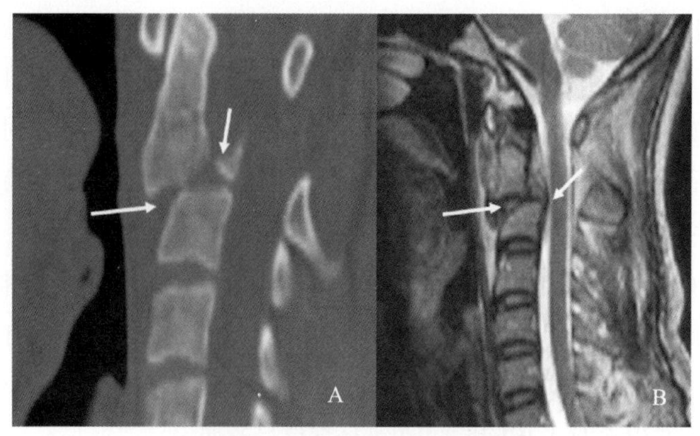

图 3-64　颈椎脱位 CT、MRI 表现

图 A　颈椎 CT 矢状位：颈 2 椎体向前Ⅱ度滑脱（长箭），其椎体后下缘骨折（短箭）；
图 B　MRI 矢状位：T_2WI 颈 2 椎体骨折及向前滑脱（长箭），硬膜囊受压（短箭），脊髓无明显受累

检查以骶尾部侧位 X 线平片检查为主，表现为骶尾关节的脱位，骶尾椎前后缘连线的自然弧度丧失并错位，骶尾关节间隙增宽。

第三节　关节（内）软骨及周围软组织损伤

一、概论

关节软骨是被覆于关节面的透明软骨，其功能主要为缓冲震动、润滑关节。某些复杂关节除关节软骨外，尚有关节内软骨，主要是关节内软骨盘及关节边缘的软骨，前者如膝关节内半月板结构、腕关节三角软骨盘、颞颌关节内关节盘等，后者如肩胛盂唇软骨、髋臼唇软骨等，是纤维软骨构成的关节附属器。具有保障关节稳定、分散承重、吸收冲击、保护关节软骨的作用。关节周围软组织包括关节囊、韧带、滑膜内外脂肪组织，肌腱及邻近肌肉、血管、神经等结构，是保证可动关节正常运动的重要条件，也是关节重要的稳定结构。

关节软骨损伤发病的原因主要为急性外伤，如撞击或骨折可引起软骨损伤，慢性劳损也可引起软骨软化，或形成退行性骨软骨炎。关节内软骨损伤发病的原因有两种，一是撕裂性外力损伤，二是研磨性外力损伤。以上两种损伤均可致软骨坏死，或引起软骨黏液样变性，坏死周围的软骨巢状增生，使关节软骨增厚；软骨坏死后继发病理改变，将坏死物质吸收、移除，而后坏死软骨纤维化并发生钙沉积和骨化。X 线、CT 对软骨密度显示有限度，可以从继发病理改变进行诊断。对于软骨损伤的诊断，以往临床用关节镜直接观察；MRI 显示软骨结构清晰，可直接显示出原发损伤、坏死病变，目前术前多用 MRI 观察软骨损伤，更好地指导临床制订治疗方案。

关节周围软组织损伤是关节损伤常见或伴发的损伤，如骨折端锐利，刺伤邻近肌肉、肌腱；在承受突然过度外力作用下较常见的韧带断裂或撕裂、肩袖撕裂等。临床表现为局部肿胀、疼痛和压痛，关节活动受限，完全撕裂则关节不稳定，出现异常活动。新损伤的表现为肌肉、肌腱或韧带撕裂不连接、分离和周围血肿。慢性损伤可产生瘢痕组织增生和非特异性炎

症。肌肉、肌腱及韧带撕裂分为完全撕裂和不完全撕裂。X 线平片能够显示软组织损伤引起的软组织轮廓改变和伴随的骨骼变化，如撕脱骨折。CT 显示隐匿性骨折优于 X 线平片，并可显示急性损伤引起的软组织血肿等。MRI 能显示软组织损伤的部位，区分损伤的轻、中、重的不同程度，是无创伤诊断关节周围软组织损伤最佳诊断办法。

关节软骨、关节内软骨和关节周围软组织是关节的重要组成部分，在创伤条件的影响下可发生单独损伤，也可合并损伤。因此，关节损伤状态的评估对临床治疗方案的选择具有重要意义。

二、关节软骨损伤

关节软骨为透明软骨，厚约 1 ~ 7mm 不等。在膝关节，透明软骨厚约 2 ~ 4mm，均匀地被覆于关节面。关节软骨呈带状分层表现，并与年龄有关，青年人关节软骨的分层带状表现显示率较高。在 T_1WI 和 T_2WI 序列，关节软骨呈单层均匀信号；在重 T_1WI 和重 T_2WI 序列呈双层形态，即重 T_1WI 序列表层为低信号、深层为高信号，重 T_2WI 序列表现则相反。

【临床与病理】

关节软骨损伤可在急性外伤时发生，老年人慢性损伤常见。关节在活动或半蹲位时出现症状，初期为酸乏不适，以后发展为持续或进行性的酸痛，上下楼或半蹲时疼痛加重。脱落的软骨片在关节腔内可能游离成关节鼠，造成膝关节交锁。

【影像学表现】

1. X 线、CT 表现　对软骨密度显示有限（图 3–65A）。

2. MRI 表现　当关节软骨损伤完全脱落时，MRI 显示边界清晰的软骨缺损区，相应区域充填液性信号的关节液，在 PWI 和 T_2WI 序列，信号高于邻近的正常软骨，相反在 T_1WI 序列表现为低信号。当关节软骨损伤发生在软骨的钙化层，且损伤的软骨碎片停留在原位时，在软骨和骨连接处 MRI 可见软骨内部的局部异常信号影，信号强度介于正常软骨和液体信号强度之间，与关节表面不相通，MRI 显示软骨下骨性关节面模糊、中断，局部骨髓呈小片状 T_1WI 低信号和 T_2WI 高信号改变（图 3–65B、C），关节镜无法显示。如果软骨损伤比较浅表，由于周边的软骨和关节液的部分容积效应，使得 MRI 显示困难。关节软骨慢性损伤会出现软骨组织的磨损、软骨周围肿胀，MRI 表现为纤维软组织信号填充（图 3–66）。

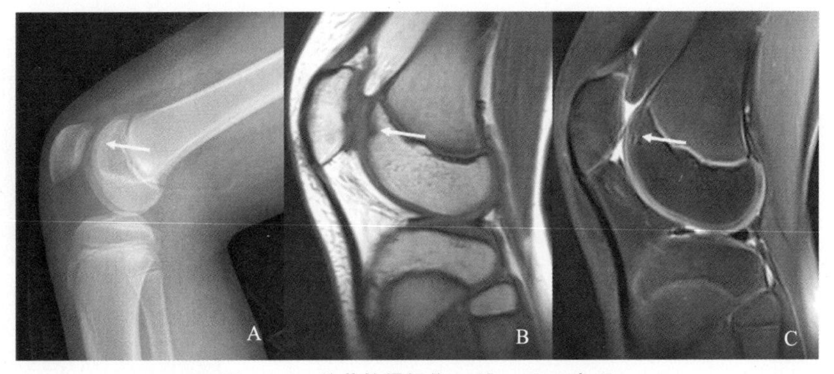

图 3–65　关节软骨损伤 X 线、MRI 表现

图 A　膝关节 X 线侧位片：股骨外髁局部关节面皮质中断，塌陷（箭）；图 B　矢状位 T_1WI：相应部位关节面软骨增厚，软骨下骨性关节面皮质中断，塌陷，下方局部骨髓呈灶性小片状低信号（箭）；图 C　矢状位 T_2 WI 脂肪抑制图像呈高信号（箭）

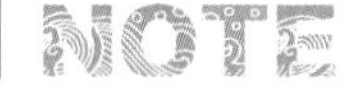

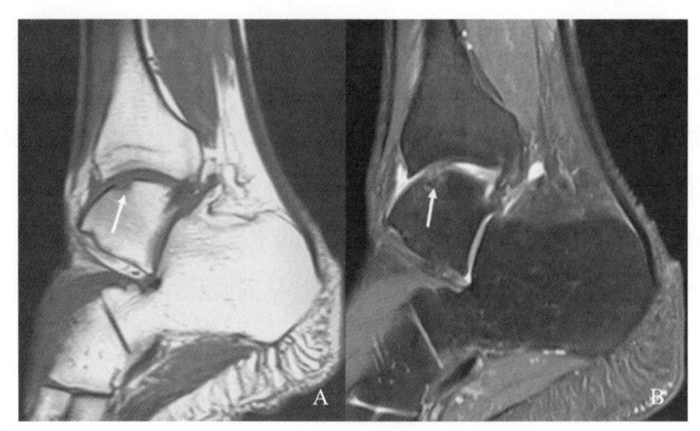

图 3–66 关节软骨损伤 MRI 表现

图 A 矢状位 T_1WI：踝关节慢性关节软骨损伤，关节软骨磨损、修复，呈软组织等信号填充（箭）；
图 B 矢状位 T_2 WI 脂肪抑制：软骨缺损呈高信号（箭）

三、关节内软骨损伤

关节内软骨是纤维软骨构成的关节附属器，正常纤维软骨在平片及 CT 上不能显示，MRI 图像上，无论是 T_1WI、T_2WI 还是质子密度加权（PDWI）上都是均质的、边缘清楚的低信号结构。

（一）半月板损伤

膝关节有两个半月状纤维软骨板，称半月板。半月板位于膝关节内，胫骨平台和股骨内外髁透明软骨之间，由纤维软骨构成，外缘肥厚与关节囊相连，内缘薄而锐利，游离于关节腔，上下面光滑，上面微凹，下面平坦，中体部横径小于 15mm；内侧半月板环较大，呈“C”形，外侧与胫侧副韧带紧密相连；外侧半月板较小，呈“O”形，前后角与中体部宽度和厚度略等，外缘除前后角远端与关节囊相连，中体部和后角大部分与腓侧副韧带间隔有腘肌腱及腱鞘。半月板胫骨面和股骨面均有薄层滑膜覆盖，覆盖范围约在半月板体部外侧 1/2 或 1/3。半月板的主要功能是缓解压力，增加关节的稳定性。

【临床与病理】

半月板损伤原因为急性外伤、反复慢性损伤和进行性退变。青年人多见于急性外伤，为运动性损伤，半月板多呈纵行撕裂；后两种为非运动性损伤，中老年人多见，与年龄和职业有关，一般呈横斜形撕裂。病变急性，膝关节有明显疼痛、肿胀和积液，屈伸活动障碍。随后肿胀逐渐消退，疼痛减轻但不能完全缓解，患者患肢有乏力、疼痛或不适感，部分人有关节弹响、绞锁等现象。研磨试验和半月板弹响试验大多呈阳性。

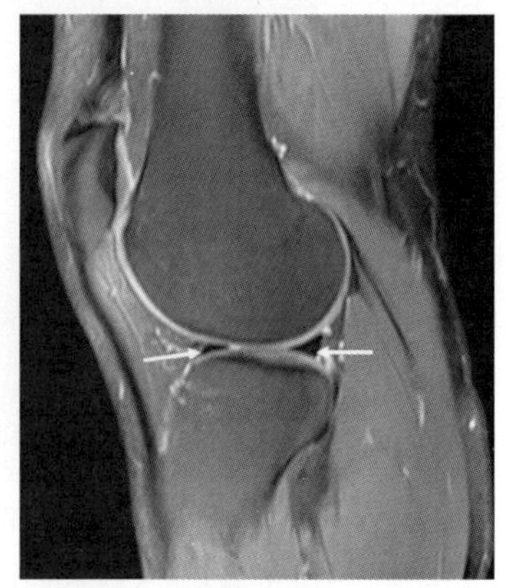

图 3–67 正常半月板 MRI 表现

矢状位 T_2WI 脂肪抑制像正常外侧半月板呈低信号（箭）

【影像学表现】

1. X 线表现、CT 表现 对半月板显示有限度，不用于半月板损伤的诊断。

2. MRI 表现 为目前诊断半月板损伤敏感度和特异度最高的影像学检查方法。正常半月板在 MRI 的任何序列图像上都呈低信号（图 3–67）；T_2WI 脂肪抑制序列显示半月板较佳，半月板病变表现为相对的高信号影。关节液和关节软骨在 T_2WI 和脂肪抑制序列均为高信号，与低信号的半月板形成明显对比。

半月板损伤分级：根据半月板形态、上下关节面的光滑程度和内部信号等特征，在MRI图像上半月板损伤分为三级：Ⅰ级（退变早期）：半月板形态正常，表面光滑，内部出现不与半月板关节面相接触的灶性的小片状、点状的高信号区，范围小于半月板断面的1/2（图3-68A）；Ⅱ级（退变晚期）：半月板形态正常，表面光滑，内部表现为水平走行的线形的高信号，可延伸至半月板的关节囊缘，范围大于半月板断面的1/2，但未达到半月板的关节面缘（图3-68B）；Ⅲ级（撕裂）：半月板内部出现纵行、横斜形或放射状的高信号并达到半月板的关节面，半月板表面不连续，半月板可破碎成多块状并向关节腔内移位，结构部分或全部消失（图3-68C）。半月板信号增高与退变区黏多糖成分增加、撕裂后关节液浸入有关。

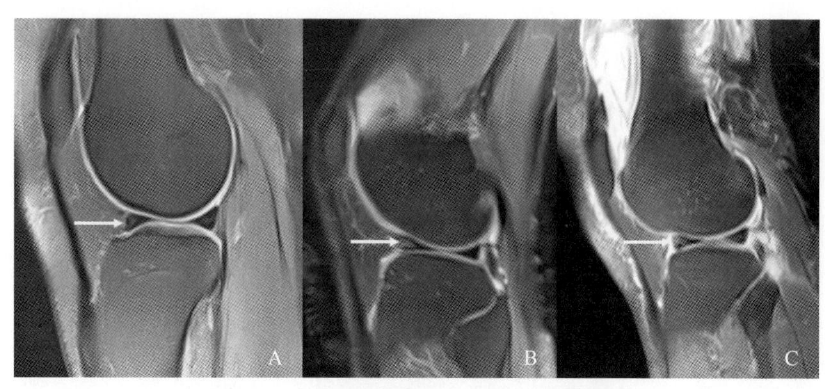

图3-68　半月板损伤矢状位 T_2WI 脂肪抑制像

图A 半月板退变（Ⅰ级）；图B 半月板退变（Ⅱ级）；图C 半月板撕裂（Ⅲ级），损伤延及关节面

诊断半月板撕裂原则：①矢状位和冠状位半月板内线形高信号影延伸至其关节面边缘；②半月板的形态异常表现为半月板边缘不规则，在关节面处出现小缺损或有异常小的半月板碎片。

半月板周围一些正常结构需与撕裂相鉴别：①外侧半月板与关节囊之间的腘肌腱及其腱鞘；②半月板前角前方横行的膝横韧带；③起自外侧半月板后角向上斜行附着于股骨侧髁的板股韧带；④半月板外缘与胫骨髁缘间的冠状韧带；⑤半月板周边的脂肪滑膜组织和血管结构以及关节囊间的上下隐窝等。

（二）三角纤维软骨盘损伤

腕关节三角纤维软骨盘由纤维软骨构成，位于腕三角骨与尺骨小头之间，在桡侧连接于桡骨远端关节软骨缘；在尺侧止于尺骨茎突和尺侧副韧带，在尺、桡侧附着部位均有较多微血管伸入其中，中心部则无血管；与临近掌侧和背侧远尺桡韧带、尺侧伸腕肌腱鞘深层、尺侧关节囊、尺月韧带和尺三角韧带组成腕关节尺侧的一组重要结构；主要功能有：①桡骨远端关节面的尺侧延伸，覆盖尺骨头；②传导尺腕关节间的轴向应力，吸收部分负荷；③形成桡骨、尺骨远端牢固的弹性连接，提供旋转稳定性；④对腕关节尺侧部提供支撑。

【临床与病理】

临床表现：由于腕关节三角软骨及其周围解剖结构复杂和功能多重，使其易于遭受外伤和出现退变。外伤时三角纤维软骨可发生软骨盘撕裂、断离、错位，造成慢性腕尺侧疼痛伴有腕

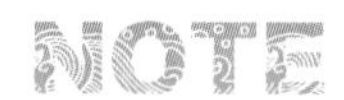

部无力，腕关节功能受限，前臂旋转活动及抗旋转活动时引起疼痛，尤以旋后时疼痛加重。腕尺侧、桡尺远侧关节压痛，腕部屈伸、旋转活动受限，握力下降，关节弹响。随年龄增长，逐渐发生退变，为黏液变性。

【影像学表现】

1. X线、CT表现 较难直接显示三角纤维软骨撕裂，在Colles骨折时，如有桡骨远端骨折错位明显，尺桡骨分离，尺骨相对过长，必有三角纤维软骨撕裂损伤。

2. MRI表现 三角软骨含有大量胶原纤维，在MRI的T_1WI和T_2WI上均呈低信号强度（图3-69A）；软骨损伤后在T_1WI和T_2WI显示三角纤维软骨连续中断，撕裂肥厚，三角软骨局部呈条状、片状高信号（图3-69B）；慢性损伤变性，T_2WI上呈高信号，三角纤维软骨盘保持正常形态（图3-69C）。

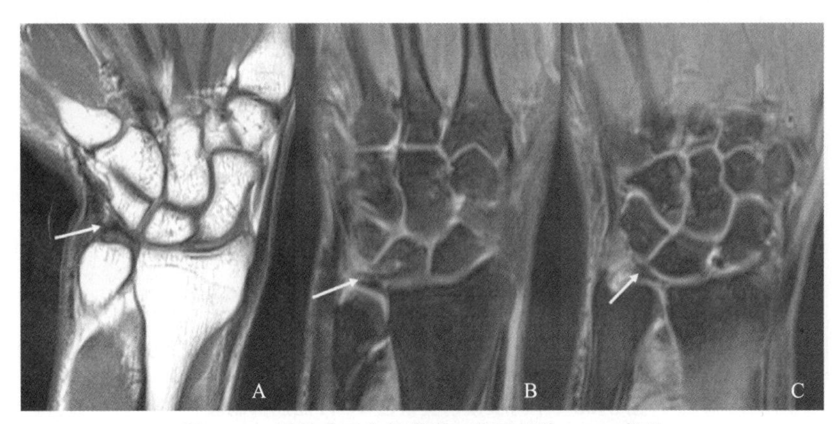

图3-69 腕关节三角软骨盘正常及损伤MRI表现

图A 正常三角软骨T_1WI：呈三角形低信号（箭）；图B T_2WI脂肪抑制像：三角软骨盘损伤，其内见条状水平走行的高信号影（箭）；图C T_2WI脂肪抑制像：三角软骨盘损伤，三角软骨尺侧部分信号增高（箭）

四、关节周围软组织损伤

X线平片和CT不能显示关节周围软组织如关节囊、韧带、滑膜和肌腱等结构，但MRI信号特征明显，易于分辨。以邻近正常肌肉组织MRI信号为参照，关节囊分为外表的纤维层和内面的滑膜层。T_1WI序列呈等信号，T_2WI序列呈低信号，由于滑膜层很薄，常规难以显示；韧带和肌腱属于纤维组织结构，在T_1WI、T_2WI序列上均呈低信号。本节以膝关节和肩关节为例介绍关节周围软组织损伤。

（一）膝关节交叉韧带损伤

膝关节韧带包括前交叉韧带、后交叉韧带、胫侧副韧带、腓侧副韧带、髌韧带、髌支持带、横韧带等，在各种韧带中最容易损伤的是前交叉韧带和胫侧副韧带。膝关节前、后交叉韧带通过与关节囊、侧副韧带等结构的协同作用，共同维护膝关节稳定。MRI为关节韧带撕裂的首选影像学方法。

【临床与病理】

韧带撕裂多见于青壮年，临床上表现为膝关节肿胀、疼痛和压痛、活动受限，使韧带受到牵拉的活动可加重疼痛；韧带完全撕裂或断裂则关节不稳定，出现异常活动。膝关节抽屉试验阳性，关节浮髌试验阳性。交叉韧带损伤也常合并膝关节侧副韧带、半月板、肱骨髁和胫骨平台损伤。单纯前交叉韧带损伤因胫骨平台和半月板相对固定肱骨髁，其抽屉试验可为阳性。

1. 前交叉韧带（anterior cruciate ligament，ACL）损伤 较常见。ACL 位于膝关节内、滑膜外，外周有滑膜包被的纤维结构，其于股骨外侧髁内侧面的半月形凹，矢状位呈扇形或直条形呈低信号或稍低信号影，有时呈二三束互相分离的纤维束，斜向前下方行于髁间顶和横韧带之间，止于胫骨髁间隆起的前方，与外侧半月板的前中部相连。ACL 的主要作用是限制胫骨前移和辅助限制胫骨内旋。因此，股骨过度外旋、胫骨过度内旋、膝关节过伸位时，易造成 ACL 损伤。如滑雪伤、足球伤、跳远、高速踢蹬等运动，暴力撞击胫骨上方后端，使胫骨向前滑移可造成 ACL 撕裂。单纯的 ACL 损伤并不多见，多为内侧副韧带和 ACL 联合损伤。

2. 后交叉韧带（posterior cruciate ligament，PCL）损伤 PCL 位于膝关节内、滑膜外，外周有滑膜包被，矢状位呈弓形低信号，起于股骨内侧髁的后外侧面的凹陷处，止于关节面下方 1cm 处的胫骨后放的凹处。PCL 主要作用是防止胫骨后移，与 ACL 和侧副韧带协同限制膝关节的旋转运动。因此，膝关节屈曲位、重度外展或合并旋转时，易造成 PCL 损伤；如交通事故伤、压伤、屈膝位坠落伤等暴力打击胫骨上段前方，使胫骨向后移动则可撕裂后交叉韧带，并使关节囊后壁破裂。PCL 较 ACL 强韧，只有在很强的暴力下才会撕裂，因而发生率较 ACL 低。

【影像学表现】

1. X 线、CT 表现 X 线可见胫骨平台向前、后的活动范围加大，关节对位不良，另外可能发现前后交叉韧带附着处的撕脱骨折。

2. MRI 表现 MRI 可直接显示韧带，正常交叉韧带在所有序列上都表现为低信号。交叉韧带损伤可分为不完全性撕裂和完全性撕裂，但 MRI 常难以区分。不完全性韧带撕裂表现为在 T_2WI 序列上韧带低信号影中出现韧带全程或局部信号增高，韧带不同程度松弛、增粗；完全性撕裂，冠状位和矢状位上见不到正常的交叉韧带，可见韧带的连续性中断，断端可以有移位或退缩，或可见扭曲和波浪状的形态改变，韧带全程或局部 T_2WI 上出现高信号（图 3-70、图 3-71）。

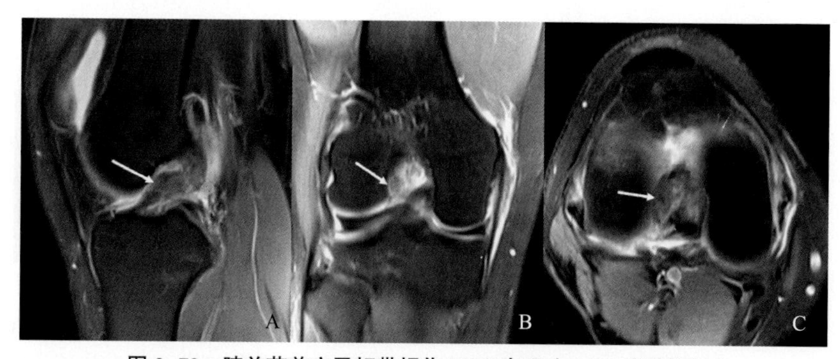

图 3-70 膝关节前交叉韧带损伤 MRI 表现（T_2WI 脂肪抑制）

图 A 矢状位：前交叉韧带上部损伤（箭）；图 B 冠状、图 C 横轴位：股骨外髁内侧旁前交叉韧带损伤（箭）

（二）膝关节内、外侧韧带复合体损伤

稳定膝关节内侧的结构有内侧副韧带、收肌腱和深部关节囊韧带，紧邻内侧半月板，共同称为内侧副韧带复合体（medial collateral ligament complexes）。内侧副韧带复合体损伤多见；外侧副韧带复合体（lateral collateral ligament complexes）损伤少见，常与后交叉韧带撕裂合并存在，当膝关节处于外旋状态时，施加强大的内翻力可发生外侧副韧带复合体损伤。

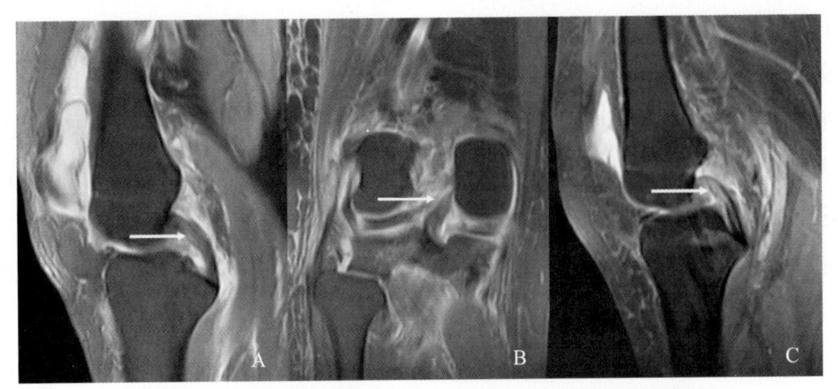

图 3-71 膝关节后交叉韧带损伤 MRI 表现（T_2WI 脂肪抑制）

图 A 矢状位：后交叉韧带上部损伤（箭）；图 B 冠状位、图 C 矢状位：后交叉韧带撕裂，出现纵行条状高信号影，韧带肿胀增粗（箭）

【临床与病理】

内侧副韧带复合体损伤的机制为暴力作用于膝关节外侧面。患者膝关节内侧显著肿胀，皮下瘀血、青紫和明显压痛；如完全断裂，侧方位应力试验为阳性。外侧副韧带损伤可见膝关节外侧局限性剧烈疼痛，腓骨小头附近肿胀，局部压痛明显，膝关节内收应力试验阳性。

【影像学表现】

正常的内侧副韧带复合体在 T_1WI 和 T_2WI 上均呈低信号带，损伤后因水肿、出血而信号增高，并可见增厚、变形和（或）中断（图 3-72A、B）。内侧副韧带撕裂已近其端，尤其是其股骨附着点处撕裂最多见，中部次之，而远端最少见。该损伤常合并其他结构的损伤。外侧副韧带损伤见图 3-72C。常见的内、外侧副韧带损伤的继发征象包括关节间隙积液增宽、半月板撕裂、交叉韧带撕裂和挫伤等。

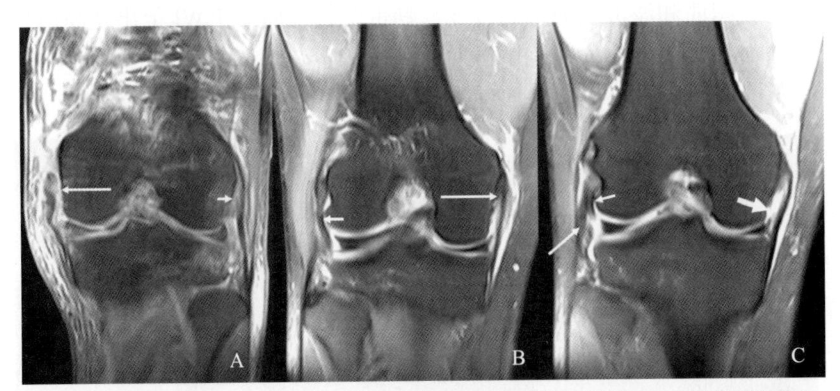

图 3-72 膝关节内、外侧韧带复合体损伤 MRI 表现（冠状位 T_2WI 脂肪抑制像）

图 A 内侧副韧带股骨附着部位中断，韧带皱缩增粗，信号增高（长箭），外侧副韧带损伤（短箭）；图 B 内侧副韧带（长箭）及外侧副韧带（短箭）损伤；图 C 外侧副韧带（长箭）、腘肌腱（短箭）及内侧副韧带（粗箭）损伤

（三）肩袖损伤

肩袖（rotator cuff）为肩关节囊及其表面的肌肉、肌腱和韧带构成的一个桶形结构复合体，包括冈上肌、冈下肌、小圆肌和肩胛下肌，肩袖的韧带部分汇聚、融合形成覆盖肱骨头的包鞘，附着或插入肱骨解剖颈或大小结节；肩袖的结构主要是悬吊着肱骨头颈部以增强肩关节的稳定，对肩关节的活动及稳定起重要作用。

【临床与病理】

肩袖撕裂主要原因为创伤和撞击、关节退行性变。青年人肩部剧烈外伤则可引起肩袖损伤；老年人因反复过度用力运动，多见于 50 岁以上男性患者，主要表现为肩关节逐渐疼痛，活动受限，不能外展，病程长者可出现冈上肌、冈下肌、三角肌等肌肉萎缩。撕裂时患者能听到肩部撕裂声，肩部剧痛。肩部活动受限，功能障碍，抬肩力量减弱，肩前后关节囊及肩袖肌附着处压痛，上肢外展及前屈 70°以上疼痛，外力前屈及内旋时疼痛，肩部肌肉萎缩等。

肩袖损伤可分为部分性和完全性撕裂，部分性多见。部分性撕裂表现为不同深度累及肩袖关节面或滑膜面，撕裂位于肌腱内，与肌腱表面不相通；完全性撕裂贯穿肩袖全层致肩峰下－三角肌下滑液囊与肩关节腔直接相通。肩袖撕裂常发生于冈上肌及肌腱。

【影像学表现】

1. X 线表现　急性损伤，可除外肩部骨折。对于肩袖慢性损伤的患者，可表现为肱骨与肩峰之间的间隙变窄（＜ 6mm）；肩峰远端和肱骨大结节骨质增生硬化；肱骨头位置可以正常或半脱位。

2. CT 表现　可以发现 X 线平片不能显示的隐匿性骨小梁骨折征象；肩袖损伤肌肉、肌腱等软组织肿胀，间隙模糊，关节囊积液及关节周围血肿。

3. MRI 表现　在斜冠状位、斜矢状位及横轴位观察，肩峰、喙肩韧带、肩袖结构显示清晰；肩袖退变在质子密度加权像上显示为肌腱内的高信号，T_2WI 上肌腱仍呈低信号影。盂肱关节或肩峰下滑囊内可见少量积液。急性损伤时，可引起肩袖部分或完全撕裂。

（1）部分性肩袖撕裂　可以发生在肌腱内，也可以发生在滑囊或关节的一侧。肩袖的滑膜面或关节囊面撕裂区的液体是部分肩袖撕裂的特征性表现，关节面撕裂比滑膜囊面撕裂或肌腱内撕裂更常见。MRI 表现为 T_2WI 序列上肌腱或肌肉呈局限性、线样或弥漫性高信号，肌腱局部连续性中断。以冈上肌腱改变多见（图 3–73A、B、C、D）。

（2）完全性肩袖撕裂或断裂　完全性肩袖撕裂的 MRI 表现为急性期肌腱断裂回缩，肌腹扭曲呈结节状，肩峰下－三角肌下滑液囊积液。慢性期，撕裂区水肿减轻，在 T_2WI 上无高信号区（3–73C、D）。

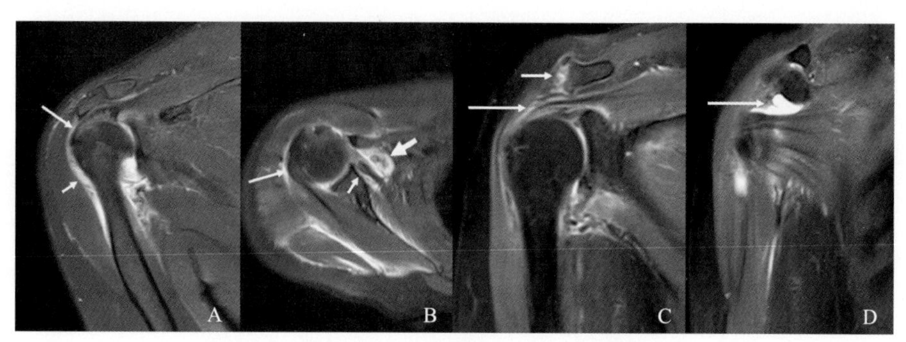

图 3–73　肩袖损伤 MRI 表现（T_2WI 脂肪抑制像）

图 A 肩关节斜冠状：冈上肌腱变细，边缘水肿呈带状高信号（长箭），三角肌下滑囊积液；图 B 横轴位：冈上肌腱水肿呈带状高信号（长箭）；肩胛下肌肱骨大结节附着部位部分韧带中断，皱缩增粗，信号增高（短箭），肩峰下滑囊积液（粗箭）；图 C 斜冠状位：冈上肌腱水肿增粗，呈带状高信号（长箭），肩锁韧带（短箭）显示增粗，信号增高；图 D 斜冠状位：肩峰下滑液囊积液（箭）

NOTE

完全性肩袖撕裂的继发性征象包括：①肩峰下滑膜囊积液；②冈上肌肌肉、肌腱结合处回缩（正常情况下，冈上肌肌肉、肌腱结合处位于肱骨头上方）；③慢性完全性肩袖撕裂可伴有冈上肌脂肪变性（在 T_1WI 可见与冈上肌长轴平行的条状脂肪信号）。由于肌肉、脂肪变性萎缩，受损肌肉在 T_1WI 上呈高信号，体积缩小。

【复习思考题】

1. 试述骨折的概念与分类。
2. 骨折线的特殊表现形式有哪些?
3. 试述 Colles 骨折的 X 线诊断。
4. 试述脊柱骨折的分类及相应影像学表现。
5. 关节脱位是如何分类的? 常见的关节脱位有哪些?
6. 髋关节脱位分型有哪些? 寰枢椎脱位的诊断依据是什么?
7. 试述半月板损伤的 MRI 分级及各级 MRI 表现。
8. 半月板撕裂损伤的 MRI 诊断原则有哪些?
9. 试述膝关节交叉韧带损伤的 MRI 表现。

第四章　骨软骨发育障碍、遗传性疾病

骨软骨发育障碍是指由于基因突变或长期表达异常引起的遗传性、全身性骨关节发育异常，属于临床少见病。其中一部分在出生后即发现异常，一部分出生后正常，在生长发育过程中逐渐出现异常，并可累及全身多个系统，引起复杂的病理变化。本章仅选用了临床上相对常见的骨软骨发育障碍性、遗传性疾病。

第一节　软骨发育不全

软骨发育不全（achondroplasia）为常染色体显性遗传病，本病特点为对称性四肢短小，尤以肱骨和股骨为著，属肢短型侏儒。

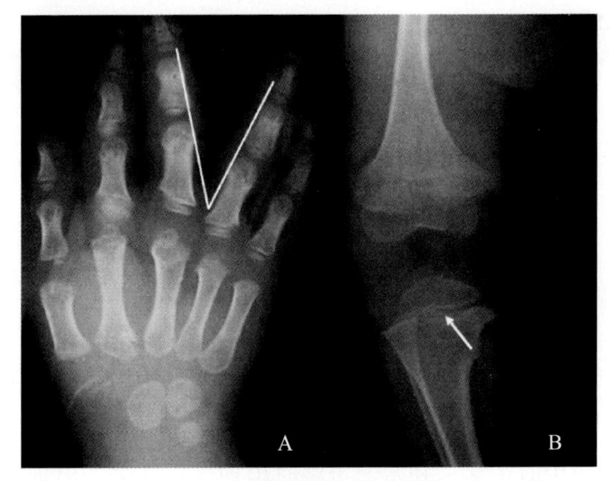

图 4-1　软骨发育不全 X 线表现

图 A 右手正位片：第 3、4 指自然分开，即“三叉手”畸形；图 B 右膝关节正位片：骺端增宽，干骺端中央凹陷呈“V”形，骨骺陷入其中

【临床与病理】

临床表现：本病出生后即出现异常，以长管状骨对称性变短为明显，尤以股骨和肱骨近侧节段显著。各手指粗短，几乎等长，第 3、4 指自然分开，即“三叉手”畸形（图 4-1A）。头颅为短头型，颅大面小塌鼻，下颌突出，腹膨隆，臀翘，智力和性发育正常。

病理改变：软骨内化骨不能正常进行，影响了骨长轴的增长，而膜内化骨正常，骨皮质、髓腔及骨的横径生长仍正常。

【影像学表现】

X 线表现：X 线平片即可确诊，表现为：①颅盖大颅底短；②肱骨和股骨对称性短粗且弯曲，骨皮质增厚；③骺板光滑或轻度不规则，并有散在点状致密影；④干骺端增宽，干骺端中央凹陷呈“V”形，骨骺陷入其中，以膝关节处明显（图 4-1B）；⑤二次骨化中心出现延迟，骨骺发育小，常提前与骨干愈合；⑥尺骨较桡骨短，近侧端增宽，远端变细；⑦手足短管状骨粗短，诸手指近于等长；⑧椎体厚度减小，椎弓根间距从第 1 腰椎到第 5 腰椎逐渐变小；⑨骨盆狭小，髂骨呈方形，坐骨大切迹小且深凹呈鱼口状，髋臼上缘变宽呈水平状（图 4-2）。

NOTE

【诊断与鉴别诊断】

根据对称性四肢短小、骨皮质增厚、骨质密度无明显异常的特点，对本病的诊断一般不难，不典型的病例则需与其他原因所引起的侏儒症相区别。

1. 软骨－外胚层发育不全　伴有胸部畸形和心脏病变，指甲、牙齿发育不良。肢体缩短的部位常发生在骨骼远段。

2. 脊柱－骨骺发育不全　常有近端大关节的破坏，颅骨正常，脊椎椎体变扁，椎体骨化中心互相吻合。胸廓发育不良，如铃形。

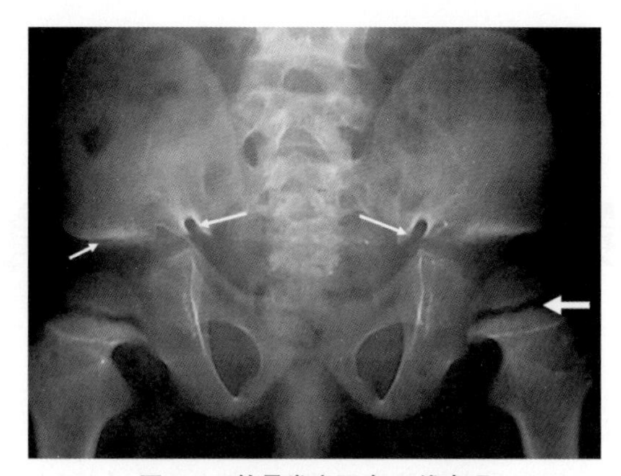

图 4－2　软骨发育不全 X 线表现

骨盆正位片：骨盆狭小，髂骨呈方形，坐骨大切迹呈鱼口状（长箭），髋臼上缘变宽呈水平状（短箭），干骺端增宽（粗箭）

3. 佝偻病及克汀病　佝偻病有典型的缺钙临床特点及 X 线表现，易鉴别；克汀病常伴有智力发育不良，但软骨发育不全患者智力正常。

第二节　成骨不全

成骨不全（osteogenesis imperfecta）又叫脆骨病，是一种全身性结缔组织疾病，属于常染色体隐性或显性遗传。以骨质疏松易骨折、蓝色巩膜、牙齿发育不全和听力障碍为其四大特点。成骨不全可分为早发型和晚发型。

【临床与病理】

临床表现：早发型成骨不全，可在出生时就出现骨折，或在婴幼儿期发病。在出生时，患儿头大而软，前额突出。四肢短粗而弯曲，手、足一般不受累，预后不佳；晚发型成骨不全，出生时正常，开始学走路时出现生长缺陷，出现四肢畸形和反复自发骨折。成人极少发病。多数病人有蓝色巩膜，约 1/4 病例有进行性耳聋，常在儿童时期出现。

病理改变：本病系因基因缺陷所致骨 I 型胶原纤维合成数量不足或结构异常，骨骼强度和耐受力差，还可累及巩膜、内耳、皮肤、韧带、肌腱和筋膜等组织和器官。蓝色巩膜为巩膜的透亮度增加使脉络膜色素显露所致。

【影像学表现】

X 线表现：X 线平片即可确诊，基本征象为多发骨折、骨密度减低和骨皮质菲薄，骨干弯曲变形，以四肢长骨为显著。①粗短型，多见于早发型，其长管状骨粗短而弯曲，可多发骨折和大量骨痂形成；②细骨型，多见于晚发型，发病较迟，病情较轻，表现为骨干明显变细，弯曲变形，干骺端相对增宽，骨密度明显变低，可见多发骨折（图 4－3）；③颅骨改变，多见于婴幼儿，头颅呈短头畸形，颅板变薄，颅缝增宽，囟门增大，闭合延迟，常有缝间骨；④椎体密度减低，变扁，双凹变形，个别椎体楔状变形；⑤肋骨变细，皮质变薄，密度减低，常有多发骨折。

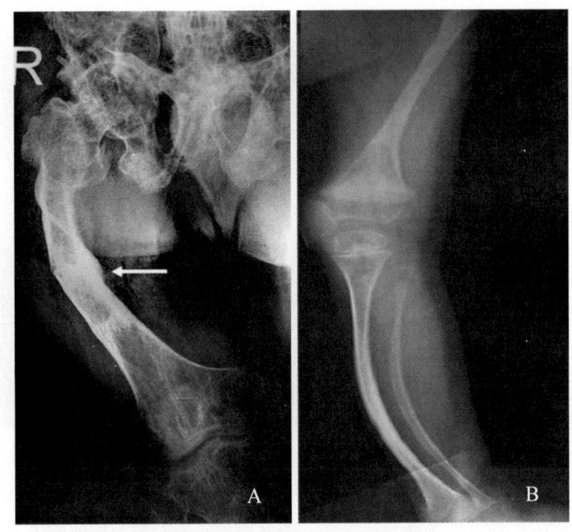

图 4–3　成骨不全 X 线表现

图 A 股骨正位：长骨粗短型成骨不全，股骨粗短，弯曲变形，多发骨折，骨皮质菲薄和骨密度减低，多发骨折并见骨痂（箭）；图 B 股骨及胫腓骨正位：长骨细长型成骨不全，股骨、胫骨、腓骨骨皮质菲薄和骨密度减低，弯曲变形，未见明显骨折线

【诊断与鉴别诊断】

成骨不全 X 线表现较有特征，根据多发骨折、骨皮质菲薄和骨密度减低等特征不难诊断。有时要与严重的佝偻病相区别，佝偻病有骨质软化的典型临床特点。

第三节　石骨症

石骨症（albers Schonberg disease）又称大理石骨、原发性脆性骨硬化等。是一种少见的骨发育障碍性疾病，特征为钙化的软骨持久存在。本病分为轻型和重型，轻型为常染色体显性遗传，重型为常染色体隐性遗传。

【临床与病理】

临床表现：髓外的造血器官如肝、脾、淋巴结继发性增大。颅底硬化常引起视力和听力异常。本病分四型：轻型或延迟型，为常染色体显性遗传，症状出现晚而轻；重型或早老型，为常染色体隐性遗传，症状出现早且严重。

病理改变：正常的破骨吸收活动减弱，使钙化的软骨和骨样组织不能被正常骨组织所代替而发生积蓄，致骨质明显硬化且变脆。骨髓腔缩小，甚至闭塞，造成贫血。髓外的造血器官如肝、脾、淋巴结均可继发性增大。

【影像学表现】

X 线表现：X 线平片即可确诊，表现为：①全身骨骼对称性密度增高硬化，皮质和髓腔界限消失；②长骨干骺端出现横行致密的条纹影，婴儿指骨的干骺端可出现锥形致密区，锥形的长轴与骨干平行，基底部位于两端；③髂骨翼有多条与髂骨嵴平行的弧形致密线；④椎体的上下终板明显硬化，而中央相对密度低，呈“三明治”样表现，或称夹心椎；⑤颅骨普遍性密度增高硬化，板障影消失，以颅底硬化更显著；⑥在骨内出现“骨中骨”，多见于椎体和短管状骨（图 4–4）。

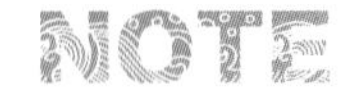

【诊断与鉴别诊断】

石骨症诊断主要依靠X线的表现，根据全身骨骼对称性密度增高硬化，椎体呈“三明治”样表现，“骨中骨”样表现，其诊断不难。注意与某些化学元素中毒如磷、铅、氟中毒及成骨性骨转移相鉴别。

1. 成骨性骨转移　常有原发病灶，且一般不对称出现，无夹心椎、“骨中骨”等表现。多见于前列腺癌和乳腺癌转移。

2. 化学元素中毒　如：磷、铅、氟中毒，常有流行病学资料，并可通过化学元素检测。

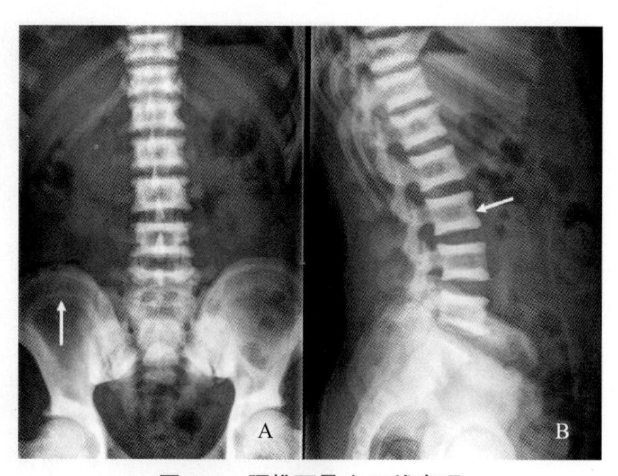

图4-4　腰椎石骨症X线表现

图A正位：髂骨翼有多条与髂骨嵴平行的弧形致密线（箭）；图B侧位：夹心椎，椎体的上下终板明显硬化，中央相对密度低，呈“三明治”样表现（箭）

第四节　蜡油骨病

蜡油骨病（melorheostosis）又称单肢型骨硬化、流动性骨质硬化症、蜡泪样骨病等。是一种罕见的局限性骨质硬化性疾病，因骨外硬化灶向外突出形如蜡泪样而得名，为显性遗传性疾病。

【临床与病理】

临床表现：发病年龄为5～54岁，但多数发生于5～20岁，男性比女性多见。好发于四肢长骨，多侵犯单一肢体的一骨或数骨，下肢骨最常见，也可累及脊柱、骨盆、颅骨和肋骨。早期无明显症状，主要症状为肢体局部疼痛，活动时痛感明显加重，并且痛感随年龄增长而加重。关节增粗、关节活动受限，可导致肌肉萎缩。

病理改变：患肢一骨或多骨发生骨膜及骨内膜增生，呈不规则的条状硬化，增生的骨质自上而下沿骨干侧向下流注，似蜡烛表面的蜡油，致骨轮廓变形，骨皮质萎缩，增生骨组织呈骨松质结构，骨小梁粗厚且粗细不均。软组织内异位骨化为成熟的骨组织及软骨组织。

【影像学表现】

X线表现：本病诊断主要依靠X线检查，表现为：①长管骨骨皮质部位连续或断续的不规则条状骨质增生硬化，沿皮质外或内侧面从近侧向远侧蔓延，犹如沿蜡烛侧边流注的蜡油，骨松质内亦可见不规则线状、斑块状骨质增生；②骨表面高低不平，宛如熔化而滴流之蜡油；③周围骨结构正常，增生过多时髓腔变窄；④早期骨的近关节部分不受累及，最终能伸入骨骺及跨越关节侵及另一骨干；⑤短管骨与骨骺的病变与长骨相似，表现为骨内有斑点状或条纹状致密影，不易引起骨轮廓改变，关节多不受影响，即使关节两端骨质发生明显新骨堆积，关节面仍保持光滑；⑥附近软组织中常有骨质沉积骨化影。

本病X线可分为四型：①皮质内型：病变向骨皮质内流动；②皮质外型：病变向骨皮质外流动；③皮质旁型：病变流注于软组织内；④混合型：以上不同类型病变的混合。CT表现与X线表现相似，优越性在于能更清楚地显示病变及与周边的关系（图4–5）。

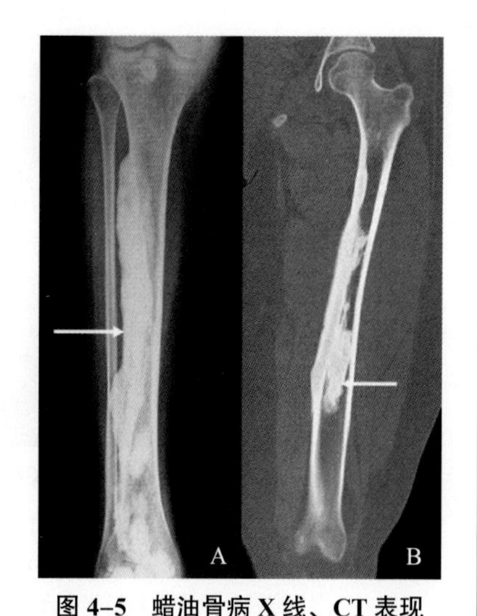

图4–5　蜡油骨病X线、CT表现

图A 胫腓骨正位片：混合型蜡油骨病，胫骨骨皮质内外见高密度骨条，从胫骨近侧向远侧延伸，表面高低不平，周围骨结构正常，骨髓腔变窄（箭）；图B CT冠状位重建：骨皮质内型蜡油骨病，骨皮质内（髓腔）见骨条骨质硬化（箭）

【诊断与鉴别诊断】

本病需要与以下疾病相鉴别：

1. 骨纤维结构不良　X线表现病变骨干膨胀，骨皮质变薄，无骨膜反应，呈磨玻璃样或云雾状改变。蜡油骨病骨轮廓多正常，病灶多局限于一侧骨皮质的高密度硬化骨条或斑块，与骨纤维结构不良不同。

2. 石骨症　X线表现全身骨质硬化，皮质增厚。髓腔变窄或完全封闭，骨轮廓无波浪状改变，骨脆骨折，临床可有肝、脾、淋巴结增大及进行性贫血。可与蜡油样骨病进行鉴别。

3. 骨斑点症　骨内多发斑点状骨质硬化，无骨质的烛泪状连续的新骨形成。

4. 硬化性骨髓炎　多发生于一骨的局部，病变部位骨皮质增厚，骨骼局部呈梭形隆起，骨髓腔增生硬化，局部可见骨质破坏。

第五节　全身脆性骨硬化（骨斑点症）

全身脆性骨硬化（osteopoikilosis）又称骨斑点症，以全身多数骨骼上出现广泛播散的致密斑点而得名。

【临床与病理】

临床表现：骨斑点症是一种罕见病，一般不产生临床症状。本病好发于管状骨的骨骺、干骺端等松质骨内，还可见于某些扁状骨和不规则骨内。儿童病灶可随身体的生长而逐渐变大。成人随访中未见病灶增加，但形态可略有变化，故本病不能除外先天性，可合并先天性畸形，如多指（趾）、并指、腭裂等。

病理改变：骨斑点位于松质骨内，骨松质内有多个灰白色圆形或椭圆形致密小骨块，病灶由排列紧密的骨小板所组成，边缘不整，状似骨瘤。可能系外围的层板骨与增粗的骨小梁相连，骨板和骨小梁伴有缓慢的骨增生，缺乏相应的骨吸收，导致骨的改建发生障碍。本病不侵及骨膜、关节软骨。

【影像学表现】

1. X线表现　松质骨内多发圆形、条状或团块状致密影，双侧基本对称，大小在数毫米至2cm之间；绝大多数病灶中心密度高边缘密度低，也有少数病灶中心密度偏低，但其边缘均较清楚，不侵犯骨膜及关节软骨，关节间隙光整、清晰（图4–6、图4–7）。

2. CT表现　CT能更清晰地显示病灶的部位、形状、大小及与骨皮质的关系，表现为病灶位于骨松质内，并与骨小梁分布一致，多呈圆形或卵圆形高密度结节阴影，边界清楚。

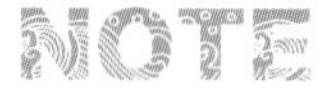

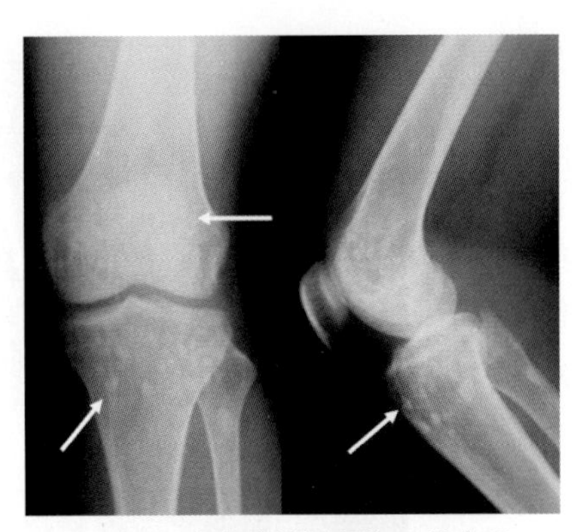

图 4-6　全身脆性骨硬化 X 线表现

双膝关节正侧位片：双侧股骨、胫骨、腓骨松质骨内见多发点状、团块状致密影，边缘均较清晰，不侵犯骨膜及关节软骨，关节面光整

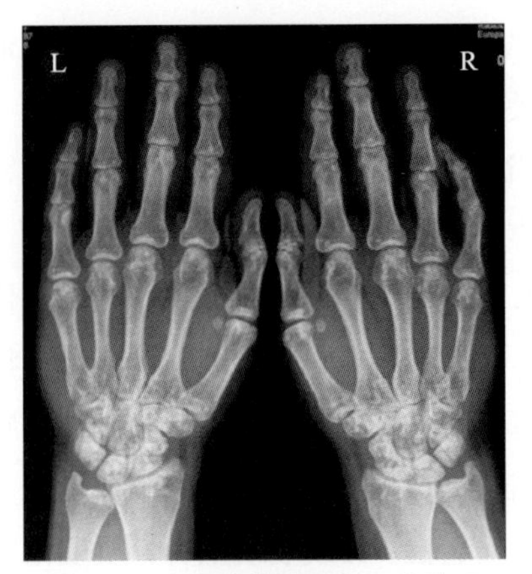

图 4-7　全身脆性骨硬化 X 线表现

双手 X 线正位片：掌指骨松质骨内多发点状、团块状致密影，病灶边缘均较清晰

3. MRI 表现　病灶多发，不均匀散布于骨松质内，呈圆形、类圆形结节及不规则条状异常信号，T_1WI 与 T_2WI 上均为极低信号，边界清楚，多发病灶聚集成“蜂窝状”，其周围无异常信号。

【诊断与鉴别诊断】

骨斑点症的 X 线表现具有特异性，诊断一般不难，有时需要与其他致密性疾病鉴别：

1. 成骨性转移瘤　病灶大小、形态不一，成非对称性分布，中轴骨为主，通常不累及骨骺，呈边缘模糊的棉球样致密影，多有原发病灶。

2. 骨梗死　病变多较局限，常见于长骨端或髓腔内，可为斑点状或条索状，系骨坏死改变，常见于成年人，T_1WI 与 T_2WI 可见地图样信号改变。

3. 蜡油骨病　不规则长条状或斑片状致密影，多见于骨皮质，也可位于骨膜下或骨外软组织内，病灶多发并非对称分布。

【复习思考题】

1. 成骨不全与软骨发育不全的影像学鉴别要点有哪些？
2. 试述成骨不全的影像学表现特征。
3. 试述石骨症的影像学表现特征。
4. 骨斑点症应与哪些疾病相鉴别？
5. 试述蜡油骨病的影像学表现特征。

第五章　骨关节化脓性感染

骨关节化脓性感染（bone and joint suppurative infection）是常见感染性骨与关节疾病，主要包括急性化脓性骨髓炎、慢性化脓性骨髓炎、化脓性关节炎、化脓性脊椎炎等。致病菌以金黄色葡萄球菌最为常见，还可见于溶血性葡萄球菌、链球菌、肺炎球菌、大肠杆菌等，沙门菌、真菌感染少见，偶可见伤寒杆菌及布氏杆菌。病菌常通过血行播散侵及骨髓或关节滑膜，少数也可因邻近软组织感染扩延至骨髓或关节，或外伤开放性骨折使细菌直接侵及骨髓或关节所致。近年来，由于抗生素的广泛应用，骨关节化脓性感染的发病率显著降低，临床表现不典型。

第一节　急性化脓性骨髓炎

急性化脓性骨髓炎（acute pyogenic osteomyelitis）是常见的骨与关节化脓性感染疾病。感染途径以血行感染最为常见，致病菌可来自体内其他组织及器官的化脓性病灶，经血液循环累及骨骼；也可由周围软组织或关节的化脓性感染直接蔓延；或开放性骨折、火器伤等引起的化脓性感染。

【临床与病理】

临床表现：本病儿童多见，男性发病率高于女性。可侵犯任何骨骼，好发部位为四肢长骨干骺端及骨干。发病急，进展快，症状重，多有高热、寒战等全身中毒症状；受累肢体局部红肿、发热、胀痛、压痛、功能障碍。实验室检查可见白细胞计数明显增高。

病理改变：本病常同时累及皮质骨、松质骨和骨膜，为全骨炎。病理演变过程：致病菌侵入营养血管进入骨内，停留在呈环状弯曲排列的毛细血管，发生炎性浸润、化脓、破坏，死骨形成。病理可分为三期：①骨膜下脓肿形成前期：发病2～3天内，髓内只有炎症浸润或极少量脓血；②骨膜下脓肿形成期：发病3～4天后，髓腔内形成较多脓液，可达骨膜下，骨膜被掀起，形成骨膜下脓肿，破坏松质骨和皮质骨的血液循环；③骨膜破坏期：发病7～8天后，骨膜下脓液较多，穿破骨膜，流入软组织内，骨膜破坏严重，骨内血液循环遭到广泛破坏。

【影像学表现】

1. X线表现

（1）软组织肿胀　早期即出现，表现为：①皮下脂肪层密度增高，呈粗网格状改变；②肌间隙模糊、消失；③脓肿局部软组织密度增高。

（2）骨质破坏　发病10天后可出现骨质破坏：①松质骨局限性骨质疏松；②随着病情发展，见多发虫蚀样或不规则骨破坏区，边缘模糊；③骨质破坏区融合，并向骨干延伸，重者可达全骨干；骨皮质为不规则的密度减低区，边缘模糊；④骨质破坏不跨过骺板累及骨骺

（图5–1、图 5–2）。

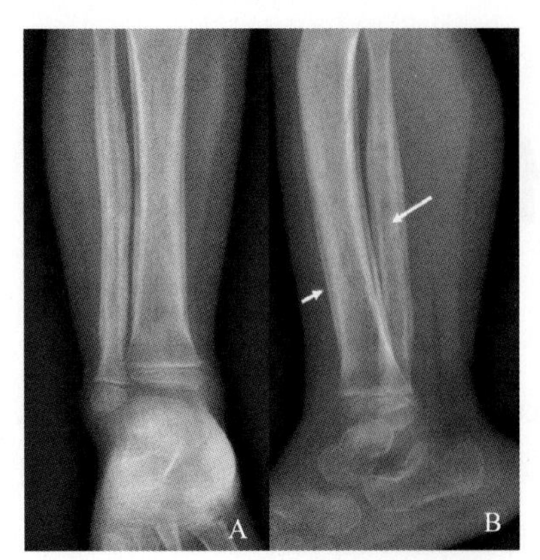

图 5–1 急性化脓性骨髓炎 X 线表现

图 A 正位、图 B 侧位：胫腓骨骨干骨皮质及松质骨密度普遍减低，且有虫蚀状骨破坏（长箭），胫腓骨均有层状骨膜反应（短箭）

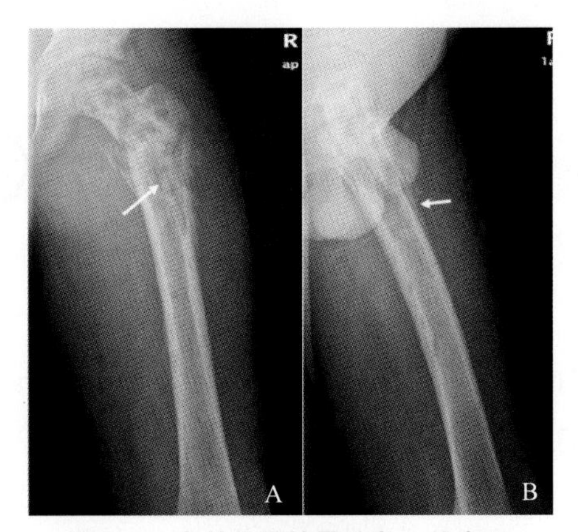

图 5–2 急性化脓性骨髓炎 X 线表现

图 A 正位：股骨近端（股骨颈部、股骨粗隆、股骨干近端）骨质斑片状与虫蚀状骨质破坏区，并见条状及小斑片状死骨（箭）；图 B 侧位：可见层状骨膜反应（箭）

（3）*骨膜增生* 可为分层状或放射状。

（4）*死骨形成* 死骨密度较高，大小不一，形状不规则，多数为沿骨的长轴形成的长条形死骨，周围见透亮带环绕。

（5）*骨质增生硬化* 除了骨膜的增生外，骨质破坏区周围也可见到骨密度增高影，范围较局限。

（6）*病理性骨折* 骨质破坏区可出现病理性骨折。

2. CT 表现 同 X 线表现，尚可清晰显示较小的破坏区、死骨、脓肿及软组织改变。髓腔内可见气体和脂液平面，增强扫描可见脓肿壁呈环状强化。

3. MRI 表现 MRI 在显示被侵犯的髓腔和软组织感染的范围方面优于 X 线平片和 CT。①病变骨髓的充血、水肿、渗出和坏死，在 T_1WI、T_2WI 均表现为长 T_1 长 T_2 信号，与正常骨髓信号形成明显的对比；②脂肪抑制序列 T_2WI 脓肿周围骨髓腔的水肿呈高信号；③死骨形成，在所有 MRI 序列均表现为低信号；④增强扫描脓肿壁明显强化；⑤骨膜反应，在 T_1WI、T_2WI 上均为低信号。

【诊断与鉴别诊断】

诊断要点：①本病发病急，具有明显的急性炎症引起的全身及局部中毒症状；②好发部位为长骨干骺端；③发病两周内仅表现为软组织肿胀；④两周后表现为虫蚀状或斑片状骨质破坏；⑤线状、层状骨膜增生；⑥破坏区周围可见轻微的骨质增生或见死骨形成。

鉴别诊断：急性化脓性骨髓炎应与尤因氏肉瘤相鉴别，见表 5–1。

表 5–1 急性化脓性骨髓炎与尤因氏肉瘤鉴别诊断

	急性化脓性骨髓炎	尤因肉瘤
临床表现	高热，全身中毒症状	低热，乏力
骨质破坏	不规则破坏	中心性破坏，髓腔扩大
死骨	大块死骨	无
骨膜反应	广泛明显，呈线形	分层，呈葱皮样

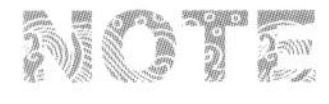

第二节　慢性化脓性骨髓炎

慢性化脓性骨髓炎（chronic pyogenic osteomyelitis）多由急性化脓性骨髓炎治疗不及时或不彻底转化而来。也可以开始就是慢性过程，病程迁延，反复急性发作。

【临床与病理】

临床表现：慢性化脓性骨髓炎如果处于相对稳定状态，全身症状轻微或无全身症状。急性发作，会出现全身中毒症状，可有发热、寒战现象，局部病变红、肿、疼痛；窦道流脓，时好时坏，时愈时发，病程迁延数年、十数年，久治不愈。

病理改变：慢性化脓性骨髓炎以骨质增生硬化为主，骨内遗留感染病灶，死骨和脓肿可以长期存在，刺激病灶周围产生大量的骨质增生硬化和骨膜反应。新生骨组织骨小梁排列紊乱，骨膜反应导致骨皮质增厚、髓腔变窄或消失、骨骼增粗变形。随着病情的发展，骨内脓肿逐渐被肉芽组织取代，机化、纤维化，并可产生大量骨质增生硬化；死骨被破骨细胞吸收后形成骨质增生硬化或被纤维结缔组织取代；软组织脓肿被肉芽组织吸收后形成瘢痕。

【影像学表现】

1. X 线表现

（1）软组织肿胀。

（2）骨质增生硬化　在骨质破坏周围有明显的、广泛的骨质增生硬化，呈均匀或不均匀骨密度增高影，无骨纹结构，骨皮质增厚，重者髓腔变窄或闭塞（图5-3）。

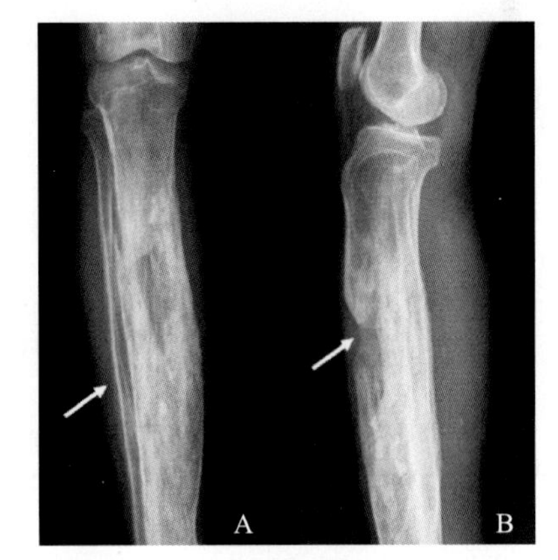

图 5-3　慢性化脓性骨髓炎 X 线表现

图 A 正位：胫骨中上段骨干明显增粗变形，骨质密度普遍增高，病变区骨质结构紊乱，髓腔显示不清，腓骨见花边样骨膜反应（箭）；图 B 侧位：胫骨前部部分骨皮质缺失（箭）

（3）骨质破坏　①破坏区的骨组织密度较低，边缘模糊，为化脓病变直接对骨的溶解破坏，是病变进展的表现；②骨破坏边界清楚，破坏区内死骨密度增高，是死骨周围肉芽组织对死骨清除的破坏，是病变修复的表现。两种骨破坏可同时存在，明确以何为主，可以估计和判断病变的发展趋势。

（4）死骨　在骨质破坏区内死骨多呈长条形或方形，其长轴与骨干平行，死骨周围见透亮影环绕，可见骨皮质骨瘘管形成。

（5）骨膜增生和骨包壳　骨膜增生多呈层状或花边状，边缘清晰、密度增高，部分与骨皮质融合，使骨皮质增厚；骨膜广泛剥离，大块死骨形成，存活的骨膜增生形成骨包壳，表现为粗大、厚薄不均、外形不整、密度增高。骨包壳经过改建和塑形，可以变坚实或形成一个新骨干。

（6）骨质疏松　为失用性骨质疏松，周围未受侵的正常骨组织表现为骨密度减低，骨小梁变细模糊，骨皮质变薄。

2. CT 表现　与 X 线表现相似。主要表现为：①骨质增生硬化，表现为骨小梁粗密模糊，骨皮质增厚，骨髓腔变窄，密度增高；②软组织脓肿呈低密度影，增强扫描可见脓肿壁强化；

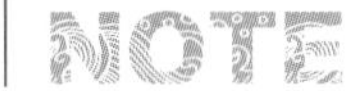

③可见圆形、卵圆形、不规则形死腔窦道，表现为低密度区；④可见大小不等致密死骨，表现为边界清楚，呈块状、长条状、密度增高影；⑤骨膜增生广泛，厚薄不均，可见骨包壳（图5–4）。

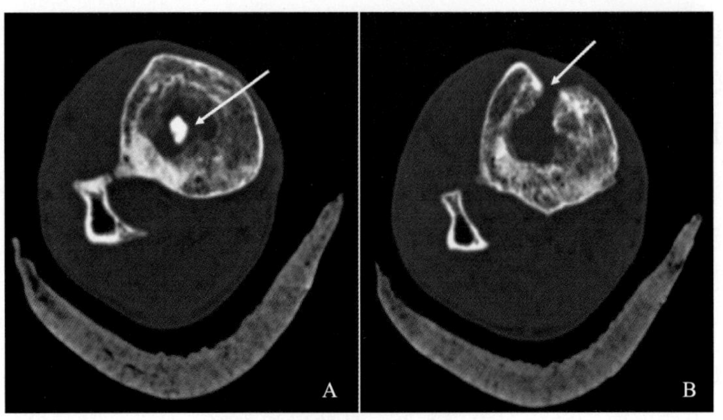

图 5–4　慢性骨髓炎 CT 表现

图 A 胫腓骨 CT 横轴位片：右胫骨骨质密度不均匀，骨质结构紊乱，骨皮质明显增厚，病变区骨干增粗，髓腔内有斑状致密的死骨（箭）。图 B 胫骨前部骨皮质缺如，骨髓腔与皮下软组织相通（箭）

3. MRI 表现　①骨质增生硬化在 T_1WI、T_2WI 表现为低信号；②死骨在 T_1WI、T_2WI 表现为低信号；③死腔在 T_1WI 表现为低信号，T_2WI 表现为高信号；④脓肿表现为 T_1WI 低信号，T_2WI 高信号；⑤增强后脓肿壁为环形强化。

【诊断与鉴别诊断】

诊断要点：本病以骨质破坏与死骨并存为特点，同时伴有较明显的骨膜增生，结合临床病史、症状与体征，诊断不难。

鉴别诊断：慢性化脓性骨髓炎应与尤因氏肉瘤、骨肉瘤相鉴别（见表 5–2）。

表 5–2　慢性化脓性骨髓炎与尤因氏肉瘤、骨肉瘤鉴别诊断

	慢性化脓性骨髓炎	尤因氏肉瘤	骨肉瘤
骨内小脓肿	存在	无	无
死骨	大块死骨	无	无
骨膜反应	花边状	分层葱皮样	放射状及骨膜三角
骨皮质改变	骨皮质增厚，髓腔变窄	骨皮质变薄，髓腔扩张	边界模糊，伴有虫蚀样破坏

第三节　化脓性关节炎

化脓性关节炎（suppurative arthritis）为致病菌感染滑膜而引起的关节内化脓性炎症。

【临床与病理】

临床表现：多见于儿童和婴儿。致病菌以金黄色葡萄球菌最常见，主要经血行播散进入关节内，以承重的大关节较常见，好发于髋、膝关节，多为单发。临床表现为起病急，主要症状为寒战高热，关节肿胀，出现红、肿、热、痛等急性炎症表现，关节活动受限。

病理改变：致病菌进入关节后停留于关节囊的滑膜层，引起滑膜充血、水肿、白细胞浸润和浆液性渗出物，随后白细胞分解释放出大量蛋白酶，溶解软骨，使软骨出现崩溃、断裂和塌陷，炎症进一步发展侵犯至软骨下骨质，关节周围可出现蜂窝织炎。愈合期，关节腔可发生纤维化或骨化，使关节形成纤维性强直或骨性强直。

【影像学表现】

1. X线表现 ①早期，由于关节液增加、关节囊肿胀，关节间隙增宽，骨端逐渐出现脱钙现象，局部骨质疏松；②继而关节软骨破坏，关节间隙变窄，软骨下骨质破坏使骨性关节面毛糙，并有虫蚀状骨质破坏，以承重面为重，随破坏范围扩大，可出现大块骨质破坏和死骨；③晚期，骨性关节面呈反应性增生，骨质硬化，密度增加。最后关节软骨完全溶解，关节间隙消失，多发生骨性强直，或并发病理性脱位（图5-5）。

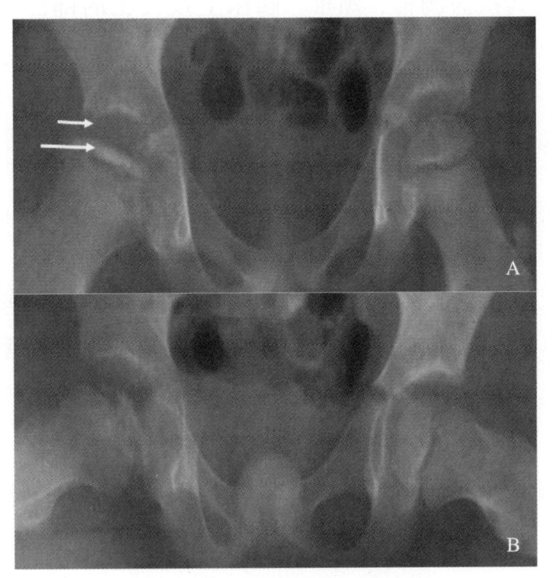

图5-5 化脓性关节炎X线表现

图A 双侧髋关节正位、B图 双侧髋关节蛙式位：右侧股骨头骨骺缩小、碎裂、坏死、硬化（长箭），右髋关节间隙增宽（短箭）

2. CT表现 对一些复杂关节，如髋、肩和骶髂关节等，CT显示骨质破坏和脓肿侵犯的范围常较X线平片敏感。化脓性关节炎早期CT表现没有特异性，随着病变的进展，可出现明显的脓肿和骨质破坏，增强扫描可显示明显强化的脓肿壁。

3. MRI表现 对显示化脓性关节炎的滑膜病变情况及关节腔内渗出液比X线平片和CT敏感，能明确炎症侵犯周围软组织的范围，还可显示关节囊、韧带、肌腱、软骨等关节结构的破坏情况。关节腔积液和脓液表现为T_1WI低信号，T_2WI高信号，脓肿壁为T_1WI稍低信号，T_2WI稍高信号，增强扫描脓肿壁明显强化。

【诊断与鉴别诊断】

诊断主要根据病史、临床症状及体征，疑有血源性化脓性关节炎者应做血液及关节液细菌培养。X线检查早期仅见关节肿胀，稍晚可有骨质脱钙，因软骨及骨质破坏而有关节间隙狭窄，晚期可发生关节骨性或纤维强直及畸形等。需与结核性关节炎、类风湿性关节炎相鉴别。

1. 结核性关节炎 病程长，反复发作，常无急性症状及体征，关节腔积液呈渗出性，为淡黄色，结核菌素试验呈强阳性，抗结核治疗有效，关节边缘性侵蚀破坏和骨质疏松是其特征，晚期可出现纤维性强直，但很少出现骨性强直，MRI上关节面侵蚀破坏但无明显骨髓信号的异常，关节周围炎症较局限，增强扫描后关节周围脓肿壁薄且光整，而化脓性关节炎多累及的范围较广，而且关节周围脓肿常见厚且不规则的壁强化。

2. 类风湿性关节炎 多侵犯四肢小关节，为对称性多发性关节炎，实验室检查类风湿因子为阳性，较易鉴别。

第四节　化脓性脊椎炎

化脓性脊椎炎（suppurative spondylitis）比较少见。多见于成年男性。好发于腰椎，其次为胸椎、颈椎。临床上按侵犯的部位分为脊椎骨髓炎与化脓性间盘炎（suppurative discitis）。前者以椎体病变为主，后者主要累及椎间盘。两者常可同时受累，故两者不易明确区分。

一、脊椎化脓性骨髓炎

【临床与病理】

脊椎化脓性骨髓炎的致病菌以金黄色葡萄球菌最为多见。细菌进入脊椎的途径有三种：①通过血液播散；②邻近软组织感染直接蔓延；③经淋巴引流播散至椎体。本病以腰椎最为常见，病变多数局限于椎体。早期病灶常位于椎体前方，邻近椎间盘充血水肿，可见大量中性粒细胞浸润，骨小梁溶解，病灶边界模糊。炎症进一步蔓延，向椎间盘与上下椎体扩散，破坏椎间盘，引起椎间盘炎，并侵犯邻近椎体，偶有向椎弓扩散侵入椎管内。病变可向周围软组织扩展形成椎旁脓肿。病变发展迅速，并有硬化骨形成，彼此融合成骨桥，甚至出现椎体间融合。

脊椎化脓性骨髓炎多见于成人。可分为急性和慢性。急性脊椎骨髓炎常急性发病，畏寒、寒战和高热可见，毒血症症状明显，甚至可神志模糊、谵妄，腰背或颈背疼痛明显，卧床不起，不能翻身或转颈，有局限性叩击痛，血液常规检查有白细胞总数升高，血沉加快。慢性者全身症状不明显，偶有低热，局部疼痛，活动受限，不易与结核区分，易误诊。

【影像学表现】

1. X 线表现　早期常无明显异常或仅表现为局部骨质疏松。随着病变进展，椎体内可见虫蚀样骨质破坏，病变发展迅速，随后可破坏椎间盘，导致椎间隙逐渐变窄，邻近椎体受累，可见椎旁脓肿（图 5-6A）。

2. CT 表现　比 X 线平片更早、更清晰地显示椎体及附件的骨质破坏及椎旁软组织变化，特别是椎体终板的骨质破坏及其周围的骨质增生硬化。MPR 重建可以直观地显示椎间隙狭窄情况。增强扫描可清楚地显示椎旁脓肿的形态及范围。

3. MRI 表现　对于病变的早期诊断具有重要意义。显示骨髓水肿和周围软组织病变比 X 线和 CT 更加敏感，在病变早期，X 线平片和 CT 常显示正常，而 MRI 即可显示脊椎炎的骨髓水肿，在 T_1WI 上呈低信号，T_2WI 上呈高信号，增强扫描强化不均匀。MRI 对椎旁脓肿的显示优于 X 线平片和 CT，表现为 T_1WI 上呈低信号，T_2WI 上呈高信号，增强呈明显或环形强化（图 5-6B、C）。但 MRI 显示骨质破坏不如 CT，显示骨质增生硬化和骨桥形成不及 X 线平片。

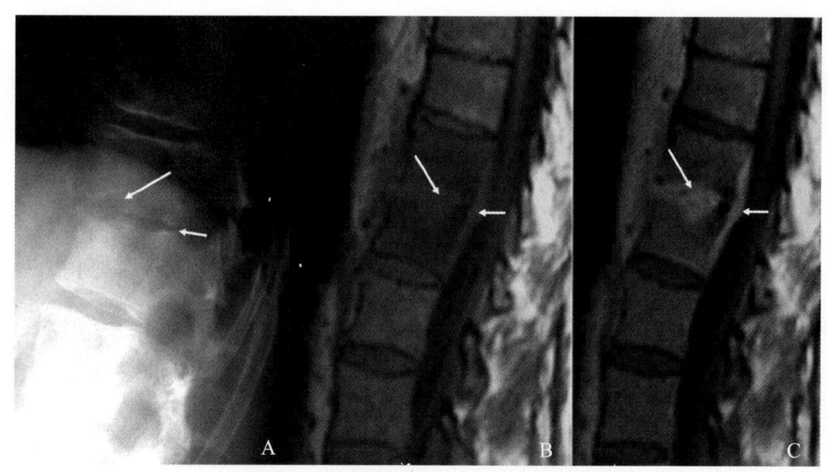

图 5-6　脊椎骨髓炎 X 线、MRI 表现

图 A X 线侧位片：不规则骨质破坏（长箭），椎间隙变窄（短箭）；图 B 矢状位 T_1WI：胸 12、腰 1 椎体弥漫性低信号，椎间隙变窄（长箭），椎体后缘可见条状稍低信号影（短箭），硬膜囊受压；图 C 矢状位增强扫描：胸 12、腰 1 椎体异常信号中度强化，椎间隙变窄并明显强化（长箭），椎体后缘条状异常信号明显强化（短箭），硬膜囊受压

【诊断与鉴别诊断】

脊椎骨髓炎临床发病急，全身症状明显，多有明显的骨质增生硬化，椎体及椎间盘破坏进展较快，常有骨赘或骨桥形成，一般容易诊断。需与脊柱结核、椎体退行性变及脊柱转移瘤相鉴别。

1. 脊柱结核　脊柱结核常侵犯连续的多个椎体，韧带下播散，易造成脊柱畸形，椎体内骨髓水肿范围相对较小，而脊椎骨髓炎累及的椎体一般较结核少，椎旁脓肿较小，病灶的 MRI 信号较结核均匀，增强扫描病灶多表现为均匀强化，或中心均匀强化伴周边环状强化，与结核寒性脓肿的周边环状强化不同。

2. 椎体退行性变　在 X 线平片上表现可与脊椎骨髓炎类似，MRI 椎间盘信号改变的特点在两者鉴别上起重要作用，在 T_1WI 上，退行性病变的椎间盘与椎体的终板界限清晰，在 T_2WI 上呈低信号，这与脊椎骨髓炎完全不同。

3. 脊柱转移瘤　一般不累及椎间盘，且多为多个椎体跳跃式分布，常有原发恶性肿瘤病史，较易鉴别。

二、化脓性间盘炎

【临床与病理】

化脓性间盘炎的致病菌以金黄色葡萄球菌和白色葡萄球菌最为多见，细菌进入椎间盘的途径有两种：①经手术器械的污染直接带入椎间盘；②通过血液途径播散，以泌尿系感染最为常见，细菌来自脊椎静脉丛的反流。感染的最常见部位是腰椎和胸椎，颈椎少见。

临床表现：因手术污染所致的化脓性间盘炎起病或急骤，或缓慢。由金黄色葡萄球菌所致的感染常起病急骤，有寒战、高热，腰背痛剧烈，并有明显的神经根刺激症状，腰部肌痉挛和压痛，活动障碍。白色葡萄球菌所致感染起病缓慢，症状与体征较轻，病程缓慢。血源性感染多见于青年人，儿童少见。腰椎受累最常见。一般起病缓慢，有发热、食欲不振等症状，常有腰背痛与坐骨神经痛。

NOTE

【影像学表现】

1. X 线表现　早期常无明显异常表现。随着病变进展，椎间盘破坏明显，椎间隙变窄，邻近椎体内出现虫蚀样骨质破坏，可见椎旁脓肿。其特点是骨质破坏的同时病变周围修复，可见骨质增生硬化，在椎旁或前缘形成特征性的粗大骨桥，晚期可见椎体间骨性融合（图5–7A）。

2. CT 表现　由于敏感性较差，CT 检查不用于首选检查。病变早期的 CT 表现包括椎间隙变窄、椎体终板的侵蚀以及椎体的骨质疏松。MPR 矢状面重建可以很好地显示上述改变（图5–7B）。病变晚期，由于新生骨形成，可出现骨质增生硬化的表现。椎旁软组织可受累，CT 能清晰显示，但 CT 对硬膜外与硬膜下间隙的侵犯显示较差。增强扫描可显示椎旁脓肿的形态及范围。

3. MRI 表现　对于椎间盘感染的显示，MRI 要比 X 线平片和 CT 检查更敏感，为首选检查方法。受累椎体盘和邻近椎体 T_1WI 呈低信号、T_2WI 呈高信号，椎体终板的骨皮质在平扫图像中常不清晰或有明显侵蚀。椎旁软组织感染表现为 T_1WI 呈低信号，T_2WI 呈高信号（图5–7C）。增强扫描，受累椎间盘和邻近的椎体常可出现强化，脓肿壁明显强化。化脓性间盘炎 MRI 征象包括椎旁或硬膜外炎症、椎间盘在 T_2WI 中的高信号、椎间盘强化、椎体终板的侵蚀和破坏、核内裂消失，最敏感的征象是椎旁或硬膜外炎症。如果存在椎旁或硬膜外炎症，同时伴有其余 4 种征象之一者，诊断较明确。

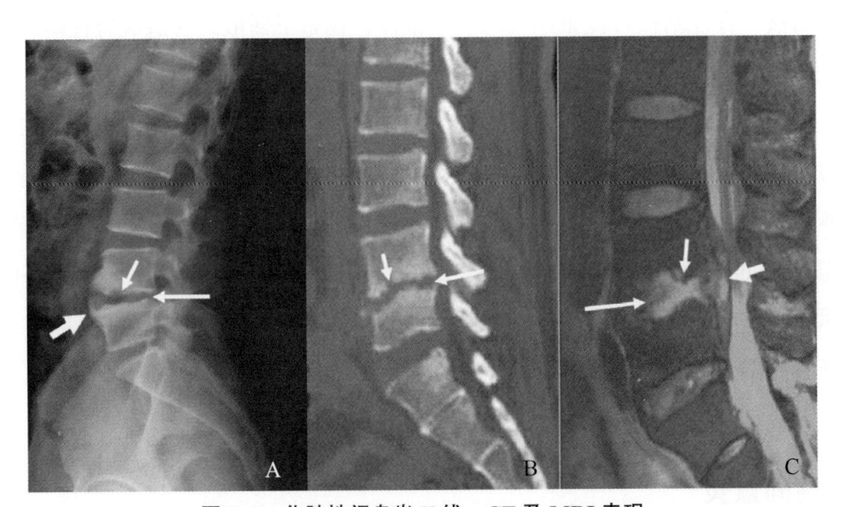

图 5–7　化脓性间盘炎 X 线、CT 及 MRI 表现

图 A　X 线腰椎正侧位片：腰 4 ～ 5 椎间隙变窄（长箭），椎体骨质破坏（短箭），骨赘形成（粗箭）；
图 B　CT 矢状位重组：腰 4 ～ 5 椎间隙变窄（长箭），椎体缘虫蚀样破坏（短箭）；
图 C　矢状位 T_2WI 脂肪抑制图像：腰 4 ～ 5 椎间隙信号增高（长箭），
邻近椎体缘骨质破坏（细短箭），后缘见脓肿影（箭头），硬膜囊受压

【诊断与鉴别诊断】

化脓性间盘炎临床发病急，全身症状明显，多有明显的骨质增生硬化，椎体及椎间盘破坏进展较快，常有骨赘或骨桥形成，一般容易诊断。需与脊柱结核、布氏杆菌性脊椎炎、伤寒性脊椎炎等相鉴别。

1. 脊柱结核　临床过程较隐匿，常为多部位，主要累及终板的前下方，造成前纵韧带下方

的蔓延，椎体的慢性破坏可导致驼背畸形，CT、MRI 表现没有特异性，但是 CT 中椎旁肌肉的钙化是结核的特征性表现，脊柱结核的脓肿常比化脓性脊柱炎范围大。

2. 布氏杆菌性脊椎炎　X 线表现与本病类似，须依靠职业史、接触史及细菌学检查予以鉴别。

3. 伤寒性脊椎炎　一般有伤寒史，血清肥达反应阳性，病程由急性到慢性，可能有胃肠道并发症，病变常累及一侧椎弓根，椎旁软组织块影不像椎旁脓肿对称，血液和局部穿刺脓液培养对鉴别诊断很重要。

【复习思考题】

1. 急性化脓性骨髓炎病理分期的不同阶段相应的影像学表现有哪些？
2. 慢性化脓性骨髓炎特征性影像学表现有哪些？
3. 化脓性关节炎的影像学表现有哪些？
4. 试述化脓性脊椎炎的影像学表现及其与脊柱结核的鉴别。

第六章 骨关节结核

骨关节结核（tuberculosis of bone and joint）是一种较常见的骨关节慢性疾病，多继发于肺结核，经血行播散所致。由于骨发育期骨内血运丰富，原发病灶中的结核杆菌通过血液循环易于侵入，因而病变常见于儿童和青少年，尤其多见于血运丰富的椎体、扁骨、长管骨的干骺端以及短管骨，或活动较多、负重较大、易于发生慢性劳损的髋、膝等关节滑膜，出现渗出、增殖和干酪样坏死等病理性改变。根据病变发生的部位分为脊柱结核，长骨干、骨骺或干骺端结核，短骨结核以及关节结核等多种类型，其中以脊椎结核最为常见。

第一节 骨骺、干骺端结核

骨骺、干骺端结核是长骨结核中最常见的一种，由结核杆菌经血液循环进入血管丰富的长骨干骺端松质骨内引起结核性骨髓炎，并可侵及邻近骨骺。

【临床与病理】

临床表现：本病起病隐匿，病程缓慢，症状较轻，初期表现为低热、盗汗、食欲减退、贫血、倦怠和体质虚弱、体重减轻等全身性的结核病中毒症状，局部可出现轻度肿胀、疼痛与压痛，病灶干酪样坏死液化后可形成脓肿，但无明显红、热，故又称为寒性脓肿，穿破皮肤后可形成窦道。长期病变可导致肌萎缩、骨发育障碍和肢体畸形。化验检查可有血沉加快。

病理改变：为干骺端松质骨内结核性的渗出、增殖，引起干酪样坏死和结核性肉芽肿形成，造成局部骨小梁的萎缩、破坏，出现局限性骨质疏松和骨质破坏，以及死骨形成，坏死物液化后形成结核性脓肿，还可穿破皮肤形成窦道。由于骺软骨对结核杆菌无屏蔽作用，因而病变易向骨骺和关节方向发展，并继而引起关节结核。病变进展缓慢，多无骨膜反应。

【影像学表现】

1. X 线表现 骨骺结核病灶多位于骨骺中心，干骺端结核病灶多发生于干骺端边缘，病灶多为单发。早期主要表现为局限性骨质疏松；随后形成类圆形的骨质破坏区，边缘较清晰，一般周围无明显骨质增生硬化和骨膜反应，有时破坏区内可见密度稍高、边缘不齐的斑点状小死骨，称为“碎屑状死骨”，干骺端结核易穿破骨骺板侵及骨骺和关节，却很少向骨干方向发展；后期病灶扩大破坏骨皮质和骨膜，甚至穿破皮肤形成窦道，亦可引起继发的化脓性感染，此时在病灶区可见骨质增生硬化和骨膜增生（图 6–1）。

2. CT 表现 与 X 线表现相似，能更清晰地显示较小、较隐蔽的骨质破坏影，以及破坏区内的小死骨。

3. MRI 表现 对于早期骨髓炎水肿和周围软组织的改变显示较敏感，表现为长 T_1、长 T_2 信号，T_2WI 压脂序列呈高信号，但不具有特异性，且对于骨质增生硬化、骨膜反应和死骨的

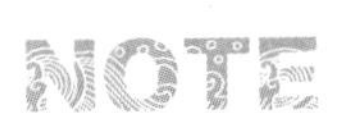

显示不及X线平片和CT，因而一般不作为常规的检查方法。

【诊断与鉴别诊断】

根据骨骺、干骺端结核临床起病隐匿，病程缓慢，症状轻，局部肿胀无明显红、热的表现，且病变发生于干骺端、骨骺区，可跨骺线，以骨质破坏为主，少有骨质增生和骨膜反应等特点，诊断一般不困难。主要应与急性化脓性骨髓炎、慢性骨脓肿和骨囊肿等相鉴别。

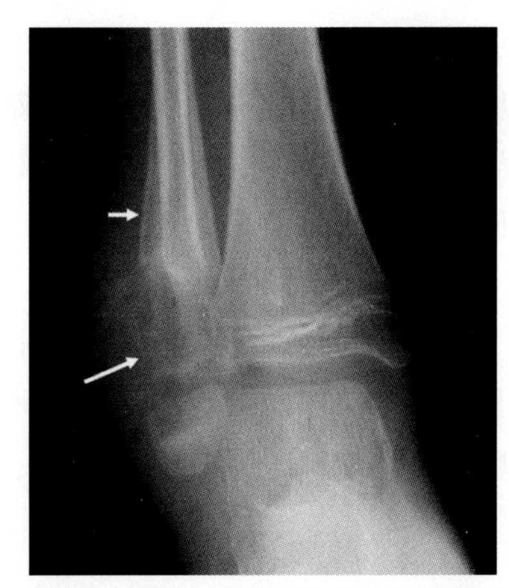

图 6–1　骨骺、干骺端结核的X线表现

踝关节正位：腓骨下段干骺端类圆形骨质破坏，内见碎屑状死骨（长箭），破坏灶位于干骺端和骨骺区，横跨骺线，见层状骨膜反应（短箭）

1. 化脓性骨髓炎　早期骨质破坏二者有相似之处，但化脓性骨髓炎临床起病急，发展快，症状表现为红、肿、热、痛，且在影像学表现上，除骨质破坏外，还可见骨质增生硬化、骨膜反应以及长条形大块死骨影，易向周围和骨干方向发展，有助于鉴别。

2. 慢性骨脓肿　一般无明显临床症状，以干骺端骨质破坏为主，边缘光滑、整齐，周围可见骨质增生硬化带，但无骨膜反应和软组织改变。

3. 骨囊肿　一般无明显临床症状，以干骺端囊状、膨胀性骨质破坏为主，沿长骨的纵轴方向发展，受累区骨皮质变薄，内无死骨，周围无硬化带、骨膜反应以及软组织改变。

第二节　短骨骨结核

短骨骨结核是一种比较少见的骨关节结核，又称为骨气臌。好发于近节指（趾）骨骨干，尤以第2、3掌指骨和拇指骨多见，末节指（趾）骨较少见。

【临床与病理】

临床表现：好发于儿童，表现为患指（趾）周围软组织的梭形肿胀，局部多无明显红、热、疼痛及压痛，邻近关节功能不受明显影响，极少形成窦道。

病理改变：以结核性肉芽肿和干酪样坏死为病理特点。病变始于髓腔，以后病灶发展可分为两型：干酪样坏死型较多见，以干酪样坏死为主，造成骨质破坏和小死骨形成，还可穿破骨膜以及皮肤形成窦道；肉芽肿型以增生为主，形成结核性肉芽组织，引起局部骨质吸收破坏、骨皮质变薄和骨膜增生，形成梭形膨胀性改变。

【影像学表现】

X线表现　早期表现为骨干中央局限性骨质疏松，周围软组织梭形肿胀。病变发展，出现髓腔内圆形、类圆形或多房性囊状骨质破坏，边缘较清楚，并向四周侵犯邻近骨皮质和骨膜，造成骨皮质变薄，骨干膨大，故又称为骨气臌（图6–2），有时病灶内可见残存不规则粗大的骨嵴，死骨较少见；骨质破坏区周围可见轻度硬化以及层状的骨膜

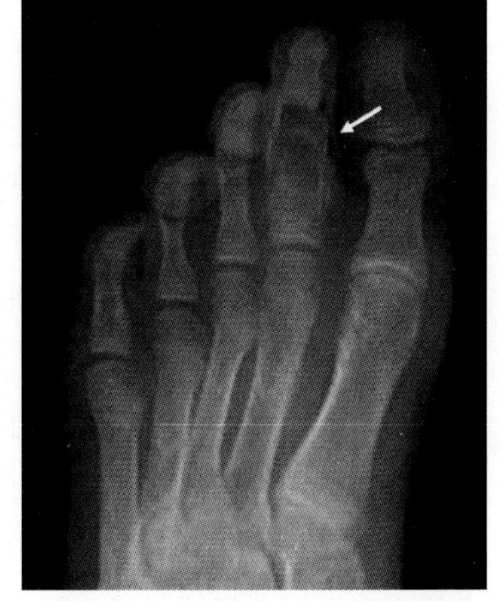

图 6–2　短骨结核的X线表现

左足正位：左足第2趾骨近节骨干髓腔内类圆形囊状骨质破坏，边缘较清楚，邻近骨皮质变薄，边缘见轻度骨膜增生（箭），骨干轻度膨大

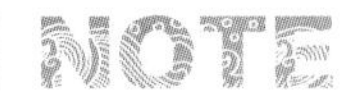

反应；有些严重的骨质破坏可累及整个骨干，却很少累及邻近关节；有时干酪样坏死可穿破骨皮质、增生的骨膜以及软组织形成瘘管。修复期可见骨质破坏区缩小并且硬化，软组织肿胀消失，仅遗留少许粗大紊乱的骨小梁或骨密度增高影等轻微的骨结构异常，甚至完全修复不留任何痕迹。

【诊断与鉴别诊断】

短骨骨结核主要与发生在短骨的内生软骨瘤相鉴别。后者病变常始于干骺端，随着骨的生长而逐渐移向骨干区，周围有骨硬化缘与正常骨组织分界，邻近骨皮质膨隆变薄呈壳状，无骨膜反应，病变区内可见小环形、点状或不规则软骨钙化，为鉴别诊断的重要依据。

第三节　脊椎结核

脊椎结核（tuberculosis of spine）是骨关节结核中最常见的类型，好发于儿童和青年。以腰椎最多见，胸腰段次之，颈椎较少见。儿童发病以胸椎最多见，常累及数个椎体；成人好发于腰椎，常仅侵犯邻近两个椎体。

【临床与病理】

临床表现：发病隐匿，病程缓慢，症状较轻。可有低热、食欲差和乏力等全身症状；局部常有脊柱活动受限，颈、背或腰酸痛或钝痛；脊柱可后凸畸形。累及椎管脊髓受压可出现双下肢感觉运动障碍，或瘫痪。颈椎结核形成咽后壁脓肿，可压迫食道和气管，引起吞咽困难和呼吸不畅。下胸椎、腰椎结核形成腰大肌脓肿，可流入髂窝，甚至到达臀部。

病理改变：病理学上脊椎结核可分为干酪样坏死型和增生型。干酪样坏死型较多见，表现为干酪样坏死和死骨形成。当病变突破骨皮质时，可在其相邻软组织内形成脓肿，因其局部无红、热、痛，常被称为“冷脓肿”或“寒性脓肿”。增生型较少见，病变以形成结核性肉芽肿组织为主，无明显的干酪样坏死和死骨形成。

【影像学表现】

1. X 线表现 ①骨质破坏：表现为低密度骨质缺损区，边缘无硬化；②椎间隙变窄或消失：因椎间盘及软骨终板被破坏，椎间盘破坏严重者可导致相邻的椎体融合在一起，为诊断脊椎结核的重要依据；③后突畸形：为脊椎结核较特征性表现之一，为多个椎体明显破坏所致；④冷性脓肿：腰椎结核可形成腰大肌脓肿，表现为腰大肌呈弧形向外突出高密度影，胸椎结核形成椎旁脓肿，表现为胸椎两旁梭形软组织肿胀高密度影，颈椎结核形成咽后壁脓肿，表现为咽后壁软组织影增宽，并呈弧形前突，较长时间的冷性脓肿可有不规则钙化；⑤死骨：较少见，有时见于脊椎中心型结核，表现为砂粒状死骨。

依据骨质最先破坏的部位可分为：①中心型，又叫椎体型，表现为椎体内圆形或不规则形的骨缺损区，边缘不清，内可有小泥砂状死骨，后期椎体常塌陷变扁或呈楔形，甚至整个椎体消失，此时骨质破坏和死骨不好观察；②边缘型（椎间型），破坏开始于椎体的上、下缘，向椎体内和椎间盘侵蚀蔓延（图 6–3）；③韧带下型（椎旁型），病变在前纵韧带下扩展，常累及数个椎体，表现为椎体前缘糜烂性或凹陷性破坏，早期椎间盘保持完整，后期可同时累及多个椎体及椎间盘；④附件型，较少见，可累及棘突、横突、椎板、小关节突，表现为骨小梁模糊，骨皮质中断，密度减低，累及关节突时常跨越关节。

2. CT 表现　与X线表现类似，但是有其特点：①能更清晰地显示骨质破坏，特别是较隐蔽和较小的破坏；②更容易发现死骨及病理骨折碎片；③增强扫描冷脓肿周边强化，内部无强化，可更好地了解冷脓肿的位置、大小，与周围大血管、组织器官的关系；④显示脓肿或骨碎片突入椎管内的情况（图 6-4）。

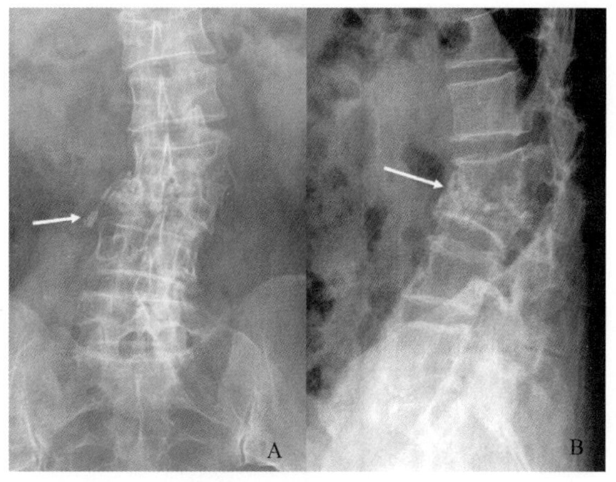

图 6-3　腰椎椎体结核（边缘型）X 线表现

图 A 正位：脊柱向左侧侧弯，冷脓肿边缘钙化（箭）；图 B 侧位：腰 2、腰 3 椎体变扁，椎间隙消失（箭），椎体内骨质破坏，并见砂粒状死骨影，脊柱后凸畸形

3. MRI 表现　是显示脊椎结核病灶和范围最敏感的方法，可发现椎体内早期炎性水肿。病灶 T_1WI 表现为低信号，T_2WI 多表现为混杂高信号；GD-DTPA 增强不均匀强化。脓肿和肉芽肿在 T_1WI 上呈低信号，T_2WI 多为混杂高信号，部分均匀高信号；增强检查肉芽肿不均匀、均匀强化，脓肿壁薄且均匀的环状强化（图 6-5）。

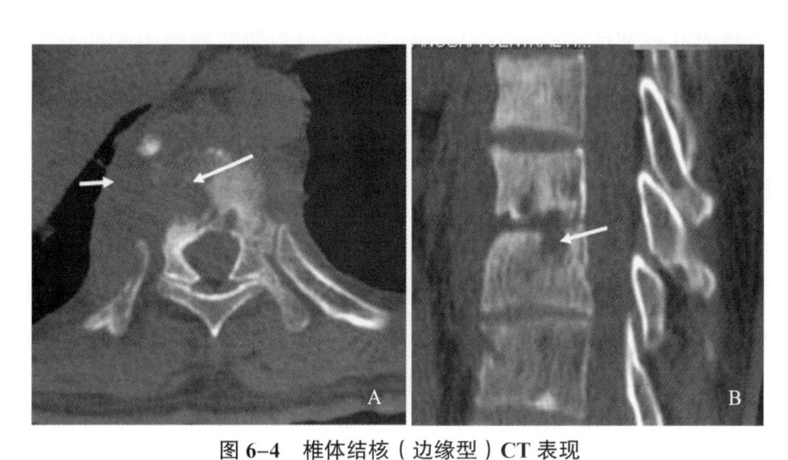

图 6-4　椎体结核（边缘型）CT 表现

图 A　CT 横断位：椎体内不规则形骨质破坏（长箭），椎旁冷脓肿形成（短箭）；图 B　CT 矢状位：椎间隙狭窄，邻近椎体上下缘不规则骨质破坏（箭）

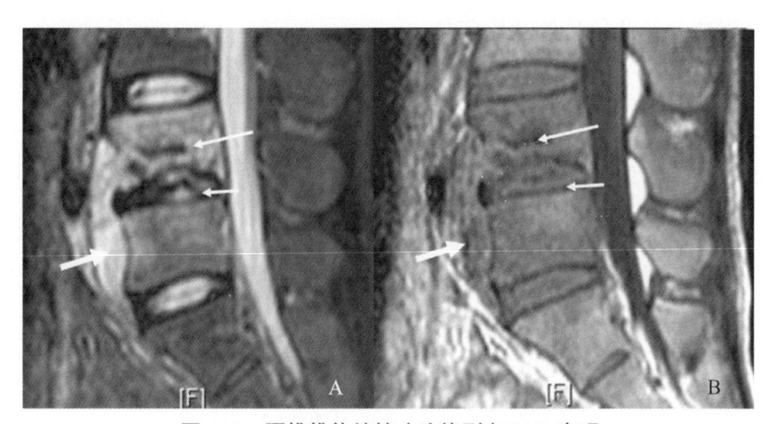

图 6-5　腰椎椎体结核（边缘型）MRI 表现

图 A　矢状位 T_2WI 脂肪抑制序列：椎体不规则骨质破坏，呈混杂高信号（长箭），椎间盘信号不均匀降低（短箭），椎旁冷脓肿呈高信号（粗箭）；图 B　矢状位 T_1WI 图像：椎体不规则形骨质破坏区呈低信号（长箭），椎间隙变窄，椎间盘呈低信号（短箭），椎旁冷脓肿呈低信号（粗箭）

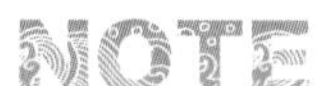

【诊断与鉴别诊断】

本病临床症状不明显，病程较长。根据两个以上椎体的溶骨性破坏、椎间隙变窄或消失、脊柱后突畸形、椎旁脓肿形成和软组织钙化影等脊柱结核的 X 线平片特点，诊断不难。脊椎结核应与下列疾病相鉴别：

1. 化脓性脊椎炎 多单节或双节发病，破坏进展快，骨质增生硬化明显，骨赘或骨桥形成。

2. 脊柱转移瘤 椎弓根破坏常是脊椎转移瘤明显的 X 线平片征象，转移瘤很少累及椎间盘和沿前纵韧带下蔓延。

3. 椎体压缩骨折 多有外伤史，一般累及单个椎体，椎体多呈楔状变形，无骨质破坏及椎间隙狭窄。

第四节 关节结核

关节结核（tuberculosis of joint）是一种常见的慢性关节疾病。可分为滑膜型关节结核和骨型关节结核。由肺或其他部位的结核杆菌经血流先行侵犯关节滑膜引起的称为滑膜型关节结核；骨型关节结核继发于骨骺、干骺端结核，结核病灶蔓延到关节所致，此型多见。晚期病变广泛，为全关节结核，多见于少年和儿童，好发于负重大关节，以髋关节和膝关节为常见。

【临床与病理】

临床表现：发病缓慢，症状不明显。在活动期可有全身症状，如低热、盗汗、食欲减退，逐渐消瘦。关节活动受限，关节酸痛或胀痛，可形成窦道，引起关节畸形，甚至引起关节半脱位或关节纤维性强直。

病理改变：滑膜型关节结核早期滑膜明显肿胀充血、水肿渗出、关节积液，滑膜表面及关节软骨表面常覆盖有纤维素性渗出物或结核性干酪样坏死物，形成结核性肉芽肿；关节渗出液中缺少蛋白溶解酶，关节软骨破坏出现较晚。病变发展，关节软骨及软骨下骨质受累；亦可从关节囊附着部位即关节非承重面侵入骨内。骨型关节结核，为骨骺、干骺端的结核侵入关节内，进一步破坏滑膜和关节软骨等结构所致。

【影像学表现】

1. X 线表现 ①骨型关节结核：具有骺与干骺结核表现，关节周围软组织肿胀，关节骨质破坏及关节间隙不对称狭窄；②滑膜型关节结核：早期表现为关节肿胀，关节间隙正常或稍增宽，邻近关节骨质疏松，病变进展可出现关节骨端边缘出现虫蚀状或鼠咬状骨质破坏，且关节上下边缘多对称受累，破坏范围扩大可使骨性关节面模糊不整，关节软骨破坏出现较晚，表现关节间隙不均匀变窄，此时可发生关节半脱位（图 6–6）；③两型结核都有骨端骨质疏松明显，周围肌肉萎缩，关节周围软组织常形成冷性脓肿；④病变修复，可见关节面及破坏边缘变清楚并可出现硬化，严重病例，病变愈合后产生纤维性关节强直。

2. CT 表现 骨型关节结核的骨质破坏改变与骨骺、干骺结核相同，关节可见骨质破坏，间隙狭窄。滑膜型关节结核可见关节囊增厚、关节腔积液和周围软组织肿胀。增强检查，关节

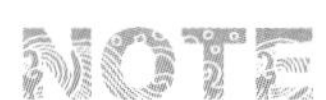

囊和脓肿壁呈现均匀强化（图 6–7）。

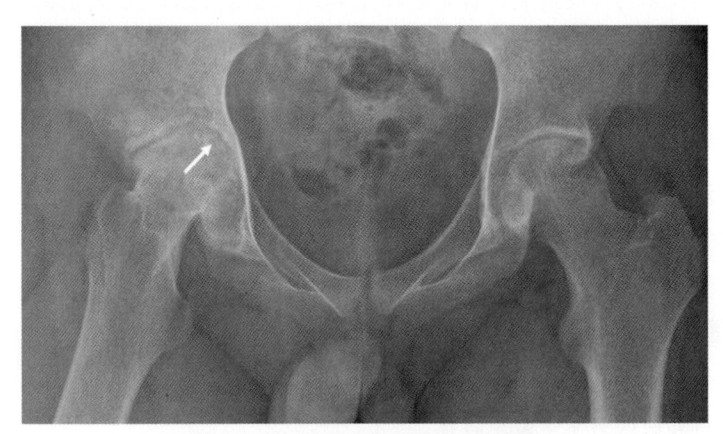

图 6–6　髋关节滑膜型结核 X 线表现

双髋关节正位：右髋关节关节间隙不均匀变窄，关节各骨骨质疏松，股骨头关节面虫蚀状骨质破坏（箭），骨性关节面模糊不整，关节周围软组织肿胀

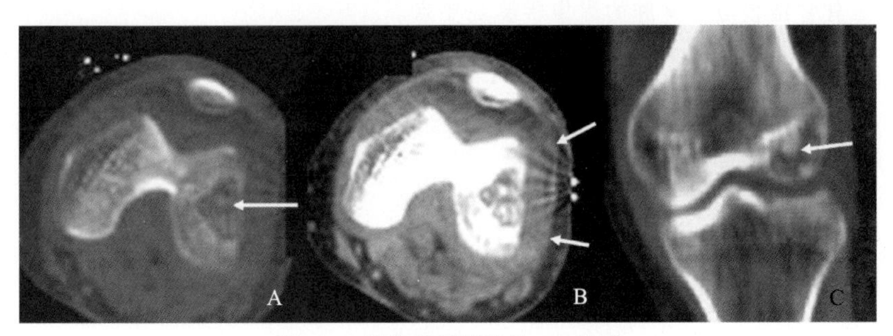

图 6–7　膝关节骨型结核 CT 表现

图 A　CT 横断位骨窗：股骨内髁骨质破坏，边界较清，其内见死骨，呈砂砾状（箭）；图 B　CT 横断位软组织窗：破坏区周围软组织肿胀（箭）；图 C　冠状面 CT 重建图像：股骨内髁骨质破坏，其内见死骨（箭），关节面模糊

3. MRI 表现　关节腔积液 T_1WI 表现为低信号，T_2WI 为高信号；滑膜肿胀表现为滑膜增厚，T_1WI 为低信号，T_2WI 为高信号；软骨破坏表现为软骨变薄、缺损或消失；骨质破坏表现为局部骨质结构缺失，T_1WI 为低信号，T_2WI 为高信号；关节周围的冷性脓肿 T_1WI 为低信号，T_2WI 为高信号，增强周边环形强化（图 6–8）。

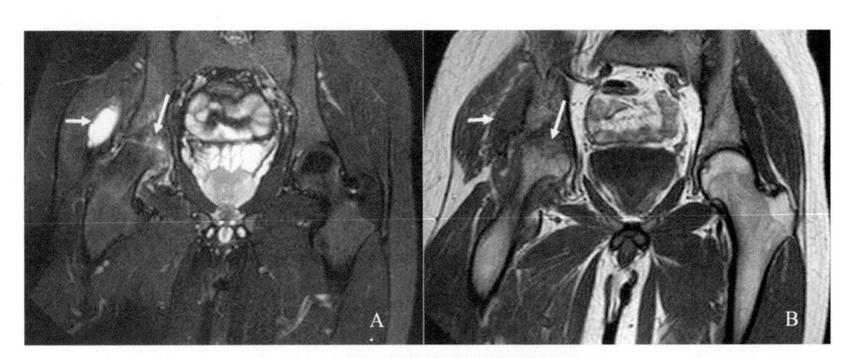

图 6–8　髋关节滑膜型结核 MRI 表现

图 A　冠状位 T_2WI 脂肪抑制序列、图 B　冠状位 T_1WI 图像：右股骨头正常形态消失，内部信号不均（长箭）；冷脓肿形成（短箭），关节间隙不均匀变窄，关节面骨质破坏，骨性关节面模糊不整

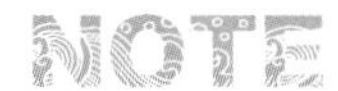

【诊断与鉴别诊断】

滑膜型关节结核多为慢性进展，骨质破坏先从关节边缘开始，关节间隙变窄出现较晚，且常为不均匀变窄。骨端骨质疏松，周围肌肉明显萎缩。应与以下关节病相鉴别：

1. 化脓性关节炎 较早出现关节软骨破坏，关节间隙均匀变窄。骨质破坏发生在承重面，同时多伴有增生硬化，骨质疏松不明显。

2. 类风湿性关节炎 骨质破坏亦从关节边缘开始，骨质疏松也比较明显，但常对称性侵及多个关节，且以手指小关节受累多见，关节间隙变窄出现较早，且均匀变窄。

【复习思考题】

1. 试述化脓性关节炎和滑膜型关节结核的鉴别要点。
2. 试述骨结核共同的影像学表现特征。
3. 试述中心型脊椎结核和椎体压缩骨折的鉴别要点。
4. 试述短骨骨结核的影像学表现特征。
5. 试述短骨骨结核与骨囊肿的影像学鉴别要点。

第七章　骨肿瘤与骨肿瘤样病变

第一节　概　论

骨肿瘤（bone tumor）是指发生骨（软骨、骨、骨膜）及骨的附属组织（骨髓、神经、脂肪、血管等）的肿瘤。骨肿瘤可分为原发性骨肿瘤、继发性骨肿瘤。原发性骨肿瘤是指来自骨及骨附属组织的肿瘤细胞所致的肿瘤。继发性骨肿瘤为恶性肿瘤的骨转移和骨良性病变恶变。骨肿瘤样病变（tumor-like disease）是指临床、病理和影像学表现上与骨肿瘤相似而并非真性肿瘤，却具有骨肿瘤某些特征，如骨囊肿、骨纤维异常增殖症、畸形性骨炎等。

骨肿瘤与骨肿瘤样病变在全身各骨骼均可发生，其临床、病理和影像学表现比较复杂而多样。影像学检查可以显示肿瘤的部位、大小、范围及邻近骨骼和软组织的改变，并能判断其良性或恶性、转移或复发。这对于确定治疗方案和评估预后起到重要作用。虽然影像学检查对多数骨肿瘤能够明确诊断，并确定其良恶性，但由于一些骨肿瘤的影像学表现缺乏典型的征象，很难确定其组织学类型，需要影像学、临床和病理相结合，进行综合分析，才能做出正确诊断。

一、骨肿瘤分类

骨肿瘤的分类尚不统一。1972 年世界卫生组织（WHO）对骨肿瘤进行了分类，其分类方法是依据组织学的标准而制定的，依据肿瘤细胞所显示出来的分化类型及其所产生的细胞间物质的类型而进行的分类。1993 年 WHO 又重新规范了骨肿瘤与肿瘤样病变的分类，该分类方法根据肿瘤的细胞来源进行分类，与病变的影像学表现和好发部位有较密切关系（表 7-1）。是目前国内较为通用的分类方法。2002 年 WHO 骨肿瘤分类法又将肿瘤分类从过去单纯形态学描述的组织学分类转变为以形态学为基础，结合临床表现、免疫表型和遗传学特点进行分型，且病种也有增减，如删除骨瘤、恶性软骨母细胞瘤，增加关节滑膜软骨瘤病（表 7-2）。

本教材采用上述两种分类法，主要介绍临床常见的骨肿瘤及骨肿瘤样病变。

表 7-1　WHO 骨肿瘤与肿瘤样病变的组织学分类（1993 年）

Ⅰ. 成骨性肿瘤	Ⅱ. 成软骨性肿瘤
A. 良性	A. 良性
（1）骨瘤	（1）软骨瘤
（2）骨样骨瘤及成骨细胞瘤（良性成骨细胞瘤）	（2）骨软骨瘤（骨软骨性外生骨疣）
B. 恶性	（3）成软骨细胞瘤（良性成软骨细胞瘤、骨髓性成软骨细胞瘤）
（1）骨肉瘤（骨生肉瘤）	
（2）邻皮质性骨肉瘤（骨旁骨肉瘤）	（4）软骨黏液纤维瘤

NOTE

续表

B. 恶性	（1）硬韧带样纤维瘤
（1）软骨肉瘤	（2）脂肪瘤
（2）邻皮质性软骨肉瘤	B. 恶性
（3）间叶性软骨肉瘤	（1）纤维肉瘤
Ⅲ. 来源不明的肿瘤	（2）脂肪肉瘤
巨细胞瘤	（3）恶性间叶瘤
Ⅳ. 骨髓来源的肿瘤	（4）未分化肉瘤
（1）Ewing 肉瘤	Ⅶ. 其他肿瘤
（2）淋巴瘤	（1）脊索瘤
（3）骨髓瘤	（2）长骨"造釉细胞瘤"
Ⅴ. 血管性肿瘤	（3）神经鞘瘤
A. 良性	（4）神经纤维瘤
（1）血管瘤	Ⅷ. 未分类肿瘤
（2）淋巴管瘤	Ⅸ. 瘤样病变
（3）血管球瘤（良性血管外皮细胞瘤）	（1）骨囊肿
B. 中间型或未确定	（2）动脉瘤样骨囊肿
（1）血管内皮细胞瘤	（3）骨内腱鞘囊肿
（2）血管外皮细胞瘤	（4）干骺性纤维性缺损
C. 恶性	（5）嗜伊红性肉芽肿
血管肉瘤	（6）骨纤维异常增殖症
Ⅵ. 其他结缔组织性肿瘤	（7）"骨化性肌炎"
A. 良性	（8）甲状旁腺功能亢进性"棕色瘤"

表 7-2 WHO 骨肿瘤分类（2002 年）

名称	国际疾病分类号	名称	国际疾病分类号
成软骨肿瘤		**尤因肉瘤／原始神经上皮瘤**	
骨软骨瘤	9210/0	神经上皮瘤	
软骨瘤	9220/0	尤因肉瘤	9260/3
内生性软骨瘤	9220/0	**造血细胞源性肿瘤**	
骨膜软骨瘤	9221/0	浆细胞瘤	9732/3
多发性软骨瘤病	9220/1	恶性淋巴瘤	9590/3
软骨母细胞瘤	9230/0	**巨细胞瘤**	
软骨黏液样纤维瘤	9241/0	巨细胞瘤	9250/1
软骨肉瘤	9220/3	恶性巨细胞瘤	9250/3
中央性、原发性和继发性软骨肉瘤	9220/3	**脊索源性肿瘤**	
外周性软骨肉瘤	9221/3	脊索瘤	9370/3
去分化软骨肉瘤	9243/3	**血管源性肿瘤**	
间叶性软骨肉瘤	9240/3	血管瘤	9120/0
透明细胞软骨肉瘤	9242/3	血管肉瘤	9120/3
成骨性肿瘤		**平滑肌源性肿瘤**	
骨样骨瘤	9191/0	平滑肌瘤	8890/0

NOTE

续表

名称	国际疾病分类号	名称	国际疾病分类号
骨母细胞瘤	9200/0	平滑肌肉瘤	8890/3
骨肉瘤	9180/3	**脂肪源性肿瘤**	
普通型肉瘤	9180/3	脂肪瘤	8850/0
软骨母细胞型骨肉瘤	9181/3	脂肪肉瘤	8850/3
纤维母细胞型骨肉瘤	9182/3	**神经源性肿瘤**	
骨母细胞型骨肉瘤	9180/3	神经鞘瘤	9560/0
血管扩张型骨肉瘤	9183/3	**其他肿瘤**	
小细胞型骨肉瘤	9185/3	造釉细胞瘤	9261/3
低恶性中央型骨肉瘤	9187/3	转移性恶性肿瘤	
继发性骨肉瘤	9180/3	**其他病损**	
皮质旁骨肉瘤	9192/3	动脉瘤性骨囊肿	
骨膜骨肉瘤	9193/3	单纯性骨囊肿	
高恶性浅表型骨肉瘤	9194/3	纤维结构不良	
纤维源性肿瘤		骨纤维发育异常	
促纤维增生性纤维肿瘤	8823/0	郎格汉斯细胞组织细胞增生症	9751/1
纤维肉瘤	8810/3	胸壁错构瘤	
纤维组织细胞源性肿瘤		**关节病变**	
良性纤维组织细胞瘤	8830/0	滑膜软骨瘤病	9220/0
恶性纤维组织细胞瘤	8830/3		

注：0：良性肿瘤；1：行为可疑，交界性；2：原位癌和Ⅳ期上皮内肿瘤；3：恶性肿瘤

二、骨肿瘤的基本影像学征象

骨肿瘤的病理改变及影像学表现复杂多样，影像学能反映出某些肿瘤的病理变化，了解和掌握基本影像学征象，对于诊断骨肿瘤十分重要。

（一）骨质破坏

良恶性骨肿瘤均可发生骨质破坏，是由于肿瘤直接或间接引起破骨活动增强的结果，松质骨或骨皮质均可受累。当骨破坏吸收超过30%以上时X线平片才能显示，MRI是显示骨髓破坏的最佳影像学检查方法。X线下将骨质破坏分为囊状、囊状膨胀性和浸润性三种。

1. 囊状骨质破坏　良恶性骨肿瘤都可在骨内出现囊状骨破坏区。单囊破坏多为圆形或椭圆形，其透亮度因所含内容物的不同而异。如骨囊肿内含液体则透明度较高；软骨类肿瘤其内有不同形状的钙化；肿瘤内有纤维组织骨化，则呈磨玻璃样改变。多囊状改变如有残存增粗的骨小梁或肿瘤表面有凹凸不平的骨嵴常见于骨巨细胞瘤。破坏区边缘清楚硬化者，常提示良性肿瘤；破坏区边缘模糊，扩大迅速，则提示为恶性肿瘤。偶尔生长缓慢的恶性肿瘤，可有清楚硬化的边缘；生长快的良性肿瘤，边缘亦可显示模糊。

NOTE

2. 囊状膨胀性骨质破坏 当囊状骨质破坏扩大并侵及骨外膜时，肿瘤刺激骨膜的皮质外增生骨化，同时不断破坏吸收骨膜新生骨内层，于缺损的正常骨皮质外形成与之相连的薄层骨壳，呈膨胀性骨质破坏，多见于良性肿瘤（图 7–1）。恶性肿瘤因发展迅速，破坏较快，一般无膨胀改变或破坏较轻。

3. 浸润性骨质破坏 为恶性肿瘤沿骨皮质的哈弗斯管和松质骨髓腔间隙浸润蔓延并破坏管壁和侵蚀骨小梁的结果。在骨皮质表现为筛孔样、虫蚀样透光区；松质骨表现为骨小梁中断或斑片状骨破坏，肿瘤进一步发展可出现大片溶骨性骨质破坏、骨皮质缺失（图 7–2）。

骨皮质破坏 T_1WI 表现中等信号，T_2WI 为高信号，骨髓腔受侵时 T_1WI 肿瘤呈中等信号，与正常骨髓高信号形成良好的对比。

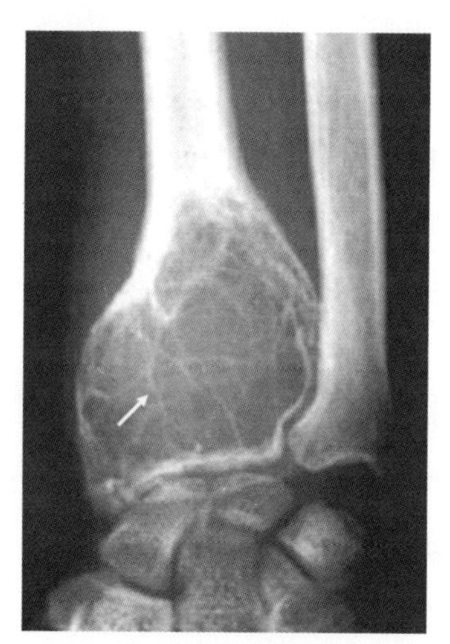

图 7–1 囊状膨胀性骨质破坏 X 线表现

桡骨远端囊状膨胀性骨质破坏，其内可见骨嵴（箭）

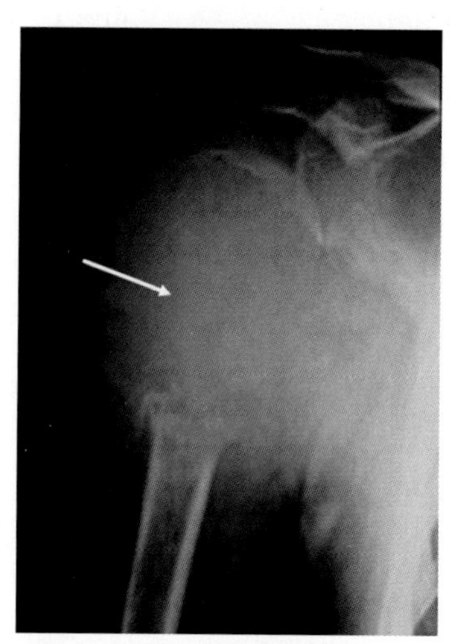

图 7–2 浸润性骨质破坏 X 线表现

右肱骨恶性肿瘤，可见大片状松质骨和骨皮质缺失（箭）

（二）软骨破坏

当肿瘤进展时，软骨亦可被破坏。骺板软骨被肿瘤侵蚀破坏时，X 线表现为先期钙化带疏松、密度减低、中断或消失。肿瘤突破关节软骨向关节腔发展时，可表现为关节面破坏、塌陷，骨折和关节间隙狭窄，关节腔内可有软组织肿块。以上为恶性肿瘤的征象。少数良性骨肿瘤也可超越骺软骨板，侵犯关节软骨，如骨巨细胞瘤肿块可突入关节腔。

（三）瘤骨

瘤骨即肿瘤骨，为肿瘤细胞形成的骨组织。肿瘤细胞以膜内成骨或软骨内成骨方式形成类骨组织及骨组织，良性骨瘤和骨肉瘤均可见到。瘤骨是一些排列紊乱、生长无定向、组织分化较差的骨组织。瘤骨是诊断骨瘤和骨肉瘤的可靠依据。瘤骨 X 线表现有三种基本形态：①象牙质样瘤骨：为高度致密的骨化影，无骨小梁结构，成团块状聚集在肿瘤的一侧，与周围的组织分界清楚；②棉絮状瘤骨：呈团片状分布于骨内或软组织内，其密度低，边缘模糊，无骨小梁结构，如棉絮样；③针状瘤骨：由皮质向外伸展，垂直于骨皮质，细长而直，平行排列或呈阳光样。

（四）瘤软骨

软骨类肿瘤或肿瘤内存在很多软骨团时多数可出现环形钙化，是诊断软骨类肿瘤较为可靠的依据。环状钙化是环绕在软骨成骨区外层的肥大软骨细胞基质钙化带。如钙化或钙质沉积不完全，则可呈点状、条状、半环状或弧形；如钙化彼此相连或重叠，则可呈菜花状。良性瘤软骨，由于瘤细胞分化好、生长缓慢和血供充分，钙化环显示完整，密度高且边缘清楚；恶性瘤软骨则表现密度浅淡、边缘模糊或残缺不全。钙化的形态和密度可作为鉴别肿瘤良、恶性的X线诊断依据。

（五）骨肿瘤反应骨与残留骨

骨肿瘤反应骨是骨肿瘤破坏骨组织后骨膜或骨髓腔内产生的新生骨。反应骨是正常的骨组织，而不是肿瘤特有的征象，在创伤、感染等骨疾患均可见到反应骨。在骨髓内，反应骨产生于肿瘤的边缘，在肿瘤周围可形成硬化环；当肿瘤向外扩张时，在骨的外围，反应骨为骨包壳和骨膜增生。骨膜增生X线表现可呈单层、多层、花边状、垂直针样和不规则等各种形态。恶性骨肿瘤的骨膜增生早期可为单层，继而呈多层或葱皮样；晚期，被肿瘤破坏后中断或残缺不全，残存的反应性骨膜增生常呈三角形，称为骨膜三角（Codman三角）（图7–3）。良性骨肿瘤少有或仅有轻微骨膜反应，较致密，也可表现为膨胀骨质邻近的皮质增厚。病理骨折后，骨膜增生多较明显，但表面连续完整。MRI显示层状骨膜反应 T_1WI 和 T_2WI 上呈低信号，肿瘤侵入骨膜下方尚未引起骨膜下骨质形成时，T_2WI 上呈高信号，此时X线平片和CT难以显示。

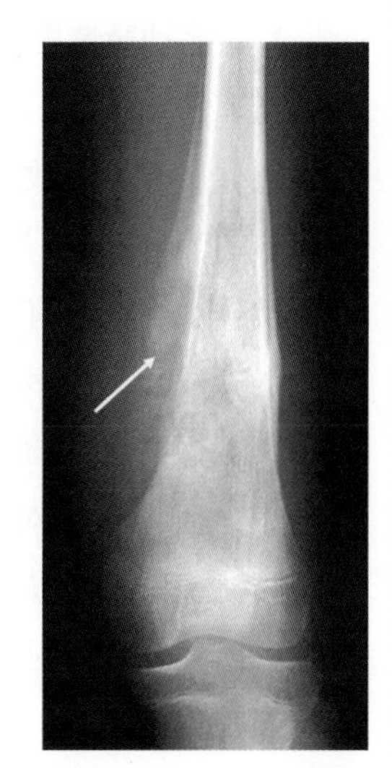

图7–3 Codman三角

股骨恶性骨肿瘤，表现为骨膜增生被肿瘤破坏后中断或残缺不全，残存的反应性骨膜增生呈三角形（箭）

残留骨是骨组织被肿瘤破坏后残留下来的骨质，亦可演变为死骨，密度增高，多见于恶性骨肿瘤。X线表现为骨皮质残缺不全、断续不连、密度增高的条状或斑点状致密影，可被肿瘤组织推移到骨外软组织内。残留的松质骨可见疏松的骨小梁结构，边缘模糊、密度较低。诊断时必须严格区分反应骨、残留骨和瘤骨。

（六）软组织肿块

恶性肿瘤侵入软组织，在骨破坏的同时形成软组织肿块影，边缘模糊，其中可见瘤骨或钙化。良性肿瘤一般较少形成软组织肿块，骨皮质多完整，出现软组织肿块，也无瘤骨。脂肪性肿瘤穿破骨皮质，可形成密度减低的透亮性肿块。此外，生长较慢的骨外肿块，其边缘可发生骨化，常呈弧状，多见于软骨肉瘤。

（七）病理骨折

病理骨折是指肿瘤破坏的骨骼，在轻微外力作用下发生的骨折，断端多无明显侧方移位。骨折后，良性骨肿瘤和生长缓慢的恶性肿瘤可有明显骨痂形成，但较外伤性骨折发生缓慢，数量较少并可再被破坏（图7–4）。

（八）邻近骨质改变

邻近骨质的改变多见于发生在胫腓骨和尺桡骨等相邻管状骨的肿瘤。恶性骨肿瘤常导致邻骨由外向内的溶骨性破坏，边界模糊。良性骨肿瘤可引起邻骨的压迫性骨质吸收或弯曲

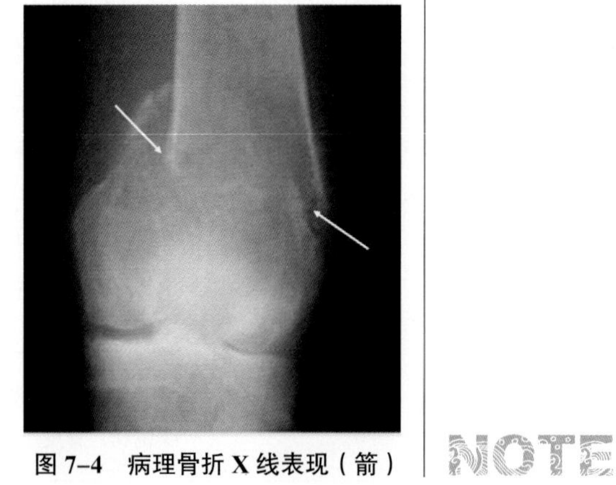

图7–4 病理骨折X线表现（箭）

NOTE

畸形。压迫性骨质吸收表现为由外向内的局限性骨质凹陷区，边缘光整，可有硬化。

（九）间接征象

1. 放射治疗敏感性 放射敏感的骨肿瘤放疗后，可在6～18个月后出现坏死，有的几乎完全消失（如尤因肉瘤），借此可以辅助诊断。高度放射敏感的肿瘤除尤因肉瘤外，还有恶性淋巴瘤和成神经细胞瘤骨转移。中等敏感者有骨巨细胞瘤、血管瘤、成软骨细胞瘤。软骨瘤、骨软骨瘤、软骨肉瘤、纤维肉瘤和成骨肉瘤等均不敏感。

2. 肿瘤动脉造影表现 良恶性骨肿瘤有各自的血供规律和表现特征。良性骨肿瘤不易引起血管增多和畸形，仅可见血管受压移位。恶性肿瘤可有以下改变：①正常血管及其分支被推移变形，若动静脉出现骤然中断，常提示血管内有瘤栓形成；②肿瘤的供应血管及分支增多；③肿瘤内显示粗细不一、走行不规则的瘤性血管和蛇形扭曲的毛细血管网；④对比剂在肿瘤内滞留，形成血池或湖；⑤显影较淡的动静脉瘘和静脉提前显影；⑥对比剂均匀分布于肿瘤内，并长时间滞留，出现“肿瘤染色”现象；⑦因肿瘤的供应血管增多，肿瘤内对比剂出现较早（图7–5）。

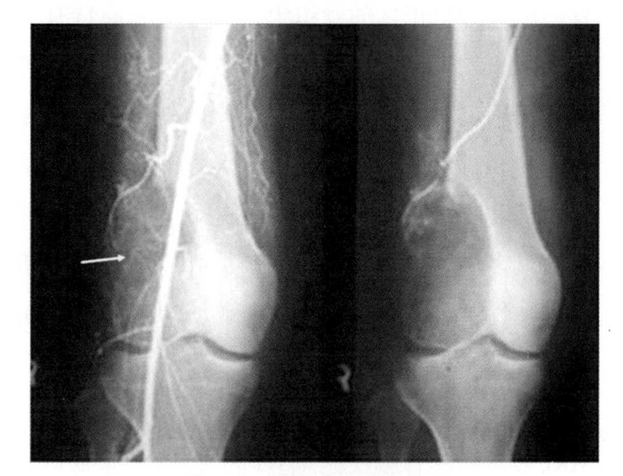

图7–5 肿瘤动脉造影表现

股骨下段恶性肿瘤，供应血管及分支增多，肿瘤显示走行不规则的瘤性血管和团状扭曲的毛细血管网

三、良恶性骨肿瘤的鉴别诊断

（一）骨肿瘤的影像学检查

影像学检查可以显示肿瘤的部位、大小、邻近骨骼和软组织的改变，对大多数病例可鉴别良性或恶性，对骨肿瘤良恶性的判断准确率较高，但由于肿瘤的影像学表现具有多样性，有时典型的影像征象不多，因而判定骨肿瘤的良恶性仍有一定困难。良恶性骨肿瘤的正确诊断需结合临床表现、影像学表现和实验室检查等综合分析，最后还需病理检查才能确定。骨肿瘤的影像检查范围应包括病变区及邻近的正常骨骼及软组织。在观察骨骼肿瘤影像时，应注意发病部位、骨质破坏范围及界限、内部结构、骨膜反应形态、骨质增生反应、周围软组织、生长情况及有否转移等变化。如骨巨细胞瘤好发于长骨骨端，骨肉瘤好发于长骨干骺端，骨髓瘤好发于扁骨和异状骨，骨转移瘤好发于红骨髓多的脊柱、骨盆、肋骨等。良性骨肿瘤多引起膨胀性、压迫性骨质破坏，界限清晰，边缘锐利，破坏邻近的骨皮质多连续完整；恶性骨肿瘤则为浸润性骨质破坏，不膨胀，界限不清等（表7–3）。

表7–3 良恶性骨肿瘤的鉴别诊断

	良性	恶性
生长情况	生长缓慢，不侵及邻近组织，但可引起压迫移位	生长迅速，易侵及邻近组织，器官
局部骨变化	呈膨胀性骨质破坏，与正常骨界限清晰，边缘锐利，骨皮质变薄，膨胀，保持其连续性	呈浸润性骨破坏，病变区与正常骨界限模糊，边缘不整，累及骨皮质，造成不规则破坏与缺损，可有肿瘤骨

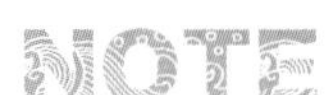

续表

	良性	恶性
骨膜增生	一般无骨膜增生，病理骨折后可有少量骨膜增生，骨膜新生骨不被破坏。	多出现不同形式的骨膜增生，可被肿瘤侵犯破坏
周围软组织变化	多无肿胀或肿块影，如有肿块，其边缘清楚	长入软组织形成肿块，与周围组织分界不清
转移情况	无转移	可有转移

（二）良恶性骨肿瘤的鉴别诊断

鉴别诊断需结合以下临床资料，这些资料对骨肿瘤的良恶性鉴别诊断有重要价值。

1. 发病率　良性骨肿瘤较恶性多见。良性骨肿瘤中以骨软骨瘤多见，继发性恶性骨肿瘤以转移瘤为多见，原发性恶性骨肿瘤以骨肉瘤为常见。

2. 发病年龄　多数骨肿瘤患者的年龄分布有相对的规律性。在恶性骨肿瘤中，年龄更有参考价值，在婴儿多为转移性神经母细胞瘤，童年与少年好发尤因肉瘤，青少年以骨肉瘤为多见，40 岁以上，则多为骨髓瘤和转移瘤。

3. 症状与体征　良性骨肿瘤较少引起疼痛，而恶性骨肿瘤，疼痛常是首发症状，而且常是剧痛。良性骨肿瘤的肿块边界清楚，压痛不明显；恶性者则边界不清，压痛明显。良性骨肿瘤健康状况良好；恶性者，早期多有消瘦和恶病质，而且病变发展快，病程短。

4. 实验室检查　良性骨肿瘤，血液、尿和骨髓检查可正常，恶性者则常有变化，如骨肉瘤碱性磷酸酶增高，尤因肉瘤血白细胞增高，转移瘤和骨髓瘤可发生继发性贫血及血钙增高。骨髓瘤患者血清蛋白增高，尿中可检出 Bence-Jones 蛋白。

第二节　良性骨肿瘤

一、骨瘤

骨瘤（osteoma）为良性骨肿瘤，有单发及多发两种。单发性骨瘤多见，仅发生于膜内成骨骨骼。多发性骨瘤常合并肠道多发息肉病及软组织肿瘤，称 Garder 综合征，具有遗传性。

【临床与病理】

临床表现：骨瘤多发生在颅骨的内外板、鼻窦、下颌骨，发生在鼻骨少见，发生在长管状骨、扁骨更为少见。其发病率仅次于骨软骨瘤，男性多见，多在儿童时期发病，生长缓慢，无症状或症状轻。到 10 ~ 20 岁时，多数因出现肿块或肿瘤产生压迫而出现相应的症状，如位于鼻骨者堵塞鼻腔，位于眶内者使眼球突出，位于下颌骨可使牙齿松动，颅腔内肿瘤因向颅内生长可使患者出现头晕、头痛、癫痫发作等症状。肿块坚硬如骨，无活动度，无明显疼痛和压痛，生长有自限，一般直径小于 10cm。单发性骨瘤多见，生长慢，症状较轻，无恶变趋向。

病理改变：骨瘤分致密骨瘤及松质骨瘤两类，前者由骨皮质组成，多见；后者由骨松质组成。肿瘤骨呈黄白色，骨样硬度，表面凹凸不平，覆以假包膜，显微镜下由纤维组织与新生骨构成。骨瘤伴随人体的发育而逐渐生长，当人体发育成熟以后，大部分肿瘤亦停止生长。

【影像学表现】

1. X线表现　①颅骨表面骨瘤：局部呈弧形突起，基底宽广，骨密度增高，肿块大小形状差异较大；②颅内骨板骨瘤：内板增厚，骨密度均匀增加，向颅内突入；③颅面骨的骨瘤：可见骨质破坏同时出现不同程度骨化，边界清楚，肿块突出于骨外或腔内；④颅骨骨瘤：如瘤体过大，内、外板均受累；⑤长管状骨骨瘤：为一致密骨样团块影，位于一侧骨皮质，表现为平滑，边缘清晰，有时可围绕骨干生长，有时骨瘤呈象牙质样；⑥椎体内骨瘤：椎体内见均匀致密增高影，也是椎体骨瘤的特点。

2. CT与MRI表现　CT表现（图7-6）与X线表现相似，但能更清楚显示肿瘤结构，可提供更多有价值的诊断信息，如可进一步观察肿瘤的范围、边缘、中心、立体形态等。MRI示致密型骨瘤在T_1WI、T_2WI上均呈边缘光滑的低信号或无信号影，强度与邻近骨皮质一致，周围软组织信号正常。

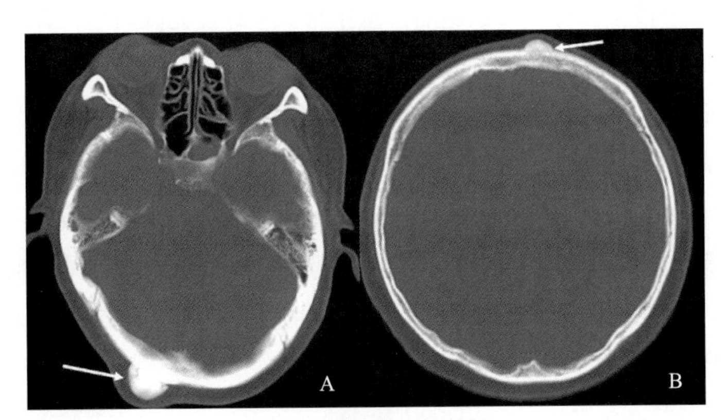

图7-6　骨瘤的CT表现

颅骨骨瘤，表现为边缘光滑，基底宽，突出于骨轮廓之外的隆起（箭）

【诊断与鉴别诊断】

骨瘤影像学表现局部突起，增生硬化，致密骨化，边界清楚，诊断一般不困难。骨瘤应与以下疾病相鉴别：

1. 额骨内板增生症　呈波浪形骨增生，患者常有头痛，肥胖，性欲减退，多见于停经后的女性，有时伴发糖尿病或尿崩症。

2. 颅骨骨纤维异常增殖症　病变广泛，基底宽，多部位发病，常累及板障和颅板，全身其他骨骼亦可发病，且有单侧发病趋向。

3. 骨软骨瘤　多发生于长骨干骺端，背向关节生长，可见软骨帽钙化，二者有时不易区分，需进行病理诊断。

4. 骨旁骨肉瘤　好发于中年，常见于股骨远端背侧，病变密度高且体积较大，有包绕骨干生长的倾向。

二、软骨瘤

软骨瘤（chondroma）在良性骨肿瘤中较为常见，其发病率为良性骨肿瘤的第二位，发生于髓腔者称为内生性软骨瘤，最为常见。发生于骨皮质或骨膜下者称为外生性软骨瘤，较少见。多发软骨瘤合并畸形，又称Ollier病，属于先天软骨发育不全。

NOTE

【临床与病理】

临床表现：软骨瘤可发生于任何年龄，但较少见于 14 岁以下和 50 岁以上的患者，常见发病年龄为 27 ~ 47 岁。无明显性别差异。以手足短管状骨最为常见，其次为四肢长骨，偶可见肋骨、锁骨、骨盆和椎体。发生于短管状骨或长管状骨的肿瘤一般起源于干骺端，多自幼发病，早期可无症状。外伤后局部有疼痛和肿胀。部分患者可有肿胀，但无疼痛或仅有微痛。触诊肿胀指骨有坚实感或囊性感。内生软骨瘤的生长缓慢，亦有短期生长加速者，若长管状骨的内生软骨瘤无明显的损伤就发生疼痛，则应当考虑恶变的可能。

病理改变：肿瘤起源于干骺端，短管状骨见骨皮质膨出，变薄呈壳状；长管状骨骨皮质未见膨出，髓腔内有侵蚀性的嵴突和沟纹。骨外膜表面无新骨沉积。肿瘤组织呈蓝白色、坚实或略呈黏液样的透明软骨，其中含有暗淡的白色软骨和黄色沙粒性组织，为高度钙化或骨化的软骨，长管状骨的内生软骨瘤一般有明显钙化和骨化。发生于指骨、掌骨或跖骨的内生软骨瘤，很少发生恶变。恶变多见于长管状骨的内生软骨瘤。多发性软骨瘤恶变率高于单发性软骨瘤，前者约 5% 的病例恶变为软骨肉瘤。

【影像学表现】

1. X 线表现　软骨瘤的基本 X 线征象，一是囊状破坏，二是软骨钙化。发生的部位不同 X 线表现有所不同：①短管状骨：指骨多位于中段和近端，掌、跖骨多位于骨干中部及远端，与指骨相反，骨皮质膨胀变薄或偏心性膨出，肿瘤内部为边缘清楚的椭圆形透光区，其中可见点状、环形、针状钙化（图 7–7）；②长管状骨：病变多位于干骺端，可呈多中心并沿骨干长轴生长，单房或多房膨胀性骨破坏，中心可见环形钙化或不规则钙化，很少侵及骨骺；③骨皮质：骨干一侧骨皮质向外膨出呈球状，外缘有光整的骨壳，内缘向髓腔内突出，形成硬化环。破坏区可出现间隔或点状密度增高影。

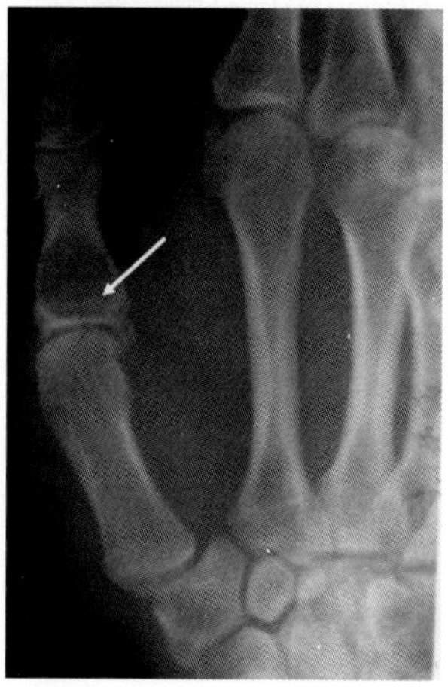

图 7–7　软骨瘤的 X 线表现

第 1 指骨基节 骨干近端内囊状骨质破坏，骨皮质膨胀变薄，内侧边缘清楚，其中可见斑点状钙化（箭）

2. CT 表现　X 线平片可以明确诊断软骨瘤，CT 主要用于 X 线平片显示肿瘤内部有无明显钙化、对骨皮质的完整性不明确或不规则的进一步评价。

3. MRI 表现　MRI 能显示肿瘤内部的非钙化软骨、病灶范围、骨皮质有无穿破和肿瘤对软组织的侵犯。软骨瘤在 T_1WI 上呈低信号，在 T_2WI 上为明显的高信号，与透明软骨的信号相似。

【诊断与鉴别诊断】

大多数软骨瘤根据影像学表现结合临床表现，诊断和鉴别诊断并不困难，不典型病变需与以下疾病相鉴别：

1. 骨巨细胞瘤　长骨端的内生软骨瘤应与骨巨细胞瘤相鉴别，当前者没有钙化或骨化时易误诊。内生软骨瘤一般很少出现明显膨胀性骨破坏，同时病变比较局限。在诊断困难时，需要依靠病理学检查。

2. 皮样囊肿　指骨的皮样囊肿与无钙化的软骨瘤表现相似，但前者更多见于远节指骨，后者好发于近节指骨。

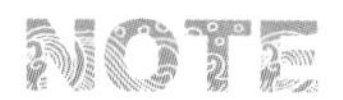

3. 短管状骨骨结核　又称骨气臌，骨皮质不完整，可见骨膜反应，周围软组织梭形肿胀，破坏区内无钙化为鉴别要点。

三、骨软骨瘤

骨软骨瘤（osteochondroma）是最常见的良性骨肿瘤，病变进展缓慢，有单发骨软骨瘤及多发骨软骨瘤两种，单发者又称为外生性骨疣、骨软骨性外生骨疣；多发者称为遗传性多发性骨软骨瘤、干骺续连症等，为常染色体显性遗传疾病。

【临床与病理】

临床表现：本病多在 10 ~ 20 岁发病，发病部位长骨多于扁骨；长骨的下肢多于上肢，膝部最多见。扁骨以髂骨和肩胛骨最多见。单发者多无明显症状，常因外伤或肿瘤生长被发现，多发者可见患处有硬性肿块。如肿瘤长大或发生骨折，则局部疼痛显著。局部硬性肿块，光滑或不平整，可造成局部的畸形。邻近关节可引发关节功能障碍。压迫神经血管，可引起疼痛。外伤可引起瘤蒂部骨折。若发现肿瘤生长迅速，疼痛剧烈，常提示恶变。

病理改变：肿瘤发生于骺端，呈宽基底或蒂状与骨干相连的骨性肿块。肿瘤剖面由三部分构成，表层有骨膜覆盖，肿瘤顶端有软骨帽，蒂部有骨质与骨干的皮质相延续。肿瘤的中心为骨松质和骨髓，与骨干的骨松质和骨髓相通。整个肿瘤骨结构与生长着的骨组织基本相同，通过软骨内成骨产生瘤体的骨质。遗传性多发性骨软骨瘤，可一骨多灶或多骨出现病变，常伴有先天骨骼粗大、变形及弯曲等发育异常。

【影像学表现】

1. X 线表现　干骺端的骨性突起，背向关节生长，可有广基底及带蒂两型，基底部为骨结构，与正常骨皮质延续至基底部远端，顶部为软骨帽，可伴有斑点状、环状、条带状或菜花状钙化。肿瘤可使邻近骨骼受压、变形、弯曲、移位，软组织可随肿瘤突起，无肿块形成（图7–8A）。缓慢生长的肿瘤，钙化带很薄，边缘规则光滑；生长活跃的肿瘤，钙化带凹凸不平、厚薄不均；生长异常活跃的肿瘤，软骨帽呈菜花样、结节样改变，钙化环较多，相互重叠，密度不均匀，边缘模糊。

2. CT 表现　主要用于 X 线显示不清的肿瘤，CT 多方位重建图像可以显示肿瘤内部结构，了解肿瘤基底部是否和骨干的骨松质和骨髓相通、软骨帽的边缘、钙化以及周围软组织的情况。三维重建显示多发性骨软骨瘤的复杂解剖结构，为临床手术及治疗提供帮助（图 7–8A、B、C）。

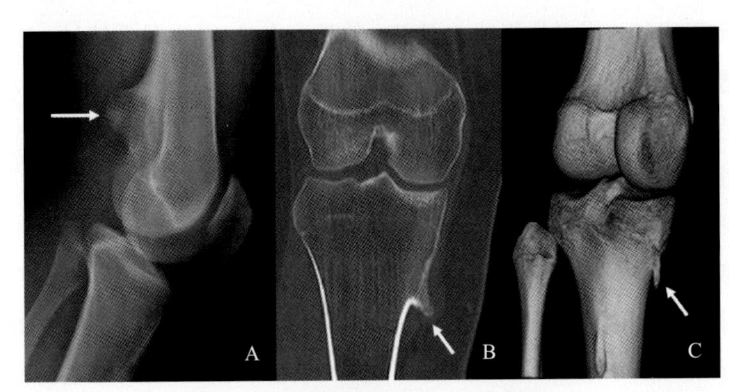

图 7–8　骨软骨瘤的 X 线、CT 表现

图 A 膝关节 X 线侧位：广基底型骨软骨瘤；图 B CT 冠状位、图 C VR：带蒂型骨软骨瘤：干骺端的骨性突起，背向关节生长，基底部为骨结构，邻近骨骼变形，软组织随肿瘤突起（箭）

3. MRI 表现　当非钙化软骨帽 X 线和 CT 均难以观察时应做 MRI 检查，MRI 显示为长 T_1、等 T_2 信号，梯度回波 FS T_2WI 上呈明显高信号；骨软骨瘤的恶变与软骨帽的厚度直接相关，当 MRI 显示其厚度超过 2cm 时应高度怀疑恶变的可能。

【诊断与鉴别诊断】

骨软骨瘤的鉴别诊断除了良恶性鉴别外，主要与以下病变相鉴别：

1. 大肌腱止点处的钙化、骨化　如股骨大粗隆、跟骨结节等。

2. 骨旁骨瘤　常起自一侧皮质骨，同时向骨外生长，产生骨化团块状影像，表面呈不规则分叶状，与骨软骨瘤不同。

3. 骨外膜成骨　多有外伤或临床症状，骨皮质增厚范围广且完整。

四、骨样骨瘤

骨样骨瘤（osteoid osteoma）由成骨细胞及其所产生的骨样组织所构成。发病原因多数认为因某种原因造成骨细胞生长障碍，只能形成骨样组织，而不能正常骨化所致。由于其生长缓慢，结构为骨样组织病，病灶局限，大小固定，一般认为属原发良性骨肿瘤。

【临床与病理】

临床表现：本病以 10～30 岁多见。男性多于女性。下肢发病率约为上肢的 3 倍，发生于躯干骨者较少。胫骨和股骨约占病例的一半，其次为腓骨、肱骨和脊柱等。疼痛出现较早，常于 X 线平片出现病变前几个月就已存在。发病初期为间歇性疼痛，夜间加重，口服止痛药可缓解；后期则疼痛加重，呈持续性，口服药物不能缓解。

病理改变：病灶可位于皮质内、皮质的内侧面、皮质与骨膜间或骨松质内，一般直径小于 10mm，形成卵圆形或圆形瘤巢，其内为富含成骨细胞的结缔组织，可出现不同程度的钙化和骨化，组织学上由骨组织、骨样组织和新骨混合而成。瘤巢周围可见致密的骨质硬化。

【影像学表现】

1. X 线表现　大多数瘤巢直径小于 10mm，X 线表现为透亮区多为单发，偶可见多个瘤巢，周围可有骨质增生硬化（图 7–9）。瘤巢可无钙化、部分钙化或中心性钙化。位于骨皮质的瘤巢多有明显的增生硬化，可以掩盖瘤巢，伴有层状骨膜反应。位于髓腔内的骨样骨瘤常见于股骨颈部；位于骨膜下骨样骨瘤的瘤巢表现为骨皮质的局限性突起的透亮区，两者瘤巢周围的骨质增生硬化及骨膜反应相对较轻。

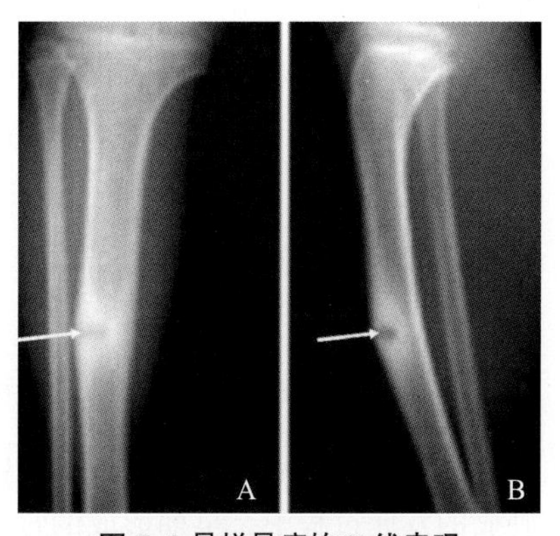

图 7–9 骨样骨瘤的 X 线表现

图 A、图 B：胫腓骨中上段正侧位：胫骨中段见透亮区（瘤巢，箭），周围可见骨质增生硬化

2. CT 表现　薄层 CT 扫描是骨样骨瘤的首选影像学检查方式，可清楚显示被广泛硬化或正常结构重叠所遮掩的瘤巢，并显示周围骨硬化的程度。根据受累部位分为皮质型、松质型和骨膜型。均表现为骨样组织构成的透亮瘤巢及其周围的反应性骨硬化。瘤巢为圆形、类圆形边界清楚的低密度区，中心部可有钙化或骨化影，瘤巢外周可见不同程度的骨质硬化及广泛皮质增厚的高密度影（图 7–10）。瘤巢中心血运丰富，增强后有明显强化。

NOTE

3. MRI 表现 骨样骨瘤瘤巢在 T_1WI 上呈低到中等信号，在 T_2WI 上根据内部的钙化或骨化程度可表现低、中等或高信号，内部钙化或骨化明显者则大部分为低信号。增强后多数瘤巢强化明显，少数瘤巢可呈环状强化。

【诊断与鉴别诊断】

根据临床表现、组织学及影像学检查可以确立诊断。某些病例在特征性的 X 线表现出以前已有长期疼痛，诊断较为困难。动脉造影可与慢性骨脓肿、急性或慢性骨髓炎、孤立性内生骨疣、缺血性坏死、骨软骨炎相鉴别。如果青年人或儿童存在不能解释的持续性疼痛，应考虑本病的可能。

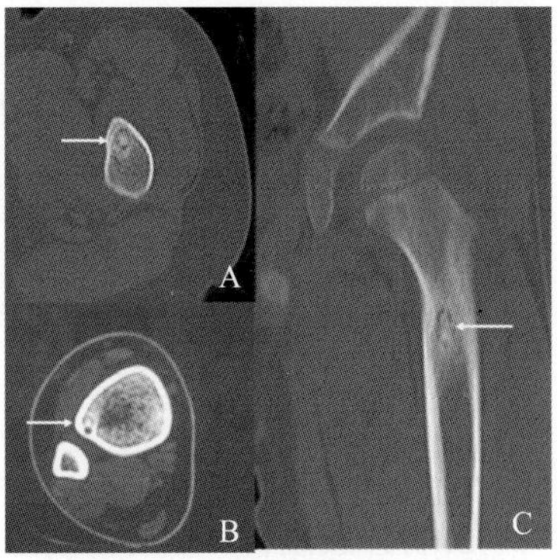

图 7-10 骨样骨瘤的 CT 表现

图 A 股骨横断面；图 B 胫腓骨横断位；图 C 股骨冠状位：圆形、类圆形边界清楚的低密度区，中心部可见骨化影，瘤巢外周见不同程度的骨质硬化（箭）

五、骨血管瘤

骨血管瘤（hemangioma of bone）是一种呈瘤样增生的血管组织，掺杂于骨小梁之间，不易将其单独分离。从组织学上分为海绵状血管瘤及毛细血管瘤，前者多见于脊柱和颅骨，后者多见于扁骨和长管骨干骺端。

【临床与病理】

临床表现：任何年龄均可发病，以中年人居多。可以发生于任何部位，如脊椎、颅骨、骨盆、四肢长骨及其他扁骨。发病时间较长，数年或十几年。肿瘤生长缓慢的患者一般疼痛较轻，全身状况良好。因肿瘤发生的部位不同，所产生的症状和体征也不同。患者往往仅有局部轻度不适或轻度疼痛。脊柱骨血管瘤重者可使脊髓神经受压，出现四肢、括约肌不同程度的功能障碍。

病理改变：海绵状血管瘤多见于脊柱和颅骨；毛细血管瘤多见于扁骨和长管骨干骺端。肿瘤组织为灰红色或暗红色，极易出血，肿瘤使骨质膨胀变薄，在肿瘤壁上常见到粗糙而硬化的不规则骨嵴。镜下可见海绵状血管瘤的组织，大多是密集的薄壁扩张血管，属于毛细血管或小静脉，血管中充满红细胞，肿瘤边缘可有残存的正常骨小梁，在肿瘤组织间可见到脂肪性骨髓。

【影像学表现】

1. X 线表现

（1）*脊椎骨血管瘤* X 线表现可分为椎体型、椎弓型和混合型。①椎体型：病变椎体略膨胀，有典型栅栏状或网状改变，密度减低的阴影中有许多致密而清晰的垂直粗糙的骨小梁，在肿瘤的发展过程中，早期形成的骨小梁粗大，晚期形成者则较细；②椎弓型：X 线平片显示椎弓根或椎板呈溶骨性改变，其影像模糊或消失，椎体及椎间隙正常；③混合型：病变侵及椎体及椎弓，除有以上两者的 X 线表现外，亦可有病理性椎体骨折或脱位。

（2）*肿瘤内部结构* 根据肿瘤所在部位不同，X 线表现可分为三种类型：①垂直型：多见于脊柱，骨小梁广泛吸收，但有部分骨小梁增生和增厚，出现垂直交叉的粗糙骨小梁，形成栅栏状或大网眼状，椎体的外形及椎间隙可保持正常；②日光型：多见于颅骨，正位可见被肿瘤破坏的透光区内有自中央向四周放射的骨间隔，颇似日光放射，侧位见破坏区内骨间隔，方向

NOTE

与颅骨表面垂直；③泡沫型：长骨多见，肿瘤呈泡沫状囊肿样，多偏心性生长，患骨局部梭形膨胀，周围骨皮质变薄，一般无骨膜反应，广泛的软组织血管瘤亦可侵犯骨骼，一般呈压迫性骨缺损，外缘凹陷但光滑，软组织内可存在静脉石。

2. CT 及 MRI 表现　CT 扫描在诊断椎体血管瘤上具有高度的特异性，椎体呈“火柴束”样断面改变（图 7–11）。与其他骨病变不同的是椎体血管瘤在 MRI 上 T_1WI 和 T_2WI 均呈现信号增强。这些斑点的增强信号与病变的骨成分相对应，骨外病灶扩展在 T_1WI 不能显示高强信号。椎体血管瘤运用旋转回声技术所进行的 MRI 检查，发现病变的不同信号强度很大程度上是由变化的血流速度所决定的，如血管瘤侵入椎管内则 CT 和 MRI 均可清楚显示。

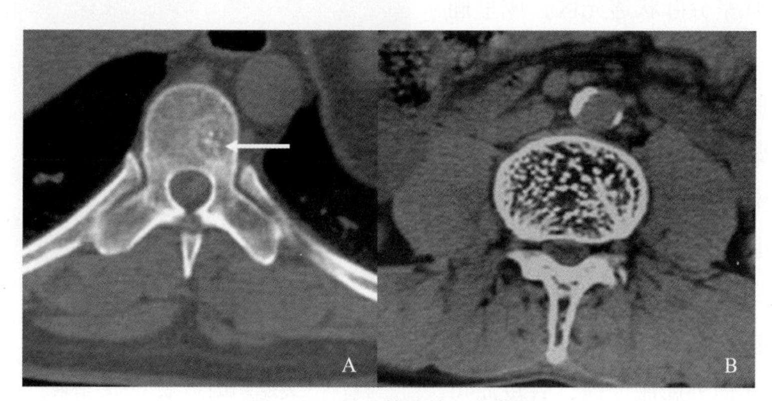

图 7–11　骨血管瘤的 CT 表现

椎体血管瘤，呈“火柴束”样断面改变（箭）

【诊断与鉴别诊断】

诊断需根据患者的病史，影像学典型表现有椎体骨纹理增粗、垂直走行而呈栅栏状，部分骨纹理吸收形成网眼，呈囊状，椎体稍膨大或有不同程度的压缩以及椎间隙正常等，一般诊断不难。

骨血管瘤位于其他部位时，诊断较为困难。需与骨巨细胞瘤、软骨黏液纤维瘤、动脉瘤样骨囊肿和骨纤维异常增殖症等相鉴别。

六、非骨化性纤维瘤

非骨化性纤维瘤（nonossifing fibroma）是一种由纤维组织所构成的良性病变。1942 年 Jaffe 和 Lichtenstein 根据病理变化、无成骨趋向及恶变而命名为非骨化性纤维瘤，体现了以纤维组织为主，又有非成骨性特点。1945 年 Hatcher 则指出非骨化性纤维瘤实质上是一种瘤样病损，又称干骺端纤维性骨皮质缺陷病。这种病变与纤维组织细胞瘤在病理上难以区分。

【临床与病理】

本病好发于 8 ~ 20 岁青少年，男女差异不显著，病灶以下肢长管状骨为多见，如胫骨、股骨和腓骨，其他部位则很少见，偶尔可在髂骨及骶髂关节处发现，或在上肢尺骨和肱骨处发现病灶。病灶位于骨干的上下端，呈膨胀性生长，距离骨骺软骨 2.5 ~ 5.0cm。无特殊临床症状有助于该病的诊断，一般经 X 线检查后发现；病灶发展缓慢、潜在，数年后才会感到局部疼痛和肿胀，主要表现在踝关节和膝关节，往往误认为外伤所致，也可于病理骨折后发现。

病理改变：病灶内含有多核巨细胞，以长管状骨的干骺端皮质处较常见。肿瘤呈棕色或暗红色，切面呈结节状。干骺处纤维性骨皮质缺陷由坚韧的纤维结缔组织所组成。肿瘤周围尚有硬化骨组织的薄壳包围。镜下可见大量纤维细胞呈漩涡状排列，有少量散在性的巨细胞和泡沫细胞。许多细胞含有含铁血黄素颗粒，但不论细胞如何丰富，肿瘤细胞内一般没有成骨现象，这是本病的特征。在邻近的骨组织可发生反应性增生。

【影像学表现】

1. X 线表现　肿瘤好发于胫骨上端和股骨的下端，病灶呈偏心生长，边缘清晰，开始较接近骨骺板，随着骨的生长而移向骨干；病灶呈分叶状透光区，或呈椭圆形，直径可达 4 ~ 7cm，病变处皮质可变得很薄，呈膨胀性（图 7–12）。

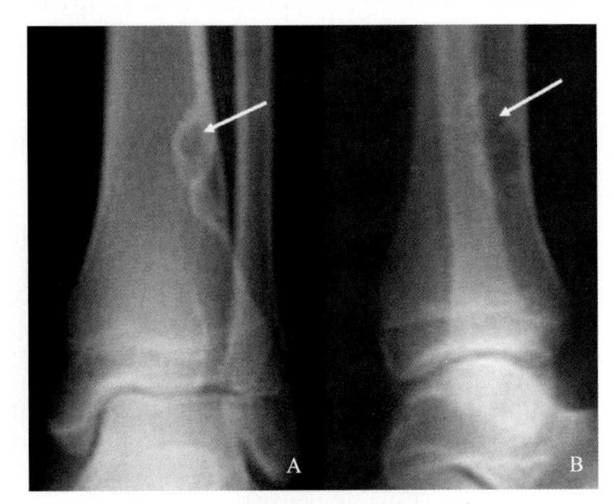

图 7–12　非骨化性纤维瘤的 X 线表现

图 A 胫腓骨正位、图 B 胫腓骨侧位：胫骨下段非骨化性纤维瘤病，表现为偏心生长、界限清晰、呈椭圆形改变的病灶，病变处皮质变薄（箭）

2. CT 表现　与 X 线表现相似，病灶常偏于骨干一侧，紧靠骨皮质下方，呈单房的圆形、卵圆形或分叶状透亮区，病灶长轴多平行于骨干，常有硬化边缘，且硬化边缘靠近髓侧。一般长 2 ~ 8cm，肿瘤局部骨皮质大多向外膨胀变薄，骨皮质可部分中断或缺如，其周边有硬化带环绕，但无骨膜反应及软组织肿块，病变区内可有骨嵴及点状高密度。

3. MRI 表现　较少应用。非骨化性纤维瘤在 T_1WI 和 T_2WI 上均呈现等低信号。

【诊断与鉴别诊断】

1. 骨样骨瘤　具有明显夜间剧烈疼痛的特点，影像学表现为圆形或椭圆形透亮区瘤巢，范围一般不超过 1cm，周围有显著的反应性骨质增生硬化。

2. 单骨性骨纤维异常增殖症　多位于四肢长骨近端干骺区，常呈膨胀性单囊状透亮区，边缘清晰，常有硬化边，骨皮质变薄，外缘光滑，内缘呈波浪状，其中可见毛玻璃状结构、不规则的骨小梁或钙化。骨干可增粗，病变范围较非骨化性纤维瘤大。

3. 骨巨细胞瘤　发病年龄多在 20 ~ 40 岁，以四肢长骨骨端最多见，X 线平片显示肿瘤呈偏心性生长，呈膨胀性溶骨性骨破坏，其中见皂泡状改变，一般无骨硬化现象。

4. 孤立性骨囊肿　发生于四肢长骨干骺区及骨干，呈中心性卵圆形或圆形透亮区，边界清楚，无骨硬化边缘，极少偏心性生长。

七、骨化性纤维瘤

骨化性纤维瘤（ossific fibroma）是较常见的良性骨肿瘤之一。是先天性骨结构不良所致，肿瘤由纤维性和骨样物质构成。

【临床与病理】

临床表现：本病好发于男性。几乎都见于 10 岁以前，大多于 5 岁内发病。好发于长骨的中上段，多发生于胫骨，有时同侧腓骨可受累，双侧发病罕见。好发于胫骨的中 1/3，可向两端发展。常累及腓骨的下 1/3。长骨的骨纤维结构不良多发生于骨干，很少侵犯干骺端。本病一般无疼痛症状，常由于胫骨的肿胀或弯曲而被发现。有时可发生病理肿瘤位于骨皮质内骨折，常为完全骨折，可有疼痛和少量的移位。

病理改变：肿瘤位于骨皮质内，肉眼所见骨膜完好，其下的皮质骨非常薄，溶骨区域内的肿瘤致密，呈白色、黄色或红色，由于是纤维样物质，其质地软，但有时有轻微的沙砾感。镜下所见组织学有两个基本的特征，一是骨小梁被纤维样物质包绕，周围有骨母细胞；二是带状结构。

【影像学表现】

1. X 线表现 为偏心性皮质骨内的类圆形或不规则形透光区，骨皮质表面膨胀、变薄，骨皮质内侧和髓腔的透光区被骨硬化包绕，边缘清晰，髓腔常变窄（图 7–13），骨膜反应少见。病变可为单发或多发，累及胫骨全周径或整个骨干的少见。沿纵轴方向发展，一般不越过骨骺线。骨化程度低者，表现为溶骨性的骨质破坏区，内见少量、稀疏的骨性间隔。骨化程度高者，骨性间隔增粗，数目增多，可表现为斑片状或致密的骨化影甚至骨块，低密度的破坏区较少或显示不清，一般无死骨和钙化形成。

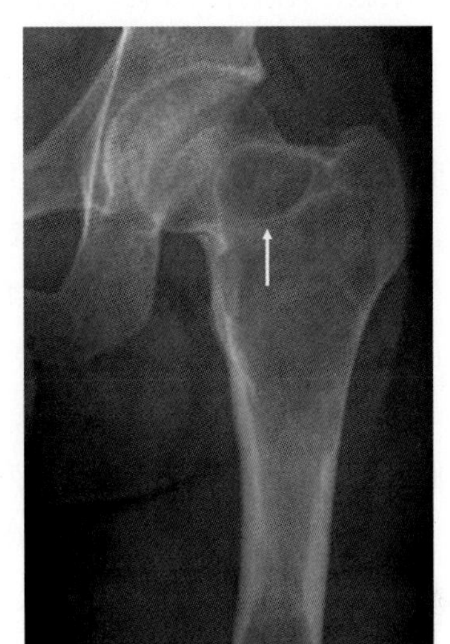

图 7–13 骨化性纤维瘤的 X 线表现
可见多发溶骨性的骨质破坏区，内见少量、稀疏的骨性间隔（箭），累及股骨周径

2. CT 表现 与 X 线平片基本相似，能清楚地显示肿瘤内部的结构及周围的骨质改变，肿瘤骨化的程度不同，密度也不相同。以纤维为主者，表现为软组织密度；以骨组织为主者，表现为斑片状高密度影。

3. MRI 表现 对病灶内的一些微细结构、轮廓及周围组织结构的显示要优于 X 线平片。对病灶结构和轮廓显示得更清楚。

【诊断与鉴别诊断】

1. 单骨型骨纤维结构不良 又称为纤维异常增殖症，发生于长骨者可见偏心的溶骨性骨质或毛玻璃样改变，内可见条索状的骨性间隔和致密斑点，与正常骨质分界清，边缘骨质硬化多呈斑点状，钙化少见。

2. 非骨化性纤维瘤 偏心型常发生于长骨干骺端，典型表现为卵圆形分叶状透亮区，其中可有分隔，边缘清晰，略有硬化，皮质膨胀变薄；中心型呈多囊状改变，皮质亦膨胀变薄，近骨髓的一面边缘硬化。

3. 骨巨细胞瘤 多见于 20 ~ 40 岁，介于良恶性之间。表现为长骨端的偏心溶骨样破坏，边缘清楚锐利并有膨胀，皮质变薄，无钙化和新骨形成，有时内见少量的骨性间隔。恶性倾向者肿瘤可穿破骨皮质侵犯软组织。

4. 长骨牙釉质细胞瘤 病因不明，低度恶性，发病率低。男性多见，21 ~ 40 岁多发。多发生在胫骨，主要为发展缓慢肿块和疼痛，可有病理骨折。X 线显示骨干干骺端多房状偏心性及溶骨性改变，边界清楚或硬化，皮质膨胀。一旦穿破皮质，皮质缺损呈锯齿状，形成软组织包块，无骨膜反应。

第三节 骨巨细胞瘤

骨巨细胞瘤（giant cell tumor of bone）是较为常见的骨肿瘤。起源于骨髓结缔组织的间充质细胞，其内含巨细胞，故称骨巨细胞瘤。

【临床与病理】

临床表现：本病以 20 ~ 40 岁成年人多见。好发于骨骺板已闭合的四肢长骨的骨端，以股骨下端最为多见，其次为胫骨上端和桡骨远端。一般为单发，多发者罕见。早期临床表现为局部麻木及酸胀感，可有间歇性隐痛。病情进展，可出现局部疼痛、肿胀和压痛，邻近关节活动受限，局部可扪及质地坚硬或柔软的肿块。较大肿瘤可有局部皮肤发热和静脉曲张。部分肿瘤压之可有似羊皮纸或捏乒乓球样感觉。

病理改变：肿瘤质软而脆，似肉芽组织，富含血管，易出血。有时有囊性变，囊壁为薄层膜样组织，内含黏液或血液，为黄色或橘黄色液体。良性者邻近肿瘤的骨皮质变薄、膨胀，形成菲薄骨壳，肿瘤本身由结缔或骨组织分隔。组织生长活跃者可穿破骨壳而长入软组织中。肿瘤组织可突破骨皮质形成肿块。一般肿瘤邻近无骨膜增生。镜下肿瘤主要由单核基质细胞与多核巨细胞构成，根据肿瘤细胞分化程度不同可分为良性、生长活跃与恶性三级。

【影像学表现】

1. X 线表现 长骨巨细胞瘤的 X 线表现多较典型，常侵犯骨端，病变直达骨性关节面下。多数为偏心性膨胀性生长的边界清楚的骨质破坏区，横径超过或接近纵径。X 线表现可分为两种类型，一类为破坏区内显示有数量不等、纤细的骨嵴样结构，分隔成为大小不一的小房样结构，称分房型。另一类病灶破坏区内无或仅病灶边缘存在骨嵴样改变，表现为自中心向外伸展的骨质破坏，称溶骨型（图 7–14）。病变局部骨骼常呈偏侧性膨大，骨皮质变薄，肿瘤明显膨胀时，周围仅留一薄层骨性包壳。肿瘤内无钙化，邻近无反应性骨膜增生，边缘亦无骨硬化带，若发生骨折时可见骨膜增生。肿瘤一般很少穿透关节软骨。

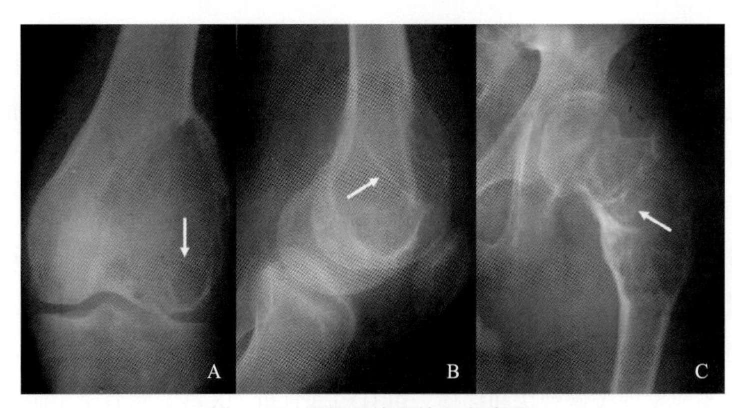

图 7–14 骨巨细胞瘤的 X 线表现

图 A、图 B 膝关节正侧位；图 C 左髋关节正位：偏心性膨胀性生长的边界清楚的骨质破坏区，破坏区内显示有数量不等、纤细的骨嵴（箭）

若破坏区骨性包壳不完全，并于周围软组织中出现肿块者表示肿瘤生长活跃。肿瘤边缘出现筛孔状和虫蚀状骨破坏，骨嵴残缺紊乱，侵犯软组织出现明确肿块者，则提示为恶性骨巨细

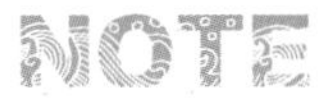

胞瘤。

2. CT表现　骨巨细胞瘤在CT平扫表现为位于骨端的囊性膨胀性骨破坏区，骨壳基本完整，可有小范围的间断。骨壳外缘基本光滑，内缘多呈波浪状，为骨壳内面的骨嵴所致，一般无真性骨性间隔，X线平片所见的分房征象为骨壳内面骨嵴的投影。骨质破坏区为软组织密度影，无钙化和骨化影，如肿瘤出现坏死液化则可见更低密度区。囊变区内偶见液－液平面，下部液体较上部液体密度高，可随体位而改变。生长活跃的骨巨细胞瘤和恶性巨细胞瘤的骨壳往往大片状缺损，常可见较大软组织肿块影。增强扫描肿瘤组织有较明显的强化而坏死囊变区无强化。

3. MRI表现　肿瘤呈不均匀长T_1、长T_2信号，瘤内夹杂不规则形低信号、等信号和高信号区。部分病例肿瘤内可见低信号的含铁血黄素沉积区。增强扫描见瘤体中等强化。

【诊断与鉴别诊断】

良性骨巨细胞瘤应与骨囊肿、动脉瘤样骨囊肿等相鉴别，恶性骨巨细胞瘤应与骨肉瘤相鉴别。

1. 骨囊肿　发病年龄较小，多在骨骺愈合之前，膨胀不明显，长轴平行于骨干，囊内无小房样改变。一般无症状，大多因病理骨折就诊或偶然发现。

2. 动脉瘤样骨囊肿　多纵向生长，并自骨质缺损区向骨外膜下延伸，晚期可形成粗大的纵行骨嵴或间隔，常见液－液平面。CT可显示囊壁有钙化或骨化。

3. 骨肉瘤　骨肉瘤穿破骨皮质形成软组织阴影，内有骨化或钙化征象；恶性骨巨细胞瘤虽有巨大软组织阴影但无骨化或钙化影。有时鉴别困难，需组织学检查才能确诊。

第四节　恶性骨肿瘤

一、骨肉瘤

骨肉瘤（osteosarcoma）起源于未分化骨样组织，恶性程度较高，占原发性恶性骨肿瘤的第一位，又称为成骨肉瘤。分型较多，按部位常分为中心型、皮质内和皮质旁型；按瘤骨多少分为成骨型、溶骨型和混合型。共同特征是瘤细胞能直接形成骨样组织与骨质。

【临床与病理】

临床表现：多见于20岁以下的青少年，男性较女性多见。好发于四肢长骨的干骺端，以股骨下端、胫骨上端和肱骨上端最多见。早期临床表现为局部疼痛，开始为间歇性隐痛，很快呈进行性加重，并转为持续性剧痛伴肿胀，肿块边界不清，质硬且压痛明显，局部皮肤紧张、发亮、温度升高，浅静脉怒张，同时可伴有消瘦、贫血等全身恶病质症状。早期即可发生远处转移，主要为肺转移，预后较差。血清碱性磷酸酶增高。

病理改变：高度异型性和多形性瘤细胞开始生长在长骨干骺端的骨髓腔内，能直接生成大量的肿瘤性骨样组织与骨质，造成不同程度的骨质破坏。病变可向骨干、关节以及外侧发展，

NOTE

引起骨皮质和关节破坏，当骨皮质被穿破骨外膜掀起时即可出现放射状骨膜新生骨，且新生骨堆积在边缘可形成三角形隆起，还可侵入软组织形成肿块和肿瘤新生骨。肿瘤的外观表现不一，与瘤骨和继发性改变有关，如瘤骨形成多时，肿瘤组织呈黄白色，质地较硬，反之呈灰红色，质地较软，似鱼肉状。切面常见出血、坏死和囊变。

【影像学表现】

1. X 线表现　骨肉瘤可分为成骨型、溶骨型和混合型三种。以中心性混合型居多，以骨质破坏和瘤骨形成为重要特征。主要表现为长骨干骺端骨松质不规则片状溶骨性破坏和骨皮质筛孔样、虫蚀样骨破坏，边界不清，常伴有特征性的云絮状、斑块状或针状瘤骨形成；骨膜反应一般较明显，可呈线状、葱皮样或放射针状，当骨膜新生骨被破坏中断并掀起时，即称为 Codman 三角（图 7-15C）；周围软组织受侵形成边缘清楚或模糊的圆形或类圆形高密度肿块影，其中可见多种形态的瘤骨和钙化（图 7-15A、B）；向关节方向可侵犯骺软骨和关节软骨，造成关节破坏；成骨型以瘤骨形成为主，骨质破坏一般不显著；溶骨型以骨质破坏为主，并易致病理骨折。

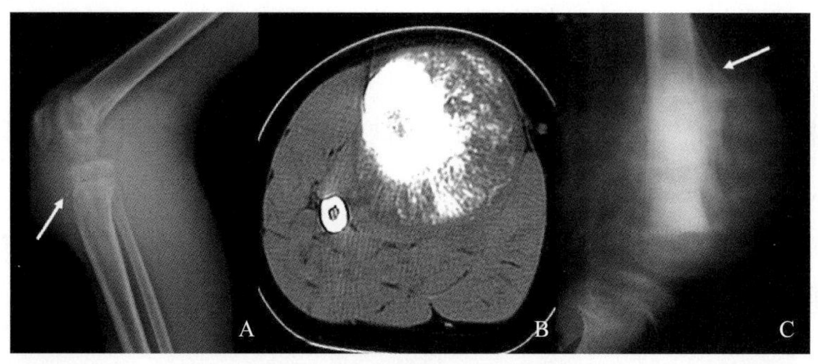

图 7-15　骨肉瘤 X 线、CT 表现

图 A 膝关节 X 线侧位、图 B CT 横断位：胫骨上端不规则骨皮质虫蚀样骨破坏（箭），边界不清，周围软组织形成高密度肿块影，伴有特征性的云絮状、斑块状、针状瘤骨形成；图 C 膝关节 X 线侧位：股骨下端 Codman 三角（箭）

2. CT 表现　绝大多数骨肉瘤，X 线摄片即可明确诊断。CT 作为一种补充检查，主要在于显示病变髓腔内破坏和软组织侵犯的范围，增强扫描肿瘤实质部分可有较明显的强化（图7-16）。

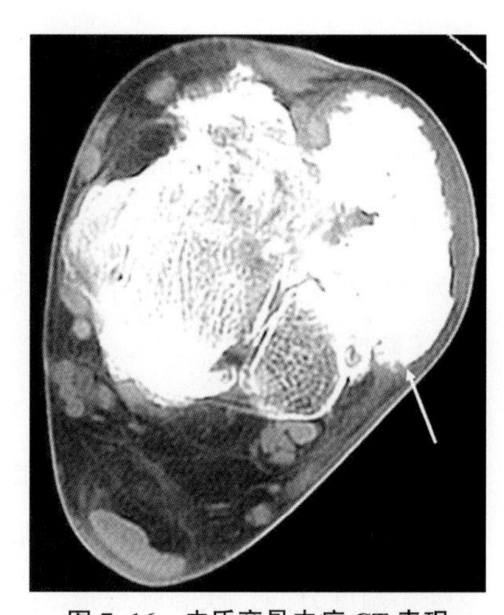

图 7-16　皮质旁骨肉瘤 CT 表现

CT 横断位：骨皮质表面边缘清楚的类圆形高密度肿块影，内见斑块状瘤骨（箭）

3. MRI 表现　由于骨肉瘤分型较多，MRI 表现多样。大多数骨肉瘤在 T_1WI 上呈不均匀低信号，在 T_2WI 上呈不均匀的高信号，其中瘤骨和瘤软骨钙化以及骨膜反应在 T_1WI、T_2WI 上均表现为低信号（图 7-17），但对淡薄的骨化或钙化的显示远不及 CT。肿瘤实质部分、周围软组织肿块以及水肿在 T_1WI 上呈不均匀等低信号，在 T_2WI 压脂序列上表现为高信号，因而在 T_1WI 上低信号的病灶与正常高信号的骨髓分界清楚，且 T_2WI 压脂序列上易于清楚地显示病灶在髓腔内、周围软组织以及向骨骺和关节腔的侵犯范围。

NOTE

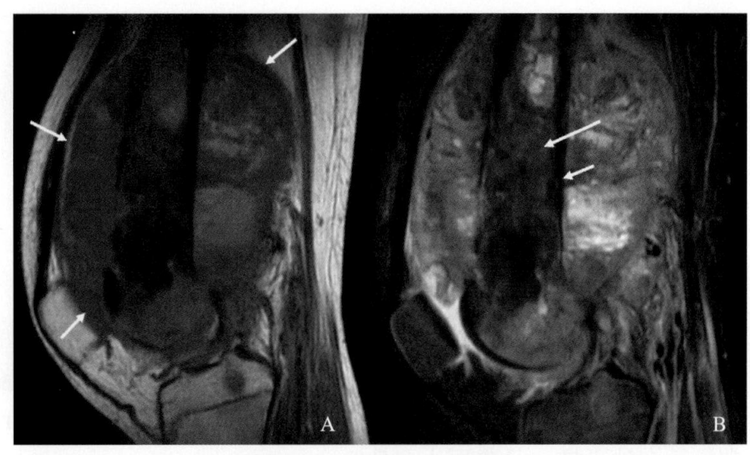

图 7–17　骨肉瘤 MRI 表现

图 A 矢状位 T_1WI：股骨下段干骺端软组织肿块（箭）；图 B 矢状位 T_2WI 压脂序列：股骨下段内溶骨性骨破坏（长箭），骨膜反应以及瘤骨和瘤软骨钙化在 T_1WI、T_2WI 上均表现为低信号（短箭）

【诊断与鉴别诊断】

根据骨肉瘤发病年龄较轻，好发于长骨干骺端，骨质破坏伴瘤骨形成，骨膜反应多呈放射针状，甚至有 Codman 三角，软组织肿块见瘤骨和瘤软骨钙化，可向骨骺和关节腔侵犯等特点，较易于诊断。

二、软骨肉瘤

软骨肉瘤（chondrosarcoma）是一种常见的起源于软骨或成软骨结缔组织的恶性骨肿瘤。发病率仅次于骨肉瘤。分型较多，按部位常分为原发型和继发型，或中心型和周围型。

【临床与病理】

临床表现：本病多见于 30 岁以上的成人，男性多见，男女比例约为 2∶1。好发于四肢长骨和骨盆，尤以股骨和肱骨多见。大多数生长缓慢，早期疼痛不明显，常偶然被发现，以后原发中心型出现钝性疼痛，且由间歇性逐渐转为持续性，而继发周围型出现缓慢生长的软组织肿块，局部无明显压痛，邻近关节者可引起关节肿胀、活动受限。

病理改变：肿瘤细胞具有多形性，分化程度不同，形成的软骨呈半透明分叶状，可伴有特征性的环形、弧形钙化或骨化，高度恶性的钙化可不明显。

【影像学表现】

1. X 线表现　主要表现为髓腔内膨胀性斑片状、囊状溶骨性破坏，常伴有特征性的环状、半环状或弧形钙化和骨化，骨皮质增厚，内缘骨吸收呈扇贝样改变；骨膜增生一般较轻，偶见皮质旁有针状骨；晚期骨皮质穿破形成软组织肿块，其中可夹杂不规则钙化。边缘型则为骨皮质旁软组织肿块，其中可见散在斑块状瘤骨。继发性软骨肉瘤常继发于骨软骨瘤，表现为在原有良性病变的基础上出现软骨帽增厚和不规则钙化，以及周围出现软组织肿块。

2. CT 表现　与 X 线表现相似，对瘤软骨的钙化和骨化显示较 X 线和 MRI 更敏感（图7–18），增强扫描病变区有轻到中度强化。

3. MRI 表现　无明显特异性。多表现为分叶状 T_1WI 为不均匀等、低信号，而 T_2WI 呈不均匀的高信号，瘤软骨钙化 T_1WI、T_2WI 均呈低信号。较大肿瘤可见坏死囊变。增强扫描病变实质内可有环状、弓形或分隔状增强，且软组织肿块周边部强化明显。

NOTE

【诊断与鉴别诊断】

根据软骨肉瘤髓腔内膨胀性、囊状溶骨性破坏，内缘骨吸收呈扇贝样改变，且伴有特征性的环状、半环状或弧形钙化和骨化，并可形成软组织肿块，其中夹杂不规则钙化等可以诊断。本病需与软骨瘤、骨软骨瘤、骨肉瘤相鉴别。

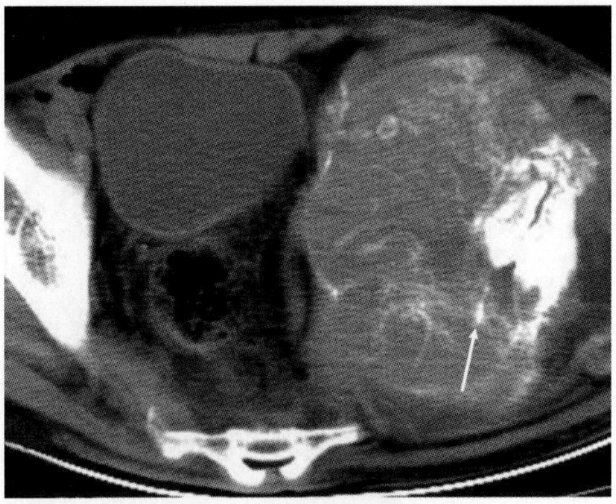

1. 软骨瘤 在早期软骨肉瘤未穿破骨皮质形成软组织肿块前与软骨瘤较相似，需要鉴别，后者瘤内钙化常呈散在沙砾样，且少而小，骨皮质保持完整，无软组织肿块形成。

图 7-18 软骨肉瘤 CT 表现

左侧髂骨膨胀性斑片状溶骨性破坏，伴有特征性的环状、半环状或弧形钙化和骨化，形成巨大软组织肿块，其内有不规则钙化（箭）

2. 骨软骨瘤 继发于骨软骨瘤的软骨肉瘤需要与骨软骨瘤相鉴别，若软骨帽明显增厚，大于 2cm 并形成软组织肿块，其内可见多量不规则絮状钙化时应考虑恶变。

3. 骨肉瘤 当软骨肉瘤内无明显钙化时应与溶骨性骨肉瘤相鉴别，后者具有特征性瘤骨形成，且骨膜反应显著，可形成 Codman 三角。

三、骨纤维肉瘤

骨纤维肉瘤（fibrosarcoma of bone）是一种起源于非成骨性间叶组织，即成纤维细胞的恶性骨肿瘤。

【临床与病理】

临床表现：本病较少见，多见于 30 ~ 60 岁的中青年，亦可发生在任何年龄段。好发于股骨、肱骨和胫骨的干骺端。临床主要表现为疼痛和肿胀，其中低度恶性的可无肿胀或出现较晚且轻微，而恶性程度高的肿胀较明显且出现较早，甚至出现病理性骨折。

病理改变：纤维肉瘤可为原发肿瘤或继发于某些良性病变，分为原发性纤维肉瘤和继发性纤维肉瘤，极少数可源于骨外膜，又称为骨膜纤维肉瘤。组织学上，均起源于不能产生骨样基质或骨而有能力产生胶原纤维的肿瘤细胞，排列紧密，质地坚硬，生长缓慢。分化较差的肿瘤组织质地较软，易出血、坏死、液化和囊变。

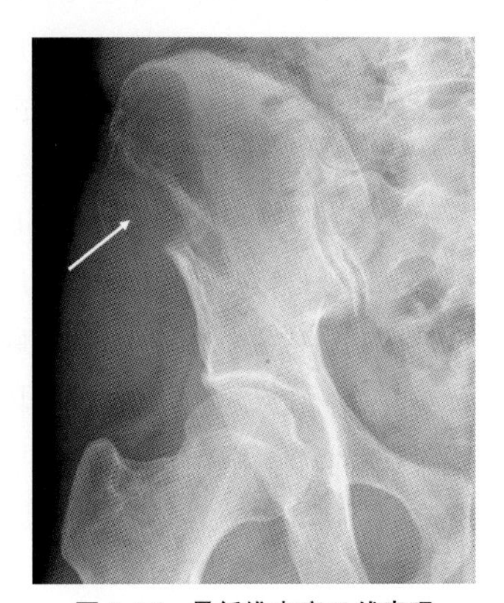

图 7-19 骨纤维肉瘤 X 线表现

右髋关节 X 线正位：右侧髂骨翼囊状溶骨性破坏（箭），破坏区内见斑片状残留骨，周围无硬化缘和骨膜反应

【影像学表现】

1. X 线表现 主要表现为长骨的骨端或近关节端偏心性溶骨性破坏，边缘不规则，部分呈囊状，破坏区内可见大小不等斑片状残留骨或死骨，周围多无硬化缘和骨膜反应（图 7-19）。骨膜纤维肉瘤主要表现为局部骨皮质的凹陷缺损和皮质旁的软组织肿块。

2. CT 表现 主要表现为不均匀的溶骨性骨质破坏，以骨皮质内缘明显，病灶区内可见高密度残留骨或死骨，局部骨皮质变薄，常可见中断。发生于骨膜者主要表现为骨皮质旁密度不均匀的软组织肿块，其内可有高密度钙化斑。增强扫描时肿块可有不同程度的强化。

3. MRI 表现 主要表现为不规则 T_1WI 呈不均匀低信号，T_2WI 及压脂序列呈混杂高信号的骨质破坏和软组织肿块（图 7–20），无明显特征性。

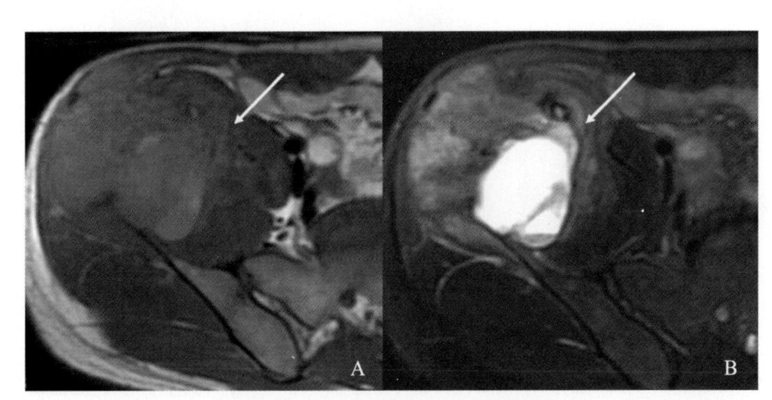

图 7–20 骨纤维肉瘤 MRI 表现

图 A 横断位 T_1WI、图 B 横断位 T_2WI 压脂序列：髂骨翼边缘清楚、轻度膨胀的溶骨性骨破坏并软组织肿块，T_1WI 呈不均匀等低信号，T_2WI 呈不均匀混杂高信号（箭）

【诊断与鉴别诊断】

1. 恶性纤维组织细胞瘤 两者无论是从组织学类型上、临床上，还是影像学表现方面，都极为相似，不易鉴别，因而常将它们作为一组病变。

2. 骨巨细胞瘤 好发于长骨的骨端，呈膨胀型溶骨性破坏，生长活跃或恶性变时可出现骨皮质断裂和软组织肿块，此时与骨纤维肉瘤极易混淆，骨纤维肉瘤破坏区内大小不等的斑片状残留骨或死骨具有一定鉴别价值，但常需借助于病理诊断。

四、尤因肉瘤

尤因肉瘤（Ewing sarcoma）是一种起源于骨髓内小圆细胞的高度恶性肿瘤。

【临床与病理】

临床表现：本病较少见，多见于 5 ~ 25 岁，男性占多数，约占儿童原发性恶性肿瘤的第二位。好发于四肢长骨的骨干，亦较多见于肋骨、肩胛骨和骨盆等扁骨，少数见于长骨的干骺端及骨骺。临床主要表现为局部的疼痛性肿块且渐进性加重，皮肤表面出现红、肿、热、痛伴静脉怒张等炎症表现，同时还伴有发热、周身不适、乏力、食欲下降、血沉加快、中性粒细胞升高及贫血等全身症状，肿瘤进展很快，早期即可发生血行转移。

病理改变：尤因肉瘤起源于髓腔内小圆细胞，组织学特征为细胞核圆，胞浆少，核分裂率高。肿瘤呈结节状，无包膜，从骨干髓内向周围蔓延破坏，易坏死形成假囊肿，破坏骨皮质后可引起“葱皮”样层状骨膜增生，并可侵入软组织形成巨大软组织肿块。

【影像学表现】

1. X 线表现 具有一定的特征性。①骨质破坏：主要表现为骨干中心的虫蚀状或浸润状溶骨性破坏，边缘模糊，亦可见骨干边缘“碟形”骨质破坏（图 7–21A）；②骨膜反应：部分可有层状或放射状骨膜增生（图 7–22A）；③软组织肿块：肿瘤早期即可穿破骨皮质形成较大软组织肿块，有时骨质破坏不明显，仅表现为软组织肿块。

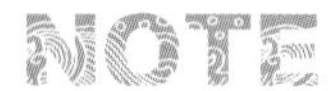

2. CT 表现　表现为不规则的骨质破坏，边缘可有轻度骨质硬化；周围可见葱皮样骨膜反应和软组织肿块（图 7–21B、图 7–22B）；增强扫描呈明显强化。

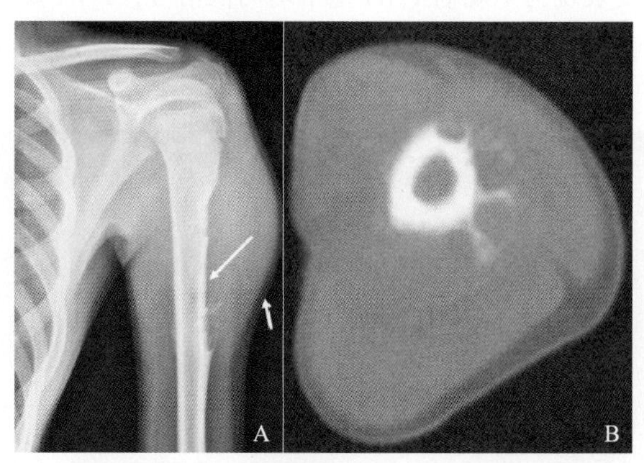

图 7–21　尤因肉瘤 X 线、CT 表现

图 A 肩关节 X 线正位、图 B 肱骨 CT 横断位：肱骨干边缘“碟形”骨质破坏（箭），边缘轻度骨质硬化，伴放射状骨膜增生和软组织肿块（短箭）

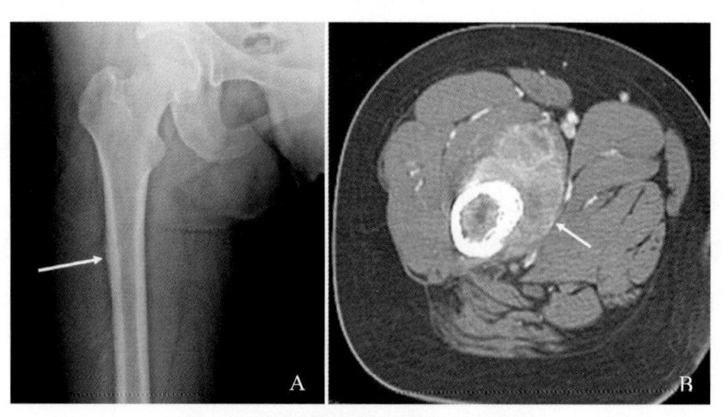

图 7–22　尤因肉瘤 X 线、CT 表现

图 A 股骨 X 线正位：右侧股骨干不规则骨质破坏，周围可见骨膜反应（箭）；图 B 股骨 CT 横断位：破坏区周围见软组织肿块（箭）

3. MRI 表现　主要表现为髓内外不规则 T_1WI 呈不均匀低信号，T_2WI 及脂肪抑制序列呈混杂高信号的骨质破坏和周围软组织肿块，瘤周水肿 T_2WI 表现为高信号，增强扫描病灶呈不均匀强化，瘤体出血、坏死区及瘤周水肿无强化。

【诊断与鉴别诊断】

根据尤因肉瘤发病年龄小，临床具有炎症表现，发生部位常见长骨骨干和扁骨，亦可见于干骺端，发展快，虫蚀状或浸润状溶骨性破坏，边缘模糊，伴较大软组织肿块等特点，临床不难做出诊断。本病应与急性化脓性骨髓炎、溶骨性骨肉瘤等相鉴别。

1. 急性化脓性骨髓炎　早期临床表现和骨质破坏、骨膜反应二者有相似之处，但骨髓炎好发于长骨干骺端，骨质硬化明显，有死骨，无明显软组织肿块，无转移，诊断性治疗中抗感染治疗有效而放射性治疗不敏感等有助于鉴别。

2. 溶骨性骨肉瘤　临床表现主要为疼痛、发热等炎症表现较轻微，好发于四肢长骨干骺端，溶骨性骨破坏范围广，骨质破坏区内常有瘤骨形成或瘤软骨钙化，可形成软组织肿块，且内有骨化影。

五、骨髓瘤

骨髓瘤（myeloma）是一种起源于骨髓的原发性恶性浆细胞进行性增殖并伴有异常单克隆免疫球蛋白生成的肿瘤性疾病，是一种较常见的原发性恶性骨肿瘤。也称为“多发性骨髓瘤”或“浆细胞骨髓瘤”。

【临床与病理】

临床表现：本病多见于40岁以上的中老年人，男性多见，男女比例约为2:1。好发于颅骨、脊柱、肋骨、骨盆等中轴骨和长骨近端，但全身任何骨均可受累。多发占绝大多数，偶见单发。早期可无明显临床症状，发病期主要表现为全身骨骼疼痛并进行性加重，出现不同程度的贫血，还可引起感染易感性增高、高钙血症、肾功能损害，甚至出现病理性骨折、髓外神经症状等。实验室检查中约半数以上患者尿中可有Bence-Jones蛋白，具有诊断意义。

病理改变：骨髓瘤起源于髓腔内红骨髓，突出的病变特征为骨髓内大量原发性恶性浆细胞增生，占骨髓腔内细胞总数15% ~ 19%。骨髓瘤细胞进行性增殖，呈弥漫性浸润，破坏骨髓和骨组织；同时瘤细胞产生大量的免疫球蛋白，造成正常免疫球蛋白的生成受到抑制；后期骨髓瘤细胞还可破坏骨皮质侵入周围软组织。

【影像学表现】

1. X线表现　由于骨髓瘤细胞增殖的快慢和形成的数量不同，因而骨髓瘤的X线表现形式多样。一般可归纳为以下几种：

（1）无明显异常X线表现。见于早期骨髓瘤细胞在骨髓中的少量浸润。

（2）中轴骨的广泛弥漫性骨质疏松，而无明显具体的病变。随着破骨细胞作用的增强和骨髓瘤细胞在红骨髓中的弥漫性浸润而出现。

（3）最重要的X线表现为中轴骨的广泛性骨质破坏，典型表现为多发、小圆形边缘清楚的破坏灶，称为“穿凿状”改变（图7-23），周围无骨质硬化和骨膜反应，且可与骨质疏松并存，其中以颅骨最多见，具有一定的特征性。有时部分病灶边缘模糊，可融合呈较大的片状溶骨性骨质破坏区，受累骨骼可轻度膨大，多见于四肢长骨。在脊椎和肋骨常伴有病理性骨折。

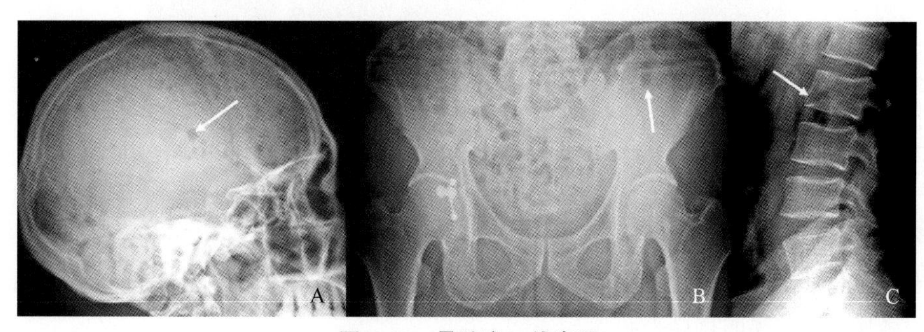

图7-23　骨髓瘤X线表现

图A 头颅侧位、图B 骨盆正位、图C 腰椎侧位：颅骨、腰2椎体、骨盆以及肋骨、胸椎多发，小圆形边缘清楚的破坏灶，称为“穿凿状”改变，周围无骨质硬化和骨膜反应

（4）破坏骨质极少侵及软组织形成软组织肿块。

（5）极少数病例可表现为骨质硬化，称为硬化性骨髓瘤，表现为单纯弥漫性密度增高或在骨质破坏周边出现骨硬化。

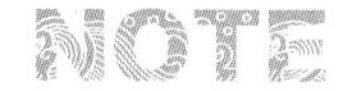

（6）单发性骨髓瘤表现为溶骨性或轻度膨胀性骨质破坏，常见软组织肿块，骨膜反应少见，好发于长骨的干骺端。

2. CT 表现　主要表现为骨质疏松和边缘清楚的圆形膨胀性骨质破坏（图 7–24），少数可伴有硬化缘，有时伴骨膜增生和局部软组织肿块。

3. MRI 表现　病灶主要表现为骨髓内多发局灶性斑片状、结节状或广泛弥漫性 T_1WI 呈低信号，T_2WI 及压脂序列呈高信号影（图 7–25），典型者呈“椒盐样”征。椎体的病变可并发压缩性骨折，病变椎体及附件后期均可受累。

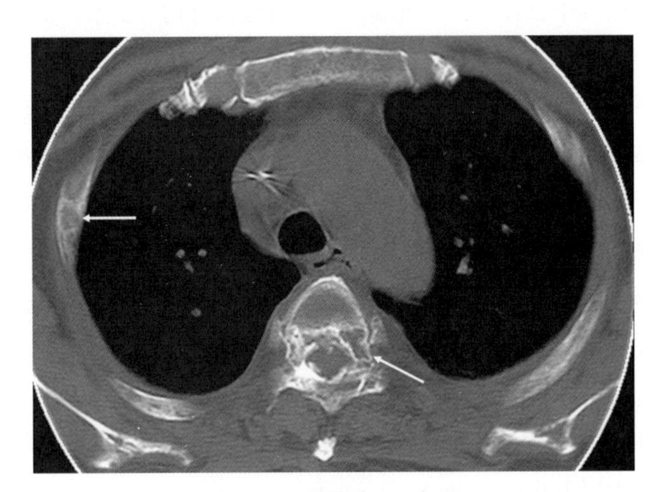

图 7–24　骨髓瘤 CT 表现

胸部 CT 横断位：胸椎、肋骨多发膨胀性骨质破坏（箭）

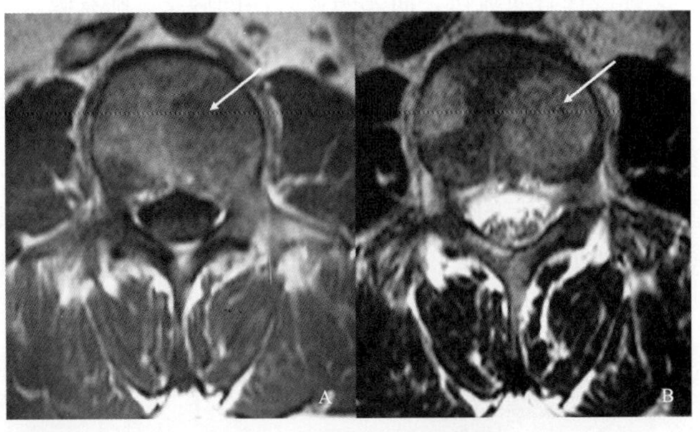

图 7–25　骨髓瘤 MRI 表现

图 A 横断位 T_1WI、图 B 横断位 T_2WI：椎体内边缘清楚、轻度膨胀的圆形溶骨性骨破坏（箭）

【诊断与鉴别诊断】

1. 老年性骨质疏松　多见于中老年女性，临床无明显症状，尿中无 Bence–Jones 蛋白，骨质完整无破坏，颅骨无明显异常改变。

2. 甲状旁腺功能亢进　多见于青壮年，常有全身骨质疏松，但以齿槽骨、指骨骨膜下骨吸收以及颅骨囊性变为主要特征，常并发尿路结石。

3. 骨转移瘤　有原发灶，尿中本 – 周蛋白阴性，多呈边缘模糊的溶骨性骨质破坏，而非边缘清晰的穿凿样改变，脊椎骨质破坏一般早期即可侵犯椎弓根，常伴有软组织肿块，无周围甚至全身性骨质疏松。

4. 脊椎结核　常见相邻椎体骨质破坏，椎间隙变窄，可有椎旁脓肿和钙化。

六、脊索瘤

脊索瘤（chordoma）是一种较少见的起源于胚胎残留脊索组织且生长缓慢的原发恶性骨肿瘤。见于中轴骨的中线，呈局部侵袭性，较少发生远处转移。

【临床与病理】

临床表现：本病多见于40岁以上的中老年人，男性略多。好发于骶尾部、颅底蝶枕区以及颈椎，其中以骶尾部最为常见。临床主要表现为疼痛，可伴有邻近组织、器官不同程度的压迫症状。

病理改变：肿瘤组织质软，呈胶状，半透明，由空泡细胞组成，瘤细胞间含大量黏液，其间可见纤维间隔，早期一般具有包膜，长大后易穿破。因此，肿瘤呈结节状或分叶状，常可见局部出血、坏死、囊变及钙化等。

【影像学表现】

1. X线表现　主要表现为患骨轻度膨胀，呈中心性或偏心性的溶骨性骨质破坏，破坏区周围有厚薄不均且不完整的骨质硬化缘，常伴有边缘清楚的软组织肿块影，其中可见散在不规则的钙化点或钙化斑（图7-26A）。最多见于骶尾骨交界处，可侵犯一侧或双侧骶孔，造成骶孔扩大，穿破骨皮质可向臀部或盆腔内扩展；发生于蝶枕软骨联合处的肿瘤，可有软组织肿块突入鼻咽腔；发生于颈椎的脊索瘤，常位于上颈椎，尤其是颈椎和枕骨交界处，多侵犯椎体，也可侵犯椎弓根，可造成椎体压缩性改变和椎间隙变窄。

2. CT表现　CT可更早期清楚地显示骨质破坏和软组织肿块的大小、范围、邻近组织结构的受累情况，以及肿瘤内部的囊变、钙化、出血等改变。在平扫上，病变表现为一大片边界清楚的、轻度膨胀的溶骨性骨质破坏影，伴有硬化缘和明显的软组织肿块影，多数内可见钙化灶或残留骨（图7-26B）；增强扫描呈不均匀强化。

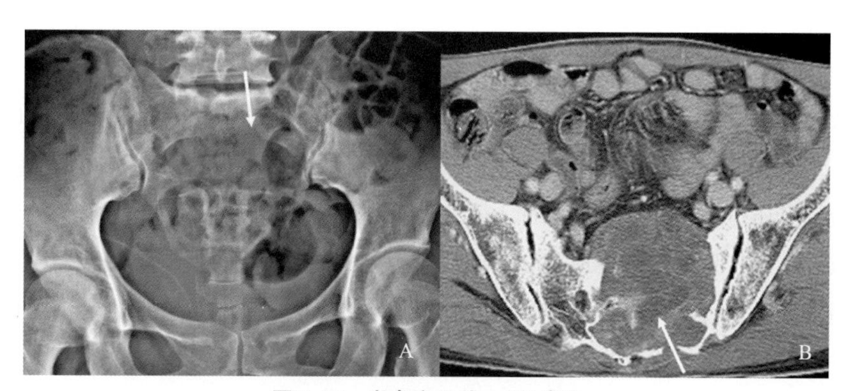

图7-26　脊索瘤X线、CT表现

图A 骨盆平片正位、图B 骨盆CT横断位：骶骨偏左侧骨质破坏区（箭），侵犯双侧骶孔，形成向盆腔内扩展的边缘清楚的软组织肿块影，其中可见散在不规则的钙化点及钙化斑

3. MRI表现　MRI在显示病变范围及邻近组织受累方面更优。病灶主要表现为T_1WI呈不均匀的以低信号为主的混杂信号，T_2WI及压脂序列呈不均匀高信号，部分可见低信号的假包膜以及其内放射状的纤维间隔（图7-27）；增强扫描呈中等强化。

NOTE

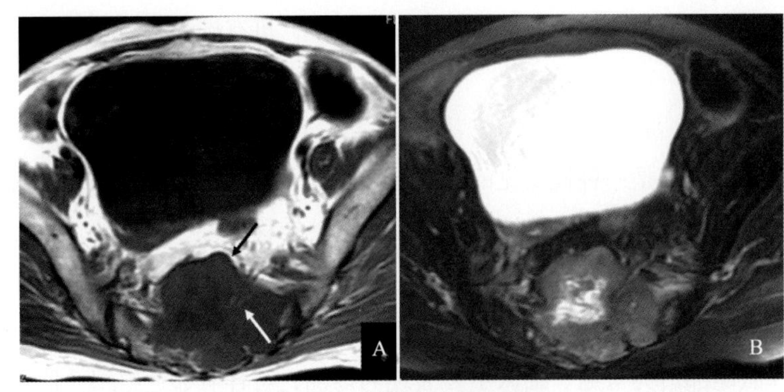

图 7-27 脊索瘤 MRI 表现

图 A：横断位 T_1WI、图 B 横断位 T_2WI 压脂序列：骶骨偏左侧溶骨性骨质破坏和软组织肿块，可见低信号的假包膜和放射状的纤维间隔

【诊断与鉴别诊断】

脊索瘤具有发病年龄大，发生部位局限于中轴骨两端，生长缓慢，轻度膨胀性、溶骨性骨质破坏伴较大分叶状软组织肿块，且边界清楚等特点，主要应与发生于椎体的骨巨细胞瘤、椎体骨转移瘤相鉴别。

1. 骨巨细胞瘤 好发于长骨端，亦可见于椎体，但发病年龄相对较轻，椎体膨胀性、分房更为明显，内可见液-液平面，且椎间隙正常，无明显软组织肿块。

2. 骨转移瘤 为最常见的恶性骨肿瘤，常为溶骨性破坏，以中老年多见、多发为特点，病灶无明显膨胀性，边界欠清，无硬化缘，且软组织肿块较小，其中无明显钙化和残留骨，有原发病史。

七、骨转移瘤

骨转移瘤（metastatic tumor of bone）是一种多由骨外的恶性肿瘤通过血行、淋巴播散途径或直接蔓延来的继发性恶性骨肿瘤，是最常见的恶性骨肿瘤。常见的原发肿瘤有乳腺癌、肺癌和前列腺癌等。

【临床与病理】

临床表现：本病多见于 40 岁以上的中老年人，好发于中轴骨和长骨近端，以多发为主，也可单发。大多无明显临床症状或仅表现为局部疼痛，偶可伴有病理性骨折，发生于脊柱时，可出现相应神经压迫症状。多骨转移时，可出现血清碱性磷酸酶升高。

病理改变：骨转移瘤病理表现高度相似，多为上皮类，病理检查对于确定原发灶的准确部位无明显帮助，易血行转移至富含红骨髓的部位。瘤结节多见于骨髓内，引起溶骨性破坏，少数为成骨性或混合性破坏，骨膜反应及骨皮质膨胀较少见，晚期还可向骨外侵犯形成软组织肿块等。

【影像学表现】

1. X 线表现 骨转移瘤的 X 线表现分为溶骨型、成骨型和混合型三种。溶骨型多见，发生在长骨，主要表现为骨干或邻近的干骺端松质骨中多发或单发的不规则虫蚀样、斑片状溶骨性骨质破坏，边缘无骨硬化；病变发展，破坏区累及骨皮质，可造成骨皮质破坏甚至消失；一般少有骨膜反应；邻近可无或仅有较小的软组织肿块；可并发病理性骨折。发生在脊椎，椎体呈广泛溶骨性破坏，具有连续性或跳跃性多椎体分布特点，亦可单一椎体；骨质破坏常累及椎弓根并形成椎旁软组织肿块；因承重易形成椎体压缩性改变，但椎间隙可保持正常。成骨型主要表现为松质骨内多发的斑点状、片状、棉团状或结节状边界不清的高密度影，骨皮质多较完整，多无骨膜反应，椎体亦无压缩改变。混合型兼有溶骨性骨质破坏和肿瘤成骨等特点。

2. CT 表现　CT 易显示细微的骨质破坏、破坏范围等，尤其是对于椎体以及椎弓根等微小骨质破坏远较 X 线平片清晰（图 7–28、图 7–29），此外，还能较好地显示周围软组织肿块以及与邻近结构的关系。

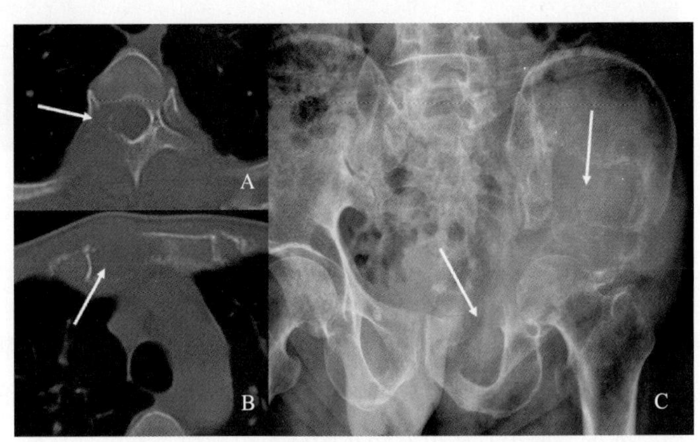

图 7–28　溶骨型骨转移瘤 X 线、 CT 表现

图 A 胸椎 CT 横轴位：胸椎右侧椎弓、椎板骨质破坏（箭）；图 B 胸骨 CT 横断位：胸骨右侧骨质破坏；图 C 骨盆 X 线正位：左侧髂骨及耻骨上支溶骨性骨质破坏（箭）

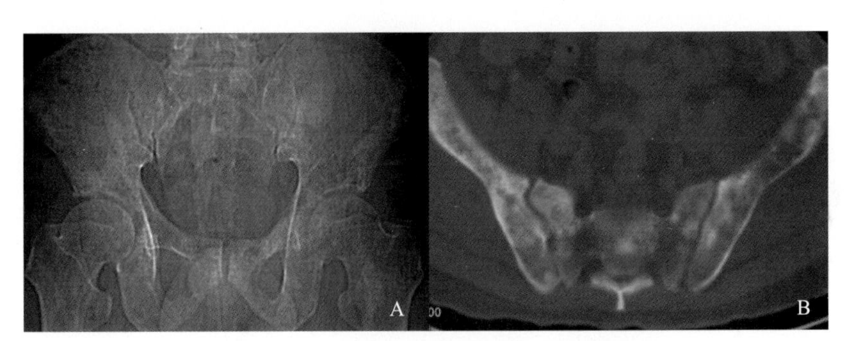

图 7–29　成骨型骨转移瘤 X 线、CT 表现

图 A 骨盆 X 线正位、图 B 骨盆 CT 横断位：骨盆多发的斑点状、片状、棉团状及结节状边界不清的高密度影，骨皮质较完整，无骨膜反应

3. MRI 表现　MRI 对于骨转移性病变非常敏感，能检出 X 线平片、CT 上无明显表现的转移灶。主要表现为骨髓内多发、形态不规则的病变，亦可单发，可累及骨皮质和周围软组织，溶骨性骨质破坏 T_1WI 呈低信号，T_2WI 呈以高信号为主的混杂信号，且 T_2WI 压脂序列显示更为清楚，成骨性骨质破坏在 T_1WI 和 T_2WI 均为低信号。发生在脊椎的病灶，具有多椎体、跳跃性分布特点（图 7–30），为 MRI 诊断脊椎转移瘤的特征性表现之一。

【诊断与鉴别诊断】

骨转移瘤具有原发灶，发病年龄大，多病灶，多呈溶骨性骨质破坏，边缘无骨硬化，软组织肿块小，在脊椎骨质破坏具有多椎体、跳跃性分布且较早侵犯椎弓根而椎间隙正常等特点，诊断具有一定的特征性。其中多发性骨转移瘤主要应与多发性骨髓瘤相鉴别：二者发病年龄和影像学表现有一定相似性，但后者骨质破坏多为穿凿样，在脊椎骨质破坏一般早期不侵犯椎弓

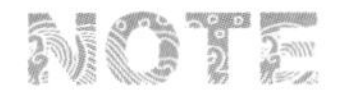

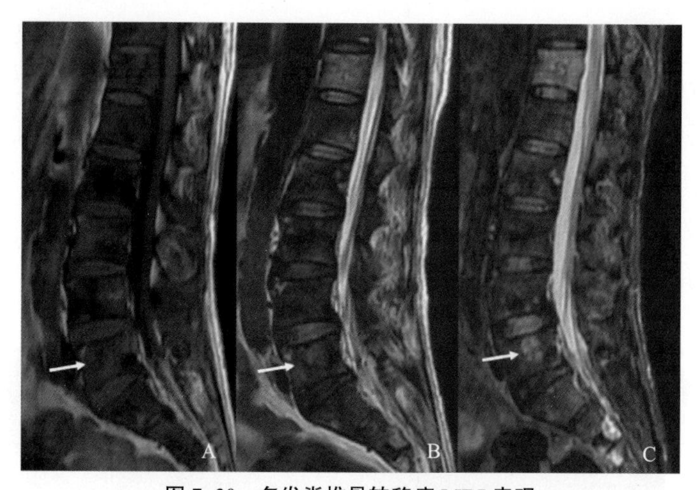

图 7–30 多发脊椎骨转移瘤 MRI 表现

图 A 矢状位 T_1WI、图 B 矢状位 T_2WI、图 C 矢状位 T_2WI 压脂序列：多个脊椎及附件内多发、形态不规则骨质破坏（箭）

根，且伴有周围甚至全身性骨质疏松，尿中本 – 周蛋白阳性，临床无原发灶病史等特点可与之相鉴别。此外单发骨转移瘤的一些特征性表现，如骨髓内溶骨性骨质破坏边缘无骨硬化，破坏区周围少有骨膜反应，邻近一般少有或仅有较小的软组织肿块，脊椎破坏常累及椎弓根等特点有助于与一些原发良、恶性骨肿瘤相鉴别。

第五节 骨肿瘤样病变

一、骨囊肿

骨囊肿（simple bone cyst）是常见的骨肿瘤样病变，病因不明。可与外伤有关，引起骨髓腔出血，局部骨吸收、液化而形成囊肿，或因骨局部感染、营养不良及末梢血管闭塞后液化所致。

【临床与病理】

临床表现：好发于儿童和青少年，男性多见。一般无症状，伴病理性骨折时可有明显症状。病变往往在外伤后 X 线检查时发现。20 岁以下的骨囊肿好发于长管状骨，尤以肱骨和股骨上端多见。发生于 20 岁以上者较少，多见于髋骨和跟骨。

病理改变：病变皮质变薄，轻度膨胀，囊肿多为椭圆形，囊壁很薄，囊内为清的黄色或棕黄色液体，常为单囊状改变。当伴有骨折出血时，囊内液体可呈红色或棕褐色，局部可见骨痂形成。

【影像学表现】

1. X 线表现 骨干或干骺端中心性囊状透亮区，边界较清。邻近骨皮质变薄，轻度膨胀（图 7–31）。伴发病理骨折时，骨折片可陷入囊腔内，形成“骨片陷落征”，骨折后可有骨痂生长。少数病变可位于骨干，呈多房样改变。

2. CT 表现 骨髓腔内圆形或卵圆形骨质缺损区，边界清楚，周围伴硬化边，囊内为均匀的液体密度影（图 7–32）。

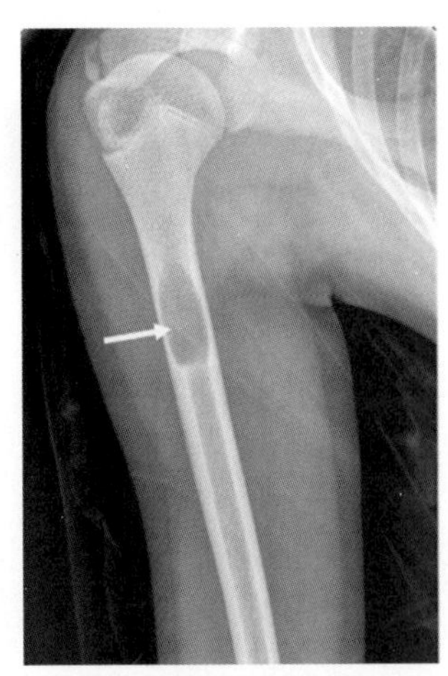

图 7–31　肱骨骨囊肿 X 线表现

肱骨上段囊状透亮区，边界清晰，邻近骨皮质变薄（箭）

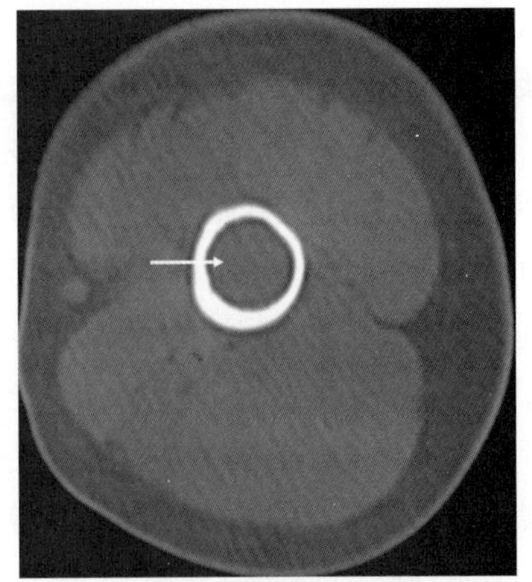

图 7–32　骨囊肿 CT 表现

肱骨上段囊状透亮区，边界清晰（箭）

3. MRI 表现　囊肿内信号通常与水的信号一致，T_1WI 呈低信号，T_2WI 呈高信号（图7–33）。若囊肿内有出血或含胶样物质则 T_1WI 和 T_2WI 均为高信号。

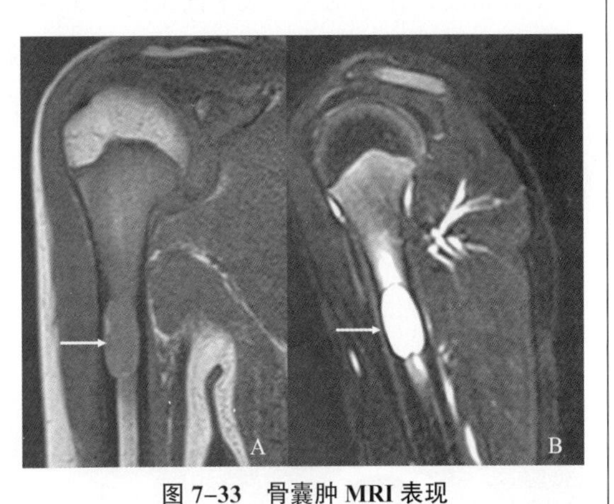

图 7–33　骨囊肿 MRI 表现

图 A　肱骨上段冠状位：T_1WI 显示囊状低信号（箭）；图 B　T_2WI 脂肪抑制：显示囊状高信号（箭）

【诊断与鉴别诊断】

1. 骨巨细胞瘤　好发于骨骺闭合后的骨端，偏心、横向膨胀性生长，骨囊肿多在骨髓中心发生且沿骨干纵轴发展。骨巨细胞瘤的囊状破坏区周围无硬化边，骨包壳薄，可呈断续状。

2. 动脉瘤样骨囊肿　偏心气球样膨胀性生长，多房改变，CT 扫描其内液体由于含血液成分故呈较高密度，而骨囊肿呈水样密度。MRI 可显示动脉瘤样骨囊肿囊内不同时相的出血信号，典型呈液 – 液平面征象。

二、动脉瘤样骨囊肿

动脉瘤样骨囊肿（aneurysmal bone cyst）是一种内含血液的薄壁囊腔性病变，并与外伤有关的非肿瘤性疾病。

【临床与病理】

临床表现：好发于 30 岁以下的青年，男、女发病率相近。以长骨干骺端和脊椎最多见，脊椎病变多发生在颈椎及下胸椎的附件。临床症状一般较轻，主要为局部骨突起引起的肿胀和疼痛，侵犯脊椎时相应部位的肌肉痉挛、放射性疼痛等神经受压症状。

病理改变：囊肿主要由大小不等的海绵状血池组成，内含不凝的血液，相互沟通，囊腔间是质韧的灰白色或铁锈色组织。囊壁及间隔中有纤维组织骨化、新生骨小梁、扩张小静脉和毛细血管。

【影像学表现】

1. X线表现 好发于长骨干骺端，按病变位置可分为中心型、偏心型和骨旁型。①中心型：最多见，病变位于骨中央，向四周对称性膨胀，骨皮质变薄，病灶内粗细不等的小梁分隔，呈皂泡状、蜂窝状，无骨膜反应（图7–34）；②偏心型：位于骨一侧，向外膨出，如气球样改变；③骨旁型：罕见，位于骨外，骨壳完整或断续，邻近骨皮质有压迫吸收，发生于脊椎者，也有长骨病变的特点，当发生压缩性骨折后则失去其特点，如同时发现附件膨胀性病变则有助于诊断。

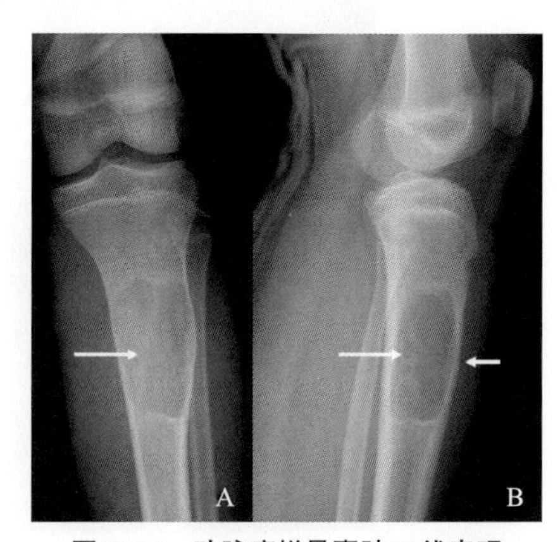

图7–34 动脉瘤样骨囊肿X线表现

图A正位、图B侧位：胫骨上段多房形囊状低密度影，呈膨胀性改变（长箭），并可见病理性骨折（短箭）

2. CT表现 病变多呈囊状膨胀性骨破坏，骨壳菲薄，破坏区内一般可见多个含液囊腔，液体含血液成分可呈高密度，并可见液–液平面（图7–35）。囊间隔为软组织密度，并可见钙化和/或骨化，增强后囊间隔明显强化。

3. MRI表现 骨膨胀性病灶内出现液–液平面。T_2WI中上层一般为高信号，可能为浆液或高铁血红蛋白，下层为低信号，可能为陈旧性出血和含铁血黄素沉积（图7–36）。但这种液–液平面也偶见于骨巨细胞瘤、骨囊肿。

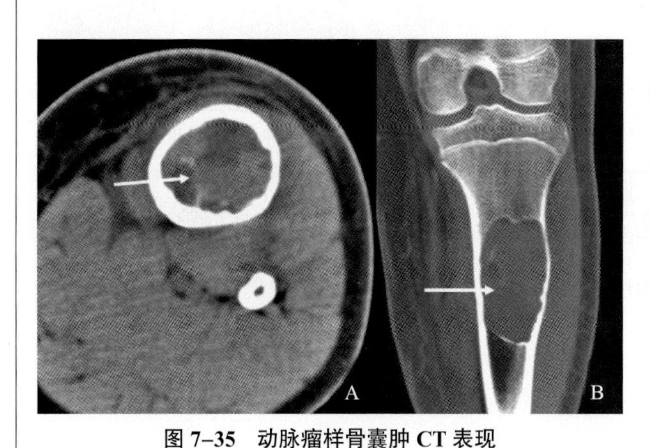

图7–35 动脉瘤样骨囊肿CT表现

图A 胫骨上段CT横断位、图B CT冠状位重组：胫骨上段囊状膨胀性骨破坏，局部骨壳菲薄，其内密度不均匀，可见分隔（箭）

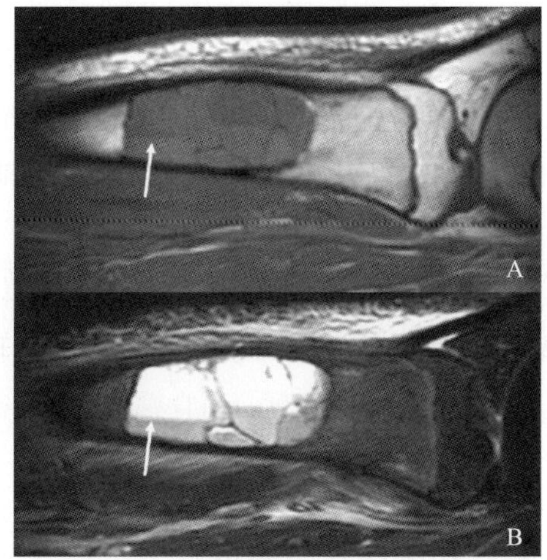

图7–36 动脉瘤样骨囊肿MRI表现

图A 胫骨上段矢状位T_1WI；图B 矢状位T_2WI脂肪抑制：胫骨上段多囊状病灶，可见液–液平面（箭），病灶内可见分隔

【诊断与鉴别诊断】

1. 骨巨细胞瘤 好发于骨骺闭合后的骨端，比动脉瘤样骨囊肿更靠近骨性关节面。内无钙化或骨化，与正常骨交界处多无骨质增生硬化，动脉瘤样骨囊肿膨胀更明显。

2. 骨囊肿 好发于长骨干骺端，长轴与骨干长轴平行，常见病理性骨折，膨胀不如动脉瘤样骨囊肿明显。

三、骨纤维异常增殖症

骨纤维异常增殖症即骨纤维结构不良（fibrous dysplasia of bone），为原因不明的良性骨病变。是原始间叶组织发育异常，骨骼内的纤维组织异常增生代替了正常骨组织为特征的骨疾病。主要由于体细胞鸟嘌呤核苷酸结合蛋白 -1 基因突变引起。分为单骨型和多骨型。女性多骨受累的患者如合并皮肤色素沉着、性早熟，则称为 Albright 综合征。

【临床与病理】

临床表现：好发于青少年，多见于 11 ~ 30 岁，男女比例约为 3∶2。病变进展缓慢，病程数年至数十年不等，一般在成年后趋于稳定，如生长加速、疼痛加剧，应注意恶变。病变可累及全身骨骼，四肢躯干（股骨、胫骨、肋骨等）和扁骨（下颌骨、颞骨、枕骨、骨盆）等好发。早期常无任何症状，发病越早其后症状越明显。可引起肢体的延长或缩短，持重物骨可弯曲，出现跛行或疼痛。发生于颅面骨、颅底骨时表现为面部骨性突起、畸形及突眼，称为“骨性狮面”。

实验室检查，1/3 的患者血清碱性磷酸酶（AKP）升高，血磷、钙多为正常。

病理改变：病变主要为纤维结缔组织和新生不成熟的原始骨组织，即编织骨，内可有囊变，囊内为血性、浆液性或黏液性液体，也可能为出血、软化或水肿所致。

【影像学表现】

1. X 线表现　四肢躯干病变表现有：①磨玻璃样改变：正常的骨皮质、骨髓腔结构消失而被密度均匀增高如磨玻璃样的病灶所取代，这是本病较为典型的表现（图 7–37）；②囊状膨胀性改变：可为单囊或多囊，边界清楚，常有硬化边，皮质变薄，囊内常有散在条索状骨纹和斑点状致密影；③丝瓜瓤状改变：常见于长骨（股骨、肱骨、肋骨），患骨膨胀增粗，皮质变薄甚至可以消失，骨小梁粗大扭曲，表现为沿纵轴方向走行的粗大骨纹，颇似丝瓜瓤；④虫蚀样改变：单发或多发的溶骨性破坏，边界清楚，有时酷似溶骨性转移。上述病变常数种并存，相互转化，单独存在者少。颅骨病变主要表现为内外板和板障的骨质膨大、增厚和 / 或囊状改变，也可出现板障闭塞，呈半透明磨玻璃状改变。常见颅面骨不对称膨大和密度增高同时存在。

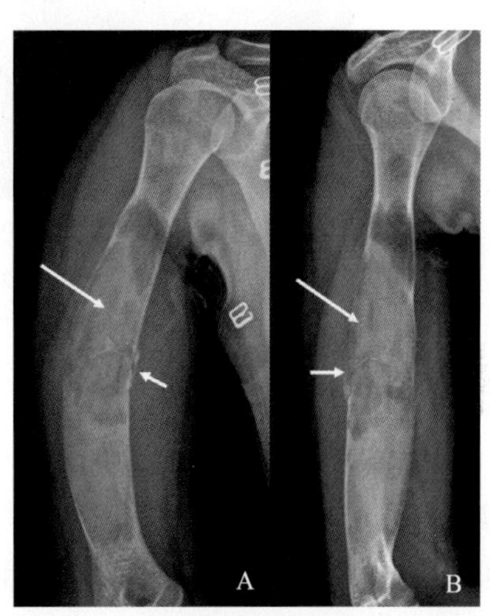

图 7–37　肱骨骨纤维异常增殖症 X 线表现

图 A 正位、图 B 侧位：肱骨干囊状膨胀性改变，边界尚清，皮质变薄，囊内密度不均，以磨玻璃样改变为主（长箭），可见病理性骨折（短箭）

2. CT 表现　因避免了骨性重叠，更能清晰显示骨病变囊性和硬化性改变的细节及病变的范围和程度，如能发现四肢骨的膨胀性、囊性病变中的磨玻璃样钙化灶，抑或颅面骨密度增高的不均匀性及高密度病变区内可见散在颗粒状透亮区（图 7–38）。

3. MRI 表现　无特征性，T_1WI 和 T_2WI 表现为比正常骨质稍高的中等信号，增强扫描可以有强化（图 7–39）。病变区如有囊变及出血等成分时，T_2WI 信号可明显增高，且不均匀。

【诊断与鉴别诊断】

1. 骨囊肿 好发于长骨干骺端，呈囊状膨胀性骨破坏，透亮度较高，无磨玻璃样改变，周围见硬化边，骨皮质变薄，易发生病理性骨折，骨变形轻。

2. 内生软骨瘤 多见于四肢短管状骨，在膨胀的透亮区内可见斑点状钙化，无磨玻璃样改变。

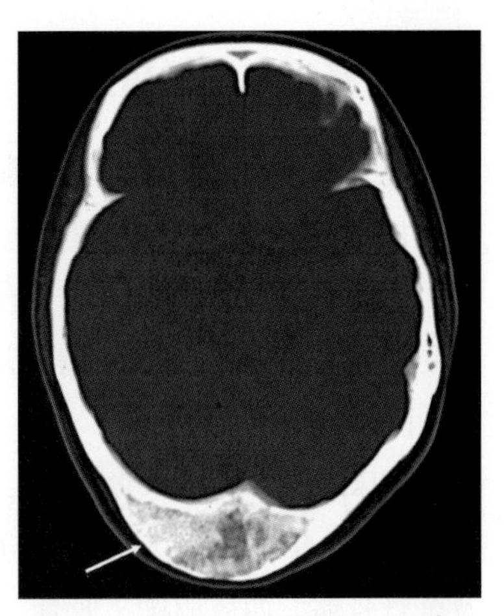

图 7–38 骨纤维异常增殖症 CT 表现

头颅 CT 横断位：枕骨骨质密度不均匀性增高，其内散在颗粒状透亮区（箭）

四、畸形性骨炎

畸形性骨炎（osteitis deformans）又称 Puget's 病，是一种病因尚不明确、发生于中老年的广泛性骨质异常重塑性病变，多认为与慢性病毒感染或遗传因素有关。多见于澳大利亚、英国等白种人，中国人较罕见。

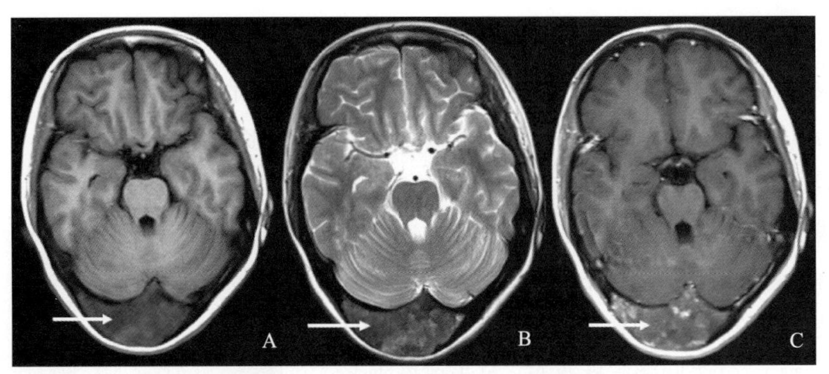

图 7–39 骨纤维异常增殖症 MRI 表现

图 A 头颅横断位 T_1WI；图 B 头颅横断位 T_2WI：枕骨大片异常中等信号（箭）；图 C T_1WI 增强后横断位：病灶呈不均匀强化（箭）

【临床与病理】

临床表现：本病好发于中老年人，50 ~ 70 岁多见，男性多见。全身骨骼均可发病，以骨盆发病率最高，其次为股骨、胫骨、胸椎和颅骨。该病进展缓慢，病程可达数年至数十年，临床多以骨和关节疼痛、畸形就诊。由于骨骼畸形可产生各种异常表现，如长骨弯曲畸形，走路呈摇摆状；颅面骨因骨质增厚，头颅不断增大，可出现“骨性狮面”；病变累及脊椎可导致椎管狭窄或产生相应的神经症状等。少数可恶变为肉瘤。实验室检查血清碱性磷酸酶升高。

病理改变：特征为缓慢进行的破骨和成骨同时进行或交替进行。早期以骨溶解、吸收为主，并引起大量纤维组织增生。病变继续发展大量新骨出现，骨质增生，较晚期时编织骨或板状骨形成，并杂乱无序排列，新旧骨由于黏合线杂乱排列而呈“镶嵌状”改变，黏合线和镶嵌结构是其特征性病理改变。

【影像学表现】

1. X 线表现 ①早期病变区骨质疏松、骨质松化、弯曲变形、骨质破坏；②进展期表现为骨质致密硬化，新生骨形成，骨皮质与松质骨不规则增厚，皮质与骨髓腔界限消失；③晚期出现受累骨骼膨胀增粗、畸形，可致病理性骨折。

2. CT 表现 骨皮质松化、骨膨大、变形等表现与 X 线相仿。典型表现为骨皮质松化的间隙、松质骨内扩大窦隙及髓腔内可测得脂肪密度，即“脂肪填充征”（图 7-40A、C）。

3. MRI 表现　T_1WI 上患骨内低信号的粗大而紊乱骨小梁结构在高信号的骨髓组织内纵横交错，紊乱排列的骨小梁呈“朽木纹理”样改变，称为“朽木征”。当病变为以骨质修复为主的硬化型时，患骨可呈广泛性长 T_1、短 T_2 的信号特点（图7-40B）。

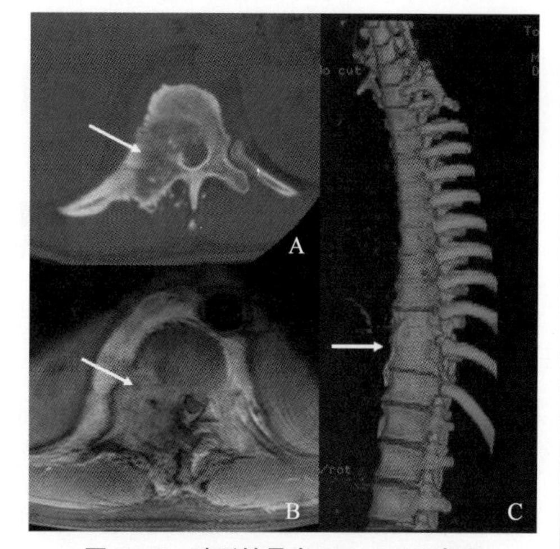

图 7-40　畸形性骨炎 CT、MRI 表现

图 A CT 横断位：胸椎右侧及附件皮质松化、骨膨大、变形；图 B T_1WI 横断位：同一病例，椎体右侧及附件“朽木征”（箭）；图 C CT 骨三维成像：第 11、12 椎体融合、变形

【诊断与鉴别诊断】

1. 骨纤维异常增殖症　多见于青少年，血清碱性磷酸酶正常或略高，血钙正常。长骨发病常在干骺端，骨皮质变薄，病变界线清楚。畸形性骨炎长骨病变多表现为骨干增粗、骨皮质不规则增厚。颅骨病变骨纤维异常增殖症 CT 颅板以囊状膨胀性改变、磨玻璃样密度增高为主，畸形性骨炎表现为颅骨板障明显增宽，骨皮质明显增厚，颅骨外板疏松性内板硬化性改变为特点。

2. 骨转移瘤　病史常较短，部分可观察到原发肿瘤。病骨体积多无增大、畸形等影像学表现，病骨内骨小梁及髓腔脂肪填充不明显，血清碱性磷酸酶多不升高。

【复习思考题】

1. 简述良恶性骨肿瘤的鉴别要点。
2. 骨巨细胞瘤的影像学表现特征有哪些？
3. 试述骨肉瘤的影像学诊断要点。
4. 试述骨囊肿影像学表现特征。
5. 试述动脉瘤样骨囊肿的 MRI 表现特点。
6. 试述骨纤维异常增殖症的影像学表现特征。
7. 试述畸形性骨炎的病理特点。

第八章 骨缺血性坏死与骨梗死

骨缺血性坏死又称“无菌性坏死”“骨软骨炎”，是由于血液供应受阻而导致的骨组织死亡及其后续反应性改变，多与外伤、酗酒、服用激素、减压病等相关。股骨头是最常见的受损部位，亦常见于胫骨结节、椎体骺板、腕月骨及足舟骨等处，一般为单发，亦可多部位受累。骨梗死又称“骨髓梗死”“骨脂肪梗死”，是指发生于骨干和干骺端的骨细胞及骨髓细胞因缺血引起的骨组织坏死，多发生于股骨下端、胫骨上端和肱骨上端，常呈多发性和对称性改变。

第一节 股骨头缺血性坏死

股骨头缺血性坏死（ischemic necrosis of femoral head）是指在无菌状态下，股骨头血供不足或中断而导致股骨头发生坏死。常由于创伤、皮质激素治疗以及酗酒引起，而放射性照射、血液系统疾病、肾移植、化疗、减压病、血管胶原疾病、妊娠和痛风等亦可伴发本病。

【临床与病理】

临床表现：好发于30～60岁，男性明显多于女性，单侧多见，但大约60%的患者最终累及双侧股骨头。早期症状轻微，逐渐出现髋部或腹股沟疼痛、压痛、活动受限、跛行，“4”字试验和Thomas征阳性；晚期关节活动受限，疼痛加重，同时可伴有肌肉萎缩、患肢短缩、屈曲内收畸形等。

病理改变：股骨头易发生坏死，与其解剖结构密切相关：股骨头的血供主要源于位于股骨颈基底部的旋股内动脉和旋股外动脉，此外，尚有少部分由圆韧带小动脉供血，因此，外伤、血栓形成、血管外压迫等病因，常常导致股骨头血供减少。病理改变为骨细胞变性坏死，周围软组织充血、渗出，淋巴细胞和浆细胞浸润等；修复期纤维肉芽组织沿骨小梁间隙向死骨渗透，清除死骨组织，并在其周围出现成骨活动；纤维肉芽组织吸收骨质时，因重力作用可致股骨头内形成多条微骨折线，故可见股骨头塌陷和骨质压缩，进而出现关节间隙变窄、髋关节半脱位、畸形、退行性骨关节病等。

病理上自坏死中心部位到正常活性骨质区域可分为四个带：细胞坏死带、缺血损伤带、充血反应修复带及正常组织。

【影像学表现】

1. X线表现 ①早期：病灶多见于股骨头前上方，表现为局部骨小梁结构模糊，坏死区呈椭圆形、三角形或楔形的相对密度增高影，股骨头无变形，髋关节间隙无变窄，随着病变的发展，病灶周围可见硬化边；②中期：股骨头斑片样骨质硬化、骨质吸收及囊变，可见关节面下方弧形的低密度带，即“新月征”，为股骨头软骨下方微骨折所致，此为诊断股骨头缺血性坏

NOTE

死的重要征象，蛙式位投照易于显示（图 8-1）；③晚期：股骨头塌陷、蕈伞状变形，其内囊变与增生硬化同时存在，大块骨碎裂，关节间隙变窄，髋臼亦出现骨质增生、囊变，最终可发展为退行性骨关节病。

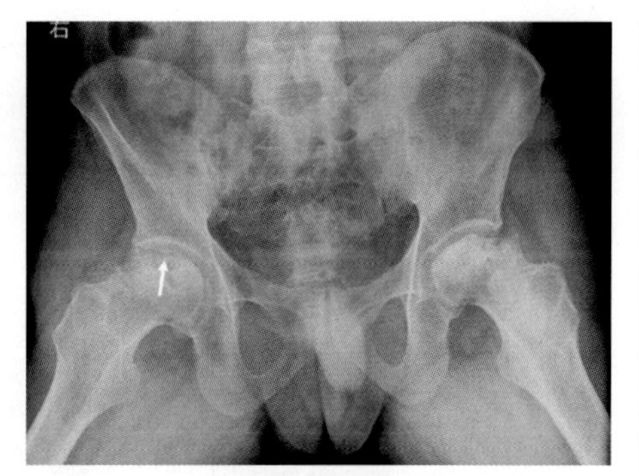

图 8-1　股骨头缺血性坏死的 X 线表现

骨盆蛙式位：双侧股骨头混杂密度影，右侧股骨头骨皮质下方可见“新月征”（箭），左侧股骨头塌陷

2. CT 表现　CT 显示股骨头坏死较 X 线平片明显。① Ⅰ 期：股骨头骨小梁星芒状结构增粗、扭曲变形；② Ⅱ 期：斑片状骨硬化多呈扇形或地图样，局限性囊状透亮区，周围可见硬化边，股骨头完整无变形（图 8-2）；③ Ⅲ 期：出现“新月征”及轻度骨碎裂，骨关节面微陷，骨皮质成角，可见台阶征、双边征、裂隙征；④ Ⅳ 期：关节面塌陷，股骨头失去完整性，骨碎裂明显，关节间隙狭窄，退行性骨关节病。

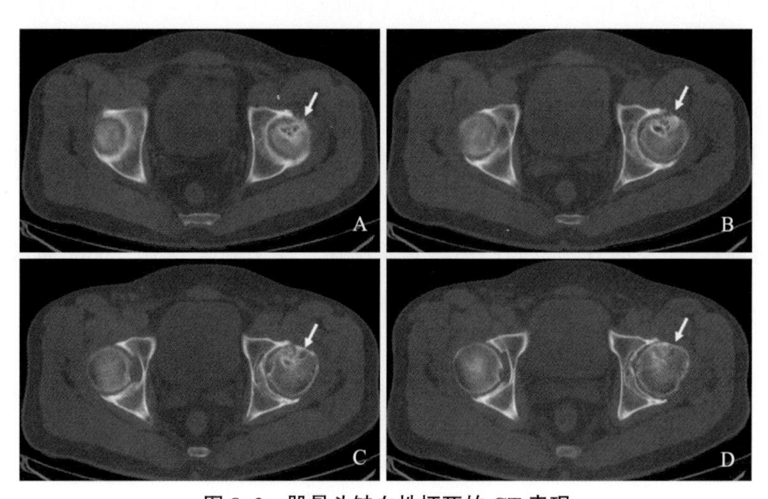

图 8-2　股骨头缺血性坏死的 CT 表现

左侧股骨头形态欠规则，其内可见类圆形低密度透光区，周围绕以硬化边（箭）

3. MRI 表现　MRI 敏感性优于 CT 及 X 线检查，能在骨质塌陷及修复以前反映出骨髓细胞的变化，应作为早期检查诊断股骨头坏死的主要手段。① Ⅰ 期：为早期改变，表现为股骨头骨髓水肿，可见 T_1WI 为低信号，T_2WI 和敏感 STIR 序列为高信号；② Ⅱ 期：股骨头不变形，关节间隙正常，股骨头负重区显示局限性斑点状、小囊状或线样低信号，T_2WI 上出现双线征，即内侧为线状高信号，代表充血和 / 或新生肉芽组织，外侧为线状低信号，为反应性硬化边；③ Ⅲ 期：股骨头变形，软骨下骨折、塌陷，关节间隙正常，T_1WI 呈带状低信号，T_2WI 呈高低不等的混杂信号，为关节积液进入软骨下骨折线的裂隙（图 8-3）；④ Ⅳ 期：关节软骨被完全破坏，关节间隙变窄，股骨头显著塌陷变形，髋臼出现硬化、囊性变及边缘骨赘等非特异性继发性骨关节炎。

【诊断与鉴别诊断】

股骨头出现斑片状密度增高区，周围伴有不规则硬化边、新月征、股骨头变形塌陷是股骨头缺血性坏死的典型 X 线表现，但此时病变已处于中晚期。MRI 是早期诊断股骨头缺血性坏死最敏感的方法，典型者可见双线征。临床上还应与退行性骨关节病、暂时性骨质疏松及髋关节结核相鉴别。

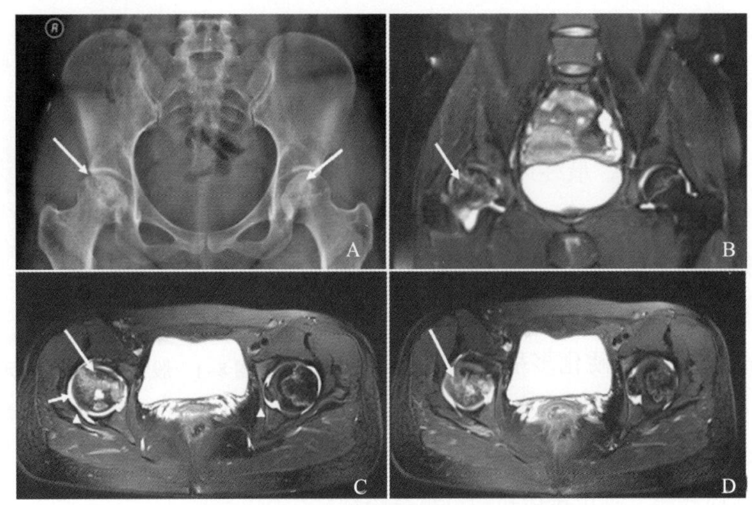

图 8-3 股骨头缺血性坏死的影像学表现

图 A 骨盆正位 X 线平片：双侧股骨头密度不均匀，其内可见低密度透光区和增生硬化改变（箭）；
图 B MRI 冠状位抑脂图像；图 C、图 D MRI 横轴位：右侧股骨头略扁，双侧股骨头内可见斑片状异常信号影，呈长 T_1、长 T_2 信号（长箭），双侧髋关节腔可见长 T_2 影为积液（短箭）

1. 退行性骨关节病 多见于老年人，可见关节间隙变窄，骨质增生及关节下囊变，MRI 上 T_1WI 可见关节软骨局部变薄及表面不整，无双线征及股骨头变形。

2. 暂时性骨质疏松 MRI 可出现类似股骨头坏死早期长 T_1、长 T_2 信号，但不出现典型的双边征，短期随访，信号可恢复正常。

3. 髋关节结核 可见股骨颈及髋臼边缘骨质破坏，关节间隙变窄，MRI 显示滑膜不均匀增厚，内壁毛糙，关节腔内积液及周围软组织肿胀。

第二节 其他骨缺血性坏死

一、股骨头骺缺血性坏死

股骨头骺缺血性坏死（ischemic necrosis of femoral head epiphysis）是儿童期特发的因股骨头骺缺血所导致的骨组织死亡及其后续反应性改变，又称 Legg-Calve-Perthes 病，简称 Perthes 病。本病有自愈倾向，坏死的股骨头在自然愈合后往往呈扁平状畸形，故又称扁平髋。也有文献以股骨头骺无菌性坏死、幼年变形性骨软骨炎等作为病名。

【临床与病理】

临床表现：2～12 岁儿童好发，其中 4～8 岁更为多见，男、女儿童发病率为 4.5∶1。多为左髋单侧发病，亦可双髋先后受累。约 1/3 具有家族遗传倾向。患髋疼痛和跛行是本病的主要症状，走路过久或跑跳时疼痛加重，休息后减轻。典型体征为患髋有轻度屈曲内收畸形，伸直时，外展和内旋受限，行走时健侧骨盆上下起伏，躯干来回摆动，双侧受累时，患者行走似鸭步。

病理改变：病理过程包括骨质坏死、死骨吸收、新骨形成以及股骨头再造等一系列病理变化。骨质坏死最早累及外前侧骨骺或整个骨骺，可因缺血发生坏死，此时骨结构保持正常，但骨陷窝多空虚；此后，毛细血管侵入坏死区，破骨细胞参与吸收坏死的骨小梁；愈合期由正常骨组织取代坏死骨组织。因为新生骨小梁不成熟且纤细脆弱，容易与坏死骨一样被压缩而致股骨头变形（扁平或不规则）。

【影像学表现】

1. X线表现　①早期：主要表现为股骨头骺成熟迟缓，较对侧变扁变小，骨小梁增粗、模糊，密度增高，变扁，常有关节间隙增宽；②进展期：股骨头骺进一步变扁、碎裂成多个小的致密骨块，可有多发大小不一的囊变区，股骨颈变短变粗，股骨颈侧方有骨质疏松，轮廓不整齐，这是关节囊附着处有骨吸收所致（图8-4）；③晚期（修复阶段）：头扁呈蕈状，颈短，髋内翻畸形。由于股骨头的变形，后期可继发退行性骨关节病，少数获得及时治疗的病例可治愈而恢复正常形态。

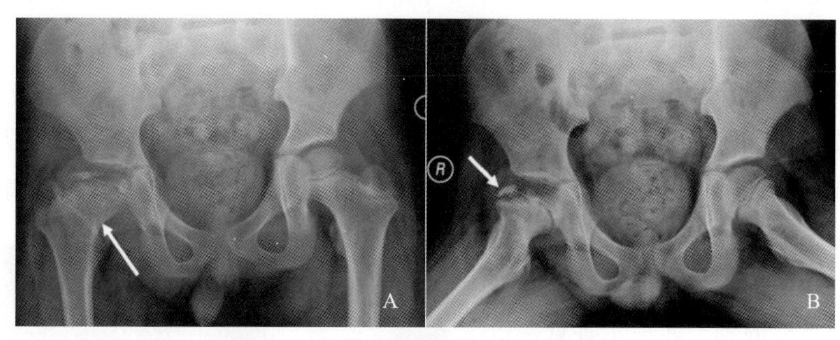

图8-4　股骨头骺缺血性坏死X线表现

图A骨盆正位：股骨颈变短变粗（箭）；图B髋关节蛙式位：股骨头骺变扁、碎裂成多个小的致密骨块（箭）

2. CT表现　CT较X线平片显示清晰而敏感，可见股骨头骺骨小梁星芒结构增粗、模糊变形和骨质疏松，囊变区周围可见骨质硬化。还可发现关节间隙增宽、关节囊积液等征象。

3. MRI表现　MRI检查可发现关节软骨增厚、滑膜炎、关节积液、骨髓水肿、“双线征”等早期征象，敏感性及特异性远较X线平片和CT检查为高。病变区域在MRI上表现为骨骺内斑片状、线条状的异常信号，亦可表现为T_1WI上带状、环状、节段型或楔状的低信号区，这些低信号区可为均质性，也可为非均质性（即低信号区内有斑点状高信号）。“双线征”即内侧长T_1、长T_2信号与外侧长T_1、短T_2信号并行的两条线影，病理上代表内侧肉芽组织增生并外围反应性成骨，被认为是Perthes病MRI早期特征性改变。

【诊断与鉴别诊断】

结合临床表现及影像学特征一般可以确立诊断，MRI在早期诊断、确定分期和判断预后方面作用很大，X线平片和CT检查主要适用于中晚期病变诊断及随诊复查。本病需与以下疾病相鉴别：

1. 先天性髋关节脱位　髋臼细小，髋外翻，呈脱位状态，且股骨颈多不显示细短，可资鉴别。

2. 髋关节结核　MRI表现与Perthes病相似，但病变范围往往较广泛，易侵及髋臼和股骨颈，皮质受损，关节间隙早期即可变窄，关节周围软组织内多伴发冷脓肿。

3. Perthes病　有时还需与类风湿性髋关节炎、髋关节一过性骨质疏松症、化脓性髋关节炎等进行鉴别。

二、胫骨结节缺血性坏死

胫骨结节缺血性坏死（ischemic necrosis of tibial tuberosity）是因胫骨结节缺血所导致的骨组织死亡及其后续反应性改变，又称 Osgood-Schlatter 病。本病亦有自愈性，自愈周期一般约需 2 年。

【临床与病理】

临床表现：好发于 10 ~ 15 岁爱好体育活动的男性青少年，以右侧单发多见，常有明确的外伤史。亦可双侧发病，其外伤史常不明显。典型症状为患肢胫骨结节疼痛，以股四头肌用力收缩时尤为显著。体征为局部软组织肿胀、隆起和压痛，最明显的压痛点位于髌腱在胫骨的附着处。

病理改变：髌韧带慢性牵拉损伤，胫骨结节部分撕裂缺血，引起坏死。髌韧带的牵拉也可刺激胫骨结节处的成骨细胞而增生骨化，故晚期胫骨结节常增大。

【影像学表现】

1. X 线表现 早期，胫骨结节前方软组织密度增高，表面自然的浅弧线影消失且向前突出，髌韧带明显肥厚肿胀。中期，胫骨结节骨骺不规则增大，密度不均，胫骨结节之前上方可见一个或数个游离的新生小骨，有节裂或边缘光滑的游离骨块，肌腱可产生继发性钙化或骨化。晚期，新生小骨显示更明显，邻近的胫骨结节也可见增生现象，有时新生小骨与胫骨结节增生部联合在一起。

2. CT 表现 与 X 线表现相似，CT 能更早期发现髌韧带增粗肥厚、韧带下骨片及钙化影。

3. MRI 表现 MRI 特别是矢状面 T_2WI 在观察髌腱和相应的软组织变化方面优于 CT，早期可见胫骨结节长 T_1、长 T_2 水肿征象，可见胫骨结节二次骨化中心的部分撕脱、游离以及在愈合期的骨性愈合（图 8-5）。

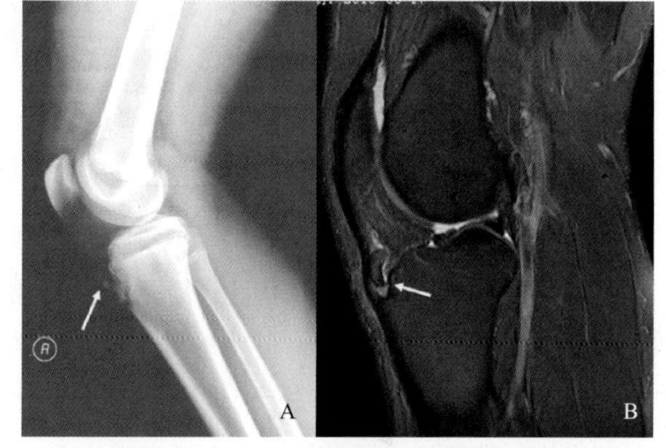

图 8-5 胫骨结节缺血性坏死影像学表现

图 A X 线侧位平片：胫骨结节前方软组织密度增高，胫骨结节骨骺密度不均，前上方可见有节裂的游离骨块（箭）；
图 B MRI 矢状位抑脂图像：显示胫骨结节增粗，二次骨化中心的部分撕脱，周边可见水肿信号（箭）

【诊断与鉴别诊断】

正常状态下，胫骨结节骨骺变化很大，故本病的诊断不能单靠影像学表现，必须结合临床，其中疼痛和软组织肿胀是必备条件。本病诊断不难，但需要与以下病变鉴别：

1. 多发骨化中心 正常的胫骨结节骨骺骨化中心变异较多，可表现为一个或多个，少数骨骺不与骨干愈合。结合临床无疼痛、无外伤史及 CT/MRI 显示无髌韧带肿胀等软组织改变可鉴别。

2. 撕脱性骨折 有明显外伤史，局部剧痛及肿胀，X 线检查可见游离骨块部分边缘毛糙不齐并明显移位。

NOTE

三、椎体骺板缺血性坏死

椎体骺板缺血性坏死（Epiphyseal ischemic necrosis of the vertebral body）常被称为椎体骺板骨软骨炎（spinal osteochonderosis），又称 Scheuermann 病、青年驼背症等，是一种常见的缺血性坏死。腰椎 Scheuermann 病是下背痛常见原因之一，也是青春期后凸畸形最常见的原因。

【临床与病理】

临床表现：好发于 10 ~ 18 岁，以 14 ~ 16 岁尤为多见，多是从事体力劳动身材瘦长的男性少年。多见于中胸段，其次为胸腰段，一般累及 3 ~ 5 个相邻椎体，25% 有家族史。症状主要为腰背痛，易感疲劳，久立或劳动后加重，休息或卧床后减轻，绝大多数患者就诊的主要原因是驼背畸形。体征主要有圆背或背部隆起，胸椎的正常后凸加大，而颈、腰椎的生理性前凸出现代偿性增大，头前倾，肩下垂，受累脊柱的棘突有压痛和叩击痛。

病理改变：椎体骺板软骨先天性发育薄弱或缺损，以及生后脊椎持重及外伤造成缺血性坏死，使椎体楔状变形，继发脊柱后凸，椎间盘髓核疝入相邻椎体形成 Schmorl 结节。

【影像学表现】

1. X 线表现　主要为椎体骨骺出现迟缓并呈现疏松、分节状或密度增高，轮廓不清，形态不规则，椎体边缘亦可见类似改变。侧位片显示椎体前缘楔形变（图 8-6）致胸椎后突，而使脊柱呈典型的圆驼状后突，也可出现侧弯，椎体相邻面常显示有 Schmorl 结节，椎间隙逐渐变狭窄，晚期甚至可以完全消失（邻近椎体前缘相互融合）。

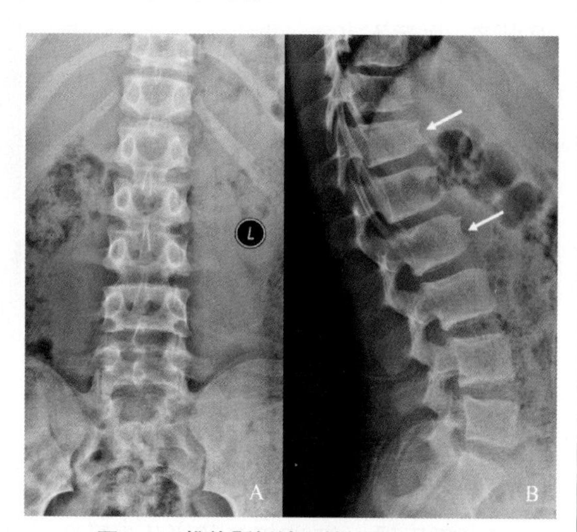

图 8-6　椎体骺板缺血性坏死 X 线表现

胸腰段 X 线平片：图 A 正位，病变显示不佳；图 B 侧位，能够良好地显示多个椎体前缘楔形变（箭）

2. CT 表现　与 X 线表现相似，结合冠状位和矢状位更有利于对病变的显示。

3. MRI 表现　MRI 显示本病的早期改变很敏感，可见椎体前缘楔形变，上、下终板不规则，并可见椎间盘组织穿过终板进入椎体骨质内的 Schmorl 结节征象。Schmorl 结节所在椎间盘层面均显示不同程度 T_2WI 信号减低（即椎间盘变性征象），如伴有神经症状，邻近脊髓可表现为水肿信号，但并无明显压迫。

【诊断与鉴别诊断】

本病在影像学上有特征性表现，结合临床查体可以作出诊断。本病还应与下列疾病相鉴别：

1. 脊柱结核　脊椎结核以椎体及椎间盘等破坏为特征，其形成的后凸呈锐角而不是圆弧背，可伴死骨及椎旁冷脓肿形成。

2. 姿势性圆背　特点是胸椎轻度后凸，临床检查时背部柔软，后凸畸形很容易用俯卧过伸试验矫正，X 线平片显示椎体轮廓正常，无椎体楔形变。

3. Kummell 病　多见于老年患者，往往有明显外伤史，椎体楔形变一般只累及一个椎体。

NOTE

四、腕月骨缺血性坏死

腕月骨缺血性坏死（ischemic necrosis of lunate bone）是因腕月骨缺血所导致的骨组织死亡及其后续反应性改变，又称 Kienbock 病，是上肢骨中最常见的骨缺血性疾病。

【临床与病理】

临床表现：好发年龄在 20 ~ 30 岁，男多于女，以右侧多见。本病起病缓慢，由外伤及慢性劳损所致，多见于重手工劳动者。典型症状为腕部酸痛无力，疼痛逐渐加重，活动受限；查体可见腕部轻度肿胀，局部压痛，向上推挤或叩击第 2、3 掌骨头疼痛加重，腕屈伸活动受限，手握力减弱。

病理改变：腕月骨体积不大，但软骨面很多，血运不丰富。重手工劳动者的腕月骨经常承受长期反复的撞击，最易受损而致缺血、坏死、变形。

【影像学表现】

1. X 线表现　在症状出现数月之内可无异常表现，以后腕月骨密度增高，可出现小囊变，而周围其他腕骨则可显示骨质疏松（图 8–7）。晚期可见腕月骨由原来的方形变得扁而宽，可有碎裂。后续可出现创伤性关节炎或退行性骨关节病。

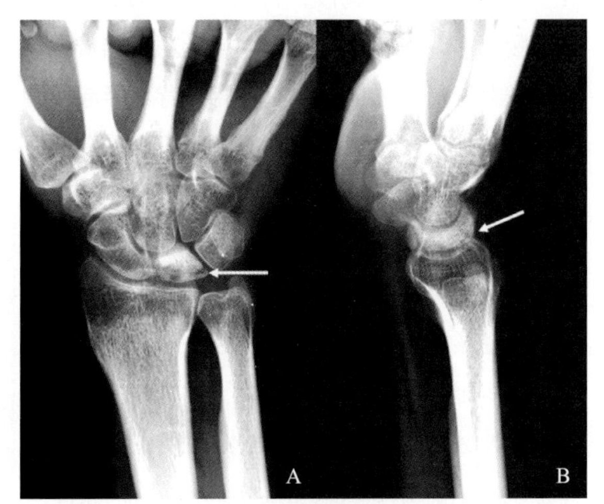

图 8–7　腕月骨缺血性坏死 X 线表现

图 A 正位、图 B 侧位：月骨（箭）密度不均匀增高，小囊变，周围骨骨质疏松

2. CT 表现　CT 能较 X 线平片更早显示病变，可以对病变进行更准确的分期。如可早期发现 X 线平片不能发现的显微骨折、点状囊性变、轻度骨质疏松和骨小梁结构紊乱。

3. MRI 表现　MRI 对骨的缺血性改变反应较敏感。正常骨髓组织由于富含脂肪和造血细胞而呈现为高信号，在腕月骨缺血性坏死早期，MRI 即可发现灶性或整体的信号减低，这些低信号区可为均质性，也可为非均质性，其中的囊性变则呈长 T_1、长 T_2 信号（图 8–8）。

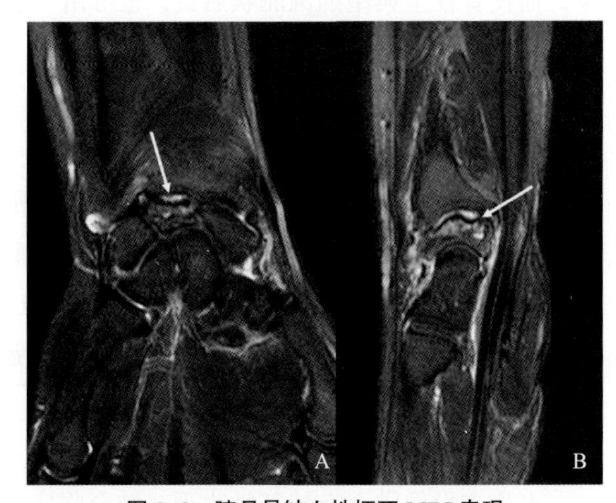

图 8–8　腕月骨缺血性坏死 MRI 表现

图 A 冠状位、图 B 矢状位：腕部 MRI 抑脂图像：月骨显示扁宽、形态不整，信号不均匀，可见高信号的小囊变（箭）

【诊断与鉴别诊断】

腕月骨缺血性坏死根据临床症状体征，结合 X 线表现而进行诊断，一般不难。CT 检查较 X 线敏感，MRI 更可早期诊断本病，放射性核素 ^{99m}Tc 骨扫描亦是一种有效的诊断方法。有时需要与月骨结核及先天变异如二分舟骨等进行鉴别。

五、剥脱性骨软骨炎

剥脱性骨软骨炎（osteochondritis dissecans）是指关节软骨及其软骨下骨质的局限性缺血性坏死，并以与周围正常骨质分离为特征的关节疾病，又称 Konig 病。

【临床与病理】

临床表现：好发于青少年和成年男性，其中 15～25 岁男性青少年最为多见。通常侵犯单关节，少数可呈多发。全身任何关节均可发病，好发于膝关节，其次是肘、踝、肩、髋等关节，累及膝关节的病变则绝大部分发生在股骨内髁关节面。临床症状主要有关节钝痛，活动加重，休息减轻。体查可有关节肿胀、积液、压痛、活动受限，可闻捻发音。出现关节游离体后，可有关节内异物感，出现剧痛、关节弹响及交锁征。

病理改变：主要表现为关节软骨下骨质局限性坏死，覆盖于表面的软骨发生退行性改变，受累骨块大小不等，一般直径平均 2cm，深度 0.5cm，坏死的软骨和骨质逐渐分离、剥脱形成关节内游离体（亦可呈半游离状态）。如缺血骨块较小，尚未完全分离，有时还能自行重新连接。病变反复刺激，可造成关节肿胀、滑膜肥厚及继发退行性骨关节病。

【影像学表现】

1. X 线表现 典型表现为一个或多个圆形、卵圆形高密度小骨块，边缘锐利，周围多伴有一透明环状影，位于骨性关节面陷窝内，陷窝周边可见明显硬化缘（图 8-9）。完全剥脱并移位者可见骨性关节面的透亮缺损区，关节腔内可见游离体。若游离体是软骨性的，则 X 线无法显示。

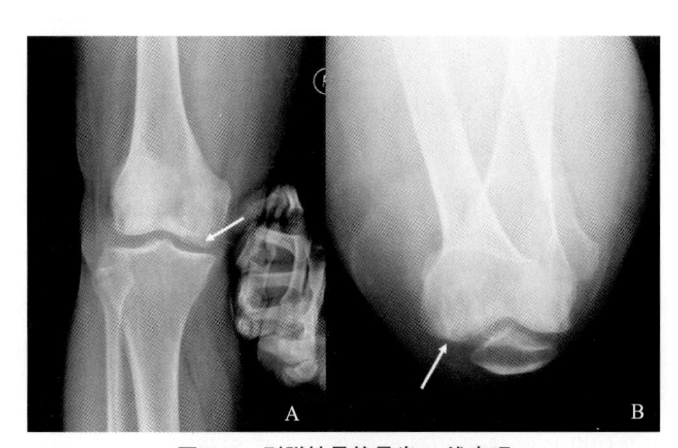

图 8-9 剥脱性骨软骨炎 X 线表现

图 A 右膝关节正位、图 B 右膝关节屈曲上下轴位：右股骨内髁关节面卵圆形高密度小骨块，边缘锐利，周围伴有一透明环状影，位于骨性关节面陷窝内，陷窝周边可见硬化现象（箭）

2. CT 表现 CT 对早期发现本病有帮助，早期表现为关节面局部增生、致密，可见骨小梁疏松等，有些病例仅表现为关节面下局部骨质密度异常改变。

3. MRI 表现 可详尽地显示关节解剖结构，为早期诊断剥脱性骨软骨炎和进行分期的有效方法，可以明确显示关节镜不能发现的、未发生形态变化的早期关节软骨的病理改变。根据病程不同，MRI 或表现为关节面下圆形、卵圆形低信号或混杂信号区（图 8-10），病变软骨及骨组织与宿骨可见围绕长 T_1、T_2 信号线，关节内的游离体在 MRI 上亦能清晰显示。

NOTE

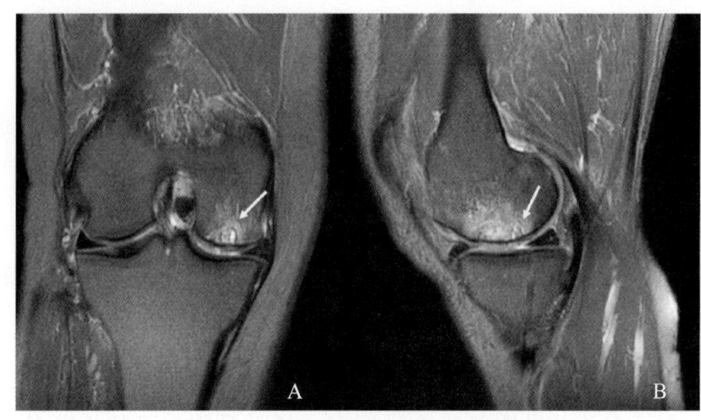

图 8-10 剥脱性骨软骨炎 MRI 表现

图 A 冠状位、图 B 矢状位，右膝关节 MRI 抑脂图像：右股骨内髁关节面卵圆形混杂信号区、低信号硬化环及周边高信号的水肿信号区（箭）

【诊断与鉴别诊断】

根据上述典型的影像学表现，结合临床资料即可诊断，一般不难。但有时尚需与关节结核、退行性骨关节病、滑膜骨软骨瘤病、色素沉着绒毛结节性滑膜炎及类风湿性关节炎等疾病进行鉴别。

第三节 骨梗死

骨梗死（bone infarction）是指发生于骨干和干骺端的骨细胞及骨髓细胞因缺血引起的骨组织坏死。常见于减压病，但有很多患者发病原因不明，常与大量应用激素和免疫抑制剂、酗酒、外伤、胰腺炎、脂肪代谢紊乱、镰状细胞贫血和动脉硬化等有关。

【临床与病理】

临床表现：骨梗死可发生于任何年龄，以 20 ~ 60 岁多见。好发于股骨、胫腓骨骨干、肱骨和桡骨的下端。常双侧发病，但一侧较重而另一侧相对较轻。急性骨梗死表现为四肢肌肉关节疼痛剧烈，活动障碍；慢性骨梗死表现为肢体酸痛，软弱无力，可伴有轻度的活动受限。累及关节时可出现关节疼痛，畸形，甚至可见关节强直，但也有部分患者不出现任何临床症状。

病理改变：病变引起骨内血管气栓、血栓、痉挛、压迫和狭窄等改变，从而导致骨质局灶性坏死。骨梗死易累及四肢长管状骨的骨松质部分，病变范围大小不一。病灶中央为梗死的骨组织，周围的骨髓组织内出现不同程度的水肿。修复时梗死灶周围被血管和肉芽组织包绕，一方面不断增生并吸收坏死组织，另一方面逐渐纤维化形成新骨；长期慢性或反复缺血可导致骨内外膜增生成骨。

【影像学表现】

1. X 线表现 早期 X 线平片上无明显异常。典型表现可见：①条带状、斑块样高密度影：条带状影常为骨内膜钙化或骨化，其走形与皮质内缘平行，斑块状影常呈密度均匀的圆形、类圆形、星芒状或不规则形，其内骨小梁粗大，边缘清晰锐利，并可绕以硬化边（图 8-11）；②囊状、分叶状透亮区：单发或多发，多围以 10 ~ 30mm 的硬化缘；③绒毛状骨纹：多见于儿童干骺端或成人长骨骨端，表现为骨小梁变粗，边缘模糊呈绒毛状，骨纹交织成粗网状，近

NOTE

端常较远端明显；④骨膜外增生：多覆盖长骨骨干，早期表现为层状，密度略低，晚期与骨皮质相融合，导致骨干增粗，皮质增厚。

2. CT 表现　CT 密度分辨率高，能更好地显示骨质密度的变化。①早期：可无异常表现，或有骨质坏死发生，即可见密度较高的死骨，周围骨质疏松逐渐明显，表现为片状异常低密度影，边界模糊；②典型表现：骨松质内出现匍行性、伴有硬化边缘的骨质吸收区，中心可有死骨或钙化，或表现为地图状分布的环状或斑片状异常高密度影，CT 值可达 1000HU，边界清楚（图8-12）。

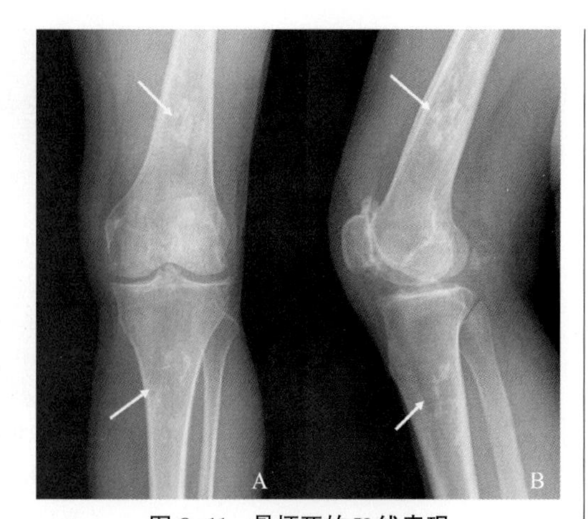

图 8-11　骨梗死的 X 线表现

图 A 右膝关节正位、图 B 侧位：右侧股骨下段端及胫骨上段不规则斑片状密度增高影，边缘清晰（箭）

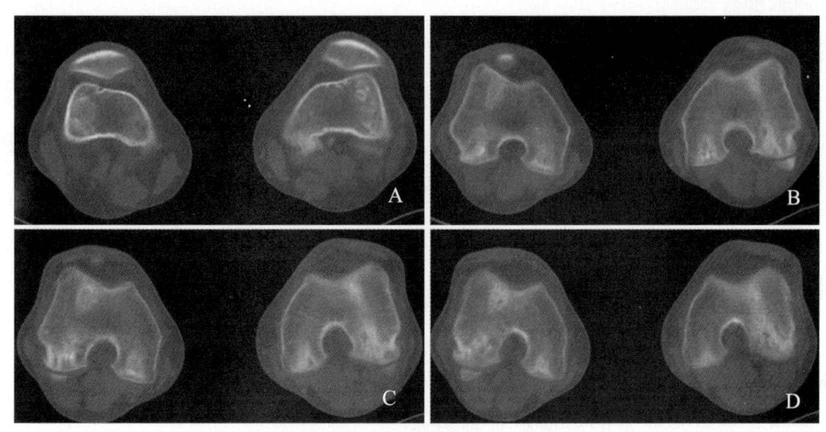

图 8-12　骨梗死的 CT 表现

图 A、图 B、图 C、图 D 双侧股骨下端 CT 横断面：双侧股骨内外侧髁密度不均匀，其内可见低密度透光区，周围绕以硬化边

3. MRI 表现　MRI 是诊断骨梗死最敏感的非创性检查方法，在其早期即可出现异常信号改变。主要表现为：①梗死灶：多为骨松质内的类圆形或不规则形地图状，在 T_1WI 多呈等信号，也可为低信号或等低混杂信号，在 T_2WI 多呈略高信号或高信号，尤其是 T_2WI 脂肪抑制（FS）序列能反映出骨髓腔内的早期水肿和坏死，使病变显示更加清楚；②梗死病灶边缘：早期主要为髓腔内水肿，表现为长 T_1、长 T_2 信号，后期在 T_2WI 可出现“双边征”，是指表现为内高外低两条并行迂曲的信号带：内层高信号为增生的纤维肉芽组织，外层低信号是新生骨组织和钙化；③晚期：梗死灶可出现明显的长 T_1、长 T_2 信号，发生于关节面下方的病变可导致关节面下骨质破坏，而关节腔积液则是由于局部静脉回流受阻所致（图 8-13）。

【诊断与鉴别诊断】

MRI 是诊断早期骨梗死最理想的方法，尤其是 T_2WI 脂肪抑制（FS）序列能反映出骨髓腔内的早期水肿和坏死。晚期诊断较为容易，坏死病灶、纤维肉芽组织增生和骨化硬化同时存在，常表现为不规则的“地图板块”样结构。临床上还应与急性化脓性骨髓炎、内生软骨瘤等相鉴别：

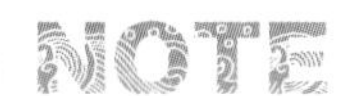

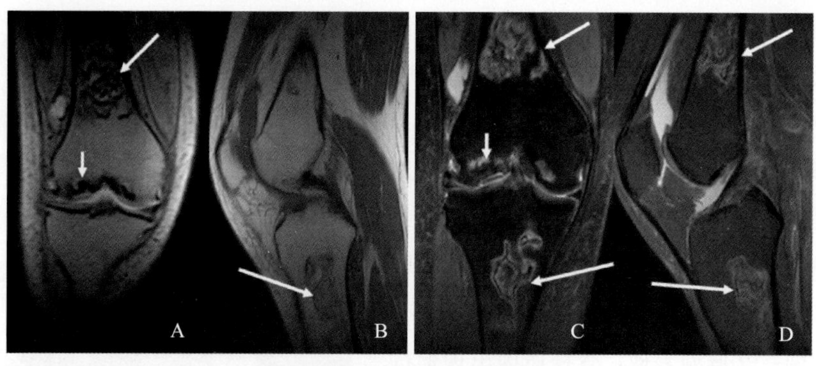

图 8-13 骨梗死的 MRI 表现

右侧股骨下端、胫骨上端骨髓腔内可见纵形走行、不规则地图样长 T_1、长 T_2 信号（长箭），关节面下骨质破坏（短箭）

1. 急性化脓性骨髓炎 MRI 常表现为骨髓腔内局限性长 T_1、长 T_2 信号，周围软组织肿胀明显；而骨梗死常呈典型的“地图板块”样改变，病变主要在骨髓腔内，穿透骨皮质者罕见，故无软组织肿胀和肿块。

2. 内生软骨瘤 X 线表现为髓腔内地图样骨质破坏，常呈分叶状，边缘清晰或模糊，周边无硬化，其内可见点状或环状软骨钙化。MRI 在 T_1WI 上呈等信号，T_2WI 上呈高信号，而肿瘤内的斑点样钙化在任何序列都表现为低信号。骨梗死在 X 线平片上常表现为髓腔内的高密度影，一些低密度的病灶周围也有明显的硬化边；在 MRI 上表现为地图样改变，周围可见“双边征”，坏死区内信号与周围正常骨髓信号相同，内生软骨瘤内部则无骨髓信号，这是二者的主要鉴别点。

【复习思考题】

1. 试述股骨头缺血性坏死的影像学表现特征。
2. 儿童股骨头骺缺血性坏死的影像学表现有什么特殊性？
3. 为什么不能单独依靠 X 线表现诊断胫骨结节缺血性坏死？
4. 剥脱性骨软骨炎的典型 X 线表现如何？
5. 骨梗死的影像学表现有何特征？

第九章　慢性骨关节疾病

慢性骨关节疾病是临床常见病，具有发病慢、病程长、逐渐发展，也可累及全身关节的特点。为骨伤科临床研究和治疗的重点内容之一。由于多数病因不明确，其分类各家学说不一，本章主要介绍常见的慢性骨关节疾病。

第一节　四肢退行性骨关节病

退行性骨关节病（degenerative osteoarthritis，DOA）又称为骨性关节炎、增生性或肥大性关节炎，是一种由关节软骨变性或损伤引起的慢性骨关节病。人体的生理性老化、骨关节外伤、先天畸形、感染、地方性骨病等因素影响关节软骨的新陈代谢，最终使其变性、坏死，引起退行性骨关节病。

【临床与病理】

临床表现：本病分原发性和继发性两类。原发性者多见，多在40岁以上发病，好发于承重关节，如髋、膝、脊柱等关节，其次为肩关节及指间关节。发病部位和病变程度也与职业、工种、关节发育情况等因素有关。继发性者多见于炎症、外伤、缺血或先天性畸形等，可发生于任何年龄、原患病的任何关节，原发病控制后或愈合后遗留程度不同的症状和体征。临床上起病缓慢，病变关节疼痛，关节活动功能障碍，关节变形，当出现关节游离体时可发生关节绞锁现象。多无关节肿胀和全身症状。症状的轻重与病变的程度并不一致。

病理改变：原发性DOA是随着年龄的增长关节结构发生退行性改变，关节的磨损、创伤会加速退变过程。关节软骨表面不光滑，变薄和裸露，变性、坏死。坏死脱落的软骨碎片骨化后形成关节内游离体。关节软骨下骨坏死，加上关节囊内压力增高至关节面下囊肿形成，周围骨质发生增生硬化。关节边缘骨赘和关节面增厚、硬化，使骨端变形。可伴有滑膜增厚，关节腔积液。继发性DOA是原发病损伤关节软骨后，关节自身修复产生上述病理变化，它具有原发病遗留的病理改变，又有关节修复的表现。

【影像学表现】

1. X线表现　①关节间隙变窄：关节间隙对称或不对称性变窄为退行性骨关节病常见的早期征象；②骨质增生硬化：关节面下骨质硬化，骨端边缘骨赘，呈唇样或鸟嘴样；③关节软骨下骨内囊变：为单个或数个圆形、类圆形透光区；④关节内游离体：关节内单个或数个大小不一的致密结节，边缘光滑锐利；⑤晚期：可出现关节失稳、关节变形、半脱位、关节畸形（图9-1、图9-2）。

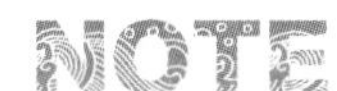

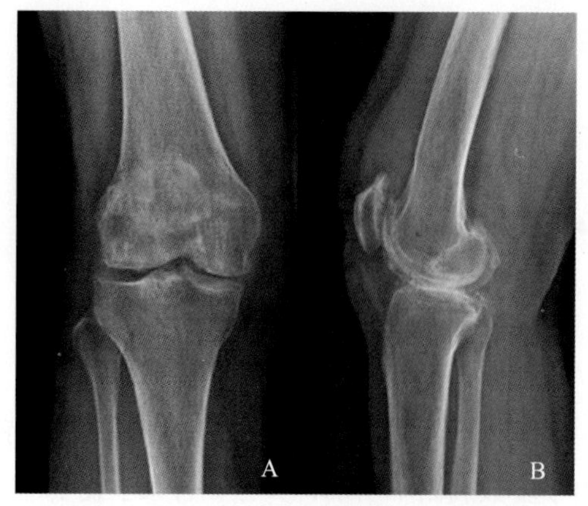

图 9–1 膝关节退行性骨关节病 X 线表现

图 A 正位、图 B 侧位：膝关节间隙变窄，关节面下骨硬化、不光整

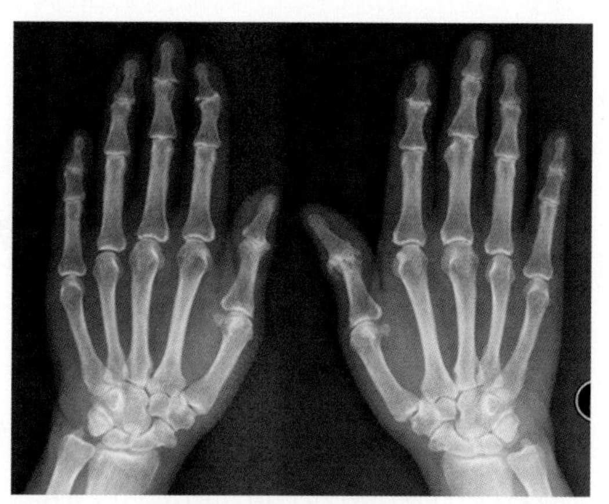

图 9–2 双手指间关节退行性骨关节病 X 线表现

双手正位：双手拇指间关节、多发远指间关节关节间隙变窄，关节面下骨硬化、不光整，骨端边缘骨赘形成

2. CT 表现 CT 能清楚显示关节面硬化、骨刺形成、关节内游离体、滑膜韧带的骨化、软骨下骨内囊变。对结构复杂的关节能清楚显示病变。当关节出现积液时，CT 较 X 线平片敏感、准确，表现为关节囊扩张，见均匀液体性密度影。

3. MRI 表现 MRI 对关节软骨、软骨下骨和韧带等病变的观察颇有价值，能早期发现关节软骨下囊变及骨硬化。关节软骨退行性变，在承重区内 T_1WI 呈条状或不规则低信号。骨质硬化和骨端边缘骨赘在 T_1WI 与 T_2WI 上均为低信号。关节下囊变 T_1WI 呈低信号、在 T_2WI 呈高信号。

【诊断与鉴别诊断】

影像学根据关节间隙变窄、关节面骨硬化、关节边缘骨质增生等改变不难诊断退行性骨关节病。要与以下疾病进行鉴别：

1. 类风湿性关节炎 多发生于年轻女性，好发手、腕关节，双侧对称发病。关节周围软组织肿胀，关节面下小囊性变及骨质疏松，关节面下骨硬化和骨端骨赘常不明显。化验检查类风湿因子阳性。

2. 神经病性骨关节病 关节肿胀、变形明显，骨端边缘常无明显骨赘，存在明显的骨碎裂。多数患者对疼痛不敏感或无感觉，可以发现潜在疾病。

3. 痛风性关节炎 痛风性关节炎多累及四肢小关节，多见于第 1 跖趾关节。关节周围软组织肿胀，关节边缘穿凿样骨破坏，病变边缘锐利、清楚。临床表现为发作性剧烈疼痛，血清尿酸增高。

第二节 类风湿性关节炎

类风湿性关节炎（Rheumatoid arthritis，RA）是一种常见的慢性、进行性、侵蚀小关节为主的全身多系统自身免疫性疾病。

【临床与病理】

临床表现：类风湿性关节炎好发于 45 ~ 54 岁女性，女性较男性发病率高 2 ~ 3 倍。病变多累及四肢关节，如腕、手、足小关节，肘、膝、踝等大关节，多呈对称性分布，中轴骨受累少见。特征性症状为对称性、周围性，多关节疼痛及肿胀、僵硬，病情反复发作；晚期关节变形、关节活动功能障碍等。开始常隐匿发病，在数周或数月内逐渐出现症状，可伴有低热、乏力。实验室检查：较特异的指标是类风湿因子，70% ~ 80%患者呈阳性反应，活动期可见血沉增快或C反应蛋白阳性。

病理改变：RA病因不明，是以关节滑膜炎为特征的慢性全身性自身免疫性疾病。大量免疫复合物沉积于关节腔内，引起水解酶释放，破坏关节滑膜，引起关节滑膜炎，导致关节周围肿胀，炎症，腱鞘炎，关节周围软组织内风湿结节形成。大量增生的纤维组织、新生血管和炎性细胞形成血管翳，侵蚀关节软骨和其下骨质，早期为骨质疏松，晚期软骨破坏、骨侵蚀破坏，关节面毛糙不规则，均匀一致性关节间隙狭窄；病变还可累及身体其他组织，如肺、心、神经系统及骨髓等。晚期关节修复机化导致关节纤维性强直和骨性关节强直，关节半脱位畸形。

【影像学表现】

1. X线表现　X线平片是类风湿性骨关节病变的主要影像学诊断方法。

（1）手足小关节　是最早、最常受累的部位，常侵犯近端指（趾）间关节和掌指（跖趾）关节。早期关节周围软组织梭形肿胀，以手腕部最常见。骨端骨质疏松；逐渐关节面模糊、中断，关节面下小囊状改变；双侧对称性关节间隙变窄；晚期见肌肉萎缩，手关节半脱位、纤维强直或骨性强直（图9–3）。

（2）腕关节　关节间隙广泛狭窄，骨吸收破坏或囊样改变，关节积液、腱鞘积液和软组织水肿，致腕部明显肿胀，严重者为腕管综合征。晚期关节畸形，腕关节尺侧倾斜，拇指外展，为Boutenniere（纽扣样）畸形、Swan–neck（鹅颈样）畸形（图9–3）。

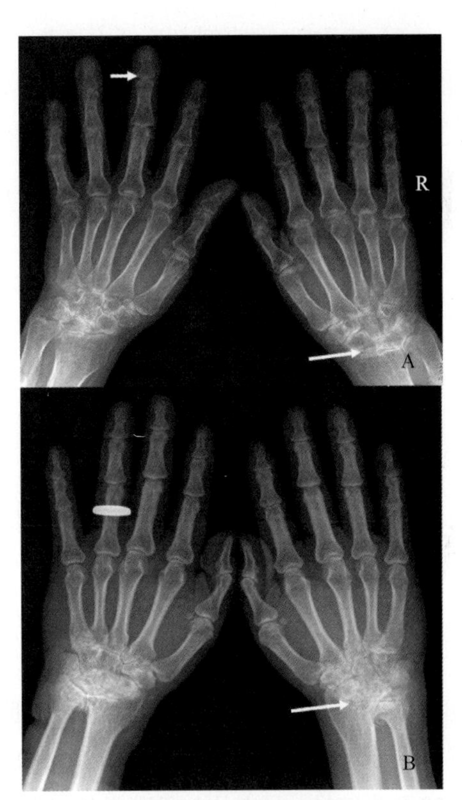

图9–3　双手、双腕关节类风湿性关节炎X线表现

图A双手正位片：中节指骨远端骨质破坏（短箭），腕关节间隙狭窄（长箭）；图B：腕关节间隙消失，骨性强直（箭）

（3）足　通常发生于手部病变之后，好发于跖趾关节，近侧趾间关节易累及，其X线表现基本同手部。趾跖关节易被侵蚀，好发在头部的内侧，也常见囊样改变。由于足部筋膜结实，局部压力较大，更易出现骨质破坏，呈囊样改变。严重畸形也呈现Swan–neck改变。

（4）踝关节　踝关节各部分关节囊相互沟通，一旦累及，病变通常较为广泛，同时延伸到跗骨。因软骨广泛破坏，X线可见关节间隙迅速变窄（图9–4）。

（5）膝关节　关节囊肿胀较为突出，而且容易在X线上显示，特别是髌上囊区。关节间隙狭窄均一或为广泛性狭窄。边缘骨缺损为主，晚期膝内翻或外翻，屈曲畸形或半脱位（图9–5）。

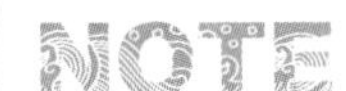

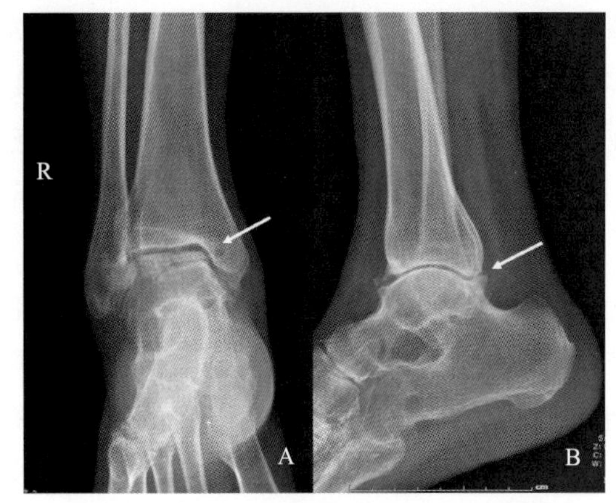

图 9-4　踝关节类风湿性关节炎 X 线表现

图 A 正位、图 B 侧位：踝关节间隙狭窄，关节边缘骨质增生，骨质破坏（箭）

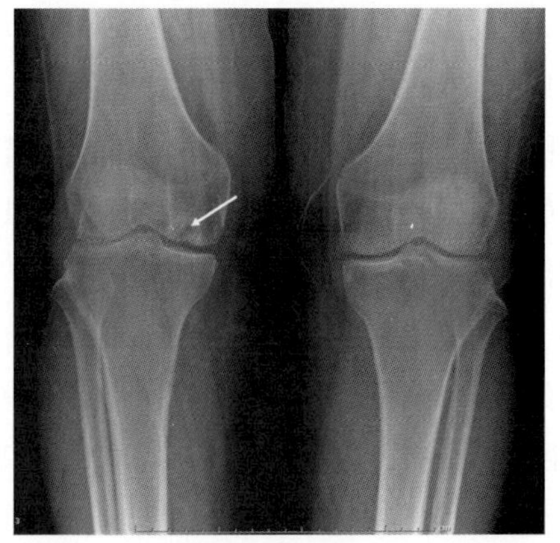

图 9-5　膝关节类风湿性关节炎 X 线表现

图 A、图 B 双膝关节正位：关节间隙狭窄，边缘骨赘形成，关节面下骨质破坏（箭）

（6）髋关节　软骨破坏广泛而显著，X 线早期表现为均一关节间隙狭窄。骨缺损首先发生在关节边缘（髋臼缘和股骨头下）。小囊状骨缺损首先累及髋臼，严重时股骨头半脱位，髋臼向盆腔内突（图 9-6）。

（7）脊柱　由于 RA 首先是滑膜病变和软组织炎症，脊柱病变更易影响滑膜丰富的第 1、2 颈椎，导致上颈椎半脱位多见。

2. CT 表现　能清楚显示关节面的侵蚀及小的骨质破坏、关节间隙狭窄、滑膜增厚、关节积液情况（图 9-7）。特别对于显示颈椎脱位、对脊髓的压迫、髋关节受累情况明显优于 X 线。

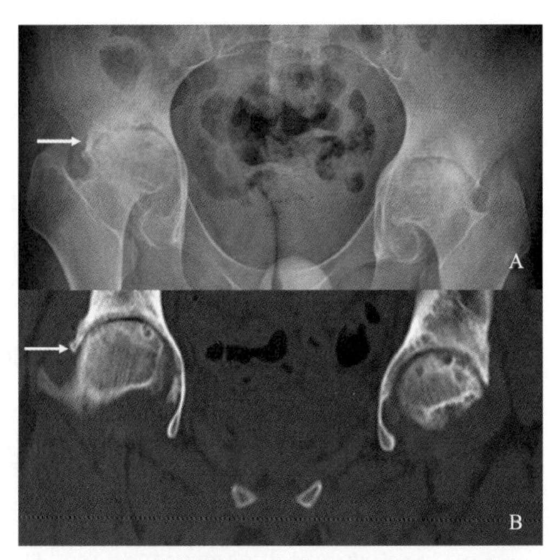

图 9-6　髋关节类风湿性关节炎 X 线、CT 表现

图 A　双髋关节 X 线正位：右髋关节间隙狭窄，关节面可见虫蚀样骨质破坏（箭），股骨头变扁；图 B　CT 冠状位：关节间隙狭窄，关节面下骨质破坏（箭）

3. MRI 表现　在显示滑膜炎性渗出及增殖、血管翳、早期软骨和骨破坏较 X 线及 CT 具有独特的优势。MRI 上清晰显示关节囊肿胀、滑膜增厚、关节积液，块状或结节状 T_1WI 稍低、T_2WI 稍高信号、可有均匀显著强化，为滑膜增殖、血管翳表现。关节软骨破坏后，可出现软骨面毛糙和低信号区，骨端软骨下骨缺损显示骨皮质不完整。活动期滑膜炎改变质子加权像上为明显高信号（图 9-8）。

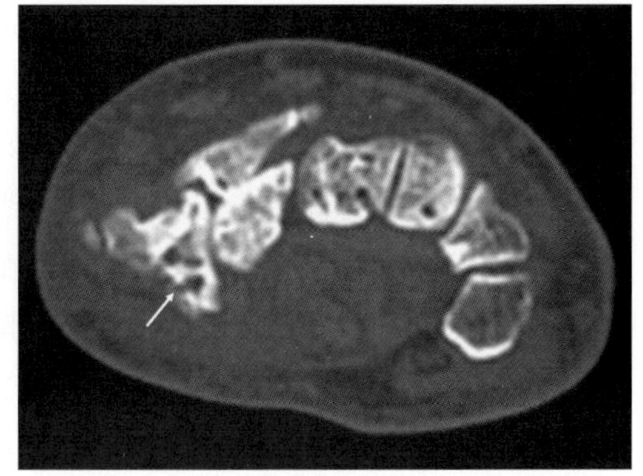

图 9-7　腕关节类风湿性关节炎 CT 表现

CT 横断位：关节间隙狭窄，骨质破坏（箭）

【诊断与鉴别诊断】

RA 诊断要点：RA 不同于其他风湿性关节炎，多发生于中青年女性，双侧对称发病，关节周围骨质疏松，关节周围软组织肿胀，化验检查类风湿因子阳性。晚期软骨吸收破坏、关节间隙狭窄、软骨下骨结构破坏、关节畸形。

NOTE

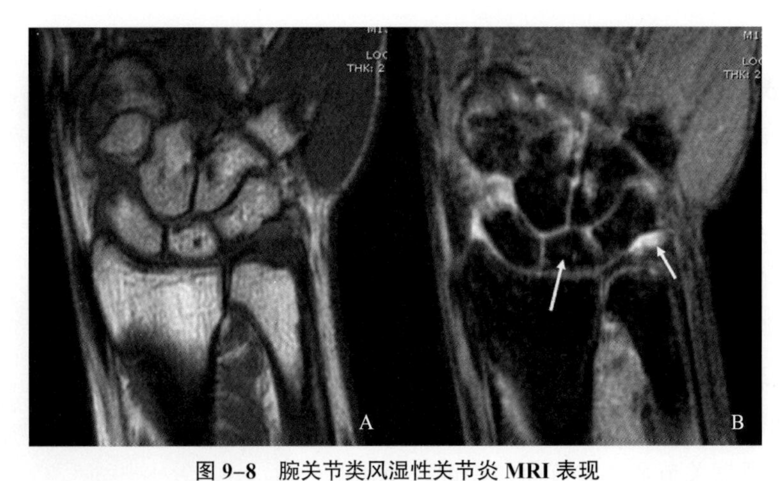

图 9-8　腕关节类风湿性关节炎 MRI 表现

图 A 冠状位 T_1WI、图 B PDWI 像：骨质破坏（长箭），滑膜炎（短箭）

主要与以下疾病相鉴别：

1. 退行性骨关节病　骨端边缘常见明显骨赘，关节间隙不对称性狭窄。

2. 痛风性关节炎　痛风性关节炎多累及四肢小关节，多见于第 1 跖趾关节，临关节边缘的侵蚀性骨破坏，病变边缘锐利、清楚，呈虫咬状或穿凿样。临床表现发作性剧烈疼痛，血清尿酸增高。

3. 牛皮癣性关节炎　多有皮肤牛皮癣病病史，好发于手足的远侧指（趾）间关节。以病变不对称和指（趾）骨的肌腱、韧带附着部骨质增生为特征。

第三节　强直性脊柱炎

强直性脊柱炎（ankylosing spondylitis，AS）是一种原因不明，以中轴关节慢性非特异性炎症为主的全身性结缔组织疾病，属于血清阴性关节病的一个亚型，是一种自身免疫性疾病。

【临床与病理】

临床表现：本病发病年龄多在 10 ~ 40 岁，40 岁以后较少发病，男性明显多于女性，以青年男性多见。起病隐匿，进展缓慢，早期多为腰背部、骶髂部疼痛和僵硬，晨起加重，活动后缓解；疼痛可由单侧发展至双侧，由间歇性发展至持续性，可逐渐加重。数月或数年后进行性脊柱活动受限，晚期关节强直及脊柱畸形。外周关节以累及髋、肩、膝关节多见，也可累及踝、腕、指、趾、耻骨联合等。除髋关节以外，其他关节多为非持续性和非破坏性关节炎。全身症状不严重；眼部可发生葡萄膜炎或虹膜炎、升主动脉炎，病程较长的患者可有肺纤维化和肺功能损害等。

实验室检查：急性期部分患者血清 C- 反应蛋白增高、血沉增快，大多数患者 HLA-B27 为阳性，仅有少数患者为阴性。类风湿因子多为阴性。

病理改变：AS 首先发病骶髂关节，逐渐呈上行性发展，侵犯腰椎、胸椎和颈椎，也可跳跃性侵犯，常累及髋关节，也可累及膝、踝、足跟等。基本病理改变为原发性、慢性滑膜炎。早期关节滑膜增生性肉芽肿，逐渐出现软骨糜烂、破坏，纤维粘连；累及骨组织，发生骨质破坏和骨质增生。继续发展，增生较破坏明显，骨质增生向相邻关节囊、韧带和肌腱发展，形成

NOTE

骨化。最终出现关节的纤维性和骨性强直，骨质疏松。

【影像学表现】

1. X线表现　一般采用骶髂关节俯卧正位照片，辅加斜位显示最佳。

（1）骶髂关节　X线下根据骶髂关节炎的病变程度分为五级：0级：为正常；Ⅰ级：可疑，关节间隙模糊，局部骨质疏松，关节间隙正常；Ⅱ级：轻度骶髂关节炎，表现关节面模糊，微小侵蚀性病变，局限性骨质疏松和硬化，关节间隙改变不明显（图9–9）；Ⅲ级：有中度骶髂关节炎，关节面的侵蚀、硬化明显，可见明显的骨质疏松和囊变，关节间隙增宽或变窄，关节部分强直（图9–10）；Ⅳ级：为关节融合强直，严重异常，表现为关节严重骨质破坏，关节大部分或完全融合（图9–11）。

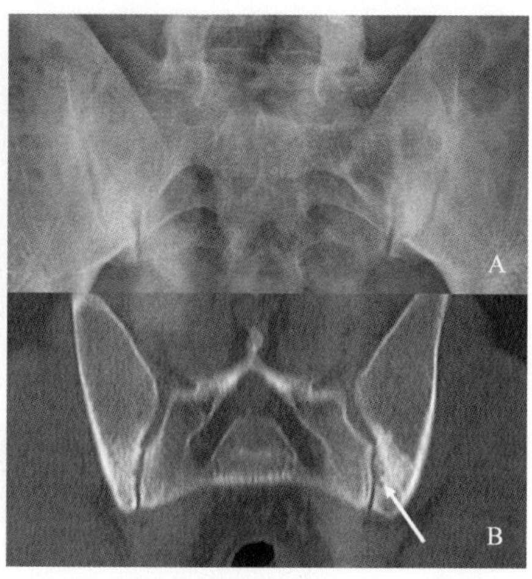

图9–9　强直性脊柱炎Ⅱ级X线、CT表现

图A　双侧骶髂关节X线正位、图B　CT冠状位：轻度骶髂关节炎，显示关节面模糊，微小侵蚀性病变（箭）

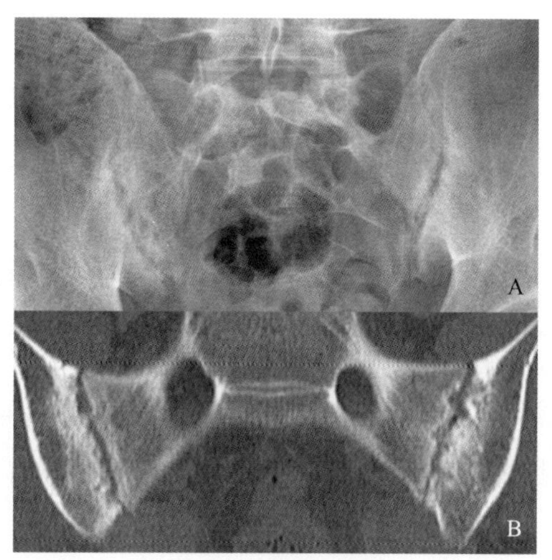

图9–10　强直性脊柱炎Ⅲ级X线、CT表现

图A　双侧骶髂关节X线正位、图B　CT冠状位：均显示中度骶髂关节炎，关节面侵蚀、硬化和囊变，关节间隙变窄

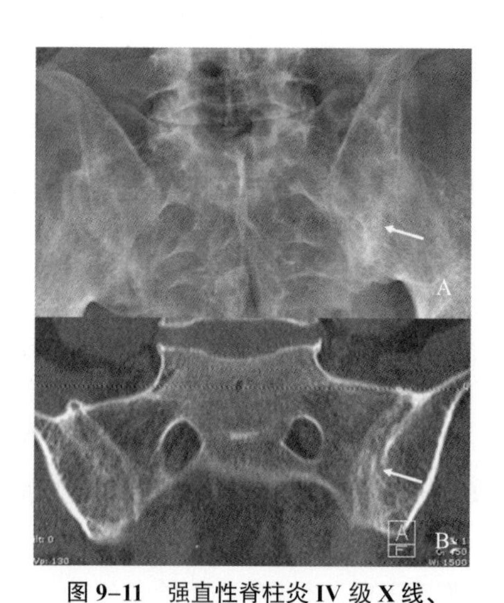

图9–11　强直性脊柱炎Ⅳ级X线、CT表现

图A　双侧骶髂关节X线正位、图B　CT冠状位：关节骨性强直（箭）

（2）脊柱　脊椎病变通常是骶髂关节自下而上发展，即上行性改变，并最终累及全脊柱。早期椎体骨质疏松，脊柱小关节炎，椎体骨炎形成方形椎，自下而上椎旁韧带钙化、骨化及骨桥形成，形成脊柱竹节样改变。晚期患者出现严重的骨化性骨桥，脊柱发生强直（图9–12）。

（3）髋关节　是本病最常累及的关节，约占50%，X线表现为：骨质疏松，股骨头及髋臼骨质破坏，关节面下囊变，髋关节间隙狭窄，股骨头移位，髋臼骨赘形成等。

（4）其他关节　除髋关节外，盂肱关节是AS最易受累的关节，可为两侧受累；肩锁关节、胸锁关节、肘关节、膝关节等均可累及。

（5）骨炎　骨炎是某些部分较为特征性的表现，如耻骨联合、股骨大粗隆和坐骨结节关节面糜烂及周围骨质破化，伴邻近骨质的反应性硬化。

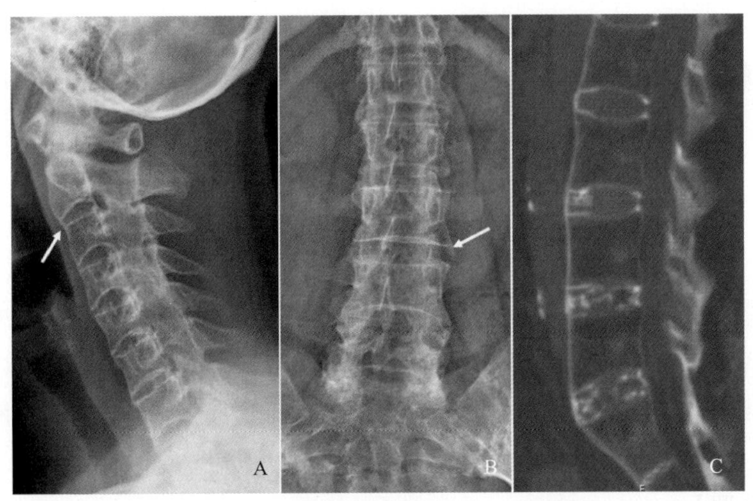

图 9–12　强直性脊柱炎脊柱 X 线、CT 表现

图 A 颈椎侧位：颈椎广泛受累，韧带骨化，颈椎小关节融合，椎体呈方形；图 B 腰椎韧带骨化呈竹节样改变；图 C CT 矢状位：腰椎方椎，韧带肥厚，呈竹节样改变

2. CT 表现　CT 对骶髂关节和脊柱关节突关节的骨质侵蚀破坏更为敏感，能较 X 线更早发现病变。CT 除能充分显示关节面下骨质毛糙、关节面骨质侵蚀破坏伴增生硬化，关节间隙不规则狭窄、消失乃至发生骨性强直等征象外，还能检出各种形态的关节软骨钙化以及一些小韧带的骨化，对病变的评估更为全面。

3. MRI 表现　MRI 检查对强直性脊柱炎早期病变较 X 线和 CT 敏感，其表现如下：①滑膜逐渐增厚，T_2WI 信号略高，增强后滑膜可强化，早期关节软骨炎性水肿 T_1WI 呈低信号、T_2WI 呈高信号（图9–13）；②关节积液呈长 T_1（低信号）、长 T_2（高信号）；③关节软骨破坏 T_1WI 呈低信号、T_2WI 信号可增高，信号强度不均匀；④关节面下脂肪沉积 T_1WI 和 T_2WI 呈带片状高信号；⑤关节骨性强直，增生的骨小梁 T_2WI 信号减低。

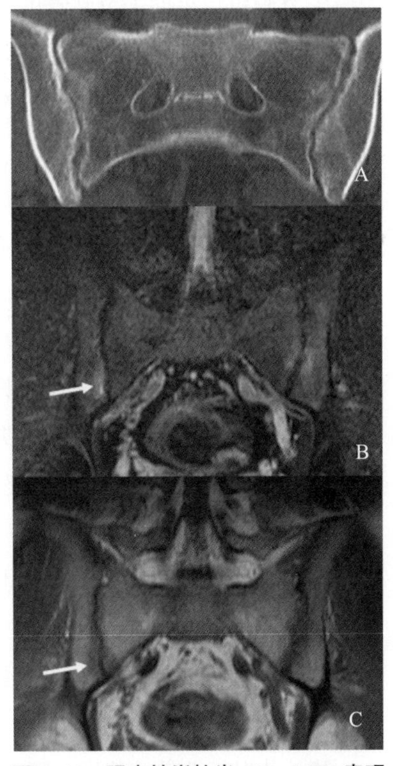

图 9–13　强直性脊柱炎 CT、MRI 表现

图 A 骶髂关节 CT 冠状位：显示骶髂关节炎，关节面轻度模糊；图 B T_2WI 脂肪抑制、图 C T_1WI：骶髂关节炎，关节面模糊，T_1WI、T_2WI 见髂骨内少量斑片病灶（箭）

【诊断与鉴别诊断】

诊断要点：以青年男性多发，以下腰痛、不适为常见症状，晨起加重，活动后缓解。晚期炎症基本消失，疼痛和晨僵反而减轻，以关节强直和畸形为主，表现为骶髂关节间隙模糊、骨质破坏、密度增高及关节融合。主要与以下疾病相鉴别：

1. 致密性髂骨炎　发病多为女性，病变多累及髂骨，骶骨正常，关节间隙正常；无骨质破坏征象。

2. 骶髂关节结核　常为一侧发病，而强直性脊柱炎多为双侧，且前者以破坏为主，软骨下硬化则不明显。

3. 类风湿性关节炎　多发于 20 ~ 40 岁女性，类风湿因子阳性，多表现为对称性侵犯小关节，很少累及骶髂关节和脊柱，骨质稀疏改变比强直性脊柱炎明显。

4. 牛皮癣性关节炎和 Reiter 综合征 累及脊柱和骶髂关节较少，病灶不对称，常形成与脊柱垂直的骨赘，而强直性脊柱炎多形成与脊柱平行的韧带赘。

第四节 髌股关节对合关系异常

髌股关节对合关系异常（patellofemoral malalignment），又称髌骨软化症（chondromallacia patellae），常见病因包括髌骨、股骨髁先天发育异常，造成膝关节运动过程中髌骨－股骨间对合关系异常，继发髌骨－股骨关节退行性改变。是膝关节退行性骨关节病的一种特殊类型，伴或不伴有股胫关节间隙异常。

【临床与病理】

临床表现：患者主要是由于局部外伤或劳损导致本病。常有膝关节半蹲位受伤史，在上下坡道或台阶、做下蹲等髌股负荷加重动作时出现疼痛。膝部疼痛或酸软无力，逐渐加重，特别在活动后加重，屈伸过程中关节弹响。髌骨及其周围可有压痛。

病理改变：髌骨关节面或股骨髁间髌面形态异常，髌骨与股骨间关节面对位不合。膝关节屈曲到某一位置时，髌股关节脱位。早期关节软骨磨损、变薄，继而关节软骨下骨暴露，关节面下囊变，表现为关节面下小囊变，周围骨硬化。髌股关节间隙变窄，骨性关节面不光整。髌骨和股骨侧骨质增生，骨赘形成。

【影像学表现】

1. X 线表现 髌骨轴位片可见到髌骨向外移位。关节间隙不对称性变窄，关节软骨下骨密度增高、囊变，关节面不光整，骨边缘骨赘形成（图 9-14）。膝关节屈曲 20°摄髌股关节轴位片，观察股骨内外侧髁间前面切线与髌骨外侧关节面切线的交角，即外侧髌股角（Laurin 角），正常应开向外侧，异常时开向内侧。动态髌骨轴位摄片观察髌骨运动轨迹异常、髌骨脱位。

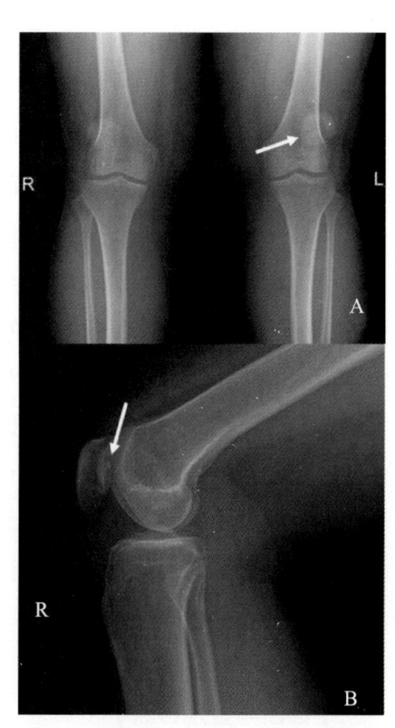

图 9-14 髌股关节对位异常 X 线表现

图 A 双膝关节正位：双侧髌骨位置异常，向外上移位（箭）；图 B 右膝关节侧位：髌骨关节面下骨硬化、多发小囊变，关节面不光整（箭）

2. CT 表现 可以清楚显示髌股关节对合关系，关节面下骨硬化、囊变以及边缘骨赘。

3. MRI 表现 MRI 是髌股关节对合异常早期诊断的首选方法，对关节软骨病变的显示优于 CT，还可以显示关节软骨下的囊变（图 9-15）。

【诊断与鉴别诊断】

膝关节退行性骨关节病：膝关节退行性骨关节病以股胫关节改变为主，髌股关节异常程度与其相一致或较轻。当以髌股关节退行性改变为主而不伴有股胫关节异常时，摄 X 线髌骨轴位片或 CT 检查，了解髌股关节对合情况。

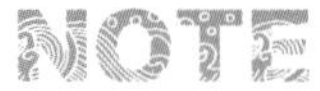

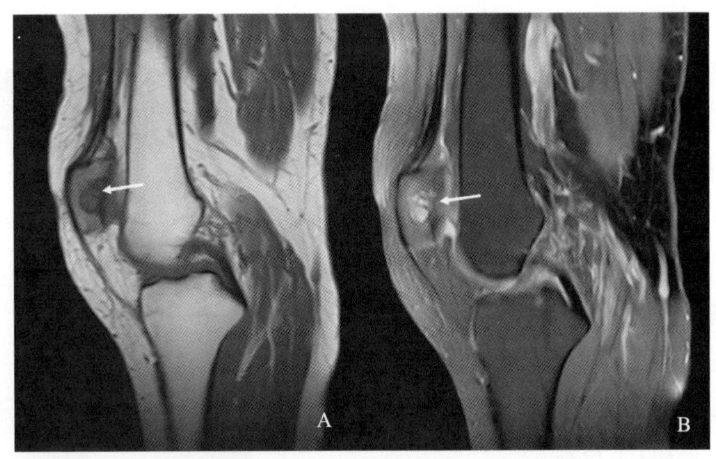

图 9–15 髌股关节对位异常 MRI 表现

图 A 膝关节矢状位 T_1WI：髌骨关节面下囊样低信号（箭）；图 B 膝关节矢状位压脂 T_2WI 像：髌骨关节面下囊状高信号（箭）

第五节 滑膜软骨瘤病

滑膜软骨瘤病（synovial chondromatosis）是良性结节状软骨增生性改变，也称滑膜骨软骨瘤病、滑膜软骨性化生，发生于具有滑膜组织的滑囊和腱鞘。

【临床与病理】

临床表现：滑膜软骨瘤病不常见，发病年龄在 10 岁以上，高发年龄为 20 ~ 40 岁，男性发病率为女性的 2 倍。病变常累及一个关节，膝关节最多见，其次为髋、肘、踝、肩和腕关节，小关节很少受累。主要表现为受累关节疼痛、肿胀、僵硬或活动受限，也可无症状，偶尔发现关节附近软组织肿物。关节绞锁很少见。关节内可出现积液。病程一般较长，发展缓慢，可持续数月至数年不等。

病理改变：滑膜表面多个发亮的蓝 / 白色卵圆形小体或是滑膜组织内的结节，大小从不到 1mm 至数 cm，数量从数个至数百个不等。结节可以突出于滑膜表面，形成有蒂或无蒂的息肉状结构，也可以完全脱离滑膜形成关节腔内游离体。结节是细胞数多少不等的透明软骨，被覆着纤细的纤维组织层，有时被覆着滑膜衬覆细胞。软骨细胞呈簇状，结节可有钙化和骨化现象，骨小梁间有脂肪性骨髓。

【影像学表现】

1. X 线表现 软骨结节未发生钙化或骨化时，X 线平片仅能发现关节软组织肿胀。典型表现为受累关节、滑囊内及腱鞘处散在或聚集的大小不等的钙化或骨化的致密结节影，呈“石榴籽”样（图 9–16）。

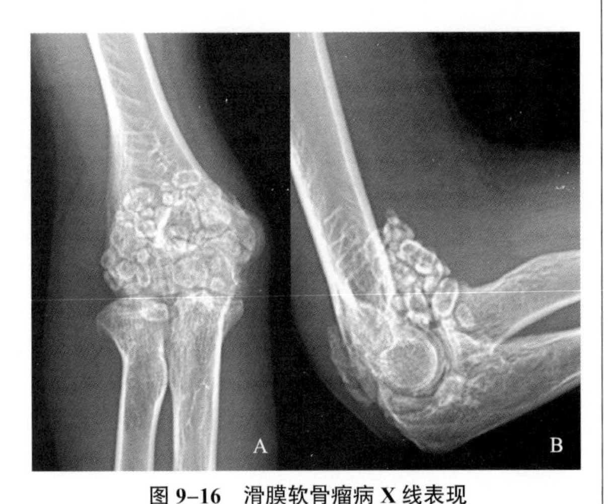

图 9–16 滑膜软骨瘤病 X 线表现

肘关节正侧位：关节周围多发大小不等、“石榴籽”样致密结节，多位于关节前方

游离体数目大小不定，可数粒至数百粒不等。关节滑膜软骨瘤病晚期常继发骨性关节炎，表现为关节间隙变窄，关节面下囊变，骨端边缘骨质增生。

2. CT表现　CT能清楚显示游离体的形态、位置、分布和数量，以及游离体有无钙化或骨化。并显示关节腔的少量积液以及滑膜的增厚和钙化（图9–17）。

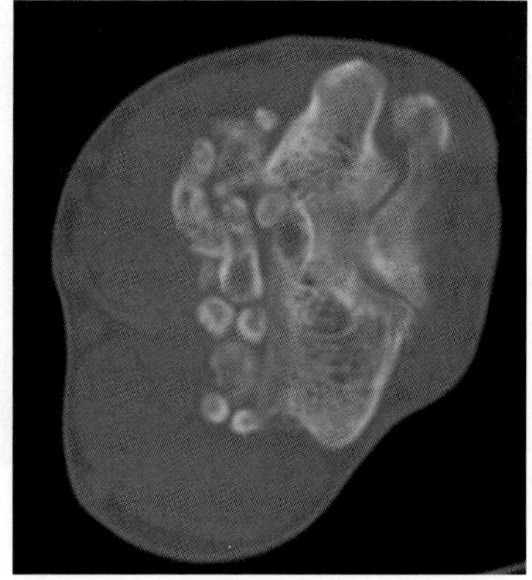

图9–17　滑膜软骨瘤病CT表现

肘关节CT横断面：关节腔内多发大小不一结节，结节中央密度较低，大部分位于关节前方

3. MRI表现　MRI显示滑膜增厚及关节积液病变较CT敏感，骨化或钙化的软骨瘤小体于T_1WI和T_2WI图像上均表现为低信号。MRI对游离体的细节显示不如X线平片和CT检查。

【诊断与鉴别诊断】

1. 滑膜软骨肉瘤　滑膜软骨肉瘤发生在关节腔者少见。软骨肉瘤结节呈侵袭性生长，多伴有向周围软组织内突出的肿块，肿瘤内表现斑点状钙化，对诊断有一定价值。肿瘤侵犯邻近骨骼可显示骨质破坏和骨膜反应。

2. 退行性骨关节病　退行性骨关节病常为多关节、对称表现，关节游离体数目较少，游离体多没有环形致密的特点，滑膜增厚程度较滑膜软骨瘤病轻，关节间隙变窄、关节面下囊变以及骨端边缘骨赘更明显。

3. 色素沉着绒毛结节性滑膜炎　滑膜组织增生和含铁血黄素沉积为其特征性改变，滑膜组织增生呈绒毛状突起，绒毛可融合成团块，滑膜结节可压迫侵蚀临近骨质，滑膜结节无钙化或骨化。MRI具有特征性表现，由于软组织肿块内含铁血黄素沉积，T_1WI和T_2WI均呈低信号特征性表现。

【复习思考题】

1. 四肢退行性骨关节病的影像学诊断要点是什么？
2. 类风湿性关节炎的影像学诊断要点是什么？
3. 试述强直性脊柱炎的X线分期。
4. 试述强直性脊柱炎影像学诊断与鉴别诊断。
5. 髌股关节对合关系异常的影像学诊断要点是什么？
6. 滑膜软骨瘤病病理学特点是什么？影像学表现有哪些？

第十章 脊柱退行性变

脊柱退行性变（degenerative spinal diseases）是椎间盘和椎小关节的关节软骨退行性改变，并累及椎体和椎旁韧带所引起的一种病变。临床常见，好发于活动度较大的中下段颈椎和下腰椎。X 线检查为首选检查方法，可以全面了解椎体、椎间关节及椎间隙改变，起到良好的筛查作用。CT 能清晰显示关节面下的骨质改变，并可作三维重组图像，是 X 线检查的补充。MRI 可以筛查早期病变，在显示软组织病变及椎管内改变方面优于 X 线检查和 CT。

第一节 脊椎退行性变

脊椎退行性变为骨关节退行性疾病中常见疾病，多为生理性老化过程，主要包括脊柱椎体及椎小关节退行性变，附属各韧带的增厚、钙化，骨性椎管狭窄及椎体滑脱等改变。

【临床与病理】

临床表现：脊柱相应部位僵硬，疼痛，运动受限和脊髓、神经根、血管受压所引起的症状和体征。如头晕、头痛、手臂及腿脚麻木等。

病理改变：椎体软骨板变性后引起软骨板下骨质增生硬化，甚至骨赘形成。各种原因可致椎小关节发生退变以及脊柱周围韧带发生钙化或骨化等改变，并可继发椎间孔和椎管狭窄，或可致退变性椎体滑脱。

【影像学表现】

1. X 线表现 ①脊柱生理弯曲变直、侧弯；②唇样骨赘和骨桥：骨质增生在椎体边缘处最明显，呈唇样、刺状突起，也可相连形成骨桥，椎体后缘骨赘可突入椎间孔或椎管内，压迫脊髓和神经根；③椎间关节间隙变窄，关节面增生硬化；④关节突增生变尖；⑤脊椎不稳，向前滑脱移位、异常旋转等；⑥椎管狭窄，由于后纵韧带、黄韧带和小关节囊的增生肥厚、骨化，可出现椎管狭窄，并压迫脊髓（图 10–1）。

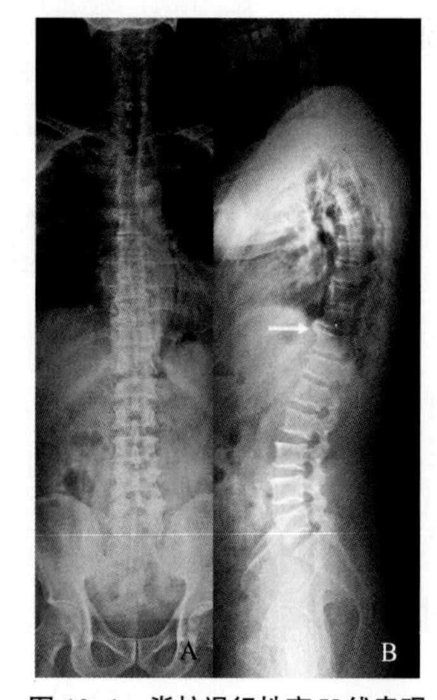

图 10–1 脊柱退行性变 X 线表现

图 A 全脊柱 DR 正位：椎体边缘增生变尖；图 B 全脊柱 DR 侧位：椎体边缘骨质增生，胸 10、11 椎体骨桥形成（箭头），椎间关节间隙变窄，关节面增生硬化

2. CT 表现 CT 除能清楚显示 X 线平片所示表现外，还可显示椎间盘、椎间关节、韧带、硬膜囊及神经根的改变，主要表现有：①椎体增生、硬化：椎体边缘骨赘和终板硬化，常伴有椎间盘膨出；②背侧骨赘：可使椎管狭

窄；③黄韧带肥厚：黄韧带肥厚是指覆盖椎板、椎间关节前内面的“V”形结构，正常时密度与肌肉相似，其厚度≥5mm时即称为肥厚，常伴有小关节退变；④后纵韧带骨化：表现为沿椎体后面的纵向后节段性骨化，以颈椎好发，可累及椎管和邻近的神经根；⑤椎间关节退变：表现为椎间关节突肥大、骨赘形成、关节软骨和软骨下骨质碎裂、椎间关节间隙变窄，椎间关节表面的赘生物可引起椎管和侧隐窝狭窄（图10–2）。

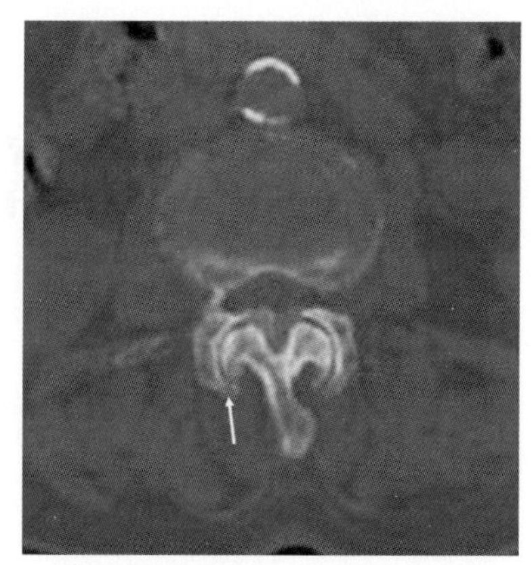

图10–2　脊柱退行性变CT表现

腰椎CT横断面：椎间关节突肥大、骨赘形成（箭）

3. MRI表现　①椎体骨质增生：椎体边缘骨质增生或骨赘表现为椎体终板前后缘骨皮质呈三角形外突的长T_1、短T_2信号。相邻椎体终板变性分三型：I型：T_1WI低信号，T_2WI高信号，病理显示为终板的缺损、裂隙以及血管化的纤维组织；Ⅱ型：T_1WI高信号，T_2WI稍高信号，病理为骨髓的脂肪替代；Ⅲ型：T_1WI、T_2WI均为低信号，病理为脂肪硬化、骨化（图10–3）；②黄韧带、后纵韧带的肥厚、钙化或骨化：均表现为长T_1WI、短T_2WI信号，有时与周围骨结构不易区分；③椎间关节退行性变：关节间隙变窄，关节面骨质破坏呈高低混杂信号，关节边缘部骨质增生多呈长T_1WI、短T_2WI信号，关节内“真空征”亦呈低信号。

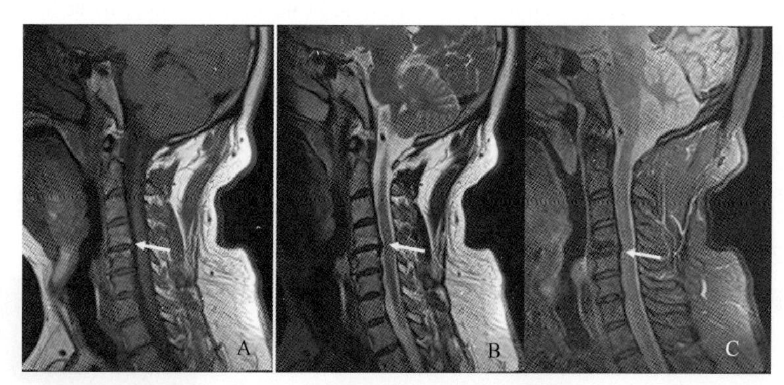

图10–3　椎体终板变性MRI表现

图A 颈椎T_1WI矢状位：颈4、5椎体相对缘呈高信号（箭）；图B 颈椎T_2WI矢状位：颈4、5椎体相对缘呈高信号（箭）；图C颈椎TIRM矢状位：颈4、5椎体相对缘呈低信号（箭），此为Ⅱ型终板变性

脊椎退行性变中颈椎退行性变比较常见，颈椎退行性变致使其周围的脊髓、神经根、交感神经及椎动脉等重要组织受累，呈现相应的临床症状者，临床上称之为颈椎病。颈椎病临床基本分为四型：神经根型、脊髓型、交感神经型、椎动脉型。颈椎病好发部位为颈5、6椎体，其次为颈6、7及颈3、4椎体。

附：颈椎病的影像学诊断

（1）X线表现　①颈椎生理曲度变直或反向弯曲，甚至后突成角；②椎间隙狭窄，或出现前窄后宽；③椎体前后缘骨质唇样增生，后缘骨质的增生比前缘增生对诊断更有意义；④椎小关节及钩突关节骨质增生，椎间小关节面模糊或硬化，其间隙狭窄，边缘增生出现骨赘、骨唇等；⑤椎间孔变形、变小，斜位片可见椎间孔失去正常的椭圆形，而呈哑铃形或不规则形；

⑥项韧带钙化、前纵韧带及后纵韧带钙化与骨化，其相关椎体的棘突后方软组织内、椎间隙前方或椎体后缘见点状、结节状或条状密度增高影；⑦颈椎椎体滑脱或失稳，是较为广泛的颈椎退变引起的（图 10–4）。

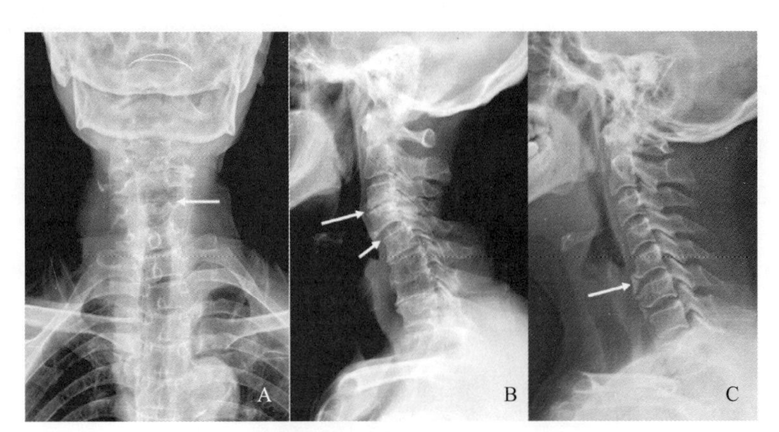

图 10–4　颈椎病 X 线表现

图 A 颈椎正位片：钩椎关节增生、肥大，边缘硬化（箭）；图 B 颈椎侧位片：椎体前缘增生、椎间隙狭窄（长箭），颈 4 椎体不稳（短箭）；图 C 颈椎侧位片：颈椎前纵韧带钙化（箭）

（2）CT 表现　①椎体骨质唇样增生；②钩突骨质增生，出现骨赘、骨唇等；③颈椎间盘病变：椎间盘膨出、突出、脱出，硬膜囊受压致椎管狭窄，侧隐窝狭窄压迫神经根（图 10–5）；④颈椎韧带增厚并钙化：黄韧带以颈段最薄，向下逐渐增厚，颈椎黄韧带的正常厚度 2 ~ 3mm，当厚度大于 3mm 应诊断为黄韧带肥厚，前纵韧带及后纵韧带钙化；⑤ Schmorl 结节：椎体上下缘凹陷性骨缺损、边缘硬化；⑥椎间盘真空征：椎间盘区不规则透亮气体影。

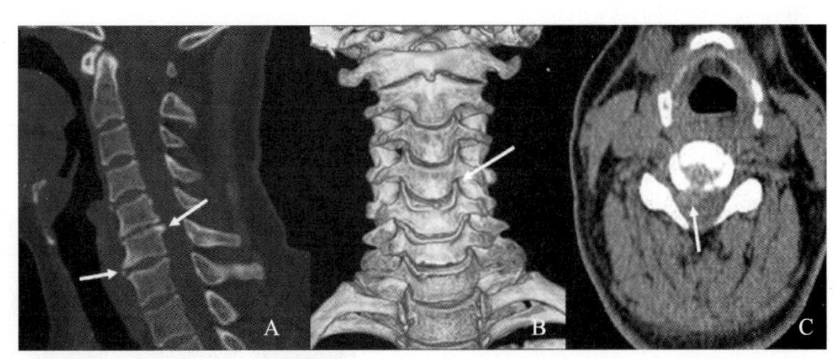

图 10–5　颈椎病 CT 表现

图 A 颈椎 CT 矢状重建图：椎体前后缘增生（箭），椎间隙狭窄；图 B 颈椎 CT VR 冠状位重建图：钩椎关节增生变尖（箭）；图 C 颈椎间盘 CT 横断面：颈椎间盘突出（箭），硬膜囊受压

（3）MRI 表现　MRI 对脊髓和脊神经根受压显示最佳，脊髓水肿在 T_2WI 和 STIR 上表现为局灶性、线条形高信号；椎间盘变性，在 T_1WI 和 T_2WI 上纤维环和髓核均显示为低信号。颈椎间盘膨出、突出、脱出，硬膜囊受压致椎管狭窄或侧隐窝狭窄压迫神经根（图 10–6）；颈椎黄韧带增厚并钙化。

【诊断与鉴别诊断】

本病影像学表现具有典型特征，一般不需与其他疾病鉴别。X 线平片可显示骨质改变；CT 可显示椎间盘、韧带、椎间关节及椎管形态改变；MRI 能清楚显示椎间盘、椎体骨髓、硬膜囊、脊髓及神经根的改变。

NOTE

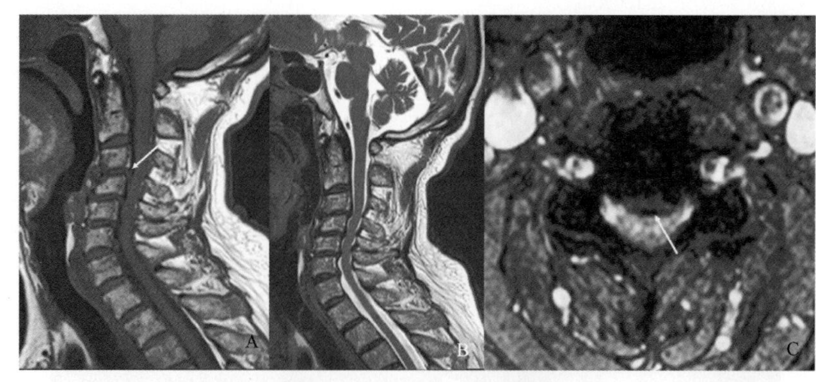

图 10-6 颈椎病 MRI 表现

图 A 颈椎 T_1WI 矢状位；图 B 颈椎 T_2WI 矢状位：椎间盘后突，压迫硬膜囊，椎体后缘增生，椎间隙狭窄；图 C 颈椎 T_2WI 轴位：椎间盘后突，压迫硬膜囊，颈髓受压（箭）

第二节 椎间盘退行性变

椎间盘退行性变（ intervertebral disc degeneration ）包括椎间盘纤维环、髓核以及软骨终板的退变，椎间盘退变时，可出现脱水、积气、钙化、萎缩变薄、膨出、骨性终板硬化增厚及椎体缘增生肥大等改变。多发生于颈椎、腰椎。

【临床与病理】

临床表现：椎间盘退行性变在脊柱退变中发生率最高，且易造成椎间盘膨出、突出或脱出及脊椎滑脱等继发性改变而引起症状。当出现椎间盘膨出或突出时多有局部不适伴上肢或下肢麻木、放射性疼痛、感觉障碍等。

病理改变：椎间盘由纤维环、髓核和软骨板组成，纤维环包绕于髓核的四周，前部较厚，退变时纤维环出现网状变性和玻璃样变性，失去原来的的层次和韧性，产生裂痕。椎间盘髓核退变多在骨关节和纤维环退变的基础上发生，髓核水分丢失，碎裂。脊柱负荷量加大的时候，椎间盘变性加速，纤维环松弛，形成椎间盘膨出。当纤维环破裂时，髓核沿着裂隙突出，为椎间盘突出，与原椎间盘分离形成碎块时称为椎间盘脱出。椎间盘的软骨终板会随年龄的增加而变薄、钙化、囊变和坏死，椎体的软骨板破裂，髓核可经相邻上下椎体透明软骨终板的薄弱区突入椎体骨松质内，形成 Schmorl 结节，又称软骨结节。

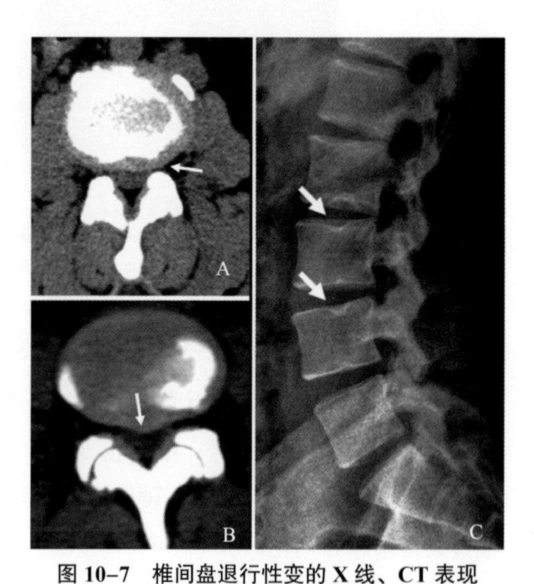

图 10-7 椎间盘退行性变的 X 线、CT 表现

图 A CT 横断位：椎间盘向后膨出（箭），硬膜囊受压；图 B CT 横断位：椎间盘向后正中突出（箭），致硬膜囊受压；图 C 腰椎侧位 X 线片：L2 椎体上下缘、L3 椎体上缘可见软骨结节形成（箭）

【影像学表现】

1. X 线表现 对椎间盘退行显示有限，仅能显示椎间隙均匀或不对称狭窄；可于椎体上缘或下缘出现圆形或半圆形凹陷区，边缘硬化，为许氏结节形成（图 10–7C）；髓核脱水后可变脆、碎裂，在椎间盘内出现气体，即“真空现象”。因此 X 线平片只能作参考，确诊椎间盘退变需进行 CT 或 MRI 检查。

2. CT 表现　为检查椎间盘退变的主要和常用方法。

（1）椎间盘膨出　表现为椎间盘均匀向周围膨隆，超出椎体的外缘，后缘与相邻椎体形态基本保持一致，也可呈平直或呈轻度均匀外凸的弧形影（图 10–7A）。

（2）椎间盘突出　好发于活动度较大的下腰段，其次为下颈段。表现为椎间盘向后或侧后方呈局限性突出的弧形软组织密度影，基底较窄（图 10–7B）。

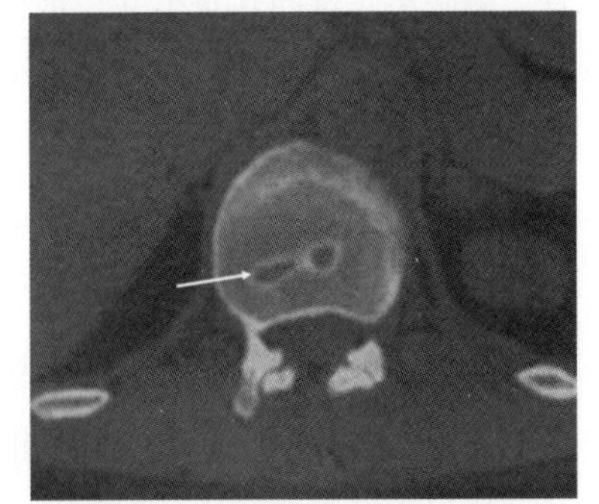

图 10–8　椎体许氏结节 CT 表现

腰椎 CT 横断面：椎体内骨质吸收、边缘硬化、光滑锐利（箭）

（3）椎间盘脱出　表现为椎管内椎间隙上下层面的软组织碎片影，常导致硬膜囊或神经根的明显受压。

（4）许氏结节（Schmorl’s node）为椎间盘脱出的特殊类型。表现为椎体内类圆形低密度灶，常高于椎间盘密度，病灶边缘硬化（图 10–8），若发生于椎体后缘可致骨性椎管狭窄。

3. MRI 表现　MRI 矢状面扫描较 CT 更易显示椎间盘退行性变后与硬膜囊、脊髓关系（图 10–9）。

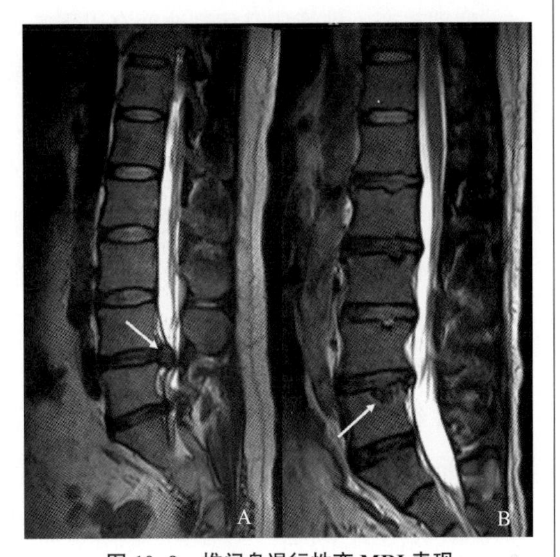

图 10–9　椎间盘退行性变 MRI 表现

图 A 矢状位 T_2WI：腰 4 ～ 5 椎间盘向后膨出，致硬膜囊明显受压（箭）；图 B 矢状位 T_2WI：腰 2 ～ 5 椎体上缘终板可见结节样缺损，光滑锐利（箭）

【诊断与鉴别诊断】

本病在临床表现以及影像学表现方面具有一定的特征性，诊断不难，但有时不典型的椎间盘突出症需与椎管内硬膜外肿瘤鉴别：后者无论肿瘤的部位还是形态方面多与椎间盘突出不同，且与椎间盘无联系，常伴有邻近椎体的骨质破坏、椎管或椎间孔扩大，增强扫描多有强化。

髓核游离型椎间盘突出应与硬膜外肿瘤鉴别：髓核游离型椎间盘突出 CT 表现为髓核可游离于硬膜外间隙内，密度高于相邻神经根鞘或硬膜囊，少数可以发生钙化。增强 CT 或 MRI 扫描游离髓核可无强化或呈环形强化，而硬膜外肿瘤性病变均有不同程度强化，以此可以进行鉴别。

第三节　椎管狭窄

椎管狭窄（spinal canal stenosis）是指构成椎管的骨质与软组织发生异常改变，使椎管有

NOTE

效容积缩小，压迫脊髓、神经根等结构并引起相应临床症状及体征。根据狭窄的部位分为椎管、侧隐窝、椎间孔狭窄等；根据椎管狭窄原因可分为先天性、获得性和混合性。X线平片可作为骨性椎管狭窄筛查的主要检查方法；CT不仅能显示骨与软组织改变，还能在多方位上成像，并做出三维重建影像；MRI可多体位显示椎管解剖结构细节情况，并能清晰显示脊髓与软组织病变，对于诊断椎管狭窄更具有价值。

【临床与病理】

临床表现：椎管狭窄发病多缓慢而隐匿，病史多长达数月至数年。根据狭窄部位不同，临床上表现也各不相同。一般以腰椎和颈椎管狭窄多见。颈椎管狭窄表现为颈部不适，上肢无力并有放射痛、肩背部痛，双下肢无力，可有踩棉花感，大小便失禁等；胸椎管狭窄改变相对较少见，多表现为下肢无力、麻木，严重者可出现脊髓损伤表现；腰椎管发生狭窄时，表现为腰背部痛、脊柱侧弯、间歇性跛行、下肢活动障碍及放射痛等。

病理改变：椎管狭窄病理改变有以下三种：①先天性椎管狭窄：主要是由于软骨内化骨发生异常以及骨骺过早联合，引起椎管发育异常，椎管多呈普遍性狭窄，具体表现为椎体横径增宽，椎体及椎弓根呈短粗状，椎板增厚，致使椎管呈骨性狭窄；②获得性椎管狭窄：引起椎管空间狭窄的主要原因包括：椎体后缘骨质增生（即脊椎退行性变），椎间盘突出与膨出，黄韧带与后纵韧带的肥厚或钙化等；③混合性椎管狭窄：是指在先天性发育异常基础上伴有获得性病变所致。在椎管径线处于正常低值个体人中，轻度的退行性改变即可发生椎管狭窄的症状。

【影像学表现】

1. X线表现　根据径线测量可以确定椎管狭窄。生理情况下颈椎管矢状径大于13mm，若小于10mm考虑狭窄。正常腰椎矢状径应大于18mm，小于15mm应考虑狭窄。

2. CT表现　①CT可以清晰显示椎弓短小，椎体后缘的骨质增生、硬化，椎小关节增生，椎间盘膨出与突出，后纵韧带及黄韧带肥厚和钙化；②硬膜外脂肪间隙受压或消失，硬膜囊、脊髓受压；③椎管狭窄变形，胸段及上腰段椎管多呈三叶状变形；④诊断椎管骨性狭窄主要依据椎管横断层面测量来确定。颈椎椎管正中矢状径小于10mm、腰椎管正中矢状径小于12mm即可诊断为骨性椎管狭窄（图10–10、图10–11）；侧隐窝小于2mm时为狭窄；黄韧带厚度≥5mm时为黄韧带增厚。

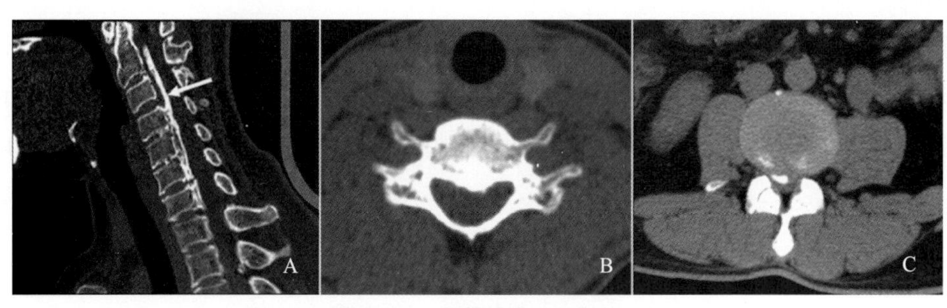

图10–10　椎管狭窄CT表现

图A 颈椎CT矢状位重建：颈椎后纵韧带广泛钙化，相应颈椎管变窄；
图B CT横轴位：颈椎体后缘骨质增生，椎管前后径变窄，颈髓受压变形；
图C CT横轴位：腰椎间盘向后突出，相应硬膜囊受压变形，局部椎管变窄

3. MRI 表现　可见显示椎间盘膨出或突出，椎体后缘骨赘形成，椎小关节增生肥大，后纵韧带及黄韧带增厚与钙化，脊髓周围的蛛网膜下腔变小或消失；脊髓受压表现为局限性压迹、变形，严重者受压相应节段脊髓可发生水肿、缺血或囊性改变，其信号表现为等或略长 T_1、长 T_2 信号，STIR 序列呈高信号改变。椎管内占位性病变或邻近病变侵及椎管内，致使椎管容积变小。

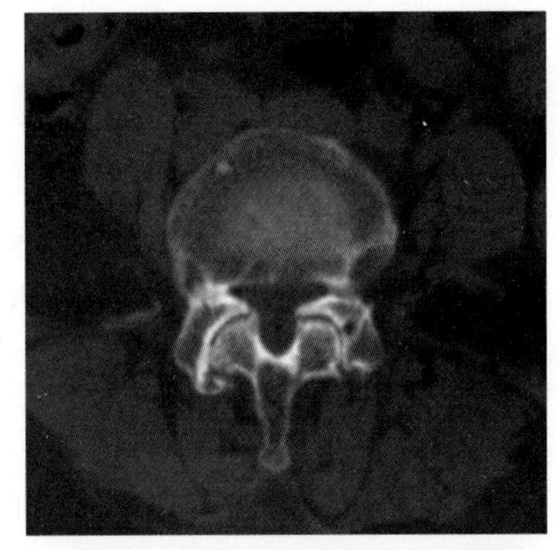

图 10-11　骨性椎管狭窄 CT 表现

腰椎 CT 横轴位：可见腰椎管呈三叶状变窄

【诊断与鉴别诊断】

造成椎管狭窄的因素很多，影像学检查能清晰显示椎管形态与大小，椎体骨质增生以及韧带肥厚或钙化、椎间盘膨出或突出、椎间关节退行性变以及椎弓发育异常等表现，上述改变均可引起硬膜囊、脊髓和神经根受压移位等表现，因此，结合临床表现则不难做出诊断。

【复习思考题】

1. 试述颈椎病的分型及影像学表现。
2. 试述脊柱退行性变的诊断要点。
3. 试述椎间盘退行性变的 CT 及 MRI 表现。
4. 试述椎间盘膨出、突出、脱出及游离的 CT 及 MRI 表现。
5. 引起椎管狭窄因素有哪些？其各自影像学表现如何？

第十一章 代谢及营养障碍性骨疾病

代谢及营养障碍性骨疾病是指由于机体先天或后天原因所致的骨破坏或干扰了正常骨代谢与生化状态，致使骨生化代谢障碍而发生的一系列骨疾患。

第一节 骨质疏松症

骨质疏松症（osteoporosis）是指由于各种原因导致骨的有机成分和无机成分等减少，导致骨微细结构退化，引起骨的脆性增加和骨折危险性增加的病变。目前，主要采用X线、CT、超声、同位素或磁共振方法对骨矿含量（bone mineral content，BMC）、骨矿密度（bone mineral density，BMD）进行定量测定。随着对该病认识与诊断技术的不断提高，临床上对骨质疏松症诊断率也在逐年升高。

【临床与病理】

临床表现：由于造成骨质疏松症的病因不同，引起的症状也有所不同。轻度骨质疏松时，症状常较轻微或没有症状。当出现明显骨质疏松时，可出现骨痛、身高变矮、驼背、活动受限等。由于骨质疏松可引起骨的脆性增加，当骨骼受到外力作用或自身重量压迫时，均可发生骨折。常好发于椎体、前臂、髋关节等。

病理改变：单位体积内骨组织的有机成分与无机成分都减少，但骨内的有机成分和钙盐的比例仍正常。发生病变骨质中的骨小梁减少、变细甚至消失，皮质内哈弗斯管和福尔克曼管间隙均扩大，皮质变薄。由于单位骨组织内钙含量下降，骨质变脆。

【影像学表现】

1. X线表现 根据骨质疏松的程度，在X线平片上可分为轻度、中度及重度。严重的骨质疏松症常易发生骨折。

（1）*轻度骨质疏松* 其征象多表现于骨端关节面下，骨质密度减低，骨小梁变细，骨皮质外层可出现轻度骨质吸收表现。

（2）*中度骨质疏松* 骨端骨小梁明显减少，并可出现斑片状或带状骨小梁缺失区，骨皮质厚度明显变薄，并可见纵行透亮线显示。

（3）*重度骨质疏松* 骨质密度显著减低，与邻近软组织或椎间盘密度较接近。于松质骨内可见较大范围骨小梁模糊或缺失区，容易误认为骨质破坏区，周围骨质密度普遍减低，骨皮质明显变薄。

椎体发生骨质疏松时，其内表现为栅状排列的纵行骨小梁，骨密度减低，皮质变薄。严重时，椎体上下缘向内凹陷，椎间隙呈梭形，相对较宽。由于骨质疏松引起骨质变脆，椎体可发生压缩骨折，常呈楔形改变（图 11-1A、B）。

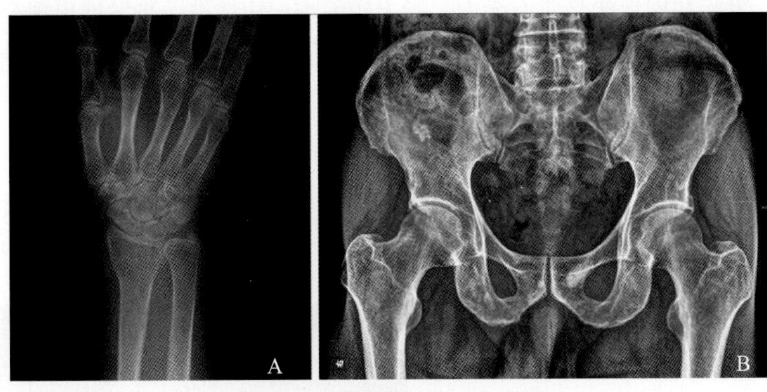

图 11-1　骨质疏松症 X 线表现

图 A 腕部 X 线正位：腕部关节骨质密度普遍减低，其骨小梁纤细、减少，骨皮质变薄；
图 B 骨盆 X 线正位：骨盆诸骨质密度普遍减低，骨小梁变细、减少

2. CT 表现　主要表现为骨皮质变薄，密度减低，骨小梁变细、减少、稀疏。对于严重的骨质疏松症患者，CT 可表现局限性骨小梁缺失区，测量该区域 CT 值则为脂肪密度（图11-2）。由于 CT 具有很高的密度分辨率，能显示扫描层内容积密度分布，并能反映组织的物理密度，因此可利用 CT 进行骨矿含量或骨矿密度测量，此项检查，对于骨质疏松症的诊断及治疗效果的评价具有重要的意义，但患者受到的 X 线辐射剂量较高。

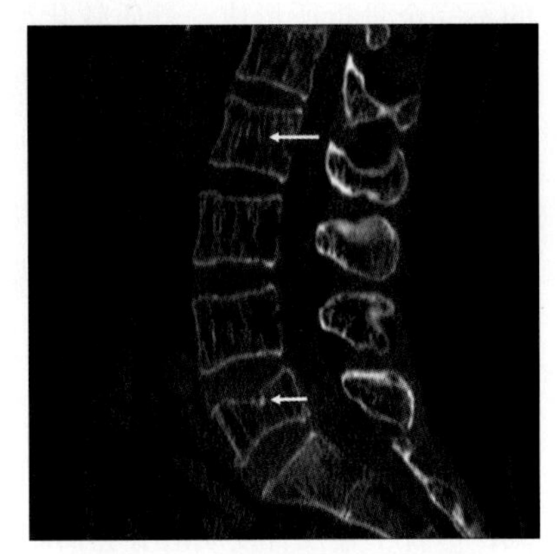

图 11-2　骨质疏松症 CT 表现

腰椎 CT 矢状位重建图像：腰椎椎体有纵行走向较粗大的骨小梁显示（长箭）；第 5 腰椎体骨质呈压缩骨折改变（短箭）

3. MRI 表现　随着磁共振成像技术不断进步，利用显微磁共振成像（micro-magnetic resonance imaging）评估骨密度、骨结构与强度已成为可能。骨髓 T2* 值可清晰反映骨小梁及其空间结构特点。当骨质发生疏松时，骨小梁变细、稀疏，骨小梁间隙增大，并被脂肪组织充填取代，此时骨髓呈短 T_1 和中长 T_2 信号。骨皮质发生疏松时则表现为低信号皮质中有等信号区显示。严重的骨质疏松时，骨小梁结构基本消失，局部骨小梁显得更为纤细。

【诊断与鉴别诊断】

骨质疏松症主要与多发性骨髓瘤鉴别，后者可使骨组织发生破坏性改变（有骨小梁缺损区），故与骨质疏松症表现有相似之处，但后者非病变区骨质表现相对正常，前者骨组织呈弥漫性疏松改变，因此，两者能够进行鉴别。

第二节　骨质软化症

骨质软化症（osteomalacia）为成骨过程中骨基质即骨样组织的骨盐沉积异常所造成的骨疾患。引起骨质软化病因很多，如常见的维生素 D 缺乏，可致使骨基质不能钙化。于儿童骨发育期则表现为佝偻病综合征，成人期表现为骨软化症。

NOTE

【临床与病理】

临床表现：发病初期症状是肌肉无力，行走较困难，病情进一步发展出现全身骨痛，骨压痛。严重时，还表现为由于骨骼变形而引起身体畸形，变形多好发于身体负重部位，如脊柱、骨盆与下肢等部位。因血钙降低，患者可出现抽搐。

病理表现：因维生素 D 缺乏，而引发钙、磷代谢异常，骨基质形成后不能钙化，骨小梁表面可见类骨质形成，成熟的骨组织难以形成。骨组织强度逐渐降低变软，使骨骼发生变形。原有的骨小梁显示逐渐变细。

【影像学表现】

骨质软化主要依据 X 线平片检查，具体表现为骨质密度普遍减低，骨小梁与骨皮质模糊；假骨折线（Looser 带）呈横贯骨皮质的透亮线，一般认为它是愈合不良的不完全骨折所形成。骨质软化变形；可出现双侧髋臼内陷，骨盆三叶状变形，脊柱后凸、侧弯，椎体双凹变形，下肢长骨弯曲变形。骨发育期骨的骺线增宽，为生长过程中新生成的骨样组织钙化发生障碍所致（图 11–3）。

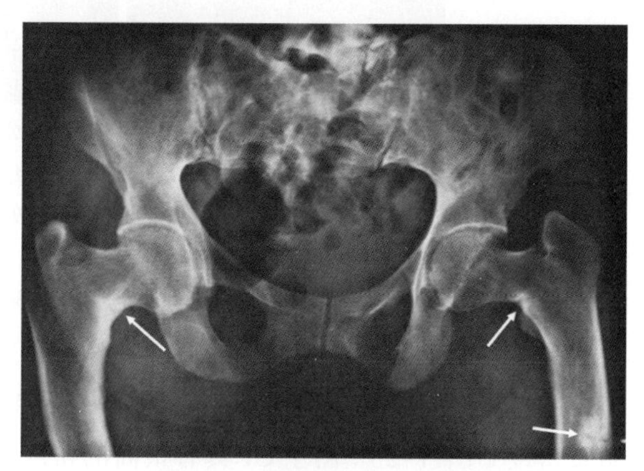

图 11–3　骨质软化症 X 线表现

骨盆正位：骨盆变形，双侧股骨干近端弯曲变形，双侧股骨均有假骨折线显示（箭）

【诊断与鉴别诊断】

骨质软化症主要与骨质疏松症进行鉴别，共同表现是骨质密度减低，后者虽然骨质密度减低，但骨小梁及骨皮质的分界清晰，前者则模糊；前者还有骨畸形、假骨折线等表现。

第三节　维生素 D 缺乏性佝偻病

维生素 D 缺乏性佝偻病（vitamin D deficiency rickets）是指由于维生素 D 缺乏引起钙、磷代谢障碍，致使骨基质缺乏钙盐沉着，引起佝偻病。引起发病的原因常见为饮食性维生素 D 缺乏症、日光照射量不足、慢性消化道疾病与肾病等。

【临床与病理】

临床表现：本病多见于 3 岁以下幼儿，其中以 6 个月至 1 岁发病率最高。早期症状为睡眠不安、夜惊与多汗等症状。而后可出现肌肉松弛，肝脾肿大，乳牙萌出迟缓，前囟门闭合延迟，串珠肋，鸡胸，双下肢呈“O”形、“X”形或“弓”状弯曲畸形。实验室检查表现为血钙、血磷降低，碱性磷酸酶发生增高。

病理改变：主要为维生素 D 缺乏而引起钙磷代谢紊乱，致使骨骺与干骺端生长中的软骨及骨样组织钙化不足，于干骺端出现未经钙化的骨样组织的大量堆积，使干骺端发生膨大，并呈杯口样改变。同时产生骨质软化、骨质密度减低、骨小梁稀疏、骨皮质变薄等。

【影像学表现】

维生素 D 缺乏性佝偻病主要依据 X 线平片检查，其表现为：

1. 活动期　①以长骨干骺端发生改变出现最早，尤其是尺桡骨远端最为明显；②先期钙化带模糊、不规则、变薄甚至消失；③干骺端横径加大，其中央部凹陷呈杯口样改变，其边缘由于骨样组织不规则而呈毛刷状；④骨骺显示模糊不清，出现延迟，也可消失不出现，骨骺板呈较明显增宽；⑤骨质软化，骨小梁模糊，骨皮质变薄，下肢弯曲畸形。

2. 愈合期　先期钙化带重新出现，杯口样凹陷及毛刷征消失，骨皮质逐渐增厚，骨骺得以出现，骨骺板显示正常，骨畸形可得到缓慢恢复或留下后遗症。

3. 后遗症期　双下肢出现膝内翻、膝外翻畸形，并呈“O”形、“X”形、“弓”形腿改变，下肢骨畸形可持续多年，甚至终生存在（图 11–4）。

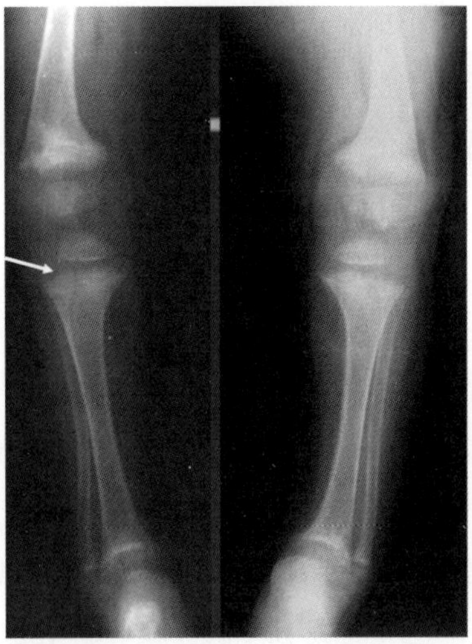

图 11–4　维生素 D 缺乏性佝偻病 X 线表现

双侧股骨下段及胫腓骨正位：活动期，临时钙化带不规则、模糊、变薄、消失，干骺部杯口状增大，边缘毛刷状（箭），骨弯曲变形

【诊断与鉴别诊断】

1. 抗维生素 D 佝偻病　抗维生素 D 佝偻病是一种家族遗传性疾病，患儿较早就出现骨质生长障碍与发育异常，其临床症状与体征和维生素 D 缺乏性佝偻病相似，但后者常规剂量的维生素 D 治疗无效，而前者通过该药物治疗则有效。

2. 维生素 C 缺乏病　维生素 C 缺乏病与佝偻病较相似，均有骨质密度普遍减低，因维生素 C 缺乏病会引起干骺端先期钙化带异常增厚，可见干骺端骨膜下出血。

第四节　肾性骨病

肾性骨病（renal osteopathy）又称为肾性骨营养不良（renal osteodystrophy），是由各种慢性肾脏疾病所引起的钙、磷代谢障碍等所造成的骨骼损害。肾性骨病可分为肾小球性及肾小管性，前者引起的骨病以骨软化、佝偻病、纤维囊性骨炎、骨硬化为主，后者则以骨软化、佝偻病为主，很少发生纤维囊性骨炎和骨硬化。

一、肾小球性骨病

肾小球性骨病（glomerular osteopathy）又称为肾小球性营养不良。本病分为先天性及后天性。先天性包括多囊肾、先天性下尿道梗阻如输尿管瓣膜、输尿管逆流等；后天性包括肾小球肾炎、慢性肾盂肾炎、肾病综合征、高血压肾病等。

【临床与病理】

临床表现：本病与肾脏原发疾病及发病时间有关。全身症状包括水肿、少尿、血压增高等。骨骼症状有颅骨软化、腕踝肿大、串珠肋、驼背、鸡胸、膝内翻、膝外翻等。实验室检查：血磷增高，血钙正常或偏低，血非蛋白氮增高，碱性磷酸酶也可增高。

病理改变：主要是由于抗维生素 D 现象和高血磷状态。凡影响维生素 D 的代谢，就会干扰维生素 D 对肠道吸收钙磷的作用，直接影响骨样组织的钙化，导致佝偻病和软骨病的发生。

当肾小球对磷的过滤减少，即出现高血磷时，血钙必然减少，刺激甲状旁腺分泌增多，因而引起纤维性骨炎和软组织转移性钙化。血磷过高，部分经肠道排出，磷在肠道又可与钙结合成不易溶解的磷酸钙，肠道不能将其吸收，使钙在肠内的吸收更加减少。

【影像学表现】

1. X 线表现

（1）佝偻病表现　多发生在生长快和承受重力的部位，骨密度明显减低，皮质变薄，干骺端呈杯口状、毛刷状改变，先期钙化带密度减低或消失，其下可见透亮带，骨骺及干骺端距离增宽，骨骺易发生移位或骨折，双侧股骨头可出现骨骺滑脱。

（2）骨质软化的表现　不多见，多见于成年人，以骨质软化为主，可见骨密度减低，骨小梁模糊及骨骼变形，椎体呈鱼脊样改变，侧弯或后突畸形，可发生假骨折。

（3）继发性甲状旁腺功能亢进表现　病程长者骨质改变明显，短者则不明显。主要表现为骨膜下骨的吸收，以指骨和颅骨明显，指骨发生于干骺的桡侧面，皮质边缘出现虫蚀状骨质吸收；颅骨表现为板障增厚，骨质密度减低，内外板结构不清。其次可见的变化为纤维囊肿性改变，称为棕色瘤（brown tumor）。软骨下骨的吸收，可表现在关节边缘，在骨膜下或在韧带附着处，再有关节周围骨吸收，可侵及髋关节、肩关节及手骨、髌股关节，类似类风湿性关节炎，须加以鉴别。

（4）骨硬化　多见于病程较长患者，广泛骨硬化，以脊椎及颅底较为明显，长骨及骨盆次之，表现为骨小梁增粗并相互融合，继而出现弥漫性骨质硬化，骨结构消失，骨质致密。脊柱以腰椎最为明显，椎体上下缘硬化，呈夹心椎改变。附件也可骨质硬化。颅底骨质硬化如象牙，颅骨各层结构不清。四肢骨质硬化以骨端明显，可有不规则的条状、带状致密影。

（5）软组织改变　主要为异位钙化，表现为关节周围条状及斑片状钙化（图 11-5A、B）。也可见于肌腱、韧带附着处。血管壁的钙化常见于大动脉干或手足小血管。钙化也可发生在关节软骨、半月板、角膜和结合膜等处。

2. CT 表现　CT 对于早期骨膜下骨的吸收及钙化的显示率高于 X 线平片。CT 主要表现为骨质疏松，骨硬化，囊状骨质吸收及软组织、血管等的异位钙化（图 11-5C、D）。

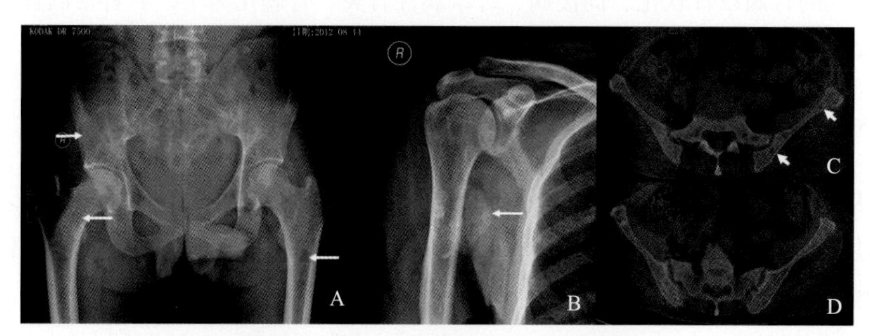

图 11-5　肾小球性骨病 X 线、CT 表现

图 A 骨盆正位 X 线片：髂骨及股骨多发囊状骨质破坏区（箭）；图 B 右肩关节正位 X 线片：肱骨中上段周围软组织内可见不规则团块状钙化密度影（异位钙化）（箭）；图 C、图 D 骨盆 CT 横断位：左侧髂骨可见多发囊状骨质吸收区（箭）

3. MRI 表现　MRI 可以从骨骼信号改变进一步诊断，由于胶原纤维增加及脂肪增加，可使 T_1 时间变短，故信号强度可增加，脊椎骨造血骨髓的增加，或者成骨矿物质增加，可使信号减低，若用 T_1 加权图像及 STIR 脂肪抑制图像，可以显示骨的异常；如骨皮质增厚、骨小梁的改变，显示骨内囊性改变及骨坏死均较 X 线平片为佳；同时在骨髓腔内可发现非特异性信号改变，故 MRI 对肾性骨病的诊断价值较 X 线平片为佳，但无论 CT 及 MRI 诊断均须在 X 线平片诊断基础上进行。

【诊断与鉴别诊断】

本病诊断主要依靠明确的肾脏疾病史和典型的 X 线等影像学表现。应与原发性骨质疏松和甲状旁腺功能亢进引起的骨质改变相鉴别。

1. 甲状旁腺功能亢进　常有甲状旁腺腺瘤，以指骨骨膜下吸收最常见，而肾小球性骨病以长骨干骺端骨膜下吸收显著，伴病理骨折或骨骺滑脱；甲状旁腺功能亢进几乎不会出现佝偻病及假骨折线，而肾小球性骨病的基本表现为佝偻病和骨质软化症，而且常伴假骨折线。

2. 骨质疏松症　常见于绝经后女性，以骨质疏松为主要症状，一般无骨质软化及继发甲状旁腺功能亢进、骨质硬化表现。

二、肾小管性骨病

肾小管性骨病（renal tubular osteopathy）较肾小球性骨营养不良少见，多见于先天性肾小管功能异常，包括肾近曲小管和（或）远曲小管病变。

【临床与病理】

抗维生素 D 型佝偻病：为一种少见的 X 染色体显性遗传疾病，多见于儿童。主要原因为肾近曲小管对磷再吸收障碍。表现为血磷减低、尿磷增高、骨骼疼痛等。骨骼改变主要为骨质软化。

抗维生素 D 型佝偻病伴糖尿病：为少见先天性疾病，主要原因为肾小管对磷和葡萄糖再吸收障碍，导致低血磷和糖尿病。骨骼改变主要为骨质软化。

Fanconi 综合征：为常染色体隐性遗传疾病，主要原因为肾近曲小管功能缺陷，对磷、葡萄糖和氨基酸再吸收障碍。骨骼病变类似于佝偻病。

肾小管性酸中毒：多为先天性遗传疾病，也可由后天性疾病或中毒等引起。主要原因为肾近曲小管和（或）远曲小管病变导致体内酸碱平衡失调。骨骼病变主要为骨质软化和骨质疏松。

【影像学表现】

影像学检查主要依靠 X 线平片，与肾小球性骨病表现类似，缺乏特异性。主要表现：

1. 佝偻病或骨质软化症表现　骨骺愈合前呈佝偻病表现；愈合后呈骨质软化症表现。骨质密度普遍性降低，骨关节畸形及假骨折线等骨质软化表现，椎体呈鱼脊样，肢体长骨变形、弯曲，骨盆呈漏斗状畸形，双侧耻骨坐骨支和髋臼向内上移位，骨盆入口呈鸡心状或三角形，重者可成三叶状改变（图 11-6）。

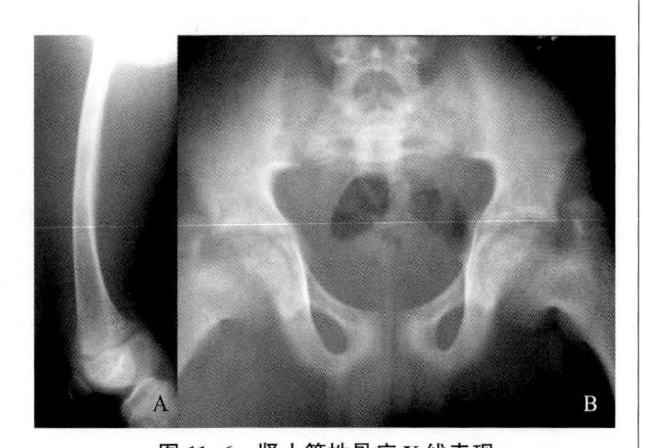

图 11-6　肾小管性骨病 X 线表现

图 A 股骨侧位：骨干弯曲变形；图 B 骨盆正位：骨盆呈漏斗状畸形

2. 骨质硬化 少数可见骨质密度增高，骨质硬化，多位于椎体、髂骨体部和耻骨等部位，呈无结构、均匀性密度增高区。

3. 关节周围骨质增生 仅见于骨质软化症患者，表现为肌腱附着处骨化。

4. 肾区钙化 可见斑点状或成簇状，尿路也可见结石改变。

【诊断与鉴别诊断】

本病诊断主要依靠明确的先天性肾脏疾病史和典型的X线等影像学表现。需与肾小球性骨病和原发性甲状旁腺功能亢进相鉴别。与肾小球性骨病的主要区别是前者纤维囊性骨炎和骨硬化少见，其他佝偻病、骨软化症表现相似。原发性甲状旁腺功能亢进的骨硬化较少见，常表现有多发囊性纤维骨炎改变，而肾小管性骨病出现囊性纤维骨炎时常为单房性，边缘模糊。

第五节 痛 风

痛风（gout）是由于嘌呤代谢紊乱和（或）尿酸排泄障碍所致血尿酸增高的一种全身性疾病。可引起痛风性关节炎反复发作，伴有痛风石的形成和慢性关节畸形等。

【临床与病理】

临床表现：痛风分为原发性和继发性两种，前者约占90%。原发性痛风是指原因不明或有先天性尿酸代谢障碍者；继发性痛风是指高尿酸血症的病因明确，而痛风不是疾病的主要表现者。前者大多在40岁以上发病，男性占95%以上。临床上可分为：①无症状期：仅有高尿酸血症，可持续数年至数十年，有些可终身不出现症状；②急性关节炎期：突然发作，多见于第1跖趾关节，其次为踝、膝、腕、指、肘等关节，表现为红、肿、热及剧烈疼痛，以夜间为明显，可经数日或一周自行恢复；③痛风石及慢性关节炎期：痛风石多位于关节远端软组织内，局部肿胀、僵硬及畸形。痛风石处皮肤破溃，可见豆渣样物质排出。

病理改变：痛风可累及全身各部位或脏器，可引起痛风性关节炎及痛风性肾病等。当血尿酸浓度过高时，以钠盐的形式沉积在关节、软组织、软骨等部位，导致滑膜增生和血管翳形成，关节软骨变性，继发软骨破坏、关节面下骨质破坏，关节面粗糙、缺损、穿凿样改变等。尿酸盐结晶沉积软组织可出现痛风石。严重者关节间隙可狭窄，纤维组织骨质增生。晚期关节变形、脱位和半脱位，最后导致关节纤维强直或骨性强直。

【影像学表现】

1. X线表现 ①早期关节周围软组织肿胀，多始于第1跖趾关节，有时可见关节邻近骨皮质凹陷性压迹；②痛风结节形成，受累关节软组织偏心性肿胀，呈结节状，密度增高，晚期痛风结节内出现细条状及斑点状钙化，邻近骨质常伴外压性骨质缺损；③骨性关节面不光整，关节面下穿凿状及囊状骨质破坏，边缘锐利，可以相互融合，邻近骨质增生硬化；④关节间隙早期不变窄为痛风性关节炎的特征，多数在晚期变窄或消失，可发生关节脱位、半脱位，可出现纤维强直或骨性强直（图11-7）。

2. CT表现 早期，关节周围软组织肿胀，密度稍增高，边缘模糊。继而邻近关节软骨下小囊变，直径小于2mm，边缘清晰。关节旁软组织中可见痛风结节形成。中期，骨皮质边缘出现小圆形骨质缺损或浅弧状压迹，骨质缺损的中心常与软组织结节的中心相符合，此为本

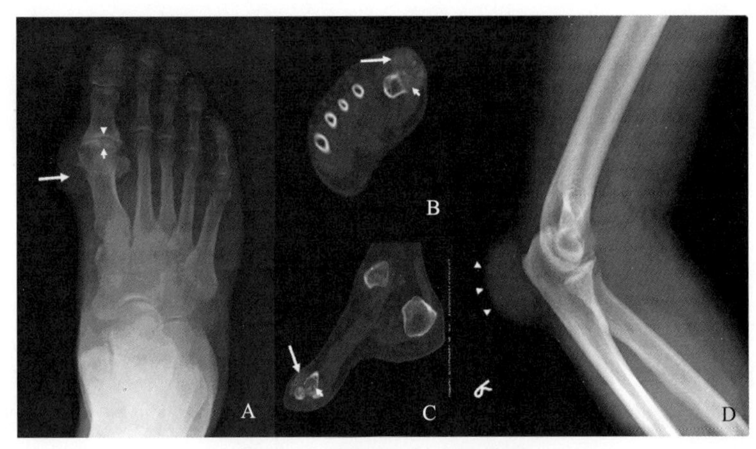

图 11-7 痛风 X 线、CT 表现

图 A X 线右足正位：痛风结节（长箭），跖骨远端骨性关节面骨质破坏（短箭），跖趾关节间隙变窄（箭头），邻近骨质增生硬化；图 B、图 C 右足 CT：显示痛风石（长箭），骨质破坏（短箭）；图 D 右肘关节侧位 X 线片：显示痛风石（箭头）

病较特殊的征象。晚期，软组织肿块进一步增大，多个相连，痛风结节内可见成簇状钙化灶（痛风石）。关节破坏范围增大，出现广泛性的骨质吸收，关节边缘骨赘形成，可见关节畸形或脱位。

3. MRI 表现 痛风结节信号多种多样，主要取决于钙盐的含量，一般在 T_1WI 上多为低信号，T_2WI 多为高信号。增强后几乎所有病灶均匀强化，肌腱、韧带、肌肉甚至包括骨髓内病灶也有强化。

【诊断与鉴别诊断】

本病诊断主要依靠临床症状和实验室检查发现血尿酸增高，X 线等影像学检查可观察软组织肿胀、痛风结节、骨破坏程度等，为临床诊断和治疗的可靠依据。本病应与退行性骨关节病和类风湿性关节炎相鉴别。退行性骨关节病多以关节骨端骨质增生为主要表现，常无关节边缘和骨性关节面骨质破坏。类风湿性关节炎好发于双手近端指间关节和腕关节，软组织呈梭形肿胀，无局限性结节，多见于女性。

【复习思考题】

1. 骨质疏松症 X 线诊断要点有哪些？
2. 维生素 D 缺乏性佝偻病的 X 线表现各期的不同点有哪些？
3. 肾性骨病的主要 X 线表现有哪些？
4. 痛风的影像学表现有哪些特征？

NOTE

第十二章 内分泌性骨病

内分泌系统由很多的内分泌腺组成，其中垂体、甲状腺、甲状旁腺、肾上腺和性腺等的异常，会引起分泌的激素量增多或减少，可导致骨骼系统的病变，此类疾病称为内分泌性骨病。其所引起的骨骼系统病变主要有骨的生长发育异常、骨质吸收、骨生长障碍等。除骨骼系统表现外，不同的内分泌疾病尚伴有不同程度内分泌症状。

第一节 巨人症及肢端肥大症

一、巨人症

巨人症（gigantism）是由于垂体前叶嗜酸细胞瘤或垂体前叶增生导致脑垂体分泌过量生长激素（GH），引起软组织、骨骼及内脏的增生肥大以及内分泌代谢紊乱。发病于青春期前骨骺线未闭合时称为巨人症，骨骺线闭合后则为肢端肥大症。

【临床与病理】

临床表现：多在青少年时期发病，分为形成期及退化期。形成期开始于初生婴儿，躯干、内脏生长迅速，远超过同龄人的身高和体重，至10岁左右已有成人之高，肌肉发达，臂力过人，性器官发育较早，性欲强烈。此期患者基础代谢率较高，血糖偏高，糖耐量减低，少数患有垂体性糖尿病。当病人成长达最高峰后，就开始衰老，而进入退化期。此时患者精神不振，肌肉松弛，无力，毛发脱落，性欲衰退，外生殖器萎缩，智力迟钝，退化期历时4～5年，患者一般早年夭折。若为鞍区肿瘤所致，可伴头痛或视力障碍等神经系统症状。

病理改变：脑腺垂体分泌的生长激素对骨骼的生长有重要影响，其可刺激软骨、骨骼、肌肉和淋巴组织增生。生长激素可直接作用于前软骨细胞、软骨细胞、成骨细胞及骨基质蛋白等。当腺垂体生长激素细胞增生或存在生长激素腺瘤时，由于持久分泌过量的生长激素，刺激骺板及骨膜，使骨骼的纵向及横向成比例增生，形成垂体性巨人症。

【影像学表现】

1. X线表现 全身骨骼对称性均匀性增长、变粗，尤以长骨为著，骨骺愈合及二次骨化中心出现延迟，躯干较四肢相对较短，指（趾）骨纤细。如垂体瘤时，蝶鞍扩大，前后床突破坏，鞍底下陷或可见“双边征”。

2. CT表现 除见骨关节改变外，鞍区CT可见垂体瘤。可见垂体高度异常、垂体密度改变、鞍隔膨隆、垂体柄偏移、鞍底骨质改变等表现。垂体大腺瘤可突破鞍隔，鞍上池变形，前部乃至大部分鞍上池闭塞，其中可见等密度或略高密度肿块，肿块中心出现坏死或囊变时，可见低密度影，如肿瘤出血则可在肿块内出现高密度影。CT增强扫描示肿瘤实性部分较均匀强化，且强化时间长于正常垂体组织，坏死囊变及出血区不强化。如为嗜酸细胞增生，则垂体无占位改变。

3. MRI 表现 MRI 扫描有助于发现微腺瘤。较大的垂体瘤可向鞍上及鞍旁生长，一般呈圆形、类圆形或略不规则形，边界清楚，T_1WI 等或稍低信号，T_2WI 等或稍高信号，出现坏死或出血信号不均，增强肿瘤实性部分较明显强化。

二、肢端肥大症

肢端肥大症（acromegaly）亦由垂体前叶嗜酸性细胞分泌过多激素所致，和巨人症不同在于本症发生在骨骺线闭合后的成人。病因多为垂体前叶嗜酸细胞增生或垂体生长激素腺瘤，腺癌所致罕见。

【临床与病理】

临床表现：男女的发病率相等，半数患者发病于 30 岁以下。主要表现头颅增大，前额、颧部及下颌增大，四肢粗大，尤其是末端，肌肉肥大无力，身材一般不高。皮肤、口唇增厚，舌、鼻、耳增大，言语不清。男性性欲旺盛，睾丸胀大；女性经少或闭经，乳房发育较发达，泌乳期可延长至停止哺乳后数年。还可表现为血糖升高和糖尿，血压升高，动脉硬化，甲状腺弥漫性或结节性肿大，基础代谢率增高。如为腺瘤可有头痛、头晕和视野缩小和偏盲等症状。

病理改变：当成年期骨骼已发育完成，生长素过多时，因骨骺板已愈合，骨骼纵径不能增大，只能使骨膜下骨质增生和关节软骨进行有限的骨化，使短骨与扁骨过度生长，以颅面骨的突出部分和四肢末端明显，形成肢端肥大症。

【影像学表现】

1. X 线表现 头颅增大，颅板增厚，板障变窄逐渐消失，枕骨粗隆明显增大呈钩状。下颌、眶上裂及颧弓突出。如垂体肿瘤，可见蝶鞍增大，鞍底下陷，常见“双边征”，鞍背变薄向后移位，前床突上翘。鼻窦过度发育，乳突小房气化明显（图 12-1）。四肢长骨变粗，增大，指骨末节呈丛状增大、变宽，骨干相对变细；掌指关节和髋关节关节间隙可增宽。髋关节常见明显的退行性改变；脊柱椎体增大呈方形，椎体及附件骨质增生。肌腱及韧带附着处增生钙化，全身软组织普遍增厚，跟垫增厚（> 23mm）。

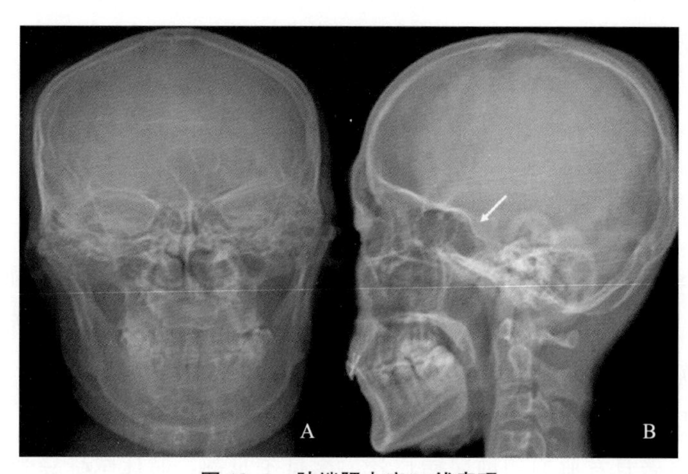

图 12-1 肢端肥大症 X 线表现

图 A 头颅正位：颅骨板稍增厚，颜面骨增粗、增大，额窦、上颌窦明显气化，下颌骨突出；
图 B 头颅侧位：蝶鞍扩大，鞍底下陷，鞍背变薄向后移位，前床突上翘（箭）

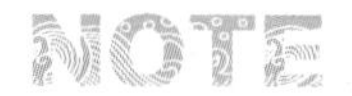

2. CT 表现 颅脑 CT 检查可发现垂体大腺瘤及部分微腺瘤，还可发现内脏增大及其他病变。

3. MRI 表现 可用于评价垂体的体积、形态与轮廓等。在诊断微腺瘤方面较 CT 有优势（图 12–2）。

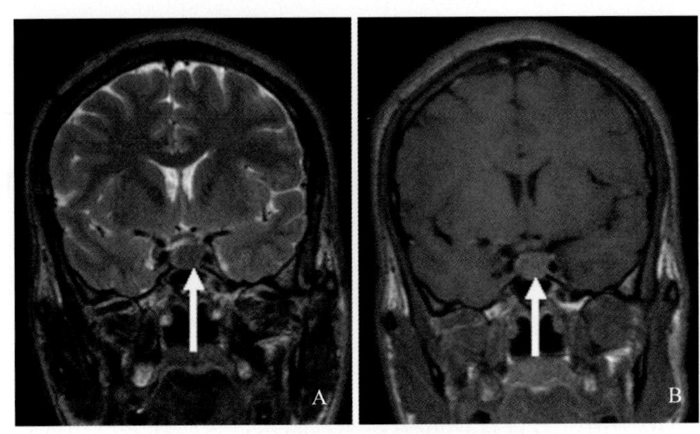

图 12–2 肢端肥大症脑垂体瘤 MRI 表现

图 A 冠状位 T_2WI：垂体内结节状稍低信号影（箭）；图 B 冠状位 T_1WI：增强病灶轻中度强化，强化程度低于正常垂体（箭）

【诊断与鉴别诊断】

本病的影像学表现较具特殊性，结合临床表现及 GH 分泌过多，一般诊断不难。需与下列疾病相鉴别：

1. 类肢端肥大症 为家族性或体质性疾病，自幼有面貌改变，体型高大，外貌类似肢端肥大症，但程度较轻，检查多无异常发现，血浆 GH 水平不高，X 线检查蝶鞍不扩大，BMC 属正常水平。

2. 无睾巨人症 身材高大，性腺萎缩，指间距离超过身长数，骨骺闭合较晚，骨龄延迟，X 线片显示蝶鞍不大，骨骼结构较巨人症及肢端肥大症为小。性腺功能消失，性激素水平变异，GH 水平不高，也无肢端肥大症的其他生化检查异常发现。

3. 手足皮肤骨骼肥厚症 患者多为男性青年，外形类似肢端肥大症，但无肢端肥大症的内分泌学生化代谢紊乱表现。血 GH 水平正常，蝶鞍不扩大，骨骼变化不明显。

第二节 糖尿病性骨病

糖尿病（diabetes meilitus）是由于胰岛素绝对或相对不足而引起的以高血糖为主要标志的内分泌 – 代谢病，除具有高血糖及尿糖外，同时伴有蛋白质、脂肪等代谢紊乱。由糖尿病引起的骨关节系统疾病称为糖尿病性骨病。

【临床与病理】

临床表现：患者具有典型的糖尿病症状，多见于足部，肢体感觉异常，走路间歇性跛行。肢端动脉搏动减弱或消失，受累部位发红、肿胀，深部溃疡合并感染，足部坏疽或坏死改变。关节受侵可出现 Charcot 关节的症状。实验室检查：血糖升高，血钙、碱性磷酸酶增高。

病理改变：由于机体的蛋白质被利用转化为糖，蛋白质的缺乏引起骨基质的减少，出现骨质疏松。最早出现在躯干骨，骨小梁变细变少，骨皮质松化、分层状。糖尿病性周围神经炎导致末梢神经变性，弥漫性脱髓鞘改变，患肢痛觉消失，对创伤的保护能力消失，反复创伤和骨的神经营养障碍而代谢不良造成神经性关节病（Charcot 关节）。糖尿病性周围血管病变常使胫前、胫后及腓静脉分支受累，造成骨坏死。由于动脉粥样硬化后血栓形成或溃疡斑块脱落栓塞造成足部坏疽的发生。

【影像学表现】

1. X 线表现

（1）骨质改变　全身骨骼骨质疏松，以躯干骨明显，表现为骨质密度普遍减低，骨皮质变薄，骨小梁纤细。椎体可发生压缩性骨折。糖尿病性骨病以发生在膝关节以下部位较多，尤其是踝关节和足部更明显，也较典型。如足趾骨骨质吸收后骨端呈笔尖状改变，胫腓骨下段骨破坏，踝关节间隙变窄，关节周围软组织内可见小碎骨片及钙化。

（2）动脉壁钙化　糖尿病的动脉壁钙化在下肢较多、明显，多为全层钙化，钙化的血管影呈枯树枝状改变。

（3）骨质破坏与骨吸收　骨密度减低，虫蚀样破坏，软组织肿胀（图 12–3A）。其过程为慢性病程，骨基质的减少，骨质严重吸收，引起骨密度严重减低，治愈后可不留任何痕迹。

（4）关节改变　可以发生在任何关节，主要表现为关节软骨破坏而导致软骨下骨质硬化，新骨增生，形成骨赘，骨赘断裂脱落形成游离体，关节间隙狭窄，关节面不规则，关节脱位或半脱位，关节周围软组织肿胀等。

（5）软组织改变　局部软组织肿胀往往是患者申请检查的临床依据，其病理基础是神经营养障碍，局部血流不畅。表现为软组织肿胀，层次不清，皮肤发黑，有时可见深溃疡的凹陷影（图 12–3B）。

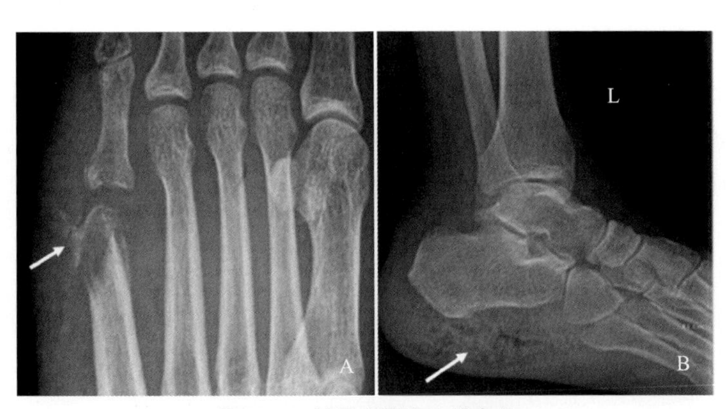

图 12–3　糖尿病骨病 X 线表现

图 A 跖骨正位：患糖尿病多年，第五跖骨骨质破坏（箭），关节周围软组织肿胀并可见多发钙化影；
图 B 踝关节侧位：左足糖尿病足，左跟骨周围软组织肿胀积气，结构不清（箭），
邻近跟骨下缘骨皮质吸收密度减低

2. CT 表现　CT 可显示足部软组织肿胀，跖筋膜腔积液，局限性脓肿形成。糖尿病神经性关节病可见骨端破坏，小关节崩解，关节周围散在碎骨片及钙化（图 12–4）。合并骨髓炎时可见骨膜反应，髓腔内可有小的死骨以及软组织窦道形成。

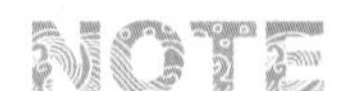

3. MRI 表现　MRI 对糖尿病足的软组织改变及骨髓病变均较 X 线及 CT 敏感。最常见的是足远端皮下软组织和跖筋膜腔隙信号改变，在 T_2WI 上呈弥漫性高信号，T_1WI 呈低信号，系组织水肿所致（图 12–5）。由于蜂窝织炎、脓肿及窦道形成，还常见软组织、关节及腱鞘积液，T_1WI 呈低信号，T_2WI 呈高信号。增强脓肿壁、蜂窝织炎和窦道可强化，积液区不强化。这些软组织病变多在骨骼病变出现之前出现，当继发骨髓炎时，在 T_1WI 上骨髓信号减低，T_2WI 上骨髓信号增高。慢性神经营养性关节病在各种序列上骨髓均呈低信号，同时可见有跖趾骨骨端破坏、缺失以及沿应力方向的跗骨崩裂。

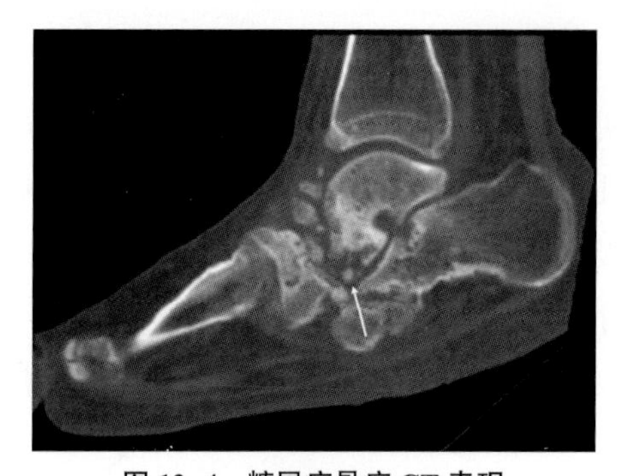

图 12–4　糖尿病骨病 CT 表现

足 CT 矢状位重建图像：足骨不同程度的骨质破坏、吸收，小关节变形，关节周围散在碎骨片及钙化影（箭）

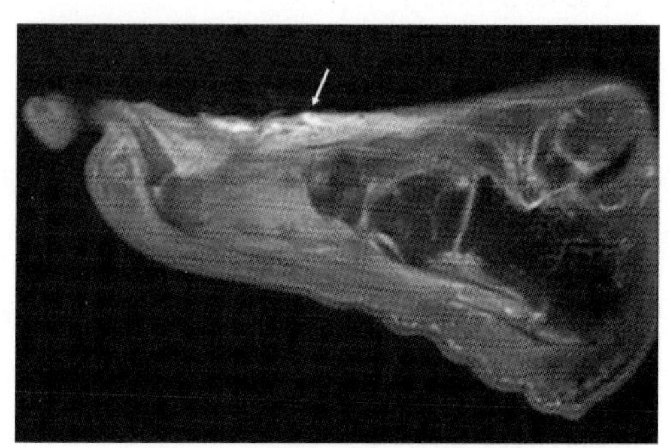

图 12–5　糖尿病骨病 MRI 表现

足 MRI 矢状位：足背皮下软组织肿胀，T_2WI 压脂信号增高，表面皮肤破溃

【诊断与鉴别诊断】

根据糖尿病病史、相应的临床表现及影像学表现，大多可以诊断。本病应与类风湿性关节炎、痛风及急性骨髓炎等相鉴别。

1. 类风湿性关节炎　多发在四肢小关节，以双手指最多见，双侧对称，主要是小关节狭窄、变形；糖尿病性骨病骨质及小关节破坏不一定对称，骨密度减低较明显。

2. 痛风　关节周围可见痛风结节，边缘骨质穿凿样破坏，正常的骨密度不发生改变，与糖尿病引起的广泛骨密度减低不同。临床疼痛明显，血尿酸增高。

3. 急性骨髓炎　病情急，局部红肿、热痛明显，骨质破坏从骨膜开始，且骨膜反应较重；糖尿病性骨病是慢性病反应过程，病情反应较慢，骨质改变是整个骨密度减低、吸收，骨膜反应不明显，治愈后骨质不留痕迹，也没有慢性骨硬化反应。

第三节　甲状旁腺功能亢进

甲状旁腺功能亢进（hyperparathyroidism）简称甲旁亢，是由于甲状旁腺腺瘤、增生或腺癌所引起的甲状旁腺素（PTH）分泌过多，导致人体血液的钙磷代谢异常，进而导致全身各种临床症状。分为原发性与继发性，前者多见，主要由甲状旁腺腺瘤引起，弥漫性甲状旁腺增生次之，腺癌最少。继发性少见，由于肾脏或某些代谢性疾病引起体内血钙过低或血磷过高，刺激甲状旁腺而引起甲旁亢，多见于慢性肾脏疾病、佝偻病、骨质软化症及肾小管酸中毒等。

【临床与病理】

临床表现：本病多见于 20～50 岁，女性较男性多发。症状为全身骨关节疼痛、畸形、病理性骨折，棕色瘤形成时局限性隆起。神经肌肉兴奋性降低，肌肉张力低，乏力、疲倦，体重减轻，便秘。肾结石形成常见肾绞痛、血尿及尿路感染等，可并发肾功能不全及尿毒症等。实验室检查：血甲状旁腺素、血钙、尿钙升高，血磷减低，碱性磷酸酶升高。

病理改变：甲旁亢时过多的甲状旁腺素刺激破骨细胞活动增强，加速骨吸收。在破骨细胞活动增强同时伴有活跃的新生骨形成，由于甲旁亢常伴发内源性维生素 D 缺乏，使类骨组织的矿物质沉积不足而表现类骨组织增多，造成骨质软化。甲状旁腺素分泌过多，导致血磷降低、血钙升高、尿钙增多，导致泌尿系结石和肾功能损害。由于破骨细胞活动增强，骨吸收增加，肉芽组织及纤维组织代替正常骨组织，造成泛发性纤维囊性骨炎。也可出现局限性骨破坏，大量破骨细胞和纤维组织继发黏液变性，出血、液化而形成囊腔，其内含棕色液体，称为棕色瘤。骨膜下或软骨下骨吸收多发生在指骨、长骨及齿槽硬板，在骨膜或骨内膜下发生骨皮质吸收，骨吸收区由纤维组织代替。

【影像学表现】

1. X 线表现　主要表现为普遍性骨质疏松，较特征性的 X 线表现为广泛的纤维囊性骨炎，部分可无明显骨骼改变。X 线表现有：

（1）广泛性骨质疏松　常累及全身骨骼，颅骨表现较具特征性，表现为颅骨内外板边缘模糊、密度减低，呈磨玻璃样或伴有颗粒样骨吸收区（图 12-6）；椎体变扁或呈双凹改变。长骨表现为骨皮质变薄、骨小梁变细，重度者骨皮质薄如线状，骨小梁部分吸收呈磨玻璃状。

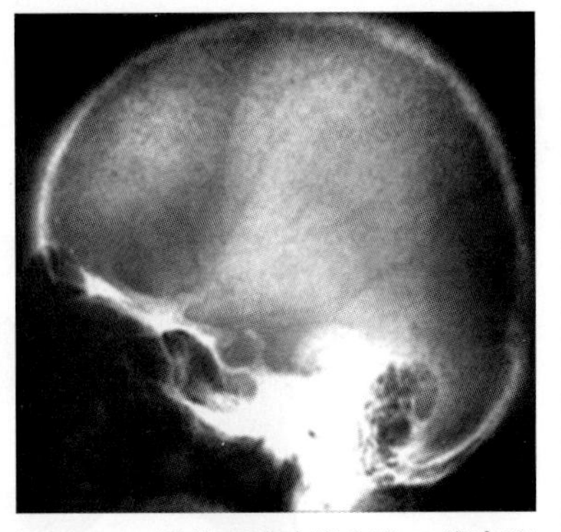

图 12-6　甲状旁腺功能亢进 X 线表现

颅骨侧位：颅骨内外板边缘模糊、密度减低，呈磨玻璃样改变

（2）骨膜下骨皮质吸收　为诊断本病的特征性 X 线征象，最先出现于中节指骨桡侧缘，表现为骨皮质边缘密度减低，进而呈鼠咬状缺损或花边状（图 12-7A）；齿槽骨硬板吸收，即齿周白线消失也较常见。

（3）软骨下骨吸收　多发生在锁骨肩峰端及耻骨联合处，形成软骨下骨皮质缺损，皮质不规则、模糊。

（4）局限性囊状骨破坏　纤维囊性骨炎好发于长骨和下颌骨，表现为局限性骨质破坏，大小不一，呈单发或多发囊状透光区，边界清晰，边缘硬化（图 12-7B）。较大者向外膨胀，有时可呈多房皂泡样改变，类似巨细胞瘤，临床又称棕色瘤。较大病灶常伴发病理性骨折。

（5）骨质软化改变　椎体呈双凹状，骨盆可呈三叶状变形，少年患者干骺端可类似于佝偻病改变，下肢弯曲，胸廓可呈鸡胸状，颅底软化使后颅窝变浅。

（6）骨质硬化　脊柱最常见，表现为椎体分层状密度增高，其次可见于骨盆及肋骨。

（7）关节软骨钙化　主要见于原发性甲旁亢，好发于膝关节、耻骨联合及腕部三角骨等透明软骨及纤维软骨处。

（8）软组织钙化　多见于继发性甲旁亢，好发于关节周围。

2. CT 表现　除显示骨质改变外，尚可发现甲状旁腺腺瘤。CT 平扫可见甲状腺后下方、气管与食管旁沟内有圆形结节状软组织密度影，增强可见明显强化（图 12-8）。部分甲状旁腺可

NOTE

异位于纵隔内。

3. MRI 表现　骨骼改变显示不如 X 线及 CT，但对囊性骨质破坏显示较敏感（图 12–9），尤其是甲状旁腺腺瘤显示优于两者。甲状旁腺腺瘤在 T_1WI 上呈稍低信号，在 T_2WI 上呈高信号，增强扫描呈轻 – 中度强化，大部分强化均匀，部分较大病灶可见坏死囊变区无强化。

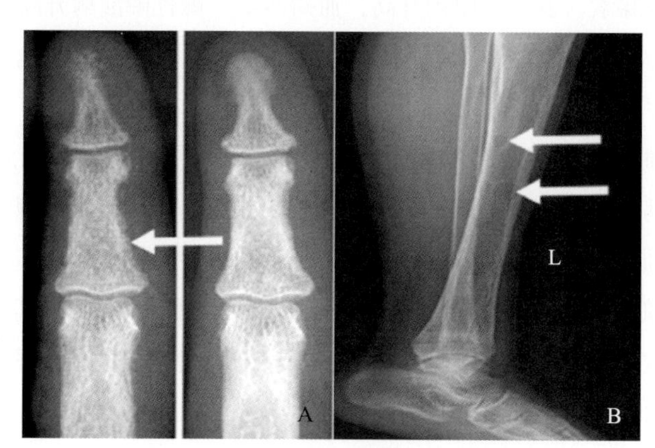

图 12–7　甲状旁腺功能亢进 X 线表现

图 A 指骨正位：指骨密度减低，中节指骨骨膜下骨皮质吸收，呈鼠咬状（箭），末节指骨变尖；
图 B 胫骨中线段侧位：左胫骨内多发囊状骨质吸收破坏，边界清楚，边缘硬化（箭）

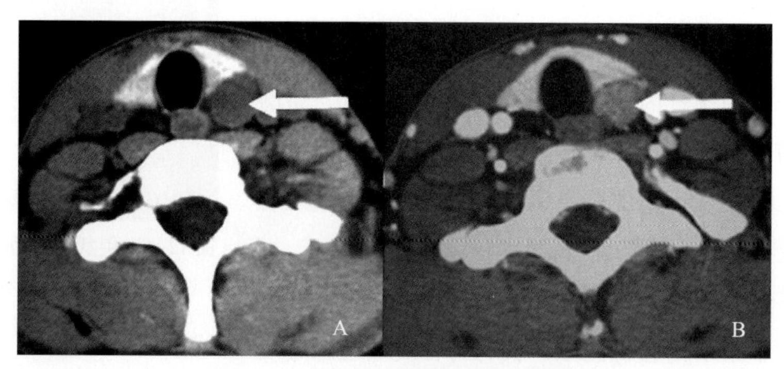

图 12–8　左侧甲状旁腺腺瘤 CT 表现

图 A 甲状腺左侧叶后方结节样软组织密度影，边界清（箭）；图 B 增强病灶较明显强化（箭）

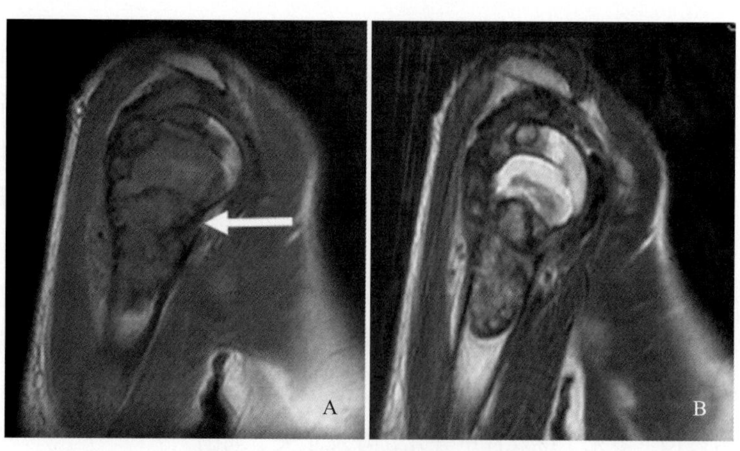

图 12–9　甲旁亢棕色瘤 MRI 表现

图 A：右肱骨上段多发囊样骨质破坏，T_1WI 呈低信号，部分边缘可见硬化边，并可见病理性骨折（箭）；
图 B：T_2WI 高信号，边缘硬化环低信号（箭）

【诊断与鉴别诊断】

本病的骨骼改变主要靠X线检查，CT与MRI可发现甲状旁腺的病变。主要与以下疾病相鉴别：

1. 多发性骨髓瘤 多见于老年患者，病变常多发，好发于躯干骨和四肢长骨近端，表现为点状或圆形溶骨性破坏，无骨膜下骨吸收。血钙增高，但血磷一般正常，尿中可有本－周蛋白。

2. 骨质软化症 多见于孕妇及哺乳期妇女，骨质疏松弯曲畸形及骨折等表现与本病相似，但无骨膜下骨质吸收、齿槽骨硬板骨吸收及颅骨颗粒状表现，血清钙正常或减低，血磷减少。

3. 肾性骨病 常引起继发性甲旁亢，骨骼改变类似甲旁亢。肾性骨病多见于儿童，其血浆蛋白和血清钙减低，血磷升高。

4. 骨纤维异常增殖症鉴别 骨病变多较局限，X线表现为局部扩张，呈囊状变形，皮质变薄。生化检查正常。

5. 畸形性骨炎 本病发病虽然累及多骨，但不累及全身骨骼。X线表现患骨增粗、变形，正常骨小梁由粗疏的骨小梁代替。病变常可累及颅骨，呈进行性增大、增厚，常伴有棉团状骨质增生。血清钙、磷及尿钙、磷均正常。

第四节 甲状旁腺功能减退

甲状旁腺功能减退（hypoparathyroidism），简称甲旁减，是甲状旁腺素分泌减少和（或）功能障碍引起的钙、磷代谢异常疾病。最常见的原因是甲状腺手术误切甲状旁腺或损伤其供应血管。先天性甲状腺功能减退多由于甲状旁腺缺如或发育不良所致。特发性甲状旁腺功能减退可能为自身免疫性疾病。临床特点是手足搐搦、癫痫样发作、低钙血症和高磷血症。长期口服钙剂和维生素D制剂可使病情得到控制。

【临床与病理】

临床表现：血钙水平轻度降低时，病人仅有感觉异常，四肢发麻刺痛，常不被引起注意。当血钙降低到＜8mg/dl（＜2mmol/L）时，可出现典型的手足搐搦症状。长期低血钙致头痛、焦虑、烦躁、幻觉、性格改变。晶状体钙化导致白内障，皮肤粗糙，脱屑，色素沉着，牙齿易脱落，牙釉质发育障碍。钙质沉着在皮下、血管壁、肌腱、四肢及关节周围的软组织中，可引起关节僵直疼痛。脑基底节及颅内其他部位发生钙化，诱发癫痫。

病理改变：任何颈部手术或放射治疗，均可由于甲状旁腺被切除、损伤或血供障碍，致使PTH的生成不足而引起术后甲旁减，大多为暂时性甲旁减，于术后数天至数周甚至数月发病。特发性甲旁减按发病方式可分家族性和散发性，腺体破坏的原因尚不清楚，多数病人只有甲状旁腺萎缩，部分患者可测得抗甲状旁腺表面抗原决定簇的自身抗体，以及抗内皮细胞抗体。由于甲状旁腺分泌的减少，可使骨质吸收减低，骨质钙沉积增加；肾小管对磷的重吸收增多，尿排磷量减少，血中磷的浓度增高并以磷酸钙的形式沉积于骨，使骨质硬化，血钙减低。

【影像学表现】

1. X线表现 本病全身骨质多属正常，部分由于破骨细胞活动减弱使骨质密度增高，颅骨

NOTE

内外板增厚，髋臼和骶髂关节硬化，长骨干骺端带状密度增高，指骨末节骨丛密度增高。部分病例颅骨 X 线平片可见颅内异常钙化斑。先天性者骨骺早期愈合和短指（趾），常见掌骨或趾骨发育短，长骨骨骺提前愈合，有时可伴外生骨疣。皮下软组织和韧带可出现钙化。

2. CT 表现 双侧基底节、大脑半球及小脑齿状核的多发高密度钙化，以基底节为著，钙化常呈对称性，大小不等。内囊不受累，呈"内囊空白征"，病灶无强化。颅骨增厚（图 12–10）。

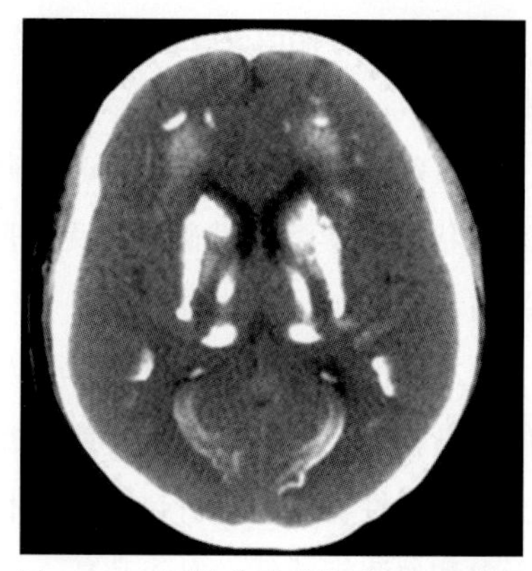

图 12–10 甲状旁腺功能减退 CT 表现

双侧基底节、大脑半球多发对称性高密度钙化，内囊不受累，呈"内囊空白征"

3. MRI 表现 MRI 对钙化不敏感，较少应用。

【诊断与鉴别诊断】

有手足抽搦病史，血钙＜ 2mmol/L，血磷＞ 2mmol/L，排除肾功能不全者基本可以诊断，如血清 PTH 明显减低或不能测得则可以确诊。主要与以下疾病相鉴别：

1. 假性甲状旁腺功能减退症 是一种显性或隐性遗传性疾病，典型患者可伴有发育异常、智力发育迟缓、体态矮胖、脸圆，可见掌骨（跖骨）缩短，特别是对称性第 4 与第 5 掌骨缩短。有甲旁减的症状，但血清 PTH 升高。

2. 肾性骨病 可有低血钙、高血磷，同时伴有慢性肾病，化验血肌酐升高，血碱性磷酸酶常增高，血 PTH 正常或升高。

3. Fahr 病 又称特发性家族性脑血管亚铁钙沉着症，原因不明，发病有家族倾向，青少年好发，以基底节、丘脑、小脑齿状核及皮层下对称性钙质沉着为特征，患者智力低下，可有头痛、癫痫症状。单纯影像学无法鉴别。其血钙、磷在正常范围，无手足和躯体缺陷，可与其他疾病相鉴别。

4. 严重低镁血症 患者也可出现低血钙与手足搐搦。血清 PTH 可降低或不能测得。但低镁纠正后，低钙血症迅即恢复，血清 PTH 也随之正常。

【复习思考题】

1. 试述巨人症与肢端肥大症的病理基础。
2. 试述糖尿病骨病的病理及 X 线表现。
3. 试述甲状旁腺功能亢进的病理及 X 线表现。
4. 试述甲状旁腺功能减退的病理及影像学表现。

第十三章　地方性骨病

在地球漫长的演变过程中，逐渐形成地壳表面化学元素分布不均匀。当与生命有关的元素发生异常变化，如缺乏、过剩、失衡、低效等，影响人类的健康并导致疾病时，称为地方病。由地方病引起的骨关节损伤称为地方性骨病。在我国，氟骨症、大骨节病和克汀病是发病率最高的三大地方性骨病。

第一节　氟骨症

氟骨症是指人类长期在高氟环境中生活而导致的慢性中毒性疾病。在我国流行广泛，主要分布于东北、西北和华北等地区，大多数省、市、自治区都有发病。

【临床与病理】

临床表现：各年龄组均可发病，青壮年发病率较高，女性病情多较重；在儿童可影响其生长发育。早期无特异的临床症状与体征，随病变发展出现腰背疼痛，常累及四肢关节，严重时可见关节功能障碍、脊柱强直、驼背、胸廓塌陷以及骨盆变形等；如引起椎间孔、椎管狭窄，压迫脊髓、神经，可出现相应的神经压迫症状甚至截瘫。而氟斑牙也是本病较为特征性的表现，主要发生于恒牙，好发于门齿与犬齿的唇侧。氟骨症如引起骨质疏松、软化，易发生身体多部位骨折。

病理改变：氟对骨骼和牙齿有较强的亲和力，氟离子与骨骼中的羟基磷灰石晶体表面的羟基交换，形成氟磷灰石沉积于骨组织中，导致骨组织增生、骨质硬化；另一方面，大量的钙与氟结合，导致血钙减少，又可引起骨质疏松和骨质软化。氟骨症还可直接损害骺软骨，引起软骨内成骨障碍。

【影像学表现】

本病诊断以 X 线检查为主：

1. 骨质硬化　通常发生于躯干骨，骨盆较为显著，四肢较少见。早期骨小梁交叉点骨质增多，为沙砾样，随后可见骨纹理增粗交织成网眼，呈粗纱布样；严重者表现广泛骨质硬化，但结构多较模糊（图 13–1、图 13–2）。

2. 骨质疏松　为早期唯一的影像学表现。表现为骨质密度减低、骨皮质变薄，骨小梁稀疏减少，椎体密度减低及双凹样变形。

3. 骨质软化　常见于脊椎与骨盆，表现为骨质密度减低，骨纹理模糊，骨小梁减少，椎体变扁或双凹畸形，骨盆缩窄并可有假骨折线出现。

4. 软组织钙化及骨化　多见于骨间膜、韧带和肌腱，椎旁韧带钙化可形成竹节样改变。尺

NOTE

桡骨和胫腓骨的骨间膜钙化最为显著（图 13–3）。

5. 骨发育障碍　可引起骨间断性生长，出现髂骨翼、坐骨结节和四肢长骨干骺端的生长障碍线。可有骨龄滞后及骨骼畸形（图 13–4）。

6. 关节退行性变　多发生于肘关节和髋关节。可直接引起关节软骨变性、坏死，关节囊、肌腱、韧带及骨间膜附着处的纤维软骨增生、骨化。

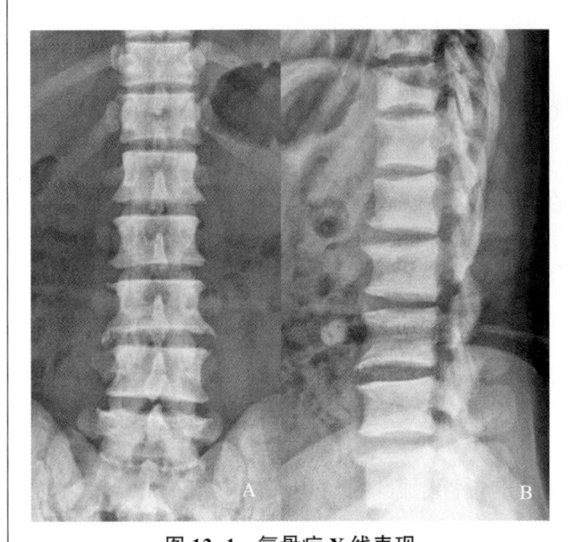

图 13–1　氟骨症 X 线表现

图 A 腰椎正位、图 B 腰椎侧位：腰椎生理曲度消失，腰椎骨质密度明显增高，椎体边缘骨质增生

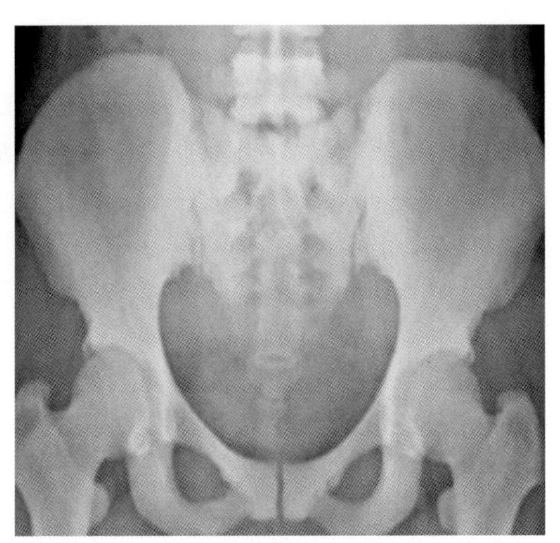

图 13–2　氟骨症 X 线表现

骨盆正位：骨盆骨质密度明显增高，呈象牙质样硬化

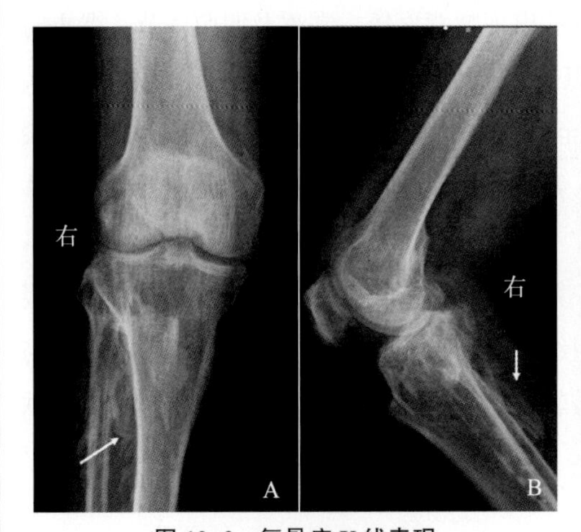

图 13–3　氟骨症 X 线表现

图 A 膝关节正位、图 B 侧位：胫腓骨骨间膜明显钙化（箭）

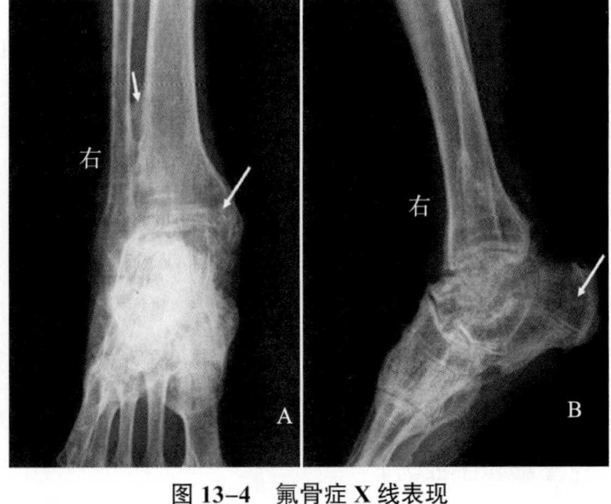

图 13–4　氟骨症 X 线表现

图 A 踝关节正位、图 B 侧位：胫腓骨骨间膜钙化（短箭），胫骨下端可见生长障碍线（长箭），骨纹理增粗（箭头）

【诊断与鉴别诊断】

长期生活于高氟地区，X 线表现主要为中轴骨不同程度骨质增生硬化，骨小梁粗大，骨纹理呈网眼状或粗纱布样，甚至呈象牙质样骨质；或骨质疏松、软化，以及肌腱、韧带、骨间膜钙化或骨化，可诊断为氟骨症。氟骨症还应与石骨症、强直性脊柱炎等相鉴别。

1. 石骨症　以全身骨质增生硬化为特征，骨纹理消失，髓腔闭塞。患者无高氟地区长期生活史。氟骨症病变分布以躯干骨为主，常见骨间膜和韧带钙化。

2. 强直性脊柱炎　两者都可出现“竹节椎”样改变。强直性脊柱炎常表现为全身骨质疏松，骶髂关节及椎小关节关节间隙变窄；而氟骨症常表现为骨质密度增高，骨纹理增粗，骨间膜钙化，晚期才有关节的改变。

第二节　大骨节病

大骨节病（osteoarthrosis deforms endemica）是一种以关节软骨和骺板软骨变性与坏死为基本病变的地方性骨关节病。其发病原因尚不清楚，可能与环境、饮水以及食物镰刀菌污染等有关。曾在我国广泛流行，主要分布在东北至西藏的这一狭长地带，包括东北三省、内蒙古、山东、河南、山西、陕西、四川以及新疆等地。

【临床与病理】

临床表现：发病年龄主要在 3 ~ 15 岁，25 岁以后很少发病。好发部位为指（趾）骨，其次为踝、腕、膝、肘、髋、肩等。主要表现为身材矮小，关节对称性增粗、疼痛、变形，运动受限；发病年龄越早，骨发育障碍和关节畸形越严重，易导致侏儒症。实验室检查：血清碱性磷酸酶增高。

病理改变：开始时软骨萎缩、变性及坏死，导致骨骼发育障碍，使长骨的纵向生长停止；继而坏死软骨周围出现吸收、修复及反应性增生，引起关节囊肥厚，关节边缘增生骨化，关节粗大变形。

【影像学表现】

1. X 线表现　X 线检查为大骨节病首选。

（1）干骺型　见于 3 ~ 8 岁，二次骨化中心出现之前。临床症状轻微，病变局限，表现为干骺端凹陷、模糊，呈波浪状或锯齿样。

（2）干骺骨骺型　见于二次骨化中心出现后，骨骺与干骺端闭合前。表现为干骺端临时钙化带致密、增宽、凹陷；骨骺病变晚于干骺端，其边缘模糊，可出现碎裂现象，骨骺可陷入内凹的干骺端中央，干骺端向两侧膨大形成尖角；干骺端与骨骺早期闭合。

（3）骨端型　在骨骺干骺端闭合前后，10 ~ 18 岁发病。见于没有骨骺的骨端或骨骺干骺端已闭合的骨端。病变部位主要是骨端的关节软骨坏死。早期表现为骨性关节面变薄、模糊、中断消失，随后反应性增生使骨端出现部分硬化，形成类似烟灰样改变；最终骨端肥大，骨性关节面平直或凹陷，可有硬化。

（4）骨关节型　见于 17 ~ 25 岁，骨骺线闭合以后，是软骨坏死后修复和代偿性增生。全身各部位都可发生，主要累及四肢大关节，多发、对称；表现为骨端膨大，中央凹陷，关节间隙常变窄，骨质增生、硬化、囊变，有时可见关节内游离体；跟骨短缩是区别于其他关节退行性变的重要依据（图 13-5、图 13-6）。

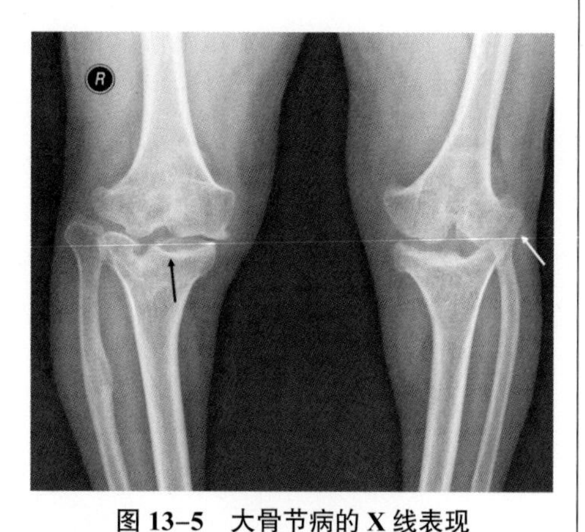

图 13-5　大骨节病的 X 线表现

双膝关节正位：膝关节骨端肥大，关节面凹陷（黑箭），胫腓骨弯曲变形，左侧腓骨脱位（白箭）

NOTE

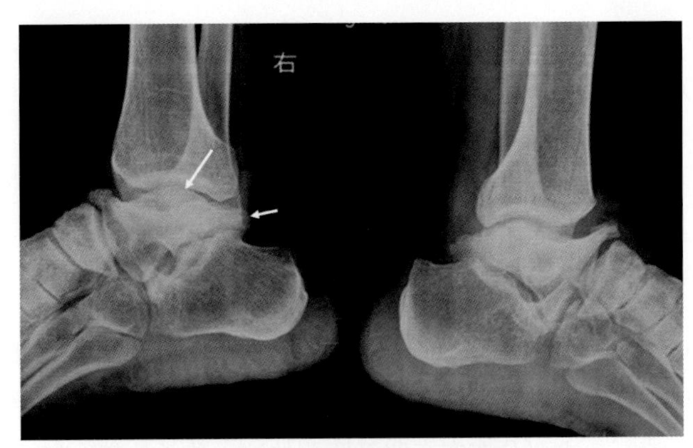

图 13-6　大骨节病的 X 线表现

图 A、图 B 双踝关节侧位：踝关节间隙变窄（长箭），周围骨质密度增加，可见骨赘形成。距骨变扁（短箭），跟骨短缩

2. CT 表现　能较清晰地显示关节的退行性变，骨端的凹形、囊变和小缺损，特别是对小游离体和关节腔积液的显示优于 X 线检查；主要是对 X 线检查的补充。

3. MRI 表现　能清晰地观察到骨骺形态及早期愈合的改变，弥补了 X 线及 CT 检查对骨骺和软骨显示的不足。

【诊断与鉴别诊断】

根据骨骺以及干骺端的 X 线表现，以及关节的继发性改变，加之发病的区域性，大骨节病的诊断较为容易。但也应注意与退行性关节病、软骨发育不全等相鉴别。

1. 退行性关节病　发病年龄较大，以关节间隙变窄、关节面硬化以及边缘骨赘形成为主，但骨端无膨大、缺损，也无跟骨短缩。

2. 软骨发育不全　为先天性疾病，发育缓慢。头大，四肢短小，手指短，呈三叉戟状，以掌骨短粗明显，而大骨节病主要累及指骨，骨端膨大明显。

【复习思考题】

1. 氟骨症的 X 线表现特征有哪些？如何与石骨症鉴别？

2. 大骨节病的 X 线表现特征有哪些？

第十四章　软组织疾病

本章所指的软组织为除关节滑膜、关节囊、韧带以外的组织，如皮肤、皮下脂肪、肌肉、血管、神经等结构。由于软组织间缺乏自然对比，X 线检查有一定局限度。CT 软组织窗可以分辨密度差别较小的脂肪、肌肉和血管等组织结构；MRI 能清晰显示骨关节周围的肌肉、脂肪及纤维组织。对于位置较深的软组织病变宜选用 CT 或 MRI 检查，对于关节辅助结构（包括肌肉、肌腱、韧带、滑膜、滑囊、关节软骨等）、外周神经及四肢大血管等疾病的诊断也可选用超声检查。

第一节　骨化性肌炎

骨化性肌炎（myositis ossificans）为软组织内一种反应性非肿瘤性病变，是一类发生于肌组织内的异位骨化和沉积的疾病。病因尚不明确。通常将其分为局限性骨化性肌炎和进行性骨化性肌炎。

一、局限性骨化性肌炎

局限性骨化性肌炎（localized myositis ossificans）以外伤性较常见；多有外伤史，肌肉损伤为主要病因，软组织内出血为骨化原因；也与感染有关。根据有无外伤史，可分为外伤性骨化性肌炎和非外伤性骨化性肌炎。

【临床与病理】

临床表现：多发于青年男性，好发于易受伤部位，如肱四头肌、股内收肌及上臂肌肉内，也见于膝、肩、肘肌及手足小肌、腱膜及肌腱。病变早期，受伤部位出现肿胀和疼痛，可有发热；可触压痛及肿块，邻近关节活动受限。伤后数周至数月后，软组织水肿减轻，肿块局限，肿块逐渐缩小、变硬，多无明显症状，或仅有局部轻压痛、活动不便。临床分为反应期、活动期、成熟期、恢复期四期。

病理改变：病变早期软组织水肿、变性、坏死，有时伴有出血，血肿机化，内见大量新生血管和成纤维细胞，为边界不清楚的纤维性肿块，类似肉瘤样改变；随后病灶外围出现钙质沉积，逐渐向中心区扩展，其后病灶逐渐骨化，发展成非成骨板，再转化为成骨板；外围致密钙斑或骨组织，中间部为类骨质，中心区为出血、坏死、细胞增生；最后整个病灶都可以出现骨化，病灶缩小，形成类圆形的骨性肿块。

【影像学表现】

1. X 线表现　本病不同阶段有不同表现，典型表现为软组织肿块内见骨结构（图 14-1A）。

NOTE

早期受累部位出现肿胀和软组织肿块。伤后 2 ~ 6 周病灶部可见密度不均的钙化，呈较淡密度的点状、絮状或片状密度增高影；继而病灶周缘呈壳状骨性轮廓，其内出现网状分布的密度增高影。恢复期软组织肿胀消退，病灶内的骨小梁结构显示更清楚，形成大片骨性致密影，与肌束方向平行，肿块可较以前缩小，或形成完整类圆形骨性肿块。

2. CT 表现 对病变定位更准确，在 X 线平片尚未发现软组织内高密度影时，CT 可在肿胀的软组织内见到形态不一的高密度钙化、骨化影；典型 CT 表现呈“分区现象”，分三个区域，中心区域为低密度，中间区域为不成熟骨化区，密度介于中心区和外周区之间，外周区为成熟骨化区，密度最高，边缘清楚锐利（图 14–1B、C、D）。恢复期病灶内的骨小梁结构显示更清楚，密度更高，形成大片骨性致密影（图 14–1E）。

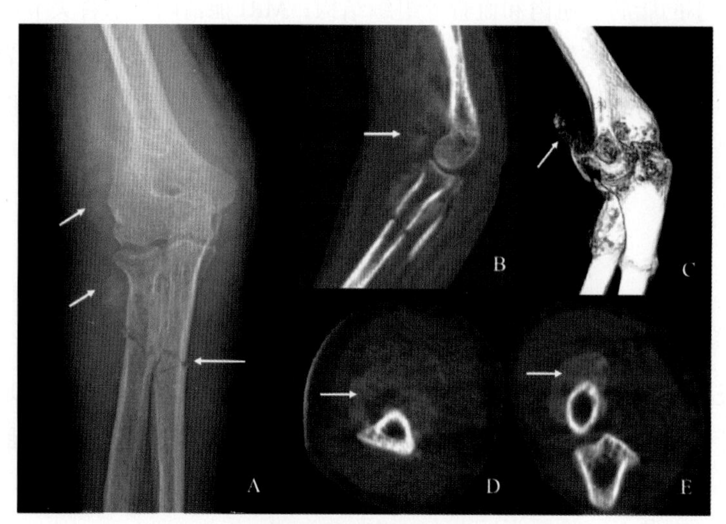

图 14–1 局限性骨化性肌炎 X 线、CT 表现

图 A 肘关节 X 线正位：右尺桡骨上段骨折（长箭），上臂外侧软组织内条片状稍高密度钙化影（短箭）；
图 B 矢状位 CT–MPR 重建、图 C 矢状位 CT–VR 重建、图 D CT 横轴位：软组织内钙化影（箭）；
图 E CT 横轴位：与图 D 间隔 40 天后，软组织内高密度影范围缩小，边界更清，密度更高（箭）

3. MRI 表现 受累肌肉软组织肿胀或肿块在 T_1WI 上呈低信号，T_2WI 或 T_2WI 脂肪抑制序列上显示较清楚，呈弥漫高信号；增强扫描呈环形强化；钙化或骨化部分于 T_1WI 及 T_2WI 序列均呈低信号。中期典型 MRI 表现为 T_2WI 或 T_2WI 脂肪抑制序列中央区域呈高信号，病灶周围有低信号环，低信号环在病灶成熟中逐渐清楚。MRI 显示钙化、骨化情况不如 CT 直观。

【诊断与鉴别诊断】

软组织肿块内见到有钙化或骨结构；若有外伤史，则易于诊断。早期骨化性肌炎与肿瘤的临床与影像学表现相似，但发病机制和病理基础有本质区别。影像学上主要区别骨化的发生及发展、骨化和瘤骨。骨化呈条片状或不定形，其间可见骨小梁及骨皮质结构；而瘤骨表现为云絮状、斑块状、针状。主要鉴别有：骨旁型骨肉瘤、骨外软组织内骨肉瘤。

二、进行性骨化性肌炎

进行性骨化性肌炎（progressive myositis ossificans）又称进行性骨化性纤维结构不良（fibrodysplasia ossificans progressive），是一种少见的慢性进行性致死性疾病，是常染色体显性遗传病。

【临床与病理】

临床表现：多见于男性，一般婴幼儿时期发病。首先侵犯颈、肩、背部，早期受累部位肿胀、疼痛、发热，数月后症状消失，出现软组织内硬块，随后硬块逐渐缩小。病程中发作期与间歇期反复交替，新老病灶同时存在。病变多始于背部肌肉，逐渐蔓延到上肢、脊柱旁及下肢等，致受累部位关节活动受限。晚期咀嚼肌受累导致张口困难，轻微外伤常可加剧病变发展。本病预后不佳，多死于呼吸、进食困难。

病理改变：病变由韧带、肌腱、腱膜、肌肉间筋膜开始，而后累及肌肉，呈进行性钙化、骨化。全身肌肉除面肌、膈肌和舌咽肌外都可受累，常以骨骼肌为主。

【影像学表现】

1. X 线表现　急性期软组织肿胀，X 线检查多无阳性征象。数周后受累部位出现斑点、条状或不规则形钙化，逐渐融合成条状或大片状致密影，与肌束、肌腱或韧带走行方向一致。骨化后可见骨小梁样结构。关节周围软组织钙化，可导致关节强直。

2. CT 表现　病变肌群萎缩，其内见点、条状钙化或骨化，与肌束、肌腱或韧带走行方向一致；最终，全部肌肉或肌群呈板层样骨结构。

3. MRI 表现　受累肌群萎缩，骨化和钙化于 T_1WI 及 T_2WI 序列均呈低信号。

第二节　软组织肿瘤

软组织肿瘤是临床上较常见的病变，种类繁多，通常包括脂肪、血管、平滑肌、横纹肌、纤维、间皮、滑膜、淋巴管及原始细胞中胚叶组织成分的肿瘤。其中良性肿瘤远较恶性肿瘤多见，良性软组织肿瘤中以脂肪瘤及血管瘤多见。由于 X 线平片上多缺乏密度对比，故诊断困难；部分肿瘤其内有钙化，根据钙化的形态可以提出诊断。对无钙化的肿瘤，应进行 CT、MRI 检查。CT 对各种成分的显示有帮助，如脂肪、液体实性成分等，对肿块邻近骨骼改变，还可以测定 CT 值。MRI 对软组织分辨率高，可以分清肿瘤的边界和与周围组织的关系，肿瘤组织内的血管、脂肪和肿瘤内出血等，根据表现做出良恶性肿瘤的诊断，部分肿瘤根据结构特点做出组织类型的推测，成为软组织肿瘤的首选影像学检查方法。MRI 对钙化显示不佳，此时应结合 X 线平片和 CT 综合表现做出诊断。

一、脂肪瘤

脂肪瘤（lipoma）是最常见的间胚叶良性肿瘤，由成熟脂肪细胞构成，可发生于含有脂肪组织的任何部位，如躯干、颈部和肢体的近心端皮下、肌肉间及肌肉内，亦见于腹膜后及肠系膜等，以皮下最常见。

【临床与病理】

临床表现：可发于任何年龄，以 50 ~ 70 岁多见；可单发，可多发。生长缓慢，肿瘤小，一般无症状，肿瘤较大者压迫邻近结构出现相应的临床表现。

病理改变：脂肪瘤呈扁平、卵圆形或分叶状，常有一薄层纤维包膜，边缘清楚，质软，瘤内可有纤维分隔。皮下脂肪瘤生长缓慢，大小不一。

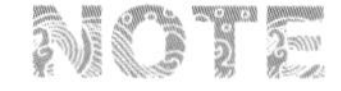

【影像学表现】

1. X 线表现 多呈圆形或卵圆形、大小不等、边缘清楚的低密度区，密度多均匀；较大肿瘤内可见到纤维分隔及血管影表现为网状、结节状高密度影，可见钙化。

2. CT 表现 软组织内类圆形或卵圆形低密度区，CT 值 –120 ~ –60HU，极具特征性，密度均匀，有包膜。增强后无强化。周围组织受压（图 14–2）。

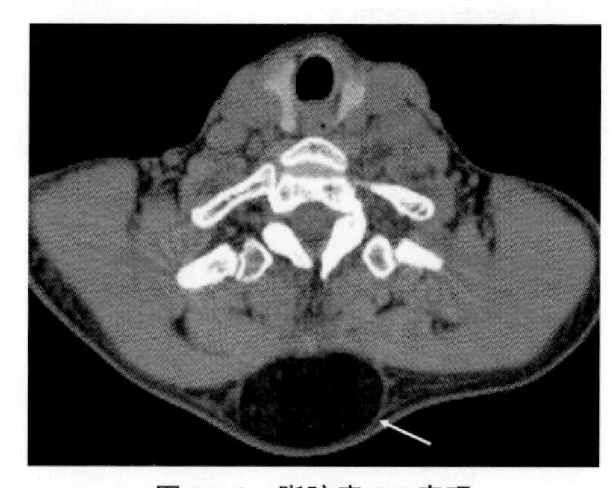

图 14–2 脂肪瘤 CT 表现

横轴位 CT 平扫：胸 1、2 椎水平肩背部皮下脂肪层内椭圆形脂肪密度肿块（箭）

3. MRI 表现 软组织内类圆形或卵圆形、边界清楚的异常信号区，信号具有特征性，T_1WI 呈高信号、T_2WI 呈高信号，在所有序列中均与皮下脂肪信号相同，信号强度均匀，部分有低信号分隔，脂肪抑制序列上均呈低信号；增强后无强化（图14–3）。

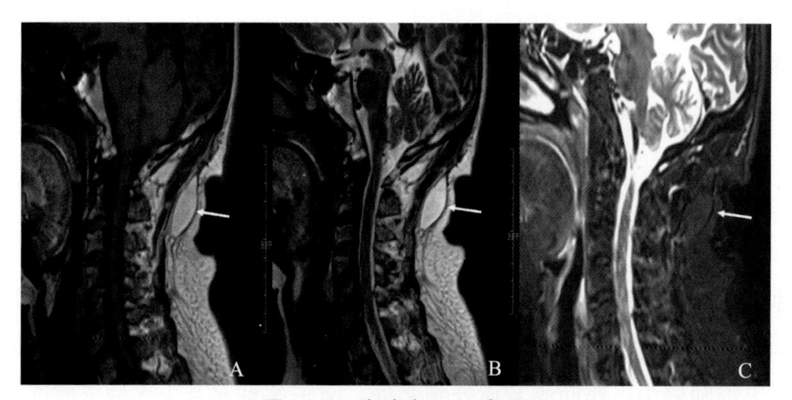

图 14–3 脂肪瘤 MRI 表现

图 A 矢状位 T_1WI、图 B 矢状位 T_2WI：颈 1、2 椎体水平颈后皮下脂肪层内梭形脂肪样高信号肿块（箭）；图 C 矢状位 T_2WI 脂肪抑制序列相应部位肿块信号减低（箭）

【诊断与鉴别诊断】

软组织内边界清楚的脂肪低密度或脂肪信号肿块，CT 及 MRI 具有特征性。需与其他含脂肪组织的病变进行鉴别：

1. 畸胎瘤 含有骨化和脂肪组织的畸胎瘤由三个胚层组成，CT 或 MRI 上密度或信号表现不均匀；含有骨骼或牙齿更具特征性。

2. 血肿 MRI 上亚急性期血肿无论 T_1WI 或 T_2WI 均呈高信号，通过脂肪抑制序列扫描可鉴别，血肿仍呈高信号。而 CT 根据特征性的 CT 值直接鉴别。

二、血管瘤

血管瘤（hemangioma）为血管组织所形成的良性肿瘤，可出现在人体各部位，发生于软组织的血管瘤多见于皮肤、皮下组织、肌肉、肌腱、滑膜及结缔组织。

【临床与病理】

临床表现：是儿童最常见的软组织肿瘤，一般无明显自觉症状，可有间歇性疼痛、肿胀，多表现为肿块。可以呈浸润性生长。DSA 血管造影是诊断血管瘤的可靠方法。

病理改变：血管瘤根据血管腔的大小和血管类型分为毛细血管瘤、海绵状血管瘤、静脉性血管瘤和混合性血管瘤等。海绵状血管瘤含有不同比例的脂肪、纤维、黏液、平滑肌、钙化和骨质等成分。

【影像学表现】

1. X 线表现　血管瘤较小时，X 线平片难以显示。范围较大时可见软组织肿胀或肿块，边界不清。肿块内常多发圆形或椭圆形环状钙化点或同心圆钙化斑，大小不一（图 14–4）。环状钙化影内可伴有小点钙化，为静脉石。邻近骨结构可有压迫性骨质破坏。动脉造影呈囊状不规则扩张的血窦或粗细不均、迂曲扩张的血管样结构，对比剂通过缓慢。常见动静脉瘘，表现为静脉过早显影，动脉、静脉瘤体血管同时显影。

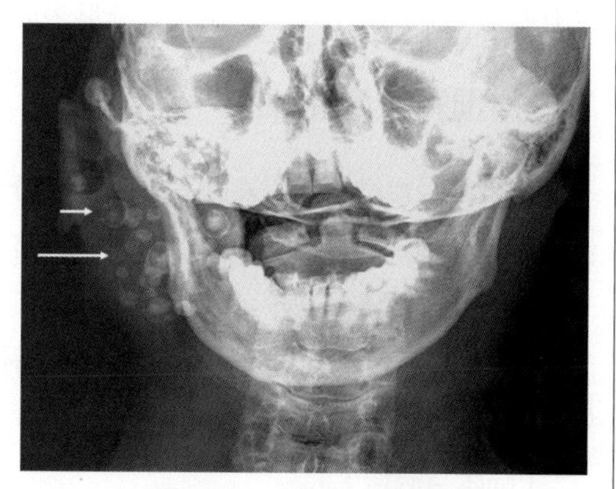

图 14–4　血管瘤 X 线表现

颌部 X 线正位片：右侧颌部软组织内多发类圆形环状钙化影（短箭），局部钙化呈“按扣状”（长箭）

2. CT 表现　软组织肿块形态不规则，边界不清；常伴有脂肪组织增生，不均匀低密度；常见钙化及静脉石，为本病重要诊断依据。动态增强扫描肿块周边强化逐渐向中央扩散，延迟扫描有明显强化呈高密度。

3. MRI 表现　海绵状血管瘤血管瘤充满血液，T_1WI 多呈不均匀低、等信号，T_2WI 呈不均匀高信号，无明显流空现象及占位效应（图 14–5A）。其内的脂肪组织 T_1WI、T_2WI 均呈散在点状高信号，静脉石及钙化则呈低信号，亚急性慢性反复出血分别表现为 T_1WI、T_2WI 呈不规则斑点、片状高信号及含铁血黄素沉着引起的 T_2WI 低信号环。增强扫描血管成分有明显强化，非血管性成分强化不明显。（图 14–5B、C、D）

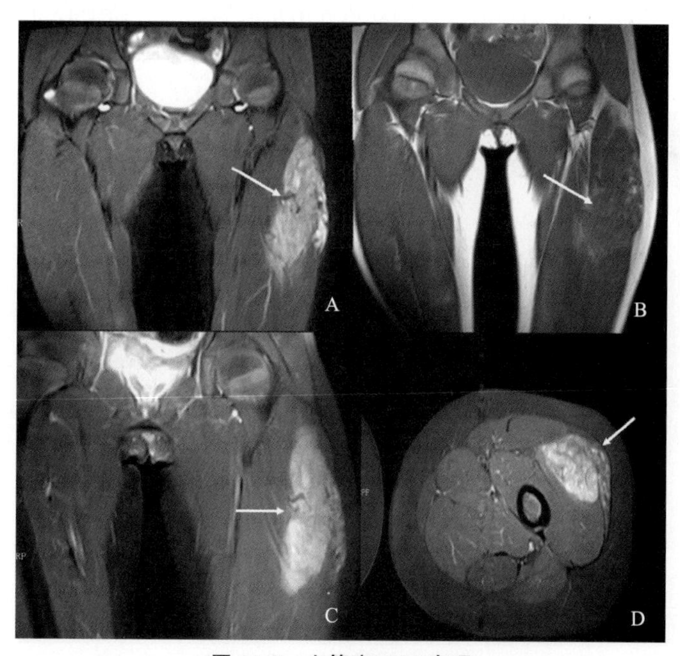

图 14–5　血管瘤 MRI 表现

图 A 冠状位 T_2WI 脂肪抑制：左下肢外侧肌肉内梭形高信号肿块（箭）；图 B 冠状位 T_1WI：肿块呈等信号（箭），中央小点片稍高信号；图 C 冠状位及图 D 横轴位 MRI 增强扫描：肿块明显强化（箭）

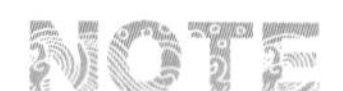

【诊断与鉴别诊断】

软组织内形态不规则软组织肿块，边界不清；相常见钙化及静脉石；CT 或 MRI 增强扫描肿块明显强化或延迟明显强化。要与血管畸形相鉴别：血管畸形在 CT 增强扫描上表现为弥漫性的病变，完全由血管组成而没有间质显影，密度不均，偶有钙化。MRI 平扫上，血管瘤通常没有明显的血管流空现象，而血管畸形多能见到这一现象。

三、周围神经源性肿瘤

周围神经源性肿瘤以良性者多见。常分为神经纤维瘤、神经鞘瘤和神经纤维鞘瘤病，以神经纤维瘤和神经鞘瘤多见。肿瘤中心区域富含胶原纤维，周边部位有显著黏液。

（一）神经纤维瘤

神经纤维瘤（neurofibroma）为发生于神经干或神经末梢的肿瘤。分布于皮肤或皮下组织，好发于下肢。

【临床与病理】

临床表现：好发年龄为 20 ~ 40 岁，男女发病率相等，可单发，也可多发，表现为皮肤或皮下组织肿块，沿神经长轴分布。病灶较小时可无明确症状。

病理改变：肿块生长较缓慢；质地坚硬，边界清楚；神经纤维瘤由神经内衣、神经束衣和神经鞘细胞组成，含有较丰富的胶原组织。

【影像学表现】

主要依靠 CT 和 MRI 进行诊断。

1. CT 表现　CT 平扫表现为软组织内类圆形低密度灶，密度均匀，边界清楚。增强后肿瘤可有轻度强化。

2. MRI 表现　软组织内形态规则类圆形结节或肿块，T_1WI 呈低或等信号，T_2WI 呈等、高信号改变，中心略低信号，周围高信号，病灶边界清楚。增强后肿瘤中心可轻中度强化，强化不均。邻近肌肉和血管可受压移位（图 14-6）。

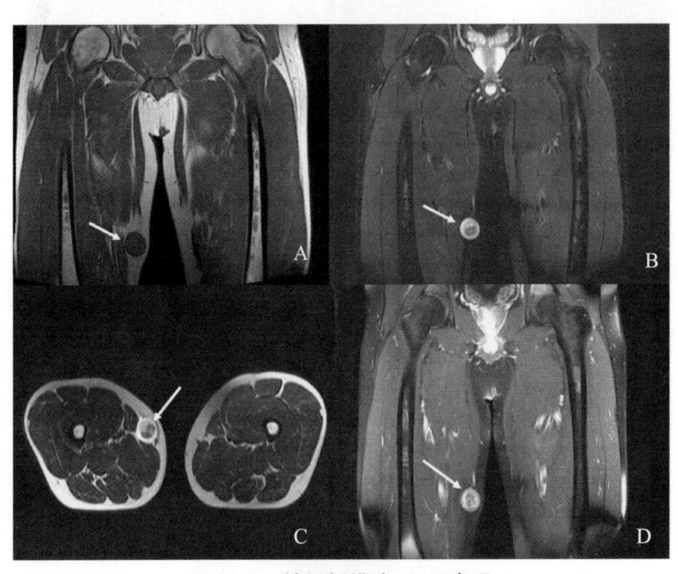

图 14-6　神经纤维瘤 MRI 表现

图 A　冠状位 T_1WI：右下肢内侧皮下脂肪层内类圆形等信号结节（箭）；图 B　冠状位 T_2WI 脂肪抑制序列、图 C　横轴位 T_2WI：结节呈不均匀高信号（箭）；图 D　冠状位 MRI 增强：结节不均匀，中度强化（箭）

【诊断与鉴别诊断】

软组织内形态规则类圆形结节或肿块，CT 或 MRI 增强病变轻度强化；主要与神经鞘瘤和纤维瘤相鉴别：

1. 神经鞘瘤 神经纤维瘤和神经鞘瘤有相似的 CT 和 MRI 表现，两者较难区分。

2. 纤维瘤 纤维瘤在 CT 上难以与神经纤维瘤鉴别，但在 MRI 上纤维瘤 T_1WI 和 T_2WI 图像均为等、低信号为主，可资鉴别。

（二）神经鞘瘤

神经鞘瘤（schwannoma）又称为 Schwann 细胞瘤，为来源于雪旺细胞的良性肿瘤。是最常见的外周神经肿瘤；可发生于人体任何部位，颅内最好发于听神经，三叉神经次之；周围神经的神经鞘瘤多见于较大的神经干，好发于脊柱和下肢软组织。

【临床与病理】

临床表现：各种年龄、不同性别均可发生，好发年龄为 20 ~ 50 岁；发生于前庭神经或蜗神经时亦称为听神经痛，患者多出现耳鸣及听力障碍。生长于脊神经后根者，如肿瘤较大，可产生感觉障碍，特别是在相应的部位出现疼痛与麻木。

病理改变：受累神经干途径上圆形或椭圆形的实质性肿块，肿瘤生长缓慢，质韧，肿块表面光滑，包膜完整，界限清楚；可伴有出血或囊性变。发生于脊柱旁时，可有椎体骨质破坏，侵犯椎管时，椎管内肿物压迫硬膜囊。

【影像学表现】

主要依靠 CT 和 MRI 进行诊断。

1. CT 表现 CT 平扫肿瘤为等或稍低密度，密度不均匀。增强后肿瘤明显强化；肿瘤较大发生囊性退变而呈不均匀强化（图 14-7）。

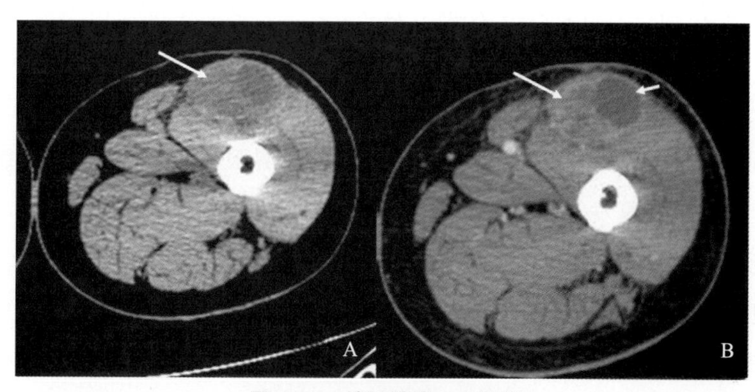

图 14-7 神经鞘瘤 CT 表现

图 A 横轴位 CT 平扫：左下肢前侧肌肉间椭圆形密度不均匀肿块（箭）；
图 B CT 增强：肿块呈轻度不均匀强化（箭），外侧部分为坏死囊变区（短箭）

2. MRI 表现 肿瘤 T_1WI 呈均匀低或等信号，T_2WI 与周围肌肉相比呈高信号。增强后肿瘤实质强化显著（图 14-8），出血和囊变区无强化。

【鉴别诊断】

1. 神经纤维瘤 神经鞘瘤和神经纤维瘤 CT 和 MRI 表现相似，两者较难区分。T_2WI 上肿

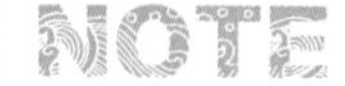

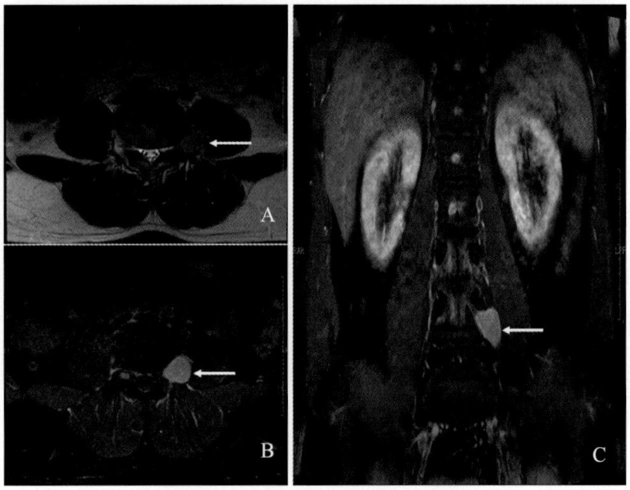

图 14–8　神经鞘瘤 MRI 表现

图 A 横轴位 T_2WI：L4–5 左侧椎间孔沿神经根椭圆形稍高信号肿块（箭）；图 B 横轴位、图 C 冠状位 MRI 增强：肿块明显强化（箭）

瘤高、低混杂信号，与其成分有关，肿瘤中心区域富含胶原纤维，周边部位有显著黏液；呈特征性靶征，是神经源性肿瘤一种特征性改变。

2. 纤维瘤　纤维瘤在 MRI 图像上 T_1WI 和 T_2WI 均为低信号，可以鉴别。

四、纤维瘤

纤维瘤（fibroma）由分化良好的皮下结缔组织构成，为来源于纤维结缔组织的良性肿瘤，很少发生恶变。

【临床与病理】

纤维瘤可以发生于体内任何部位，肌膜、骨膜、鼻咽腔及他处黏膜组织以及其他器官如乳腺等均可发生。瘤体生长缓慢，肿瘤大小不等，边缘清楚，表面光滑，质地较硬，可以推动。若混有其他成分，则成为纤维肌瘤、纤维腺瘤、纤维脂肪瘤等。硬纤维瘤多发于 20 ~ 40 岁女性，以腹壁多见，为坚硬、无痛、无移动性、与周围组织界限不清的肿物，生长缓慢，无包膜而呈浸润生长。切除后易复发，且可恶变。

【影像学表现】

1. CT 表现　表现为软组织肿块。

2. MRI 表现　平扫表现为边界清晰的圆形或不规则形软组织肿块，信号可不均匀，T_1WI 呈与骨骼肌相似的低信号，若富含黏液则呈高信号（图 14–9A）；T_2WI 信号介于骨骼肌与脂肪之间，并随胶原含量的多少而降低或增高（图 14–9B）；增强扫描呈轻中度强化，可强化不均匀（图 14–9C）。

【诊断与鉴别诊断】

MRI 表现为位于皮下或肌肉间边界清晰的圆形或不规则形软组织肿块，T_1WI、T_2WI 呈与骨骼肌相似的低信号；信号均匀或不均匀，增强扫描呈轻、中度强化可以考虑诊断，但不具特征性。

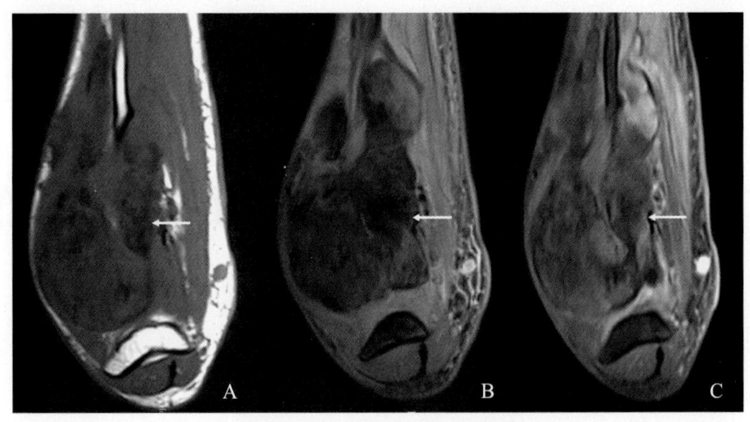

图 14–9　纤维瘤 MRI 表现

图 A 冠状位 T_1WI：右侧前臂肌内不规则形不均匀等、低信号肿块影（箭）；图 B 冠状位 T_2WI 脂肪抑制序列：肿块呈不均匀低信号为主（箭）；图 C 冠状位增强扫描：显示肿块不均匀中度强化（箭）

【复习思考题】

1. 骨化性肌炎的影像学表现特征有哪些？
2. 脂肪瘤的 CT、MRI 表现特征分别有哪些？
3. 试述血管瘤的 MRI 影像学表现。

第十五章 骨伤科疾病的介入治疗

第一节 骨伤科介入放射学概述

一、骨伤科介入放射学概念

介入放射学是以影像诊断学为基础，结合临床医学诊疗原理，应用各种介入操作技术，在影像设备引导下将介入器材和药品送达病变部位进行诊断或局部微创性治疗的新兴边缘学科。我国卫生和计划生育委员会按学科管理将介入放射学分为心血管介入、神经介入、外周血管介入、综合介入等类别。介入放射学在骨伤科的应用涉及外周血管介入和综合介入类别中的多种介入诊疗技术及其理论，按学科分类命名为骨伤科介入放射学。

介入放射学具有微创、安全、有效等优势。随着介入放射学的发展，多种介入诊疗技术、器械、药品不断更新，骨伤科介入研究与应用不断得到拓展。

二、骨伤科介入放射学临床应用

血管性和非血管性介入诊疗技术均可应用于骨伤科疾病。前者有经血管药物灌注术、经血管栓塞术、血管成形术等；后者有经皮活检术、经皮穿刺引流术、经皮药物注射术、经皮组织切割 / 抽吸 / 填塞术等。骨伤科疾病应用血管性介入诊疗技术必须有数字减影血管造影（digital subtraction angiography，DSA）功能的 X 线机作为引导设备，应用非血管性介入诊疗技术除了 DSA 机（图 15–1）外，还可采用 CT、超声甚至是 MRI 设备作为引导设备。

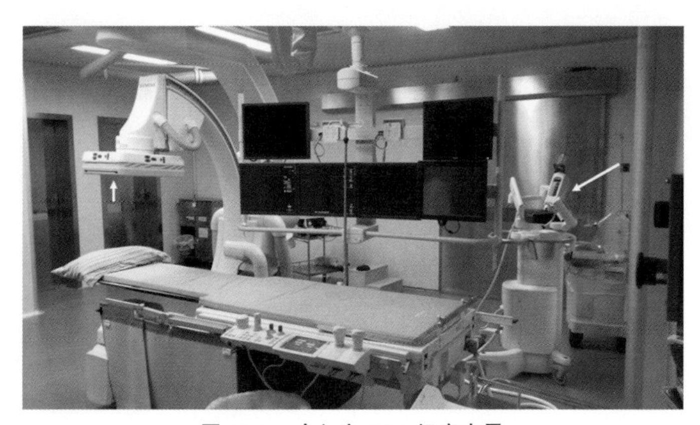

图 15–1 介入室 DSA 机房内景

机房中央安装有大 C 形臂 DSA 机，配有平板探测器（短箭），在 C 形臂另一端的 X 线球管位于检查床下铅床裙内，机房内配有压力注射器（长箭）、抢救车、心电监护装置等

介入诊疗项目在常见骨伤科疾病中的应用可简列如下：

1. 椎间盘突出症 有经皮椎间盘髓核溶解术、经皮椎间盘切吸术、经皮椎间盘激光消融术、经皮椎间盘射频消融术、经皮椎间盘内电热疗法等。

2. 骨肿瘤 血管造影术可以了解骨肿瘤的血供情况，有利于骨科手术方案评估或便于进一步介入治疗；经动脉灌注化疗及栓塞术适用于富血管性的良恶性肿瘤围手术期治疗或姑息性治疗；骨肿瘤术前栓塞还可减少手术中的出血，增加手术安全性。

3. 骨关节创伤 骨关节创伤常合并血管损伤，可导致大出血。在此方面，微创介入治疗已经逐步取代外科手术成为首选治疗方法。介入诊疗既能快速发现血管损伤部位及了解血流动力学情况，又能及时进行经导管栓塞、带膜支架植入等操作实现快速止血。

4. 骨质疏松或溶骨性破坏 常用的有经皮椎体成形术和经皮椎体后凸矫形术等。

5. 其他 如股骨头坏死的药物灌注术、神经/软组织封闭治疗、关节疼痛封闭治疗、经皮肌骨活检术、钻孔减压术、关节穿刺引流术等。

第二节 椎间盘突出症介入治疗

椎间盘突出症属临床常见病、多发病，突出的椎间盘对神经根的直接压迫是产生疼痛的主要原因，髓核化学介质引起的炎性反应亦起重要作用。因此，椎间盘突出症的治疗主要是围绕有效消除局部炎症刺激和解除突出物的压迫而展开。外科手术存在恢复时间长、创伤大、脊椎不稳等缺点，还可能并发粘连、瘢痕等所致的神经性疼痛，而介入治疗则具有创伤小、出血少、恢复快等特点，越来越受得重视，并已开发出多种不同的介入治疗方法，可根据设备及技术条件等进行个体化选择。

一、臭氧髓核消融术

臭氧髓核消融术亦称臭氧髓核溶解术，是通过注射少量臭氧气体，使髓核组织脱水萎缩，达到使椎间盘减压目的的介入治疗方法。

【适应证】

有明显的临床症状如持续性腰腿痛、坐骨神经痛或跛行，脊神经受压体征阳性或皮肤感觉异常，如直腿抬高试验阳性，经临床及影像学检查确诊为颈、腰椎间盘突出症，且经过至少4周以上的保守治疗无效者。

【禁忌证】

临床及影像学检查提示突出的椎间盘组织脱出、碎裂、游离或完全钙化、骨化，存在骨性椎管狭窄、小关节病变、椎体滑脱等需要手术处理的状况，或有严重心脑血管疾病、明显出血倾向、脊柱原发或转移性肿瘤、恶病质患者等。

【器械药物选择】

医用臭氧治疗仪是必备装置。臭氧治疗仪能使空气中的氧分子（O_2）发生电化学反应而产

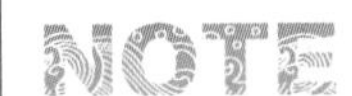

生出臭氧（O_3）。臭氧分子结构中的第三个氧原子很不稳定，会不断游离逸出，产生极大的氧化、杀菌、解毒、漂白、脱臭等作用。臭氧如果未与其他物质产生氧化反应，也会自行分解为纯氧（O_2）

【技术要点】

1. 确定诊断 术前应明确诊断，并确定引起临床症状和体征的责任椎间盘位置，以确定治疗方案。

2. 选择病例 应按照上述适应证和禁忌证要求选择合适病例。

3. 良好引导 应根据术前的影像学资料如正侧位 X 线摄影和 CT 扫描，确定进针点和穿刺路径；术中以 CT 或配合电视透视引导，确认穿刺正确（图 15–2）。

4. 谨慎治疗 应根据不同情况设定浓度、压力、温度值及报警提示等参数，确保准确的治疗。

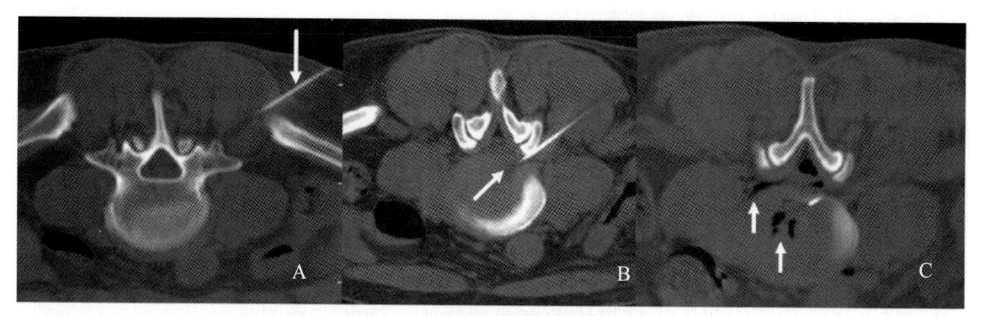

图 15–2 CT 引导臭氧髓核消融术

图 A CT 引导下将穿刺针（箭）插向责任椎间盘；图 B CT 引导下将穿刺针尖（箭）正确插入责任椎间盘髓核组织；图 C 臭氧注入后显示椎间盘内及椎间盘旁低密度的臭氧影像（箭）

【效果评价】

臭氧具有极强的氧化能力，注入椎间盘后能迅速氧化髓核内的蛋白多糖，使髓核细胞膜和细胞内结构破坏，造成细胞变性坏死，细胞合成和分泌蛋白多糖的功能下降或丧失，使髓核渗透压降低，从而导致水分丢失，髓核体积缩小，从而降低椎间盘内压力，使症状得以消除。同时，臭氧与盘内及硬膜外间隙、后纵韧带、邻近韧带、小关节突及腰肌内广泛分布的神经末梢接触，可起到拮抗免疫因子释放、扩张血管、改善静脉回流、减轻神经水肿等作用，从而达到缓减疼痛的目的，弥补了其他消融术在抗炎镇痛作用上的不足。臭氧极强的氧化能力还使体内感染率极低，并因其特殊结构对人体无过敏反应及体内残留。总之，臭氧髓核消融术具有安全系数高、痛苦小、疗效好、无过敏反应及其他明显并发症等优点，适应范围广，对高龄患者也很安全。据国内外报道，臭氧髓核消融术治疗椎间盘突出症的有效率在 66% ~ 92%。

二、经皮椎间盘切吸术

经皮椎间盘切吸术是通过机械的方法将部分髓核组织切吸出来，使盘内压力减低，突出组织回纳，从而减轻或解除对神经根的压迫，达到治疗目的的介入治疗方法。

【适应证】

参见前述的臭氧髓核消融术。

NOTE

【禁忌证】

椎间盘明显狭窄、已行椎间盘手术或椎体整合术者。其他禁忌证参见前述的臭氧髓核消融术。

【器械药物选择】

目前可用于经皮椎间盘切吸术的介入器械较多，有气动或电动旋切和往复式切吸刀，也有手动式往复或旋转式切吸装置。此外，还有椎间盘镜，可提供直视式的切吸引导。应根据病变需要和设备条件进行个性化的选择。

【技术要点】

1. 严格选择适应证　术前应明确诊断，并按照适应证和禁忌证要求选择合适病例，否则不但不能取得疗效，还可能加重患者负担。

2. 严密监测下操作　经皮穿刺过程均应在电视透视或配合 CT 引导下进行，防止伤及大血管、神经和脊髓；穿刺后亦应再次进行影像学检查确认切吸器械已经准确地位于责任椎间盘内。

3. 严格无菌操作　严防术后感染发生，以免造成手术失败。

4. 麻醉不宜过深　以保证神经的敏感性，避免穿刺过程中的误伤。

5. 切忌操作粗暴　操作必须轻柔，尽量捻转前进，防止粗暴硬插造成不必要的损伤。

6. 多角度切吸　应在影像学引导下多方向进行切吸操作，尽可能多地切吸出髓核组织，以保障治疗效果。

【效果评价】

经皮椎间盘切吸术主要是通过切吸出部分髓核组织，显著降低椎间盘内压，减轻对脊神经根的压力，达到治疗的目的。同时，它因在椎间盘纤维环外侧钻孔、开窗，人为地改变了髓核突出的方向，从而减轻或消除对受累神经根的压力及对周围痛觉感受器的刺激。据国内外文献报道，经皮椎间盘切吸术的疗效优良率可达 70%～95%，且无严重并发症。

三、经皮椎间盘激光减压术

经皮椎间盘激光减压术是利用激光作用于椎间盘髓核组织，使其变性、凝固和部分汽化，以降低髓核腔内压力，从而减轻或解除对神经根的压迫，达到治疗目的的介入治疗方法。

【适应证】

参见前述的臭氧髓核消融术。

【禁忌证】

参见前述的经皮椎间盘切吸术。

【器械药物选择】

医用激光治疗仪为该项介入技术的核心器械，影像导向设备可选择具有电视透视功能的 C 形臂 X 光机或 CT 机。此外，常用器械还有直径 400μm 的光导纤维（光纤）和 18G 穿刺导针等。

【技术要点】

1. 简要过程　在影像设备引导下，将穿刺导针刺入病变的椎间盘中，再将光导纤维通过穿刺导针置入椎间盘的髓核；然后接通激光治疗仪，设置激光量和汽化时间，在微电脑控制下通

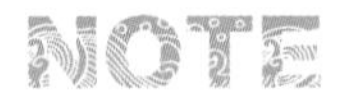

过激光的热能将椎间盘髓核汽化。

2. 其他技术要点 参见上述经皮椎间盘切吸术“技术要点”1～5点。

3. 推荐盘内多点低能量照射 可以扩大汽化腔，避免热损伤可能。每次调整针尖方向、位置时，必须先拔出光纤，调整穿刺针，确认满意后再插入光纤，以避免折断光纤尖端。

【效果评价】

多项研究表明，髓核汽化后，能引起椎间盘内压力明显减低，具有弹性的纤维环向中心回缩，神经根的压迫即能够得以缓解，从而达到减轻或消除椎间盘突出症患者症状的治疗目的。该项治疗具有不出血、损伤小、恢复快、安全性高的特点，整个操作在半个小时之内即可完成。据国内外文献报道，近期及中期临床效果较理想，总有效率在72.8%～98%，并发症极少。

第三节 骨伤科肿瘤介入诊疗

一、影像导向穿刺活检

骨伤科肿瘤及肿瘤样病变种类繁多，或良性，或恶性，或为原发，或为转移，往往需要病理学检查才能够最终确诊。此外，一些非肿瘤性病变也可能与肿瘤相混淆，病理检查在鉴别诊断中常起到关键性的作用。而通过影像设备的引导，实现对病灶的精确穿刺取材，是病理活检能够得出准确结论的关键所在。影像导向下的穿刺活检术属于介入诊断学范畴。

【适应证】

骨伤科领域的经皮穿刺活检术意义重要，各种不明原因的肌肉、软组织或骨质病变，均可在影像设备的引导下进行穿刺活检，以明确病变性质。

【禁忌证】

严重的心脑血管疾病、明显出血倾向者应列为禁忌；恶病质患者及精神异常者需慎用。

【器械药物选择】

除了影像导向设备外，活检针或活检枪是必备器械（图15-3）。骨组织活检针多由套管针和锯齿切割针组成，操作时先将套管针引入病变处，通过套管针插入旋切针，手动或电机旋转切割。肌肉软组织活检则可用活检枪进行切割活检，也可采用Chiba针等进行抽吸活检。

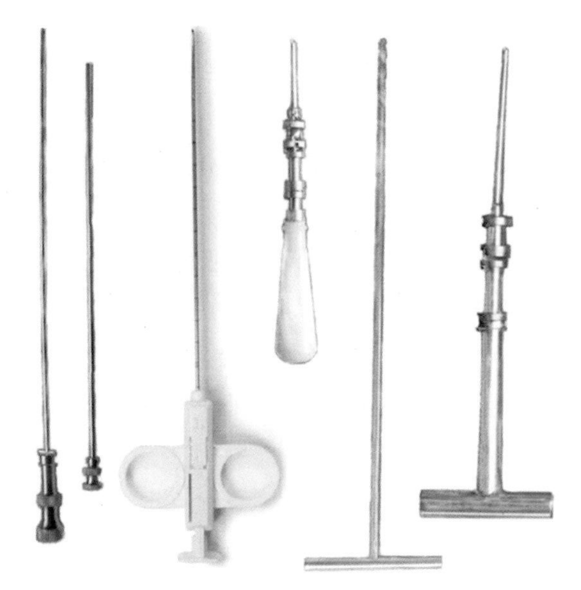

图15-3 各种骨伤科穿刺活检针械

【技术要点】

1. 穿刺路径 应根据术前的影像检查资料，设计尽量短的穿刺路径直达病灶；同时，需要避开重要脏器和正常的生理管道，最大限度地减少损伤。

2. 良好引导　以CT或配合电视透视引导为佳，保障精确的穿刺。对于肌肉软组织病变，也可选择无辐射危害的超声诊断仪作为导向设备。

3. 多点取材　在影像导向设备监视下，在所设定的病灶目标位置上进行两处以上的取材，以提高诊断的阳性率。

【效果评价】

影像导向穿刺活检的最大优势就是能够实现精确定位，所以其效率很高；文献报道其良性病变诊断准确率可达95%以上，恶性病变诊断准确率亦在90%以上，因而非常有利于针对性治疗方案的制订。同时，有影像设备的引导，活检操作更简便、安全，术后并发症的发生率也更低。

二、肿瘤血管造影诊断

骨伤科肿瘤的血管造影亦属于介入诊断学范畴。肿瘤血管造影能够非常清晰地显示肿瘤血管影像，包括其形态、位置等资料，可于外科手术前充分评估肿瘤供血模式，有利于手术方案的制定。更多的情况是作为后续介入治疗的基础步骤，以确认需要超选择插管的目标血管，从而提高疗效、规避风险。

【适应证】

各部位的骨与软组织肿瘤拟行经肿瘤供血动脉药物灌注术或栓塞化疗术者，均须进行血管造影诊断。骨伤科肿瘤特别是富血供骨肿瘤拟行手术治疗者，宜于术前进行血管造影诊断。

【禁忌证】

对碘对比剂过敏，恶性肿瘤终末期、严重恶病质，或有重要脏器功能衰竭、明显出血倾向的患者禁忌采用。

【器械药物选择】

最好选用压力注射器（或称高压注射器）与DSA联机摄影，根据不同的目标血管设定多项参数（如注射流率、注射总量、保护压力、摄影速率和延迟时间等）。对比剂多选用非离子型碘水对比剂。

【技术要点】

1. Seldinger技术是实施肿瘤血管插管造影的基础技术。应根据目标血管的不同选择合适的穿刺入路，应用穿刺针、血管鞘套装等配合完成。

2. 选择性插管和超选择性插管对介入操作者的技术要求较高，应根据术前影像学资料，熟练而轻柔地通过推送、提拉和扭控等手法并配合导丝等材料将造影导管插入目标血管。

3. 造影参数的设定应根据目标血管的不同状况进行合理的设定。插管到位后，轻柔地手推少量对比剂进行预造影（冒烟）对设定参数有指导价值。

【效果评价】

迄今为止，血管造影（图15–4）特别是DSA仍是显示血管的最佳手段。血管造影诊断能够清晰准确地提供肿瘤供血动脉、肿瘤实质、引流静脉等图像，对鉴别良恶性肿瘤亦有帮助，是骨和软组织肿瘤外科术前非常有价值的参考资料。肿瘤介入治疗时的血管造影，能够起到进一步确定诊断、指明治疗路径、校正治疗方案以及判断治疗效果等作用，对减少非肿瘤组织及非肿瘤血管相关并发症也能提供有效的保障。

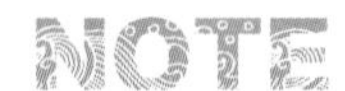

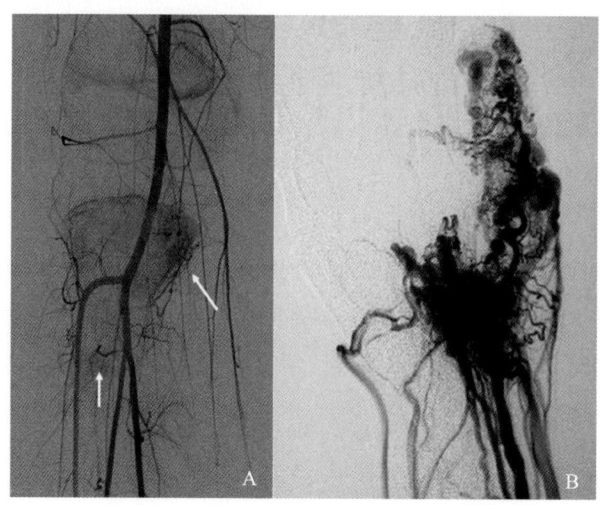

图 15-4 骨与软组织肿瘤 DSA 血管造影

图 A 胫骨上段成骨性骨肉瘤，可见略为粗乱的肿瘤血管及肿瘤染色现象（箭）；
图 B 手腕掌部蔓状血管瘤，可见明显粗大紊乱的畸形血管团及多数杂乱的引流静脉显示

三、经动脉灌注化疗

骨伤科恶性肿瘤常常血供丰富，经动脉插管进行局部灌注化疗，可以作为主要治疗方法之一或综合治疗的重要部分。

【适应证】

主要适用于不宜手术治疗的原发性恶性骨与软组织肿瘤，也可应用于转移性肿瘤的治疗。手术前或手术后的经动脉灌注化疗，可起到抑制肿瘤、增强疗效、降低肿瘤恶性程度、防止复发和转移的作用，甚至可以为手术切除病灶或保留肢体创造条件。

【禁忌证】

终末期恶性肿瘤，严重恶病质，感染发热或有严重心脑血管疾病、明显出血倾向者。

【器械药物选择】

骨伤科恶性肿瘤的经动脉灌注化疗应在选择性或超选择性插管成功后施行，需要用到导管导丝等血管插管器材，必要时会用到注射泵、植入式药盒等器材。

化疗药物属于必备药物，最好是根据肿瘤的组织类型和药敏试验，选用肿瘤敏感且以原型发挥作用的化疗药物作为动脉内灌注化疗用药。

【技术要点】

1. 将导管准确插入肿瘤供血动脉是必要前提，化疗药物灌注前必须经血管造影确认导管位置是否合适。

2. 灌注方式：①一次性冲击性药物灌注，即将化疗药物一次性缓慢注入目标血管，随后即拔除导管；②长期性药物灌注，适宜于按计划序贯或反复多次经导管进行灌注化疗，又有将导管留置于目标血管 48 小时以上或行药盒植入术两种方式。

3. 经动脉灌注化疗药物所引起的药物不良反应较全身化疗为轻，但仍很常见，术中应用适量昂纳司琼、地塞米松、洛赛克等，能有效地预防不良反应。

【效果评价】

骨伤科恶性肿瘤的经动脉灌注化疗，是将化疗药物经导管直接灌注于病变局部血管，药物

浓度较全身用药大大提高，因此，其疗效较全身化疗显著。另一方面，化疗药物经局部滤过后才进入全身血液循环，不良反应较全身化疗明显减轻，患者容易耐受。

四、经导管栓塞治疗

骨伤科恶性肿瘤特别是富血供肿瘤，经动脉插管对其供血血管进行栓塞，将有效地抑制肿瘤生长并促使其发生缺血坏死，从而起到治疗作用。经导管栓塞治疗常与经动脉灌注化疗相结合应用，成为恶性肿瘤综合治疗的重要部分。

【适应证】

恶性肿瘤特别是富血供的恶性肿瘤，是经导管栓塞治疗的主要适应证。外科手术前配合应用经导管栓塞术，可使肿瘤缩小、界限清晰，能有效地降低术中出血和术后转移的发生率。对于已经失去手术机会的恶性肿瘤患者，经导管栓塞治疗作为有效的姑息治疗手段，能抑制肿瘤生长、减轻疼痛、提高生活质量、延长生存期。

【禁忌证】

参见前述的经动脉灌注化疗。此外，超选择性插管不成功者不能采用。

【器械药物选择】

1. 颗粒性栓塞剂　临床常用，有明胶海绵、聚乙烯醇、栓塞微粒球等，可根据目标血管管径及是否存在动静脉瘘等不同情况，选择不同型号的栓塞剂，以提高治疗效果和栓塞效率，并防止异位栓塞。

2. 液态栓塞剂　为末梢性栓塞剂，多应用超液化碘油，亦常将其与化疗药物混合成乳剂使用，能够栓塞恶性肿瘤病灶的微血管，适用于插管位置精确且不存在动静脉瘘的恶性肿瘤的姑息性治疗。

3. 弹簧钢圈　为主干性栓塞剂，用于控制血流或改变血供模式，作为手术治疗前的栓塞治疗手段比较稳妥，也可结合其他栓塞剂使用（图 15–5）。

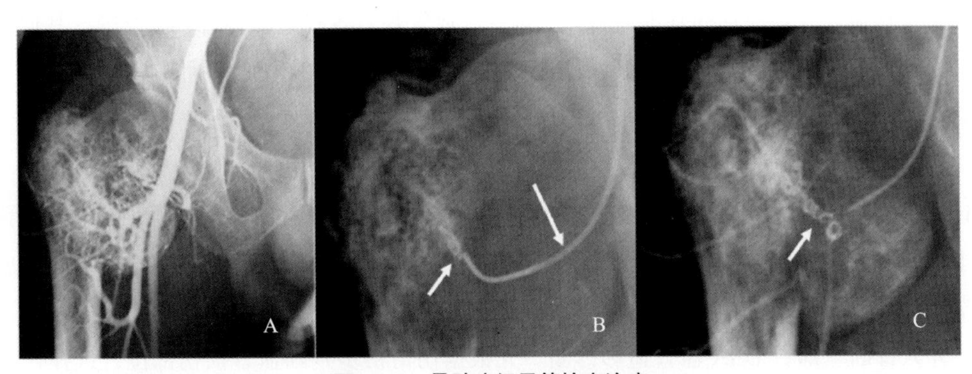

图 15–5　骨肿瘤经导管栓塞治疗

图 A　甲状腺癌右股骨上段转移，血管造影示右股骨颈及粗隆部明显增粗的肿瘤血管及肿瘤染色现象；
图 B　导管（长箭）超选择性插入肿瘤供血动脉分支，注入适量碘油及弹簧钢圈（短箭）进行栓塞；
图 C　显示弹簧钢圈（箭）已卷曲栓塞肿瘤供血动脉分支，其血流已基本中断

【技术要点】

1. 插管到位　对于导管准确到位的要求比经动脉灌注化疗还要严格，即必须将导管头端准确插入病灶的目标血管，并须经血管造影证实位置合适后，才能实施栓塞。

2. 严防误栓　栓塞剂注入的全过程均应处于影像设备的密切监视下，通过流率控制等技术

手段保障栓塞剂单向流入目标血管，严防栓塞剂反流进入其他血管而引起肢体缺血或器官坏死等严重不良后果。

【效果评价】

骨伤科恶性肿瘤的供血动脉被栓塞后，肿瘤即进入缺血状态，随即发生变性坏死。因此，经导管栓塞治疗可以控制肿瘤的生长速度，或使肿瘤缩小，或为手术创造机会，甚至有可能达到治愈的目的。除了临床症状减轻如疼痛缓解外，影像学检查对于评价栓塞治疗的效果有一定的帮助。治疗有效时，平片和CT可显示肿瘤边界较前清晰，较晚还可以见到钙化量增加，MRI显示肿瘤周围水肿减轻，肿瘤缩小。栓塞后的血管造影复查，可以显示肿瘤血管明显减少或肿瘤染色消失。

第四节 骨关节创伤合并血管损伤的介入诊疗

骨关节创伤临床常见，而近年来合并血管损伤亦有增加趋势。在处理骨关节创伤的同时，应高度警惕重要血管的损伤。及时采取必要的介入诊疗措施，将有助于获得满意的疗效。

【适应证】

有明确外伤史，临床症状、体征、实验室指标以及影像学检查符合血管损伤引起明显循环障碍者。如开放性伤口出血不止，闭合性损伤局部肿胀进行性加重，失血性休克表现、血红蛋白进行性下降、影像学检查提示血管破裂、离断、闭塞等。对于外伤后欲行带血管皮瓣移植病例或临床已经诊断有血管损伤，但需明确血管损伤的具体位置和程度的病例，亦属适应证。

【禁忌证】

重要脏器功能衰竭，凝血功能障碍，碘对比剂过敏者。

【器械药物选择】

必备常规血管穿刺插管的基本器材如穿刺针、血管鞘、各种造影导管、导丝等。其他介入治疗器材如球囊导管、各种栓塞材料（明胶海绵颗粒、PVA颗粒、弹簧钢圈、生物胶等）、带膜支架等。

【技术要点】

1. 影像诊断 骨关节创伤可疑血管损伤者建议先行X线平片检查，了解骨关节损伤情况，以利于判断后续血管造影重点观察位置。部分病例可考虑彩色多普勒超声检查血管形态和血流动力学情况。如遇血管损伤出血量大等危急情况，可直接行血管造影诊断。

2. 介入诊断 即行DSA血管造影诊断。先根据伤情初步判断血管损伤部位，选择合适的穿刺入路，再插入合适导管于损伤部位近心段进行动脉造影，判断动脉损伤的情况、局部血流动力学改变及其远端的血供情况等。例如，考虑为骨盆骨折合并一侧髂内动脉出血，一般选择对侧股动脉穿刺，插入猪尾巴导管，于主动脉分叉上方造影，了解盆腔动脉全貌，再选择性或超选择性插管至可疑出血部位，进一步造影诊断。合并血管损伤造影常表现为损伤部位对比剂外溢、假性动脉瘤、动－静脉瘘和动脉急性闭塞等。

3. 介入治疗 DSA诊断为血管损伤出血后，即可超选择性插管至出血的血管分支，应用颗粒型栓塞剂或弹簧钢圈进行栓塞。肢体主干动脉（股动脉、肱动脉等）损伤且不在关节部位者，可考虑置入带膜支架封堵破裂口。对于血管损伤引起的急性血栓形成闭塞，可尝试采用导丝导管进行血管开通，或插管至闭塞处的血栓内进行溶栓治疗。对于血管损伤严重，栓塞无法奏效者，可考虑将大于血管直径的球囊导管置于损伤的动脉近端，扩张球囊阻塞动脉，止血后急送手术室行血管外科手术治疗。

4. 保持警惕　因骨关节创伤并血管损伤患者存在大量失血、休克等危重情况，应做好各项急救准备，保障生命安全。包括急查血型并备血、药物止血、输血扩容抗休克、心电监护、吸氧、建立静脉通道等。对于不同出血血管的栓塞应分类选择栓塞剂，防止肢体缺血坏死。溶通急性闭塞的血管时，应警惕诱发大出血及严重再灌注损伤的危险。

【效果评价】

骨关节创伤合并血管损伤出血，主要表现为损伤部位出血难止、显著肿胀，以及血压下降、心率加快、四肢冰凉等失血性休克表现。特别是外伤所导致的骨盆骨折，常常合并严重的大出血，患者生命体征不稳定，外科止血难度高且不易耐受，病情十分危急。急诊介入止血成为此类大出血的首选治疗方法，栓塞止血成功后能恢复并维持患者生命体征，也为后续治疗创造了条件。

介入诊疗对于骨关节创伤合并血管损伤者诊断清晰，疗效快捷而可靠，文献报道其有效率几近 100%。部分病例栓塞后，仍有血压降低等失血表现，则应行肝、脾、肾等脏器或肢体动脉造影，寻找其他可能出血的部位，并酌情栓塞。对于介入治疗不能解决的疑难病例，介入血管造影也可为外科手术指明路径，暂时性的栓塞也可为外科手术争取到治疗时机，能够减少术中出血，降低手术风险和难度（图 15–6）。

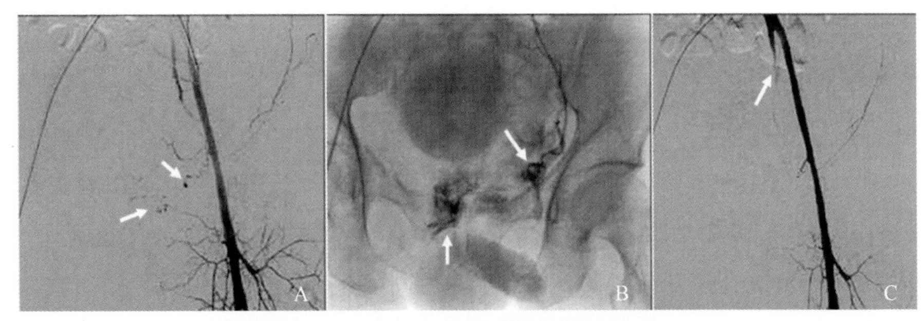

图 15–6　骨盆骨折合并血管损伤的介入诊疗

A 图　左髂外动脉造影发现髂内动脉分支可疑出血（箭）；图 B　左髂内动脉分支超选择性造影显示明显的对比剂外渗（箭），提示出血；图 C　栓塞后行左髂总动脉造影显示髂内动脉已经闭塞（箭），对比剂外渗现象消失，左髂外动脉保持通畅

第五节　椎体成形术

一、经皮椎体成形术

经皮椎体成形术（percutaneous vertebroplasty，PVP）是指经皮通过椎弓根等部位向椎体内注入骨水泥等物质以达到增加椎体强度和稳定性，防止塌陷，消除或缓解疼痛等目的的微创治疗技术。

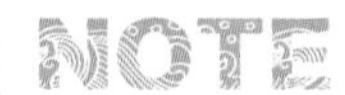

【适应证】

主要适应于骨质疏松症等能够引起椎体压缩的疾病。椎体原发性肿瘤（如骨髓瘤、血管瘤）、转移性骨肿瘤以及新鲜的椎体骨折等，亦可纳入适应证。

【禁忌证】

无症状的椎体骨质疏松或塌陷、广泛骨质转移破坏、严重心脑血管疾病或恶病质患者，穿刺局部存在感染等，不宜采用本项技术。

【器械药物选择】

1. 穿刺注射器材 必备适用于椎体穿刺和骨水泥注射的专用穿刺套针及注射器。

2. 骨水泥 主要为聚甲基丙烯酸甲酯（PMMA），内含有少量硫酸钡粉，还有少量钽粉。目前还有其他类型骨水泥可供选用。

3. 影像引导装置 一般选用有电视透视功能的“C”形臂X线机，亦可在CT引导下进行。

【技术要点】

1. 准确定位 穿刺前应明确目标椎体，穿刺过程应有影像设备全程监控，保证穿刺到位。为防止骨水泥溢入椎体引流静脉，穿刺针尖应尽可能插到椎体的前1/3处。

2. 体位选择 颈椎段穿刺患者取仰卧位为宜，胸腰椎段穿刺时，患者宜取俯卧位。

3. 谨慎注射 骨水泥溢入椎管、神经孔将造成并发症发生，如经静脉回流入肺甚至可造成肺栓塞。因此，应全程监视骨水泥的注射，一旦发现骨水泥外溢达椎体后缘或椎旁静脉时，应立即停止注射。同时，应掌握骨水泥调制方法，避免在较稀薄阶段注射。

4. 注意拔针 注射完毕后将穿刺针退至骨皮质，插入针芯，旋转穿刺针，在骨水泥硬化前拔除，以免拔针困难。

【效果评价】

骨水泥注入病变椎体后，可恢复病变椎体强度及稳定性；骨水泥聚合时产生热量，可使神经末梢变性而起到止痛作用。同时，骨水泥单体具有细胞毒性，可以部分破坏肿瘤细胞，聚合产热也可引起肿瘤细胞的坏死，从而可以起到局部抗肿瘤作用。文献报道，PVP具有微创、简便、疗效快、并发症少的优势，治疗椎体血管瘤、椎体骨质疏松所致的压缩性骨折的有效率一般大于90%，用于治疗椎体转移性骨肿瘤和骨髓瘤的有效率一般大于80%（图15-7）。

二、经皮椎体后凸矫形术

经皮椎体后凸矫形术亦称经皮椎体后凸成形术（percutaneous kyphoplasty，PKP），是在PVP基础上发展而来的新技术，除了能够起到如经皮椎体成形术那样的止痛和强化椎体的效果外，还可恢复已经被压缩的椎体高度，矫正后凸畸形。

【适应证】

主要适应证为老年性骨质疏松引起的无神经损伤的新鲜压缩性骨折。陈旧性压缩性骨折所引起的后凸畸形，以及椎体肿瘤所致的压缩性骨折，亦可在排除禁忌证后选用。

【禁忌证】

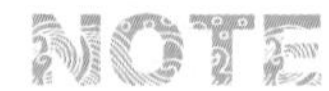

无症状的椎体骨质疏松或塌陷、广泛骨质转移破坏、严重心脑血管疾病或恶病质患者，穿

刺局部存在感染等，均不宜采用。

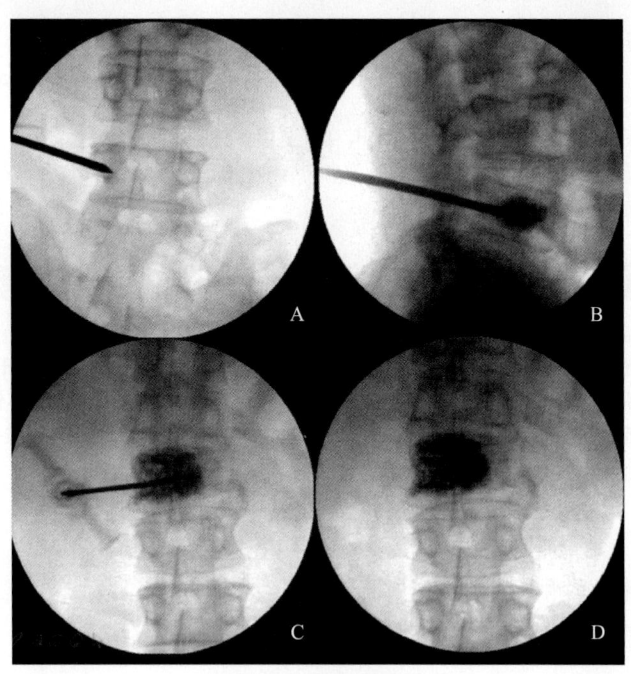

图 15–7　椎体成形术

图 A C 形臂 X 线机电视透视监控下将椎体穿刺针刺入病变椎体；图 B 多方向影像证实穿刺针位置妥当后方可注入骨水泥；图 C 多椎体病变可一并进行，但骨水泥注入过程需严密监视，防止外溢；图 D 治疗完成后摄片显示充填达到预期目的

【器械药物选择】

球囊扩张装置为 PKP 最关键的器材，其作用是将压缩塌陷的椎体恢复高度。最早应用于经皮椎体后凸矫形术是 Kyphon 球囊，产于以色列的 Sky 膨胀式椎体成形系统目前应用较多。其他器材如穿刺套针、骨水泥等与 PVP 相同。

【技术要点】

1. 简要过程　患者一般取俯卧位，术区消毒、铺巾后行局部麻醉；参考术前影像确定目标椎体，并设定穿刺角度和方向；在影像设备严密监控下，将穿刺针顺椎弓根逐渐插入椎体后缘，成功后置换入工作套管；多向透视或 CT 扫描证实工作套管位置准确后，经工作套管拧入精细钻，开辟工作通路；置换入球囊扩张装置后，扩张球囊使椎体高度大致接近正常时停止；抽空并拔出球囊，严密监视下注入骨水泥充填球囊扩张后所形成的空腔；发现骨水泥接近椎体后 1/4 或直视发现骨水泥出现椎体外渗漏时停止注入；带芯骨水泥推注管夯压骨水泥直至其硬化；拔除器材后包扎伤口，手术结束。

2. 其他技术要点　与前述的经皮椎体成形术相似。

【效果评价】

PKP 是在 PVP 基础上发展而来的新技术，它除了能够起到如 PVP 类似的止痛和强化椎体的效果外，最关键的是能明显恢复被压缩的椎体的高度，矫正后凸畸形。同时，由于通过球囊等扩张器作用形成容受性空腔，撤出骨扩张器后骨水泥注入亦很容易，也使 PKP 发生骨水泥渗漏的风险较 PVP 明显降低（图 15–8）。

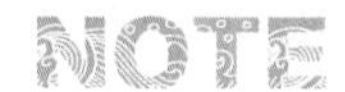

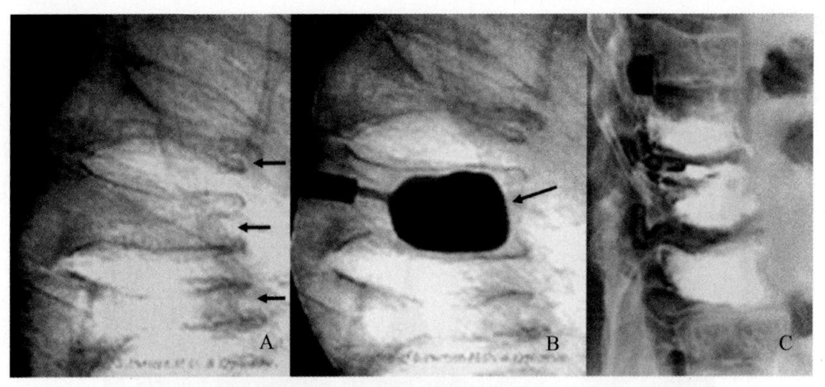

图 15-8 经皮椎体后凸矫形术

图 A 电视透视显示多个椎体明显骨质疏松、塌陷变扁（箭）；图 B 影像严密监控下开辟工作通路后，置入球囊扩张装置进行扩张矫形（箭），显示椎体高度已大致接近正常，相邻椎体仍显示塌陷；图 C 扩张矫形后注入骨水泥进行填充，多个椎体同法治疗后摄片显示多个病变椎体矫形满意

【复习思考题】

1. 介入诊疗在常见的骨伤科疾病中有哪些应用？
2. 椎间盘突出症的介入治疗有哪些技术方法？
3. 骨肿瘤的经动脉灌注化疗有哪些具体灌注方式？
4. 骨肿瘤的经导管栓塞治疗应注意哪些技术要点？
5. 骨关节创伤合并血管损伤的介入诊疗有哪些适应证？
6. 经皮椎体成形术及经皮椎体后凸矫形术的治疗价值有哪些？

第十六章　骨骼肌肉系统及四肢大血管疾病的超声诊断

在骨骼肌肉系统的影像学诊断中，超声检查具有方便、快捷、经济等优势，主要用于肌肉、骨骼、关节辅助结构（包括肌腱、韧带、滑膜、滑囊、关节软骨等）、外周神经及四肢大血管等疾病的诊断。本章主要介绍超声检查在骨骼肌肉系统中具有较高特异性的临床常见病、多发病。

第一节　肌肉、肌腱、韧带的超声诊断

本节主要介绍肌肉、肌腱及韧带的正常声像图所见，以及临床常见的肌肉撕裂与血肿、跟腱损伤、先天性肌性斜颈等疾病的超声诊断。

一、正常超声表现

肌肉（muscle）正常肌束呈低回声，肌束膜、肌外膜和肌间隔均呈高回声。肌肉间的血管－神经束内可见神经回声，彩色多普勒显示血管内血流。

长轴切面：肌肉呈以低回声为主间杂平行排列的线状高回声，其线状高回声为肌束膜回声，类似羽毛或树叶的纹理（图 16–1A）。

短轴切面：肌肉呈以低回声为主间杂斑点状高回声结构，其点状高回声为肌束膜和肌外膜的横断面回声（图 16–1B）。

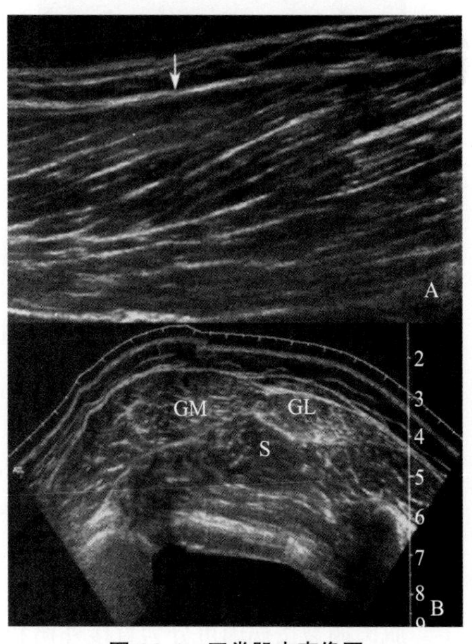

图 16–1　正常肌肉声像图

图 A 长轴切面：羽毛状排列的线状高回声为肌束膜，间以低回声的肌束、肌外膜（箭）；图 B 短轴切面：肌肉内肌束膜呈点状高回声；GM– 腓肠肌内侧头，GL– 腓肠肌外侧头，S– 比目鱼肌

肌腱（tendon）：肌腱由致密的纵向平行排列的胶原纤维和成纤维细胞构成，所有的肌腱回声类型相似。部分肌腱外周可包绕一层线状强回声（即腱鞘）。有些肌腱没有腱鞘，如跟腱，周围有脂肪垫等腱围组织，多呈高回声，对肌腱起保护作用。正常肌腱内一般不能探及血流信号。

长轴切面：肌腱呈条索样结构，表现为线样

NOTE

强回声与低回声间杂的束状结构。在肌腱的末端附着于骨骼处，常呈尖锐的鸟嘴样或笔尖样（图16–2），肌腱整体的回声强度略高于肌肉。

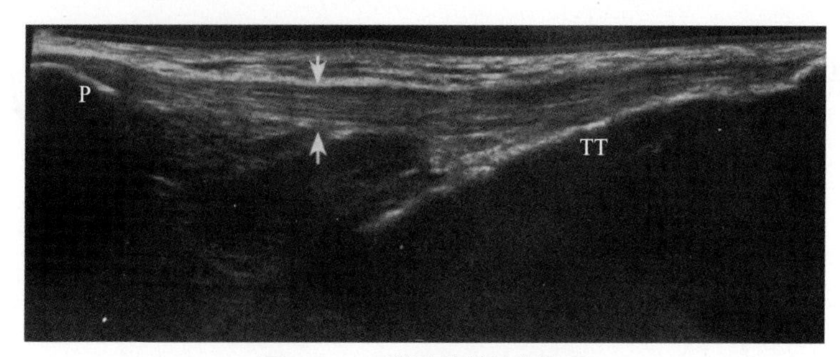

图 16–2 正常髌腱长轴声像图

肌腱结构（箭），两端附着处呈鸟嘴样（髌腱）；P– 髌骨，TT– 胫骨粗隆

短轴切面：肌腱内部呈网状结构。不同肌腱的短轴形态各异，有圆形（如肱二头肌长头腱）（图 16–3）、椭圆形（如跟腱）、弧形（如冈上肌腱）、扁平形（如髌腱）等多种形态。

韧带（ligament）：韧带由可弯曲、纤维网状致密结缔组织构成，多分布于关节周围，两端紧紧附着在骨表面，附着处骨皮质光滑平整，人体韧带厚度一般 1 ~ 3mm，长度和宽度因不同部位而异，在不同身高及体型的个体间差异很大。一般均沿长轴方向扫查。

长轴切面：多数韧带呈一层均匀的带状强回声，较肌腱薄，内部无平行线状回声，比较特殊的是，膝关节内侧副韧带声像图可见三层结构，浅层为高回声的致密结缔组织，中间层为低回声的疏松结缔组织，深层为高回声，与半月板融为一体（图 16–4）。

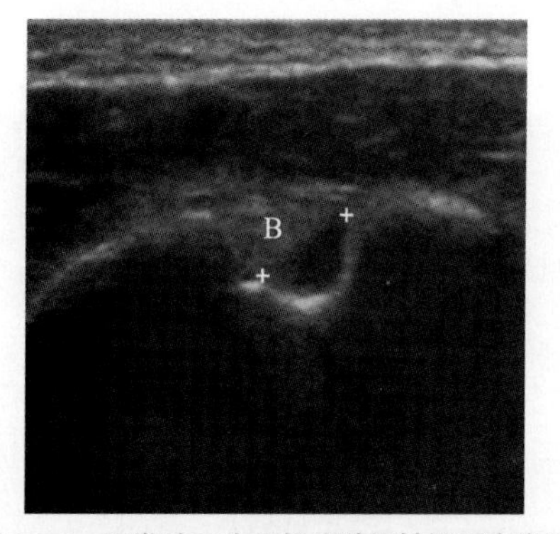

图 16–3 正常肱二头肌长头腱短轴切面声像图

B– 肱二头肌长头腱短轴，标尺（+）– 腱鞘内可见少量液体

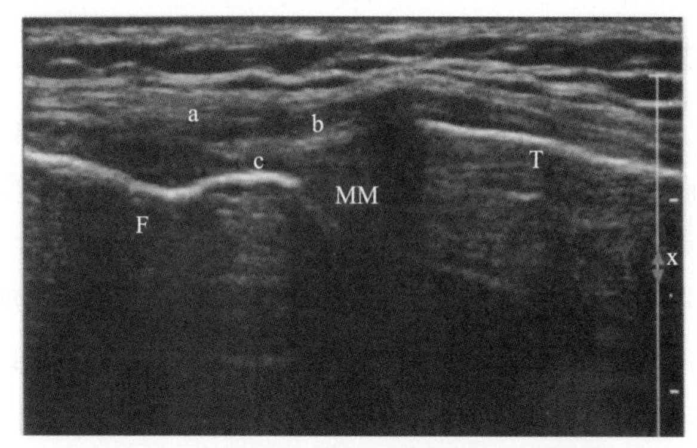

图 16–4 膝关节内侧副韧带长轴切面声像图

分 3 层（a、b、c）；F– 股骨，T– 胫骨，MM– 内侧半月板

二、常见疾病的超声表现

（一）肌肉撕裂与血肿

肌肉撕裂按病因可分为直接外伤和间接外伤两类。直接外伤是指外力直接挤压或撞击肌肉致其纤维及血管不同程度断裂；间接外伤是由于肌肉收缩时产生的内力过大致纤维撕裂。田径、举重、体操等运动项目是常见诱因。

【临床与病理】

临床表现：直接外伤为患处肿胀疼痛，肌肉功能不同程度丧失。好发部位有大腿股四头肌、小腿三头肌等。间接外伤痛点较为局限，临床易判断累及的具体肌肉，但撕裂的程度仍需影像学检查。好发损伤的肌肉有肱二头肌、小腿三头肌、股直肌等。

病理表现：肌肉撕裂主要是肌纤维断裂，一个大纤维的横断面裂成较小的碎片；其横断面或纵切面上，肌纤维部分分离，合并出血。

【超声表现】

1. 二维切面超声

（1）部分撕裂呈局部肌纤维缺损；完全断裂可见整块肌肉在长轴切面完全分离的两个断端，以及裂口内常有高回声脂肪充填及无回声的积血声像。有时断裂的一端回缩，形成包块隆起，以肱二头肌为常见，伴有血肿，肌腹内出现无回声区，边缘清晰（图 16–5）。

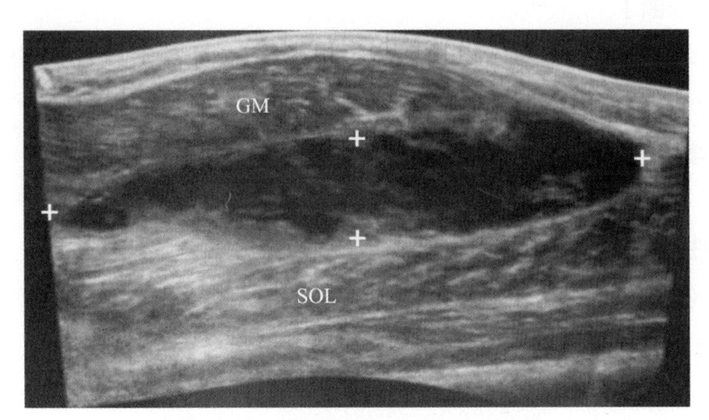

图 16–5 肌肉部分断裂与血肿声像图

标尺（+）– 比目鱼肌部分纤维缺损伴积血，GM– 腓肠肌内侧头，SOL– 比目鱼肌

（2）随愈合进程，血肿逐渐减小，直至消失。若血肿太大不能完全吸收，常见团块样高回声（凝血块形成）。部分病例，撕裂后形成骨化性肌炎，肌肉内探及弧形强回声伴声影，同时肌纤维结构紊乱。

2. 彩色多普勒 撕裂伤合并大血管破裂时，血肿内可见搏动性血流信号，如果同时伴有筋膜间隔综合征，PWD 频谱动脉血流阻力指数增高。

【诊断与鉴别诊断】

肌肉撕裂声像图主要表现为肌纤维部分或完全断裂，以及裂口内常有高回声脂肪充填及无回声的积血声像，应与肢体静脉血栓及皮下淋巴水肿相鉴别。

1. 肢体静脉血栓 其管腔内有实性回声充填，血流充盈缺损。

2. 皮下淋巴水肿 其肿胀部位肌肉纹理完整清晰，无缺损，而皮下脂肪肿胀、回声增强，皮下淋巴管扩张，呈多条窄状暗带。

（二）跟腱损伤

跟腱（achilles tendon）是人体最大的肌腱，同时也是人体最易损伤的肌腱。按损伤时间可分为急性损伤和慢性损伤；按损伤程度可分为完全性撕裂和部分性撕裂。

【临床与病理】

临床表现：临床表现为跟腱部疼痛，若完全断裂，踝关节不能跖屈，断裂处可出现凹陷。

病理表现：镜下表现为跟腱纤维脂肪变性或玻璃样变性，肌腱内可有钙质沉积。急性期则充血水肿，肌腱及腱围组织血管增生，跟骨滑囊积液及滑膜增生。痛风、类风湿及其他代谢性

NOTE

疾病也可引起跟腱肿胀或变性。

【超声表现】

1. 轻度拉伤　仅表现为跟腱弥漫性增厚，前后径大于 6mm，腱纤维仍清晰。

2. 完全断裂　可见跟腱断端低回声间隔，以“Z”字形多见，不完全性断裂者可见跟腱纤维部分不连续，裂口内可见脂肪组织充填（高回声）及积血（无回声）。

3. 急性撕裂　跟腱明显增厚，跟腱连续性完全性或部分性中断，中断的纤维缺损区可出现无回声积血声像，随时间延长可出现低回声血肿声像；慢性损伤一般跟腱纤维连续性完好，肌腱可增厚，回声增强并可出现钙化灶，有时伴跟骨滑囊内积液形成。充血期的跟腱内可探及丰富血流信号。患侧和健侧对比检查更易确认上述表现。

【诊断与鉴别诊断】

跟腱损伤主要表现为跟腱纤维部分或完全中断，裂口内可见脂肪组织充填（高回声）及积血（无回声），急性撕裂时跟腱明显增厚。临床上应与跟骨骨质增生及跟骨骨折相鉴别。

1. 跟骨骨质增生　其表现为跟骨表面骨皮质不光滑，有强回声隆起。

2. 跟骨骨折　跟骨骨折借助 X 线或 CT 检查，可与跟腱损伤相鉴别。

（三）先天性肌性斜颈

先天性肌性斜颈是婴幼儿较常见的畸形，多见于左侧，婴幼儿发病率为 0.3% ~ 1.9%，是先天性斜颈的一种，由于单侧胸锁乳突肌纤维变性、挛缩所引起的头和颈的不对称性畸形。

【临床与病理】

临床表现：临床表现为斜颈，出生后即可存在，或出生后短期内出现。可触及患侧胸锁乳突肌内硬且无痛性的梭形肿物。患侧面部相对性萎缩，面部发育和两侧眼裂不对称。

病理表现：基本病理改变是胸锁乳突肌的肌纤维变性，间质纤维组织增生、坏死、机化，严重者肌纤维则完全破坏消失。

【超声表现】

患侧胸锁乳突肌可呈弥漫性梭形增厚或局限性增厚，内部回声不均，与周围组织分界清晰。病变纤维化严重时，其回声可明显增强（图 16-6）。

【诊断与鉴别诊断】

先天性肌性斜颈声像图表现为弥漫性梭形增厚或局限性增厚，内部回声不均。其主要与颈部囊性淋巴管瘤及颈部淋巴结肿大相鉴别。

1. 颈部囊性淋巴管瘤　其形态呈树枝状或哑铃形，无回声，囊壁光滑，内为密集光点漂浮的囊液性暗区，加压可有流动感。

2. 颈部淋巴结肿大　淋巴结肿大可多发，呈椭圆形或类圆形，皮髓质界限清晰或不清晰，彩色多普勒可见淋巴门血流信号。

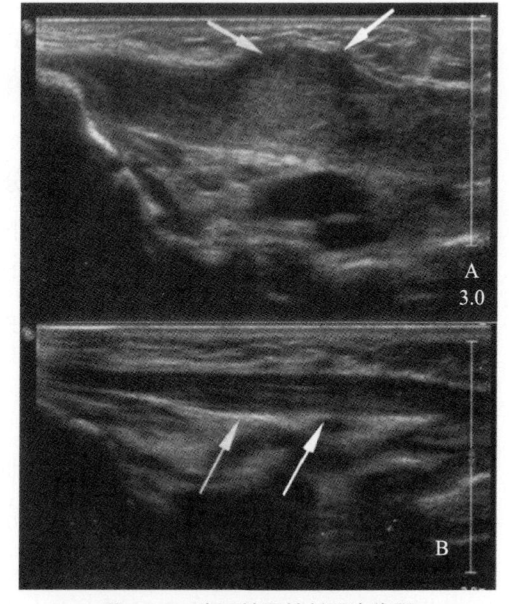

图 16-6　先天性肌性斜颈声像图

图 A 胸锁乳突肌明显增厚，以中段显著（箭）；图 B 为健侧胸锁乳突肌（箭），内可见高回声的纤维脂肪分隔

第二节　骨、软骨及关节疾病

骨、软骨及关节疾病临床较为常见，超声对其中一些疾病能够清楚显示并诊断，本节主要介绍正常骨、软骨及关节的正常声像图所见及皮质骨折、类风湿性关节炎、三角肌下－肩峰下滑囊炎、腘窝囊肿的超声诊断。

一、正常超声表现

1. 骨骼　正常骨骼声像图显示为连续、光滑的线状强回声，后方有声影（图 16–7），是由于超声波无法穿透骨皮质，成人软组织与骨骼的界面具有强反射性所致。

2. 关节软骨（cartilage）　正常关节软骨显示为关节面表层的一层低回声，厚度一致，表面光滑，回声均匀，与前方软组织和深方骨表面均形成良好界面（图 16–7）。

3. 滑囊（bursa）　部分滑囊在生理情况下超声能显示，为片状无回声区，前后两层滑囊的壁呈线状高回声，液体深度一般小于 2mm（图 16–7）。这类滑囊有：肩峰下－三角肌下滑囊、髌上囊、腓肠肌、半膜肌腱之间滑囊等。更多的滑囊在生理情况下超声不能显示，如髌前皮下囊、跟骨前滑囊、鹰嘴滑囊等。这些部位超声检查发现滑囊液体时，可认为是病理情况。

4. 滑膜（synovium）　滑膜构成关节囊和腱鞘的内层，贴在骨表面，正常情况下超声多不能显示，与外层的纤维膜不能区分，病理情况下增厚则可清晰显示。

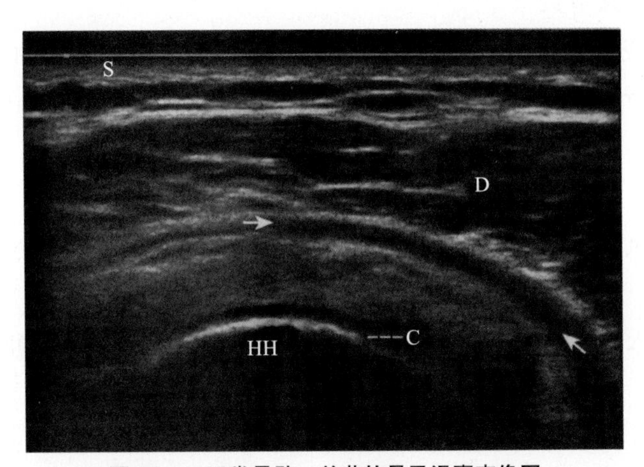

图 16–7　正常骨骼、关节软骨及滑囊声像图

肩关节肱骨头冈上肌腱短轴切面：HH– 肱骨头（呈线状强回声），C– 关节软骨（呈低回声），三角肌下滑囊（呈低回声）（箭），S– 皮肤（略高回声），D– 三角肌（不均质低回声）

二、常见疾病的超声表现

（一）皮质骨折

皮质骨折 X 线呈阴性，即隐性骨折。如由于肩峰撞击致肱骨头及大结节皮质受压骨折、由于肌腱和韧带的急性撕裂致使肩袖、髌腱骨皮质撕脱骨折，其临床常表现为患处剧烈疼痛。

【临床与病理】

临床表现：本病常表现为患处疼痛，肿胀，局部压痛。

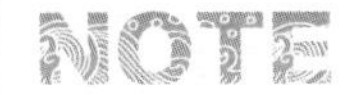

病理改变：骨折后断端及其周围形成血肿，伤后 6 ~ 8 小时骨折断端血肿凝成血块，由于血供中断，致部分软组织和骨组织发生坏死。

【超声表现】

骨折显示为骨皮质连续性中断，可见移位及骨膜下血肿等。压缩骨折时局部皮质向深方凹陷；撕脱骨折时局部骨皮质向浅方分离（图 16–8）。

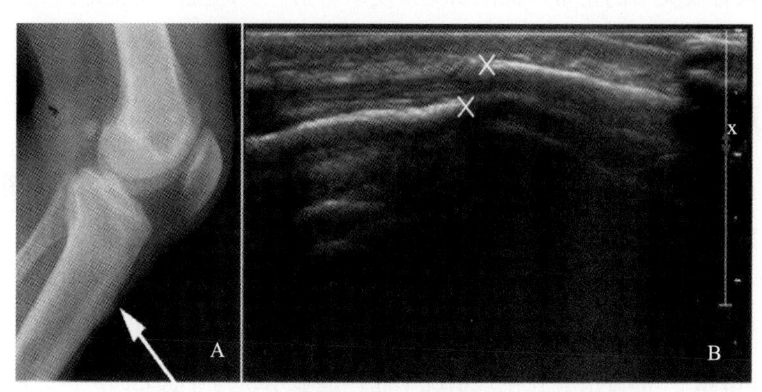

图 16–8 胫骨上段微小骨折 X 线表现、超声声像图

图 A 膝关节 X 线侧位片：胫骨上段骨皮质断裂（箭）；图 B 纵切面超声：胫骨骨皮质连续性中断、错位

【诊断与鉴别诊断】

骨折常表现为骨皮质连续性中断，可见移位及骨膜下血肿等。隐性骨折常伴有滑囊炎及肌腱韧带的损伤，应注意全面检查。

（二）类风湿性关节炎

类风湿性关节炎（rheumatoid arthritis，RA）是以累及周围关节为主的系统性自身免疫疾病。特征表现为不对称性关节炎，关节滑膜的慢性炎症可引起关节软骨、软骨下骨及关节周围组织侵蚀破坏，最终导致关节畸形、强直和功能障碍。

【临床与病理】

临床表现：类风湿性关节炎特征表现为不对称性关节炎，最终导致关节畸形、强直和功能障碍。

病理改变：基本病理改变是滑膜炎，表现为滑膜微血管增生，滑膜增厚，滑膜间质炎性细胞浸润以及血管炎、类风湿结节等。

【超声表现】

1. 滑膜炎 滑膜炎属 RA 早期改变。超声表现为滑膜增厚，不光滑，局部呈低回声结节样突入关节腔，关节间隙增宽，可伴有关节积液。

2. 关节软骨损伤 早期关节软骨增厚、回声尚均；中期软骨回声及厚度不均匀，表面不光滑；晚期软骨回声明显增强，可见强回声钙化灶。

3. 骨质侵蚀 骨皮质局部破坏，不光滑，不连续（图 16–9）。近排指间关节、掌指关节及腕关节较常见，腕关节常累及月骨、三角骨等部位。

4. 腱鞘炎、肌腱破坏 腱鞘内积液，腱鞘增厚，回声减低。CDFI：血流信号增多。早期肌腱回声结构正常；中晚期可出现肌腱边界模糊、纤维结构消失等声像图。

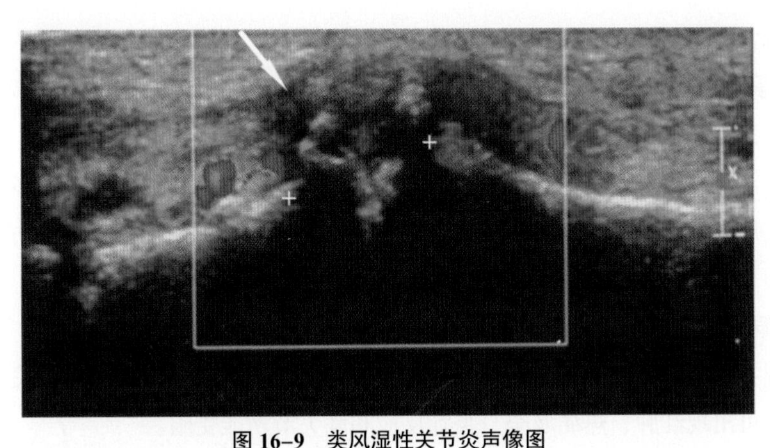

图 16–9　类风湿性关节炎声像图

指间关节骨皮质侵蚀伴滑膜增生（箭）；标尺（+）– 局部骨皮质缺损

【诊断与鉴别诊断】

由于上述声像图改变是非特异性的，最后诊断需结合病史、症状、体征及其他检查等综合考虑。本病须与骨性关节炎、痛风、结核、创伤性滑膜炎等相鉴别。

（三）三角肌下 – 肩峰下滑囊炎

三角肌下 – 肩峰下滑囊（subacromion–subdeltoid bursa）是人体最大的滑囊之一，其深方为肩袖，浅方为肩峰和三角肌。正常人该滑囊内有极少量滑液，对肩袖及肱骨头和大结节起保护作用，防止运动时肩峰与肩袖的摩擦。

【临床与病理】

临床表现：主要症状为肩痛。

病理改变：主要病理表现为滑囊内积液、滑膜壁增厚及钙盐沉积等。

【超声表现】

在肩袖肌腱的短轴和长轴切面分别观察该滑囊，正常滑囊声像图表现为位于肩袖肌腱表面和三角肌之间的前后两层线状高回声，之间有很小的无回声缝隙，其厚度小于 2mm。

1. 滑囊内积液、壁增厚、钙化沉积时，以下为主要声像图表现，以滑囊积液最常见，均位于三角肌的深方，滑囊壁分离前后径大于 2mm（图 16–10）。

2. 当肩袖全层撕裂时，可见该滑囊与关节腔相通，此征象也是判断肩袖撕裂的重要证据之一（正常情况下该滑囊与关节腔被肩袖隔开不相通）。

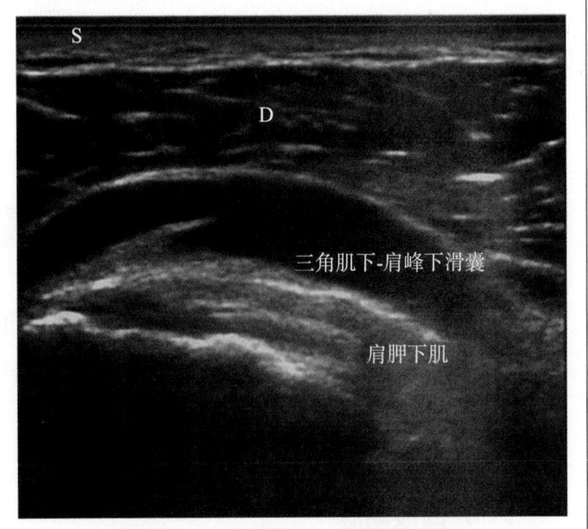

图 16–10　三角肌下 – 肩峰下滑囊炎

滑囊内积液呈无回声暗区；S– 皮肤，D– 三角肌

【诊断与鉴别诊断】

滑囊内积液、壁增厚、钙化沉积是该病主要声像图表现。

本病与引起肩关节疼痛及外展障碍的其他疾病症状相似，如肩袖肌腱炎、肩周炎、骨质增生、肩峰损伤等，超声检查根据其位置及特征表现，可做出明确诊断，但要注意该病常合并肩袖损伤，二者常互为因果。

（四）腘窝囊肿

腘窝囊肿是临床最常见的滑液囊肿，亦称 Baker 囊肿，位于膝关节的后方，充满滑液的硬性肿块，是由浅侧的半膜肌腱滑囊与深侧的腓肠肌内侧头滑囊融合而成。成人多继发于其他关节疾病，如类风湿性关节炎、半月板损伤等。小儿多为原发性，由连续轻微外伤引起，约半数与关节腔相通。囊肿有完整囊壁，内衬有滑膜，腔内含有滑液。

【临床与病理】

临床表现：主要症状为患侧腘窝内出现硬韧包块，大小不等，可有轻度膝关节屈位不适症状。合并感染可出现红肿、热痛及全身炎症反应和膝关节功能受限。

病理改变：腘窝囊肿为充满滑液的硬性肿块，囊肿有完整囊壁，内衬有滑膜，腔内含有滑液。

【超声表现】

腘窝囊肿二维超声显示为腘窝部可见边缘清晰光滑的圆形、椭圆形囊液性无回声暗区，无波动，合并出血或感染时，可见多发点状回声。CDFI：其内无血流信号（图 16–11）。

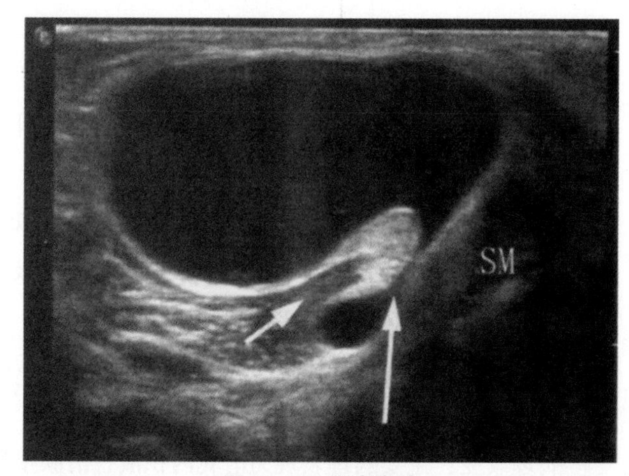

图 16–11 腘窝囊肿

其颈部（长箭）位于腓肠肌内侧头（短箭）与半膜肌腱（SM）之间

【诊断与鉴别诊断】

腘窝囊肿超声诊断显示为腘窝部可见囊液性无回声暗区。腘窝囊肿需与软组织肿瘤相鉴别：软组织肿瘤多为实质性。当囊肿合并出血或感染时应与下肢静脉血栓相鉴别：下肢静脉血栓可于静脉管腔内探及实性低回声或等回声团块，彩色多普勒可见血流充盈缺损。

第三节 四肢大血管及周围神经病变

本节主要介绍正常四肢大血管及周围神经的正常声像图所见及四肢动脉硬化闭塞症、四肢静脉血栓、臂丛神经损伤、神经鞘瘤等疾病的超声诊断。

一、正常超声表现

（一）四肢动脉

1. 二维灰阶超声 正常肢体动脉走行自然，管腔清晰，管径无局限性狭窄或扩张，无斑块或血栓栓塞。内膜光滑菲薄，连续性好（图 16–12A）。纵切面：前后管壁呈两条近似平行的线状回声带，腔内呈无回声；横切面：呈圆形，有搏动性。

2. 彩色多普勒 正常肢体动脉管腔内彩色血流充盈好，呈红色和蓝色。直行的动脉段内的血流呈层流，表现为动脉管腔的中央色彩较为浅亮，管腔的边缘色彩较深暗。动脉内的彩色血流具有搏动性（图 16–12B）。

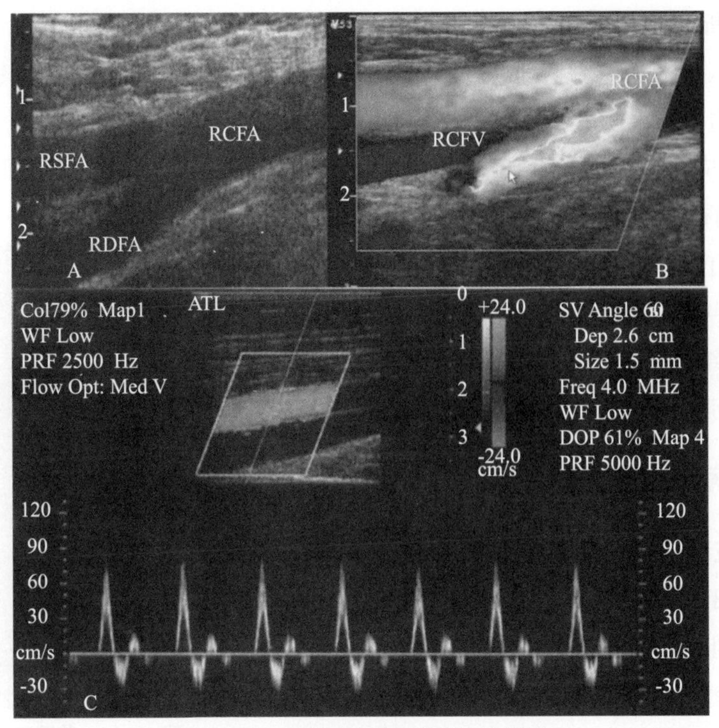

图 16-12　股总动脉分叉处纵切声像图

图 A 二维灰阶图、图 B 彩色多普勒、图 C 频谱多普勒（股浅动脉血流频谱呈三相波）：RCFA- 右侧股总动脉，RSFA- 右侧股浅动脉，RDFA- 右侧股深动脉

3. 频谱多普勒　频谱多普勒静息状态下，正常四肢动脉的血流频谱呈典型的三相波，即收缩期为快速上升的正向波，舒张早期的短暂反流形成反向波，以及舒张晚期为低速正向波（图 16-12C）。在老年或心脏输出功能较差的患者，四肢动脉的血流频谱可呈双相型，甚至单相型。当肢体运动、感染或温度升高而出现血管扩张时，外周阻力下降，舒张早期的反向血流消失，在收缩期和舒张期均为正向血流。

（二）四肢静脉

1. 二维灰阶超声　四肢静脉内径多大于伴行动脉内径，且随呼吸运动而变化。在深吸气或乏氏动作时，静脉内径增宽。直立位时，下肢静脉内径明显增宽。正常四肢静脉具有以下特征（图 16-13A）：①管壁菲薄，为细线状；②内膜平整、光滑；③管腔内的血流呈无回声，高分辨率超声仪可显示流动的血液而呈现弱回声，具有可压缩性：探头加压可使管腔闭合；④静脉管腔内可看见静脉瓣膜结构，常见于股总静脉及大隐静脉等。

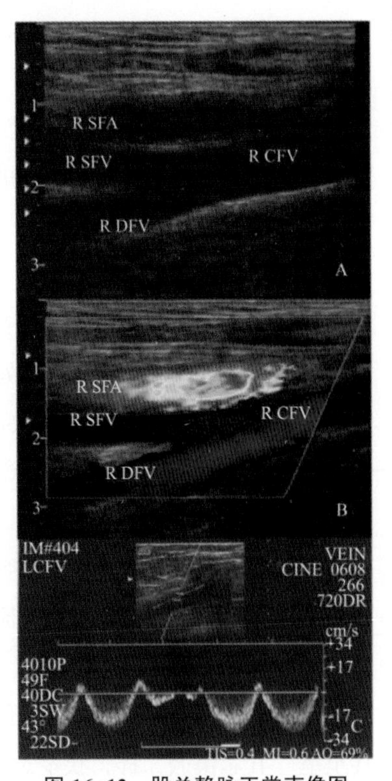

图 16-13　股总静脉正常声像图

图 A 二维灰阶图、图 B 彩色血流多普勒、图 C 频谱多普勒：RCFV- 右股总静脉，RSFV- 右股浅静脉，RDFV- 右股深静脉，RSFA- 右股总动脉，LCFV- 左股总静脉

2. 彩色多普勒　①正常四肢静脉内显示单一方向的回心血流信号（图 16-13B），挤压远端肢体时，管腔内血流信号增强，而放松后或乏氏动作时则血流信号立即中断或

短暂反流后中断；②一些正常肢体静脉（如桡、尺静脉，胫、腓静脉）可探测不到自发性血流，但人工挤压肢体远端时，管腔内可呈现血流信号；③使用一定的外力后静脉管腔闭合，血流信号亦随之消失。

3. 频谱多普勒 四肢静脉血流呈连续性波浪形低速血流频谱，收缩期 S 峰略低（图 16–13C）。

（三）周围神经纵切面

显示为内有纤维样回声的束状结构，内部可见多条平行排列的低回声带，并以线状高回声相间隔；横切面：周围神经呈网状结构，表现为圆形或椭圆形低回声（神经束），内见点状强回声（神经外膜）（图 16–14）。

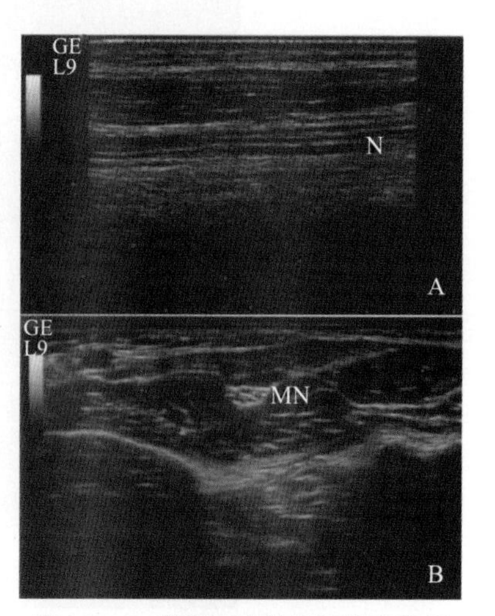

图 16–14 前臂正中神经正常声像图

图 A 纵切面：前臂正中神经（N）呈束状结构，内可见多条低回声带；图 B 横切面：前臂正中神经呈网状（MN），神经束膜和神经外膜呈高回声

二、常见疾病的超声表现

（一）四肢动脉硬化闭塞症

动脉硬化闭塞症（atherosclerosis）是由动脉粥样硬化病变引起的慢性动脉闭塞性疾病。病变处粥样硬化斑块形成、内 – 中膜增厚不均、继发血栓形成可导致动脉管腔狭窄甚至闭塞，从而引起相应的肢体或器官缺血。

【临床与病理】

临床表现：四肢动脉硬化闭塞症可引起肢体发冷、麻木、间歇性跛行、静息痛以致肢端溃疡或坏疽。双下肢动脉为好发部位。

病理改变：病变处粥样硬化斑块形成、内 – 中膜增厚不均、继发血栓形成可导致动脉管腔狭窄甚至闭塞，从而引起相应的肢体或器官缺血。

现以双下肢动脉为例。

【超声表现】

1. 二维超声 表现为动脉内 – 中膜增厚，突向管腔，尚可见管壁钙化，病变处可伴有附壁血栓。管腔内可见局限性及弥漫性斑块形成（强回声硬斑、低回声软斑、混合回声斑等），致使管腔变窄直至闭塞（图 16–15）。

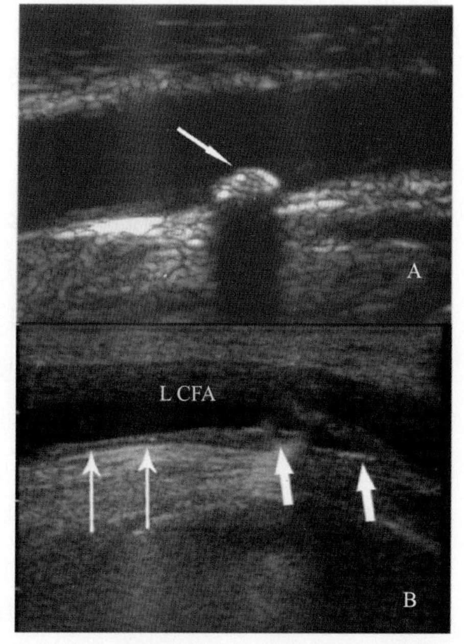

图 16–15 股总动脉内 – 中膜增厚及斑块形成

图 A 强回声硬化斑块，后方伴声影；图 B 低回声软斑（粗箭）、内 – 中膜增厚（细箭）

2. 彩色多普勒 ①当病变轻微、局限时，仅有彩色血流边缘不整齐或彩色血流局限性充盈缺损，远端动脉血流信号无明显改变（图 16–16）；②当血管局部明显狭窄时，狭窄处彩色血流变细、变亮，甚至呈“五彩镶嵌”样，狭窄远端的彩色血流变暗、充盈欠佳；③当病变范围广泛、严重，动脉管腔完全阻塞时，彩色血流呈“零星”样，甚至无血流信号显示；④病史较长者，由于侧支循环的建立，阻塞动脉周围可见数支长短不等、走行不规则、内径

较细的小动脉血流信号。

3. 频谱多普勒　①病变轻或测定部位在动脉狭窄的近端时，频谱可以正常；②如果动脉狭窄范围大、程度重，则动脉频谱发生改变；③当动脉完全闭塞时，则管腔内测不到动脉血流频谱；④侧支循环建立后，可测到侧支循环的动脉频谱。

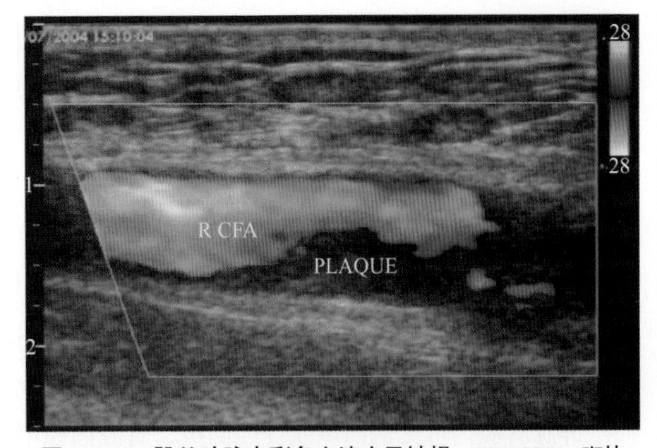

图 16-16　股总动脉内彩色血流充盈缺损，PLAQUE- 斑块

【诊断与鉴别诊断】

动脉内 - 中膜增厚，管腔内可见局限性及弥漫性斑块形成，致使管腔变窄直至闭塞；彩色血流可见局部或完全性充盈缺损；是下肢动脉硬化闭塞症的基本声像学特征，超声不难诊断。临床上须与多发性大动脉炎相鉴别。

多发性大动脉炎：多见于年轻女性，疾病活动期有发热和血沉加快等现象的慢性非特异性炎症。动脉病变主要累及主动脉及其分支的起始部，超声表现为动脉内 - 中膜明显增厚，引起管腔狭窄以致闭塞，一般无钙化斑块，非病变管壁正常。如果病变累及左右髂动脉，临床上可出现下肢缺血的表现；如果病变累及锁骨下动脉，临床上可出现上肢缺血的症状。

（二）四肢静脉血栓

静脉血栓是一种常见周围血管疾病，静脉血流迟缓、内膜损伤和高凝状态是形成静脉血栓的三大因素。静脉管腔内的血液发生凝固，形成凝血块。血栓一旦形成，若不及时治疗可以不断变大，导致管腔部分或完全堵塞，并沿静脉管腔延伸。以下肢静脉血栓多见。

【临床与病理】

临床表现：①血栓水平以下的肢体持续肿胀，站立时加重；②疼痛和压痛，皮温减低；③浅静脉曲张；④股青肿；⑤血栓脱落可引起肺栓塞。

病理改变：静脉血流迟缓、内膜损伤和高凝状态。静脉管腔内的血液发生凝固，形成凝血块。血栓一旦形成，若不及时治疗可以不断变大，导致管腔部分或完全堵塞，并沿静脉管腔延伸。

【超声表现】

1. 急性血栓期　指 2 周以内的血栓。血栓呈无回声或低回声，边缘光滑、规则，与管壁附着不牢固，可见漂浮征；病变的深静脉内径明显增宽，血栓处静脉腔探头加压不能闭合（图 16-17），阻塞远端静脉扩大，无侧支循环；血栓段静脉内完全无血流信号或少量血流信号；血栓致静脉完全阻塞时，测不到静脉频谱，Valsalva 或屈趾试验反应减弱甚至消失。

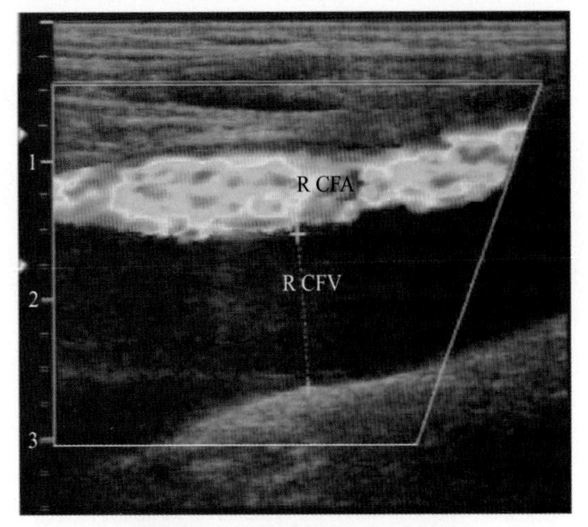

图 16-17　股总静脉血栓声像图

RCFV- 右股总静脉血栓，管腔内径增宽，其内未见血流信号

2. 亚急性血栓期　指 2 周～6 个月以后的血栓。血栓回声较急性期略增强，原扩张

的静脉内径逐渐恢复，血栓处静脉腔探头加压不能闭合。由于血栓的再通，静脉腔内血流信号逐渐增多，可测到静脉频谱，Valsalva 或屈趾试验时，彩色血流变亮、变粗，血流速度也变快。

3. 慢性血栓期 是指 6 个月以上的血栓。血栓呈强回声，边缘不规则，附于管壁，管壁不规则增厚、回声增强；探头加压病变管腔不能闭合；阻塞远端静脉正常或缩小，有侧支循环；静脉瓣增厚、扭曲或固定，不能正常地、随呼吸有节律地开放和关闭。血栓再通时，静脉腔内可见细小血流信号或充满血流信号。由于静脉瓣破坏丧失功能，Valsalva 或屈趾试验时，静脉腔内可见明显的反流信号；静脉腔内有彩色血流显示处可以测到静脉频谱。

【诊断与鉴别诊断】

静脉管腔内可见低回声或等强回声，管腔内径增宽，探头加压管腔不能闭合，管腔内无彩色血流信号及再通后细窄血流信号。临床需与骨骼肌损伤、四肢淋巴水肿相鉴别。

1. 四肢骨骼肌损伤 其症状和体征与下肢深静脉血栓相似，但与外伤有关，患者多在外伤或剧烈活动后发病。上下追踪显示病变不在血管腔内。

2. 四肢淋巴水肿 四肢淋巴水肿是由于淋巴液流通受阻或淋巴液反流所引起的浅层组织内体液积聚，继之产生纤维增生、脂肪硬化、筋膜增厚及整个患肢变粗。超声检查静脉血流通畅。

（三）臂丛神经损伤

臂丛神经损伤在创伤中常见，而且致残率较高，是周围神经损伤中最严重损伤之一。神经受损后，引起神经传导功能障碍或丧失。

【临床与病理】

临床表现：其中上臂丛神经损伤时，表现为肩关节、肘关节、腕关节功能异常；下臂丛神经损伤时，表现为手的功能丧失或严重障碍。

病理改变：神经受损后，微循环受到破坏，处于缺血、缺氧状态，致神经轴突退行性变、神经外膜水肿，周围出血粘连、机化、瘢痕纤维化形成，导致压迫神经束，从而引起神经传导功能障碍或丧失。

【超声表现】

1. 臂丛神经节后损伤 横切面：患侧较正常侧臂丛神经明显水肿增粗，呈低回声，并与周围组织粘连；纵切面：神经束状回声消失模糊，完全断裂可见神经连续性中断。

2. 臂丛神经节前损伤 神经内径变细，横突旁可见低回声神经瘤样改变。

【诊断与鉴别诊断】

受损神经线性强回声连续性完全中断或部分中断，中断区表现为无回声或低回声，神经较对侧增粗，被膜增厚回声增强，线性回声模糊。

（四）神经鞘瘤

神经鞘瘤（neurilemmoma）是一种起源于神经髓鞘的良性肿瘤，生长缓慢。多发生于头、颈部及肢体神经主干。

【临床与病理】

临床表现：临床上可见局部无痛性软组织肿块，压迫神经时可引起相应的临床症状。

病理改变：神经鞘瘤由施万细胞和周围胶原基质组成。肿瘤质地硬，边界清楚，有包膜，流体较大者可有黄色区及囊变区。

【超声表现】

外周神经鞘瘤多为低回声，常见于椭圆形或梭形，边界清晰，包膜完整，后方回声增强；神经鞘内无纤维结构；肿物两端与正常神经相连（图 16–18、图 16–19）。CDFI：肿瘤内有少许血流信号。

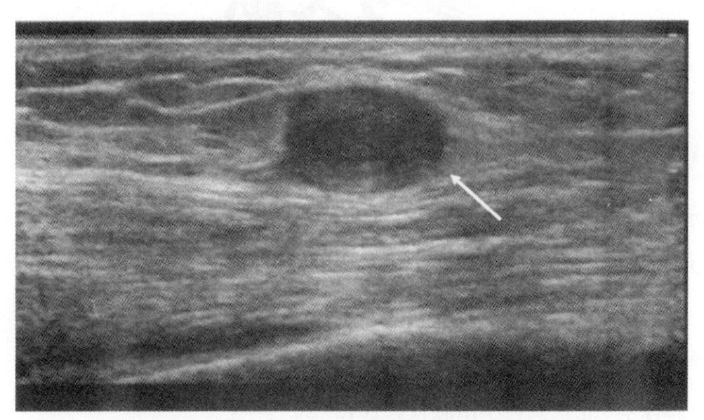

图 16–18　小腿下段外侧神经鞘瘤声像图

小腿下段实性低回声（箭），两端与腓神经相延续

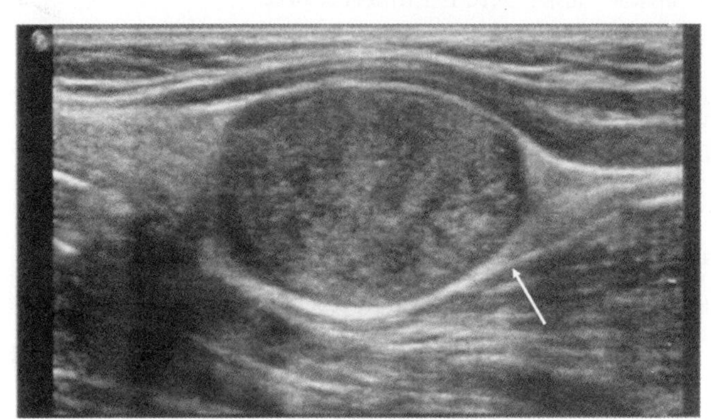

图 16–19　桡神经浅支神经鞘瘤声像图

前臂内实性低回声（箭），两端与桡神经浅支相延续

【诊断与鉴别诊断】

外周神经鞘瘤多为低回声，肿物两端与正常神经相连，常见于椭圆形或梭形，边界清晰，包膜完整，神经鞘内无纤维结构；与神经纤维瘤很难鉴别。

神经纤维瘤：超声难以鉴别，声像图相似，确诊应靠活检。

【复习思考题】

1. 试述肌肉撕裂伴血肿声像图特点。
2. 试述先天性肌性斜颈声像图表现。
3. 试述类风湿性关节炎声像图表现。
4. 试述腘窝囊肿声像图表现。
5. 试述神经鞘瘤声像图表现。
6. 试述动脉硬化闭塞症声像图特点。
7. 试述四肢静脉血栓声像图特点。

参考文献

1. 白人驹，张雪林 . 医学影像诊断学 . 第 3 版 . 北京：人民卫生出版社，2011.

2. 白人驹，徐克 . 医学影像诊断学 . 第 7 版 . 北京：人民卫生出版社，2013.

3. 梁碧玲 . 骨与关节疾病影像诊断学 . 北京：人民卫生出版社，2006.

4. 李欣，张彦 . 骨伤科 X 线诊断学 . 北京：人民卫生出版社，2003.

5. 王云钊，梁碧玲 . 中华影像医学骨肌系统卷. 第 2 版 . 北京：人民卫生出版社，2012.

6. 张闽光 . 医学影像学 . 北京：科学出版社，2012.

7. 王芳军 . 影像学 . 北京：人民卫生出版社，2012.

8. 尹志伟 . 骨伤科影像学 . 北京：人民卫生出版社，2012.

9. 许茂盛 . 医学影像学 . 北京：清华大学出版社，2012.

10. 吴绪平，张东友 . 针刀影像诊断学 . 北京：中国中医药出版社，2012.

11. 侯键 . 医学影像学 . 北京：中国中医药出版社，2013.

12. 江浩 . 骨与关节 . 第 2 版 . 上海：上海科学技术出版社，2012.

13. 陈孝平，汪建平 . 外科学 . 第 8 版 . 北京：人民卫生出版社，2013.

14. 陈杰，李甘地 . 病理学 . 第 2 版 . 北京：人民卫生出版社，2011.

15. Resnick.D. 骨与关节疾病诊断学 . 王学谦，陈仲强，马信龙译 . 天津：天津科技翻译出版公司，2009.

16. 李明华 . 脊柱脊髓影像学 . 上海：上海科学技术出版社，2004.

17. 金征宇 . 影像诊断学 . 第 2 版 . 北京：人民卫生出版社，2010.

18. 吴文娟，张英泽 . 骨与软组织肿瘤 . 北京：人民卫生出版社，2009.

19. 刘子君 . 骨关节病理学 . 北京：人民卫生出版社，1992.

20. 姜玉新，王志刚 . 医学超声影像学 . 北京：人民卫生出版社，2010.

21. 钱蕴秋 . 超声诊断学 . 第 2 版 . 西安：第四军医大学出版社，2008.

22. 张缙熙，姜玉新 . 浅表器官及组织超声诊断学 . 北京：科学技术文献出版社，2000.

23. 郭瑞军 . 肌肉骨骼系统超声学 . 北京：人民卫生出版社，2008.

24. 王月香，曲文春 . 肌肉超声诊断 . 北京：人民军医出版社，2013.

25. Christopher D.M.Fletcher，K.Krishnan Unni，Fredrik Mertens. 软组织与骨肿瘤病理学和遗传学 . 北京：人民卫生出版社，2006.

26. S.Grampp. 骨质疏松症影像学 . 白荣杰译 . 第 2 版 . 北京：人民军医出版社，2011.

27. 张如朋，卫晓思 . 骨肿瘤分类的演进——2002 年 WHO 骨肿瘤分类介绍 . 中华骨科杂志,2006.4（4）：282–285.

NOTE